エドワード・ショーター
デイヴィッド・ヒーリー

# 〈電気ショック〉の時代

ニューロモデュレーションの系譜

川島啓嗣
青木宣篤
植野仙経
諏訪太朗
嶽北佳輝
共訳

みすず書房

# SHOCK THERAPY

A History of Electroconvulsive Treatment in Mental Illness

by

Edward Shorter and David Healy

First published by Rutgers University Press, 2007

# 目次

電気けいれん療法に利点を見出し、専門家からの反感や排斥、大衆や政治からの攻撃にもかかわらず、それを用い続けたのは、ほんの一握りのヨーロッパ移民たちだった。その多くは、イタリア、ドイツ、オーストリア、そしてユダヤ系の人々だった。彼らは、二〇世紀の精神医学史の隠れた英雄たちである。この本は、彼らの記憶とともにある。

# 謝辞

本書はマックス・フィンクに特別の恩義を負っている。私たちにこのテーマに取り組むように勧めてくれたのはマックスである。当初私たちは、電気けいれん療法単独の歴史を思い描いていたが、電気けいれん療法の歴史をきちんと語ることは、すべてのショック療法を含んだもっと大きな舞台を描き出すことを意味していることが明らかになったため、インスリン昏睡療法やメトラゾールけいれん療法の歴史も含めることにした。そのあらゆる段階でマックスはその膨大な経験と知識をもって私たちを助けてくれた。彼は、その分野の他のパイオニアたちにインタビューする多くの機会を与えてくれたほか、最終的に原稿に対して批判的吟味を行ってくれた。この本は決してマックスの本ではない。私たちは私たち自身の観点からこの本を書いた。しかし、これから述べていく医学史上の重大な秘話の一つがそこにあるということを、もしマックスが話してくれなかったとしたら、私たちはきっと他のところに目を向けていただろう。トム・バンとジェラルド・グロブにも、初期の段階での草稿に意見をくれたことを感謝している。

多くの人々が、気前よくインタビューに時間を割いてくれた。リチャード・エイブラムス、リンダ・アンドレ、トム・ボルウィグ、ピーター・ブレギン、ロバート・コーエン、ジョージ・カーティス、ハーバート・フォックス、レナード・ロイ・フランク、フレッド・フランケル、アルフレッド・フリードマン、マーク・ジョージ、アレクサンダー・グラスマン、ウィリアム・カーライナー、ロバート・レヴィン、ルイス・リン、サラ・リザンビー、ブルーノ・マリオッコ、シドニー・マリッツ、ヘレン・メイバーグ、ジャン＝オットー・オットソン、ジョン・ピッパード、マシュー・ルドルファー、ハロルド・サッカイム、トーマス・シュレーファー、コンラッド・シュワルツ、マイケル・アラン・テイラー、リチャード・ワイナー、アーサー・シトリンには、特に感謝したい。

　この研究は、一部サイオン自然科学協会（scion natural science association）と、カナダ保健研究機構（Canadian Institutes of Health Research）からの助成を受けている。スーザン・ベランジェ、ヘザー・ディヒター、エレン・タルチンスキーは、文献管理やインタビューの文字起こしを手伝ってくれた。そして、トロント大学医学史プログラムの責任者であるアンドレア・クラークは、著者らの行く道にかかる茂みを取り払ってくれた。この力添えのすべてにこの上なく感謝している。

　ラトガース大学出版会のドリーン・ヴァレンタインのような熱心で好奇心旺盛な編集者と仕事をすることは、気持ちのよいことだった。ベス・ジアンファグナの細部まで行き届いた編集作業にも、大変お世話になった。

エドワード・ショーター
デイヴィッド・ヒーリー

# 〈電気ショック〉の時代

# 第1章　精神医学のペニシリン？

一九四七年のことだった。第二次世界大戦の退役軍人であり、ニューヨークに住む三八歳の医師Xは内科研修から脱落した。彼は肺結核と診断され意気消沈し、ことに所得税に関して、「自宅を売却した後にきちんと届け出なかった」とこぼし、罪責感を募らせていった。[1] 彼は自分が不倫をしていたことや、「償いきれないほど多くの罪を犯してきた」ことを妻に打ち明けた。彼は開業することに怖気づいていた。患者はきっと来ないだろう、自分が無能で、自らが陥っている混乱から抜け出せるはずはないと確信していた。

五月の第二週にXは、手一杯に握りしめたバルビツール酸系薬のセコバルビタールを過量服薬して自殺を図った。ニューヨークのクイーンズ郡総合病院に搬送され、二四時間後に目が覚めた彼はひどく落ち込んでいたが、自分が自殺をしようとしたのかもしれないということに当惑してもいた。クイーンズ州の東の端にある私立精神科病院のヒルサイド病院に転院したとき、看護スタッフは彼の状態について次のように記録していた。「ふさぎ込み、彼のたたずまい全体が深い絶望を表していた。声は力なく、背中を［…］丸めた姿勢で、動作は［…］緩慢だった。眼は［…］床を見つめ、まるでこの上なく恐ろしい罪を犯した者が重荷を背負いきれないといった様子だった」。彼は腸の動き、全身の脱力感、「手足を動かせないこと［…］そして背中や心臓の痛み」といった自分の身体に関しても気に病んでいた。スタッフは彼をベッド上で安静にさせることができなかった。彼が鏡のところに飛んでいき、自分の顔を見て自分が死の病にかかっていることを確認しようとするからだ。なによりも憂慮されたのは、「もう［私は］生きては行けないのだから、今すぐ見捨てた方がいい」と言って、再び自殺をほのめかしていることだった。

ヒルサイド病院の医師たちは彼を見捨てることはなかった。それどころか入院二日目から電気けいれん療法、すなわちECTが開始された。患者Xは一一回の治療を受け、そのなかで八回の大発作が誘発された。けいれん発作はてんかんや脳疾患に特有の症状と考えられているが、ECTにおけるけいれん発作は有益なものである。二回目の治療で早くもXは明るさを取り戻し始めた。入院中のカルテによれば、治療終了までには「抑うつ気分は完全に消失し、彼は精力的に将来の計画を立てていた」。彼はヒルサイドの小さな分院に移り、そこで「退院したら二カ月ほど山にリゾートに行こう、ゆくゆくはワシントンDCで開業しよう」など計画を立てながら一カ月を過ごした。退院時には、彼は将来に対して前向きで、「車に乗って、妻と息子を連れて旅行に出かけよう。楽しんでくれるはずだ」と楽観的に考えているようだった。X氏の予後は良好で、ECTは消耗性のうつ病を治癒に導き、彼を本来の生活に戻したようだ。

電気けいれん療法は七〇年近くにわたって使用され続けてきたが、強力かつ有益な治療手段としての歴史は比較的知られていない。ECTのパイオニアであるマックス・フィンクが述べるように「神経梅毒に対するペニシリンや、ペラグラに対するナイアシンを除けば」重症精神疾患患者に対するECTは「今世紀［二〇世紀］に開発されたもののなかで［…］もっとも効果的な治療法である」[2]。一九三〇年代に初めて用いられて以来、数えきれないほどの重症うつ病、自殺念慮、あるいは精神病の患者たちがＥＣＴやその他の「ショック療法」を受け、症状の目覚ましい改善が得られている。これらの患者に対する治療上の有効性は、ＥＣＴが第一線の治療であることを示しているが、実際には最終手段として用いられてきた。精神科では安全で効果的な治療法として用いられているにもかかわらず、ＥＣＴは多くの中傷を受けてきた。一九六〇年代から一九八〇年代にかけては、実質的に精神疾患の治療法のリストから除外されていた。多くの者にとって、ＥＣＴおよびインスリン昏睡療法やメトラゾールけいれん療法といったＥＣＴに近縁の身体的治療は、けいれんやひきつけ、ショック、昏睡、不名誉といったイメージを呼び起こす。ＥＣＴは重篤な記憶障害と脳傷害をもたらすと批判されるが、実際にはそういった副作用はまったく見られないか、もしくは（あっても）短期間であり、言われているほどに重篤なものではないのである。

安全で効果的な医療行為が、なぜこうまでも辛辣な批判を集めなければならないのだろうか。裏づけがあって信頼できる医学的治療というものは、より効果的な治療、研究や臨床試験の新しい成果、または技術改良などによって置き換わるまで用いられ続けるのが一般的である。しかしながら、急性期症状を軽減し命を救ってきたにもかかわらず、精神医療的手段としてのＥＣＴにまつわるイメージは危険で非人道的という型にはまったものだ。近年、主要な精神科医療機関におけるＥＣＴの復活には目覚ましいものがある。現代の精神医学において身体的治療が再びこのように受け入れられている背景にはどういった要因が関わっているのだろう？　実際、経頭蓋磁気刺激法（transcranial magnetic stimulation : TMS）や迷走神経刺激法（vagus nerve stimulation : VNS）、そして深部脳刺激法（deep brain stimulation : DBS）といった新しい装置やプロトコールが医師、患者に等しくスムーズに受け入れられたのは、精神医学におけるECTの使用がたどってきた軌跡があったからこそである。その一方で、これらのアプローチのうち、重度の精神疾患の治療における有効性や安全性が明白にECTよりも優れているものは一つもない。

上述のような疑問に答えるためには、ECTの歴史を注意深く見てゆくことが必要である。これまで歴史家によっても、精神科医によっても、それが企てられたことはない。著者である私たちは両分野をそれぞれの専門としており、ECTやその他のショック療法について、一九三〇年代の黎明期から現在の使用状況まで、公正かつ包括的な考察を示すことができる。私たちの吟味したところによれば、ECTはもっと広く用いられるに値する、信頼性と確実性の高い重要な治療法である。実際、自殺におよぶかもしれない患者や、抑うつの暗闇のなかで何年も悩み暮らす患者にとって、ECTがもたらす恩恵は明らかである。したがってECTが安全であるか、あるいは効果的であるかについて議論の余地はほぼないと言える。ECTのような身体的治療は、メランコリー型うつ病や緊張病、躁病性興奮などの重篤な疾患に対しては、薬籠中のどの向精神薬をもはるかに凌ぐもっとも有効な治療法である。そして統合失調症の治療においても一定の地位を得ている。私たちは、ECTによる脳傷害という嫌疑が都市伝説であることを示すことにしたい。一つはライバルとなる治療法の開発者であるウィーンのマンフレート・ザーケルが最初に言い出したものである。彼は競争相手を打倒しようと必死だったのだ。ECTが記憶障害と関連しているという主張についてはたしかにその通りだが、圧倒的多数の患者においては、最後の治療から数週のうちに記憶は元に戻るのであり、記憶力に影響する脳のダメージは持続するものではない。

発見から七〇年経った今日、なぜECTが患者や多くの医師からひどい汚名を着せられているのだろうか？　ＥＣＴはある意味において精神医学のペニシリンである。もしペニシリンの有益性が患者のあいだで広く推奨されることがなく、メディアでも賞賛されず、実際上医師たちにも受け入れられなかったなら、私たちは面食らうに違いないだろう。ＥＣＴにはどうしてそのようなことが起きているのか？　抗うつ薬に反応しない人々が実際に非常にたくさん存在する以上、この問いはとりわけ重要なものである。カリフォルニア大学ロサンゼルス神経精神医学研究所と共同して行われたＲＡＮＤ共同試験によれば、薬物療法を二、三コース行った後でも、うつ病患者のおよそ半数はうつ状態のままだった。このように薬物療法に対する「非反応者」の割合は非常に大きいものであり、そうした患者のなかには自殺念慮を持つ者が目立つ[3]。そのため、こうした患者を土壇場から助け出して速やかに効果を示す治療法を見つけることは公衆衛生上喫緊の課題となっている。ＥＣＴは自殺念慮に非常に効果的であり、速やかな治療効果をもたらす。自殺することが患者の頭から離れない状態を払拭するのに、一回もしくは二回の刺激で通常は事足りる。ＥＣＴは治療の流れの終盤よりもむしろ早い段階で試みられるべきであることは明らかである。遅れは、手遅れになるかもしれないからだ。

抑えの効かない精神疾患は、あらゆる疾患のなかでもっとも恐るべきものとなる。人生の盛りにおいて能力が失われ、絶望のなかで為すすべなく死を願い、妄想的な思考によって世界がよそよそしく恐ろしいものに映ってしまう――これほど生活を滅茶苦茶にしてしまう病気はほとんどない。何世紀ものあいだ、人類は細菌感染症や心不全の脅威と同じように、精神疾患に対して無力であった。もし自然回復しなければ、その人の人生の喜びは消え去ってしまっていたのだ。こうした現実のなかで、かつて精神医学という領域は見込みのない冒険のように見えた。精神疾患をもつ患者を収容することは、彼ら自身や他の人々を危険から保護するための唯一の解決策と見なされていた。

X氏の生まれる数十年前には、精神疾患の治療は絶望に満たされた広大な荒れ地のようなものであった。神経症と呼ばれる、重篤ではない精神疾患に対する精神療法の技法は、特に一九〇〇年以降フロイトによる精神分析の創始により進歩していた。しかし、内因性うつ病や躁うつ病（双極性障害）、統合失調症といった重症精神疾患に対して、医師が提供できるすべはほとんどなかった。統合失調症の実用的定義は一九一〇年ごろには明確な形をなしており、もし患者が早発痴呆や破瓜病といった、統合失調症にあたる診断を受けたとすれば、医師にできることは何もなく、彼らはただ首を横に振るだけだった。「統合失調症に間違いない」と告げることは死亡宣告と見なされていた。なぜなら、患者は一般に、家のなかに隔離される、あるいは寝室に閉じ込められ取り乱した親から説教話を聞かされる、今日からでは想像もつかないほど陰うつで暗い施設に入れられる、といった日常に放り込まれるものだったからである。

一九世紀後半以前の精神科治療は鎮静に限られていた。医学は昔から、ヒヨスや大麻などの植物アルカロイドをもちいて、興奮した人間を鎮静してきた。一八七〇年以降になると、ドイツの有機化学産業の力によって、パラアルデヒドなどの合成鎮静剤が利用できるようになった。精神科病院の生活といえば、その化合物の強烈な悪臭や、それを吐き出す患者の息の臭いがその特徴だった。一九〇〇年以降、精神薬理学に相当の進歩があり、バルビツール酸系薬剤が発売された。これらの薬剤は悩める者に眠りによる休息をもたらした。しかし、メランコリーの深い悲哀や、精神病性うつ病の妄想、躁病の絶え間ない落ち着きのなさ、統合失調症の幻覚を和らげてくれるものはなかった。典型的には、患者は約八カ月間苦しんだ後に自然に回復するか、さまざまな程度の症状を呈した状態のままかのいずれかであった。統合失調症は、基盤にある病気は治らなくても、自然に消長するのが特徴である。症状の波に襲われているさなかの統合失調症とメランコリーの患者にとっては、医学は何の救いにもならなかった。

このように、一九三〇年代までの精神医学の主流には失意が広まっていた。医師は無力であり、家族は絶望し、患者自身は悲惨な状態にさらされ、カルテでは自殺のことが絶えず話題に上がるほどだった――こうした精神科のカルテは、精神疾患の歴史家にとっての主な史料である。古い精神科医は長く無力さと和合してきた。彼らは自然回復を待ちながら、患者を自傷から守ろうとし、あるいは、猟場管理人が土地を管理するようにして精神科病院を運営していた。

第一次世界大戦後の数年間、若い世代の精神科医たちが治療の無力さにしびれを切らし、革新を試みていた。多くの者が、ウィーンの精神科医ユリウス・ワグナー・フォン・ヤウレックの成功に触発されていた。彼は、一九一七年に神経梅毒（事実上、その初期症状は精神症状が主である）をマラリア熱というきわめて身体的な治療法で治療していた。（ワグナー＝ヤウレックは、精神症状も含めて梅毒を引き起こすスピロヘータが熱に弱く、マラリア熱がその増殖を抑えることを発見した。）精神科医たちは症状を和らげる見込みのある新薬を試し、抗ヒスタミン薬の誘導体のいくつかは成功を収めた。クロルプロマジンやその他のフェノチアジン系の抗精神病薬を中心とした一連の化合物は、一九五〇年代初めの精神薬理学の革命を導いた。

こうした精神薬理学黎明期の活況と時を同じくして、一部の精神科医たちは、精神疾患の罹病器官である脳に作用するような「身体的」治療を試みていた。物理的もしくは身体的な治療の背景にある発想は、脳（そして心）にショックを与え、物理的刺激によって病的状態から抜け出せるようにするというものである。当時の人々は、病気の症状はどういうわけか和らいでも、基礎にある病気が実際に治ったわけではないということをはっきりと意識していた。今日われわれは、身体的治療が精神症状を改善させる際に神経回路を変化させているが、その機序はよくわかっていない。

どのような方法で脳にショックを与えるか？　インスリンショック（またはインスリン昏睡）から、化学物質や電気によるけいれんショックまで、ショック療法にはさまざまな形がある。オーストリアの医師マンフレート・ザーケルは一九三三年に、「低血糖ショック」という文脈で、内科的あるいは外科的概念のショックを借りて、「ショック」療法という新しい言葉を作った。しかし、ショックという言葉は、基本的に誤った呼び方である。医学的に言うと、ショックとは、血圧が急激に低下したときに起こるものだ。ECTや他のショック療法は、患者をショック状態にするわけではない。患者は一定の電流や化学的刺激により意識を消失し、引き続いて治療効果をもたらす約一分程度のけいれんが生じる。その後すぐに意識は回復する。ニューヨークのベテランECT専門家であるウィリアム・カーライナー（ヒトラーの支配するヨーロッパからの難民でもある）は、一九五一年に次のように述べている。「「ショック」という言葉は、誤解を招き、恐れを抱かせるものだ。その意味は外科や内科で用いられるものと違う。精神医学においてその言葉が使われたのは、インスリン昏睡療法に端を発する。これは明らかに誤った名称である[4]」

そうは言うものの、ショック療法はショック療法である。この言葉は患者の世界や大衆の認識にあまりに深く刻み込まれており、この本のタイトルにもなっているほどであるから〔訳注：本書の原題は *Shock Therapy*〕、それを変えることはできない。代表的なECTの教科書を著したリチャード・エイブラムスが二〇〇四年にインタビューで語っているように、ECTは「短刺激療法 brief stimulus therapy」をはじめとする、より実態に近いどんな用語にも、その呼称を変えることはなかった。なぜなら「絶対に変わらないものがあるんです！　患者さんにどんなことを言ったとしても、もしECTをしましょうという話をすれば、決まって患者さんは「えっ、電気ショックですか」と言うのです。これは絶対に変わりません。どんなふうに呼んだとしてもです。電気刺激法（electrostimulatory）とか、脳電気刺激（electrocerebral stimulation）と言ったとしても、患者さんは「ああ、電気ショックのことですね」と言うのです[5]」。

この本の大部分は、けいれんを起こすショック療法の形態、すなわちＥＣＴに関するものに割かれている。患者にてんかん様のけいれん発作を誘発するけいれん療法が、なぜ精神疾患に対して治療的であるのかは今でも謎に包まれている。精神科医のヒルシュ・Ｌ・ゴードンは一九四八年に「身体に与えられた刺激が、どのような経路で精神の座に届き、正常ないしほぼ正常と呼べるような形まで回復させるというのか」「不安や誤った観念から解放されて楽になる前に、なぜ意識の光が消されなければならないのか？　自分自身を閉じ込めた牢獄から救い出されるためには、隔絶と無感情の足枷が解かれる前に、死の淵まで踏み出さねばならないのか？」と問うた[6]。ＥＣＴのメカニズムがわからないことに関して、ＥＣＴの専門家たちは、とりわけ精神分析家たちから長年にわたり非難を受けていた。彼ら精神分析家は自分たちだけは精神のメカニズムを理解していると信じ、「根本原因」に触れることのできない治療はそれが経験的であるという理由から、熟慮に値しないと主張した。今では脳と行動の関連についてかなりのことがわかっているが、ある精神医学的治療がなぜうまくいったりいかなかったりするのかについては大部分がわかっていない。多くの向精神薬は、個別の内因性脳内化学物質に対応するニューロン上の受容体の産生を調整することによって作用すると考えられている。たとえば、一九五九年にアメリカでトフラニールとして発売された抗うつ薬であるイミプラミンは、神経伝達物質のノルエピネフリンの代謝に作用すると考えられている。一方、ＥＣＴは一度に多くの神経化学的経路、とりわけ視床下部や下垂体によって調整されている内分泌ホルモンに影響を与える可能性がある。重要なことに、ＥＣＴは向精神薬よりも速やかに治療効果をもたらす。また、反応する患者もはるかに多い。この違いは患者にとっての死活問題となりうる。

科学者は、さまざまな治療法がどのようにして精神疾患の症状を改善するのかについて説明をするが、それらが推測であるという事実は残る。われわれは、精神疾患がなぜ起こるのかも、どうやって治療するかもまだ知らない。しかし、理論的によくわかっていないからという理由で、効果的な治療法の恩恵を患者に与えないことは倫理に反する行いである。この理論的な混乱は、電気けいれん療法を覆い続ける偏見の一因になっている。偏見はあまりに深いので、この本を読んで驚く読者もいるだろう。電気ショック！　そんな野蛮な治療はとっくの昔に過去の遺物だと思っていた！　それはあたかも、多動の治療に対する水責め椅子の復権を考えるかのようだ。旧世代の精神科医、および世界最先端を行く精神科の研究病院に所属する一握りの精神科医にとっては明白なことなのだが、まず最初に把握しておくべき基本的な事実は、ＥＣＴは薬物が効かない疾患に対して実際に効果があるということだろう。最終手段であった治療法は、特に難治性の精神疾患において、再び第一選択の治療になるかもしれない。

この文章が書かれているあいだにも、ＥＣＴは返り咲きを果たしつつある。精神医療においてＥＣＴは急速な広がりを見せており、事情に通じたジャーナリズムの恩恵を受けて、かつてのハリウッド風ホラーのイメージとは異なる客観的な描写が行われるようになっている。かつては非難や蔑視に晒され、今や再発見の途上にある、この価値ある治療の歴史を理解することは重要だろう。なぜなら、この治療は患者の人生を変えるからである。二一世紀において精神医学が発展していくなか、ＥＣＴの歴史はわれわれにたくさんの課題を与えてくれている。

# 第2章　「統合失調症の経過における生物学的介入についての諸実験」

多くの医師や患者は「けいれん」療法という概念そのものに違和感を覚えるものだ。専門的なトレーニングを受けたことで、医師はけいれんに治療的効果があり、その誘発を好ましいものと捉えることに抵抗がある。なぜなら、けいれんは一般に、脳の疾患や損傷による発作に関連しているからだ。故意に患者にてんかん発作を起こさせるということは、パンドラの箱を開けるようなものだと多くの医師は感じる。患者も発作が治療的な効果を持つという考えは直感的に敬遠するし、『カッコーの巣の上で』などの映画で見るような、自分たちが意識を失って実験台の上でけいれんしている姿を思い浮かべてしまう。しかし、このイメージは間違っている。けいれん療法は、てんかんを誘発することと同じではない。てんかんは神経学的病態であり、疾患と考えられている。電気により誘発された治療的なけいれんは、脳自体を傷つけずに、生命を救うことができるのである。

## 精神医学におけるショック療法の幕開け

医学において、ショックという用語は、低体温と低血圧を含意している。ショックは、体が湿って冷えた状態などの厳しい気候条件にさらされたり、あるいは外科的には失血の結果として起こりうるものである。ヒスタミンが突発的に放出されるアナフィラキシーショックは、蜂刺されに対するアレルギー反応として起こる。ショックはそのようなものとして、長いあいだ慣れ親しまれてきた医学概念だった。

一九二六年、パリの精神科医コンスタンス・パスカルがこのショックという言葉を精神医学に導入した。[1]ルーマニア系の若き医師であった彼女は、一九〇八年パリの病院精神科医というエリート集団の仲間入りを果たしたフランスで初めての女性精神科医となった。二〇年近く後、彼女が四九歳で、シャロン＝シュル＝マルヌの精神科病院の責任者をしていたとき、彼女は重要な発見をした。一九二六年の「ショック療法」に関する本のなかで、彼女は従来の精神医学が備える治療的ニヒリズムを次のように非難している。「精神病の避けがたい進行をなすすべなく見守らざるをえないということや、発狂した状態が固定化し、慢性に移行するのをよそよそしく記載せざるをえないということは、運命を是認するということにしかならない。妄想に陥りやすい疾病素因や、生まれ持った破滅的な運命だと捉えて病状の進行を受け入れるということは、一般病理学研究に変化をもたらしてきた生物科学の実践を断念するということをも意味する[2]」

パスカルは、精神疾患は「精神的なアナフィラキシー反応」に端を発していると主張した。それと戦うには、脳にショックを与えて自律神経系を平衡状態に戻す必要がある。このようなショックは「こうした精神的なアナフィラキシーショックを予防し、くい止め、治すことができる」はずである。[3]コロイド金、牛乳、ワクチンなどといったさまざまな物質を注射することや、あるいはウィーンでユリウス・ワグナー＝ヤウレックが神経梅毒に対して始めていたような、ある種の発熱療法によって、身体にショックを与えることができるかもしれないと彼女は主張した。一九二〇年代のフランスの精神医学では、こうした戦略にかなりの数の研究が捧げられたが、その全体に理論的根拠を与えたのはパスカルだった。今日では彼女は実質的に知られておらず、第二次世界大戦以降、彼女のこうした奇妙な注射への傾倒は恐ろしいものと見なされている。パスカルは精神医学に「ショック」の概念を持ち込んだが、それをけいれんの意味で用いてはいなかった。むしろ彼女はさまざまな治療に際し、それを避けようと腐心していたのだった。

隔絶された精神科病院に淀んだ管理主義が蔓延していた数十年を経て、一九二〇年代の精神医学は斬新な身体的治療によって大きく揺れ動いた。さまざまな物質を注射し、自律神経系のはたらきを修飾して血管緊張や体温を上下するなどといったことや、あるいは千年前の体液説まで逆行して腸の動きを刺激することさえ広く行われていた。いくつかの精神科病院では、「自家中毒」を引き起こすかもしれないという理由から、う歯が抜歯されていた。ある種の全身性の中毒により脳が影響を受けるかもしれないと考えられたのである。内臓から漏れ出す毒素が狂気を誘発するかもしれないことを理由に、大腸の一部を切除すること(コレクトミー)も流行した。バルビツール酸系薬を用いて患者を数週間持続的に眠らせる持続睡眠療法も広く受け入れられていた。[4]

そのころ、医学出版界ではインスリンのことがよく話題に上っていた。インスリンは一九二二年にトロント大学で発見された。インスリンは血中からの糖の取り込みを司る物質で、当然のことながら、糖尿病の治療に用いられた。しかし、まもなく糖尿病以外の病気の治療にも使用され、精神科では主に低栄養患者の食欲増進のために用いられた。[5] ワグナー゠ヤウレックの指導のもと、一九二六年にウィーン大学精神科のイディス・クレンペラーが、振戦せん妄(アルコール離脱症状による幻覚妄想や震えなどを指す)の患者に対して数多くインスリンを使用した[6](後に彼女はアメリカに亡命し、催眠療法の先駆けとなった)。

ブダペスト大学精神科では、第一次世界大戦以降、統合失調症に対する身体的治療が推し進められていた。一九二七年にデジュー・ミスコルチがカール・シェーファー教授のもとで、インスリンの大量投与実験を行い、一九二八年にはユリウス・シュスター（彼は先にアナフィラキシーショック誘発についての論文を発表していた）が、ショックとインスリンを併用して精神病を治療することを提唱した。[7] 一九二〇年代後半にはさまざまな研究者が精神科の患者を意図的にインスリン性低血糖昏睡の状態にするという着想に至っている。スイスの精神科医ハンス・ステックは、ローザンヌ＝セリーの精神科病院で一九二九年に精神病の「低血糖」治療を始めた。彼は過剰に深い昏睡やけいれんを慎重に避けていた。ステックは、スイスとフランスの目立たない医学雑誌に論文を発表したため、彼の業績は広くは知られていない。[8] 一九三一年と一九三二年には、バーゼルでジョン・スタイヘリンとその同僚たちが統合失調症の患者でインスリン代謝の実験を行い、絶食の状態でインスリン投与を受けた患者の行動変化について記載しているが、スタイヘリンはその結果を出版することはなかった。[9]

### マンフレート・ザーケルとインスリン昏睡療法

一九三四年、四六歳の男性がウィーン大学精神科に被害妄想のため入院した。彼は街では裕福な階層に属していたが、このところ異常な行動を示すようになっていた。病的にけちくさくなり、昼食代を浮かすために暗い部屋で昼までベッドにこもっているという状態だった。身内が自分に毒を盛ろうとしていると思い込んで言い争いになっていたが、その後身内との連絡を完全に断った。彼は自分が近年のデフレで金を失ったのは、オーストリア国立銀行と連邦首相のせいであると考え、苦情を書いた手紙を自分で（郵便代を節約するため）財務大臣と首相官邸に届けた。「ここ数日、患者は非常に興奮している。

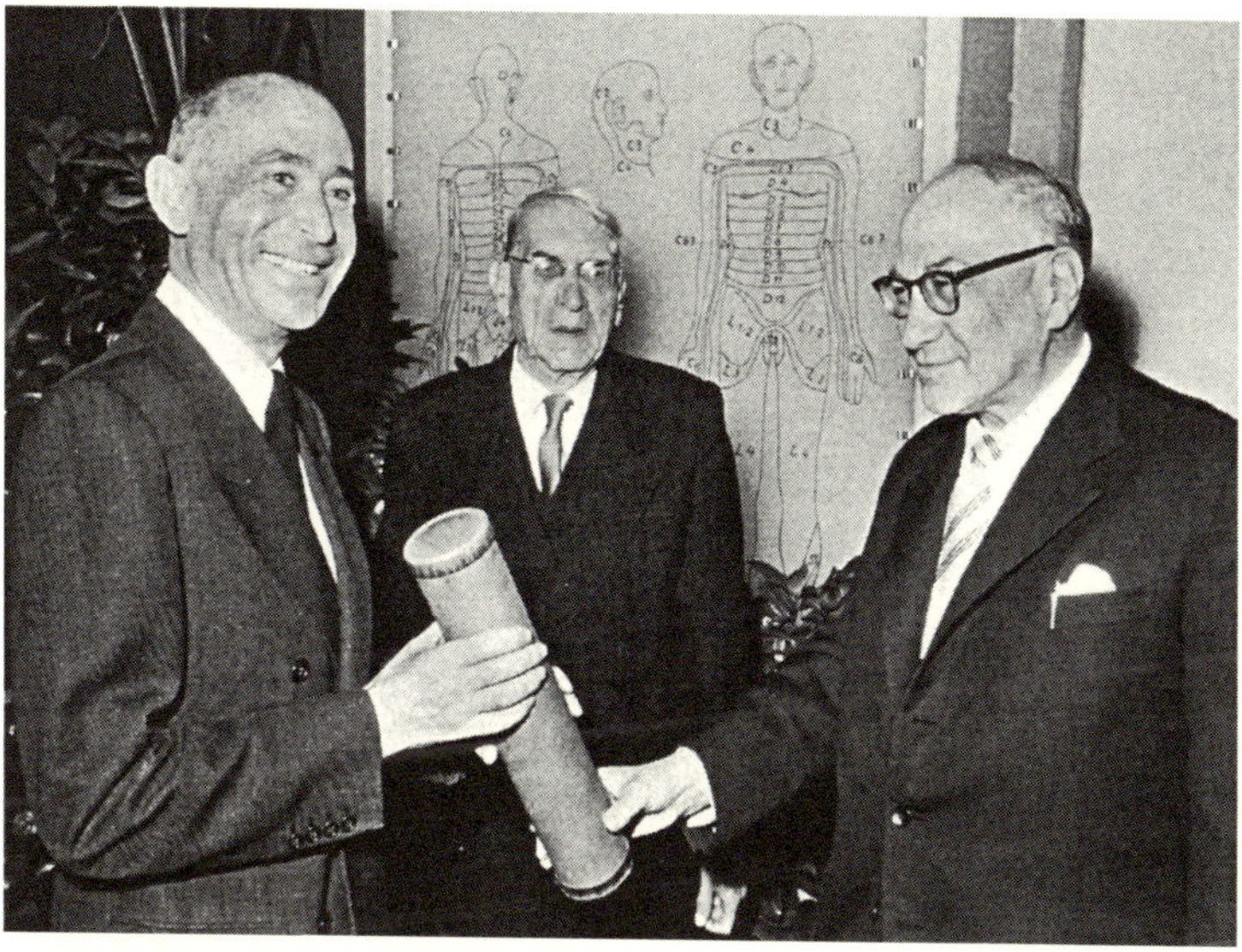

マンフレート・ザーケル（1900–1957），1930年に始まったインスリン昏睡療法の創始者．ザーケル（写真左）は彼の発見を記念する1957年のシンポジウムで，ウィーン大学神経精神科長のハンス・ホフから賞を受け取っている．写真中央は，前ウィーン大学精神科教授のオットー・ペーツルで，ザーケルは彼のもとで初期の仕事を行った．インスリン昏睡療法は，ショック療法の先駆けであった．AP/Wide World Photos.

人々は絶えず自分を挑発しようとしてくる、と彼は言う。患者はみなが砲弾を自分に向けて撃ちこんでくると言っては、それを見舞いの者に笑い飛ばされていた。患者は最近喫茶店で催眠術にかけられたと思っている」[10]。病棟では、彼は自分がユダヤ人であることについてひどく怯えていたが、その一方で自分以外の者はみな、自分のことを国家社会主義者と思っていると信じていた。彼は自分がナチ党員ではないことを証明する必要があると感じていた。彼は、みなが彼を殺そうとしていると思い、警察の保護を求めた。また、彼は自分の父親が泣いているのが聞こえると主張した（父親は遠く離れたシレジア地方に住んでいるというのに)。

指導医であったマンフレート・ザーケルと同僚たちは、この患者を統合失調症と診断した。入院翌日にザーケルは患者に四五単位のインスリンを注射したが、何も起こらなかった。その晩、患者は依然として幻覚妄想状態にあり、毒が盛られていると訴えて夕食を拒否した。翌朝インスリンが四〇単位ずつ三回注射され患者は穏やかになり、昼には五〇単位の注射を受け低血糖ショックの状態に至った。インスリンによって血液中のグルコースが肝臓や筋肉に取り込まれてしまうため、脳はグルコースを取り込めなくなる。グルコースが欠乏した状態で、脳は昏睡あるいは昏迷に陥る。これが「インスリンショック」と呼ばれるものだ。この患者が昏睡から自然に目を覚ましたとき、彼は正気を取り戻し、自分がかけたすべての迷惑について謝った。しかし彼の状態は再び悪化し、その後数日にわたりインスリン注射を受け続けた。

「治療六日目に患者は強い低血糖反応を示し、傾眠に加え、昏睡が始まった。また大量の発汗も見られた」(ザーケルがこうした昏睡を wet shock と呼ぶのはこのためである)[11]。患者はこれ以降穏やかになった。インスリン注射は継続され、「治療三週目、インスリン五〇単位静注後一時間半後に、前兆なくてんかん大発作が見られた。強直間代けいれん(筋肉が収縮と弛緩を繰り返す)を起こし、舌を咬み[…]口には泡を吹いていた」。ザーケルはその発作をブドウ糖の注射によって止める前に、しばらく発作を継続させた。発作が終わった後、患者はその前に起こったことについて完全な健忘を呈し、その記憶喪失の状態が一時間半続いた。しかし記憶が戻ると、けいれんの始まりを思い出せるようになるとともに、それまでの自分の行動が病的だったことを完全に認識できていた。その後数日少量のインスリン注射が続行され、入院四週目には自分の病気について洞察を示すようになったことで患者は正常と判断された。退院後には仕事を再開することができた。ザーケルは、この患者の経験を「インスリンならびに低血糖ショックによる統合失調症治療」と題して報告した。彼はそのなかでてんかんのようなけいれんがしばしば起こることを認めている。

ザーケルが実際に発見したのは、ショック療法だったのだろうか、それともけいれん療法だったのだろうか？　晩年、彼はライバルたちを凌ごうとして、それを両方の見方で捉えようとした。彼の主張によれば、自分が始めたときにはけいれんが治療のカギだと思い描いていたが、その後けいれんは有害であることに気づき、インスリン昏睡の要素を称揚するようになったのだという。しかし、この最初の患者について彼の診療録を見ると、ザーケルがけいれんを誘発しようとしていたのではないことは明らかである。患者の突然のけいれんに、彼やその助手たちは不意打ちを食らったのだった。患者が舌を噛んだということはマウスガードを挿入する時間もなかったということであり、ひいてはけいれんが起こることを予測できていなかったことを示している。

インスリン性低血糖によって、ザーケルは一九三〇年代の主な身体的治療の一つ目のものを生み出した（残る二つはメトラゾールけいれん療法と電気けいれん療法である）。ある死亡記事執筆者は次のように彼を賞賛している。「精神科病院に長期間入院している多くの精神科患者に対する積極的な身体的治療の時代の始まりをもたらした」[12]。同様に精神病のインスリン治療を開発したスイスのステックとは異なり、ザーケルは単に精神病の対症療法ではなく、病気そのものに対する根本治療であると信じていた。ザーケルはステックの嫌った長期にわたる深昏睡を、患者に対しきわめて積極的に引き起こした。多くの患者がインスリン昏睡の最中にけいれんを起こしており、おそらく「ザーケル療法」[13]において治療的な要素はそうしたけいれんであったと思われる。この話題の全体像は今日になっても相当に曖昧なままである。それでもザーケルのインスリン昏睡は、重症精神疾患患者に対する積極的治療の時代の到来を告げるものである。統合失調症、メランコリー、躁うつ病といった人々に対して実際に何かをすることができるという発想こそが、精神医学の歴史のページを前に進めたのだ。

マンフレート・ザーケルは本来の名をメナチェン・ザカール（menachem sokol）と言い、一九〇〇年にオーストリア・ハンガリー帝国のガリツィア地方ナトゥアナの小さな町で出生した。彼の出自は「古くからの律法学者の一族で、マイモニデスが［…］その先祖であると主張していた」と『ニューヨーク・タイムズ』紙の死亡記事は伝えている（マイモニデスは一二世紀のユダヤ人哲学者）。「ポーランド系ユダヤ人」としてのザーケルの生活は、悪意のある反ユダヤ主義にさらされていた。若いうちから身につけた傲岸不遜な態度は生涯変わらなかったため、関わるほぼすべての人々が彼から距離を置いた。[14] 彼は一九二五年にウィーン大学医学部を卒業し、短期間、ウィーンの無名の病院で病棟医として勤務した。その後一九二七年に、ベルリン近郊のリヒターフェルデにあるクルト・メンデルの神経科専門の個人病院で若手医員のポジションに落ち着いた。そこは「ゴルトシュタイン博士の療養所」として知られ、主な精神疾患と並んで中毒性障害の治療を専門としていた（将来の患者を安心させるために「狂人お断り」を掲げてはいたが）。ザーケルには、自らの業績を誇張するというありがちな傾向があり、後に自分自身のことをその療養所の主任医師であったと述べているが、実際はそうではなかった。

ザーケルはリヒターフェルデにおいてインスリン昏睡療法の複雑な理論的根拠を作り上げ、最初のヒトでの実験を行うのに先立って動物で研究を行っていたと主張した。これが実際に行われたという証拠はなく、実際に彼の後の説明は、最初のころの話と食い違っている。[15] 後に著名な精神薬理学者となるモントリオールのハインツ・レーマンは、まだベルリンで医学生をしていたころの一九二七年にザーケルと知り合った。レーマンによれば、「[ザーケルは]ベルリンでヘロイン中毒者の離脱症状を治療しているときにアイデアを思いついた。彼の根拠が何だったかは忘れてしまったが、その治療で患者は落ち着いていた。あるとき、統合失調症を合併している中毒患者の一人が低血糖性昏睡に陥った。ザーケルはびっくりして、すぐにブドウ糖を注射して昏睡から抜け出させようとした。驚いたことに、その患者の統合失調症症状はかなりの改善を示していた」[16]。ザーケルは後にウィリアム・カーライナー（ザーケルのはとこにあたるウィーンの研究者）に対して、この一九二七年のベルリンの患者は、ごくわずかのけいれんしか起こさなかったと語っている。ザーケルは鎮静のためにインスリンを投与したのだが、後で患者はかなりよくなっていた。統合失調症を合併する薬物中毒者に対するこの経験に基づいて、ザーケルは統合失調症患者を治療しようと決めたのだった。そうでもしなければ患者は絶望的だと彼は感じたからである[17]。

伝えられているところによれば、ザーケルはかなり見込みがあることに行き当たったと気づき、体系的な臨床試験を行いたいと考えて、ベルリン大学精神科の長であったカール・ボンヘッファーを説得し、ベルリンの主要な教育病院であるシャリテ病院でそうした試験を実施してもらおうとした。ボンヘッファーの同僚はこの提案に反発し、ザーケルの仕事はしばらくのあいだ行き詰まることになった[18]。しかし、一九三〇年までにザーケルは『ベルリン・メディカル・ウィークリー』誌に「モルヒネ中毒に対する新たな治療法」という論文を発表した。そのなかで患者へのインスリン投与について記載されている。インスリン昏睡については何も言及されていなかった。実際、彼は「低血糖性ショックを恐れたため」ブドウ糖を同時に投与したと述べている[19]。三年後の一九三三年、ザーケルは著名なドイツ精神医学誌にモルヒネ中毒に対する自分の新しい治療法について、さらに詳しい論文を発表した。彼は何人かの患者が低血糖性「ショック」を経験したことを認めたが、それを意図的に引き起こすことやそれが治療的価値を持つかもしれないということについては何も述べられていない[20]。

一九三三年の五月、ザーケルはウィーンに戻った。おそらくナチスが権力を奪取した後の迫害の結果である。当時ウィーン大学精神科の医師であったハンス・ホフは、ザーケルのウィーンでの最初のインスリン治療の症例について次のように回想している。「ワグナー＝ヤウレック教授は不幸な恋愛の末に統合失調症になった若い女性患者を受け持っていた」。ワグナー＝ヤウレックは、ブロム剤やバルビツール酸による治療を受ければすぐにまたよくなると両親に対して約束した。しかし実際は、彼女は私立精神科病院に入院して一年経ってもさらに悪化していた。ホフは続ける。

「母親は娘とともに自殺するつもりだと言った。私はザーケルのところを訪ねた。すでに彼は、不穏を呈する統合失調症の患者数名にインスリン治療を行って成功していた。彼はこの不幸な少女の症例に対して十分なインスリンショック療法を行うことを提案した。どのような結果になるかわからないまま、私たちは私立の医療機関で治療を始めた。[…] 驚いたことに、二回目の治療後に、少女の話は筋が通るようになり、六カ月前から拒んできた母親との会話をするようになった。その後数日で症状は再燃したが、さらに数回のショックで完全に回復して現在［一九五八年］までその状態を維持している」

その後ザーケルとホフは二人目の患者の治療に成功したので、ウィーン大学精神科長のオットー・ペーツルを訪ね、彼らの成果について報告した。ペーツルはザーケルの仕事のために病院の設備をすべて提供した。一九三三年一〇月よりペーツルの監督のもと、カール・デュシックとクリスティン・パリサと共同して、ザーケルは自分の治療法の開発に取りかかった[21]。

イギリスの神経精神科医のエリオット・スレーターは一九三四年にウィーンにいたときに、仕事中のザーケルと会っている。最初スレーターは嘲笑的な態度に傾いていたが、後に次のように言った。「こう書くのは残念なことだが、私はこの先駆者の努力を非常に馬鹿げたものと見なしていた。しかしいずれそれは克服できない障壁を打ち抜くくさびの刃になるものであった。私は思うのだが、ウィーン人は、かつて同じことをやっている。進行麻痺（神経梅毒）に対するマラリア療法は、非常識だが成功を収めたし、もう一つくらい当てずっぽうでうまくやれると思ったのだろう[22]」

彼らは実際に成功した。しかし、これはけいれん療法の始まりだったのだろうか？　ザーケルは後に、一九三三年一一月三日にウィーン医学会で行った彼の新しい治療法に関する講演を根拠にして、これがけいれん療法であると主張した。彼の話は医学雑誌のなかで一段落の記述にまとめられている。それによると、ザーケルはそれまでにあらゆる治療が無効であった四例の精神病の症例を「昏睡やてんかん発作をも伴う深い低血糖性ショック」で治療し、「この結果によって今日、統合失調症やその他の興奮状態の治療に新しい方向性を示すという念願がかなえられるに至った[23]」。ユリウス・ワグナー゠ヤウレックは、そのころにはウィーンの精神科教授を引退していたが、こうした言葉を聞いて、どうやら講演会場を飛び出したらしい[24]。ザーケルの講演が終わった後、ニコニコ顔のオットー・ペーツルが立ち上がり、新しい治療法によってどれほど彼が勇気づけられたかを語った。「この治療法の本質は、てんかん発作を伴う非常に深い低血糖性ショックからなっています[25]」。一九三三年のペーツルによれば、ザーケルの手技はけいれん療法であった。

ザーケルが最初から治療的けいれんに関心を持っていたことは、ウィーン大学精神科を訪れていた別の若い外国人によって確かめられている。一九三四―三五年にニューヨークのベルヴュー病院精神科の研究員だったジョゼフ・ウォーティスは、ザーケルのもとを訪れ、ベルヴューにインスリン療法を持ち帰った。かなり後になってウォーティスは興味を持った見学者に対して、インスリン療法の重要事項について次のように述べている。ザーケルはラディスラウス・メドゥナ（この章の後半で議論するメトラゾール療法の開発者）よりも先にけいれんを起こそうとしていたのは間違いない。「メドゥナはその時期にザーケルのいる施設を訪れていた。[…] メドゥナが自分の治療法を開発した後になってザーケルがけいれんの誘発を放棄したのは確実だ。そのため、ザーケルはけいれん療法の生みの親であると主張することはできない。その一方で、ザーケルがしばらくのあいだは実際に治療的効果を期待してけいれんを誘発しようとしていたということをメドゥナが決して認めようとしなかったのは、控えめに言っても敬意を欠くことである[26]」

すでに述べたようにザーケル自身は両方の道筋で捉えようとしていた。ザーケルは一九五〇年のパリ世界精神医学会議で、当初自分の手技をけいれん療法として考えついたものの、その後けいれんは脳にダメージを与えて疾患を悪化させることに気づいたことや、実際にはその手技は昏睡療法であったと述べている。（昏睡とけいれんはともに「ショック」の形態である。昏睡中にしばしばけいれんは起こるが、決まって起こるというものではない。）「このようなけいれんを伴うような劇的なショックを治療法として使用することを私が公に提案したことは、ただちに［一九三三年に］広くそしてセンセーショナルに、本国や外国の新聞に公表された。メドゥナ氏は、統合失調症の治療に用いるに当たって、ショック療法をけいれんだけにしぼって単純化しようとする賞賛すべき試みを進めているが、講演のときに私がけいれんにこだわっていたことが、どうやら彼を後押ししたらしい[27]」。ザーケルは、自身の理論的立場の転換を理由として、メドゥナがけいれん療法の考えを自分から盗んだとする一方、メドゥナのけいれん療法は危険であると主張することができた。こうしたごまかしを目の当たりにしてメドゥナは驚愕した。（後にメドゥナは感情をあらわにして壇上でザーケルと握手をすることを拒否した。）

さらに後になって、けいれん療法が今後の趨勢であり、インスリン昏睡療法は広く放棄されつつあることをザーケルが理解したころには、彼は身体的治療の生みの親であることを主張できるようなさらに別の見解を用意していた。一九五五年にヒルサイド病院（このときにはニューヨークのクイーンズ区に移転していた）で開催されたインスリンについての臨床懇話会で次のように語っている。「この治療法の治療的に重要な点は、矛盾するように見えるかもしれないが、最初の講演で私が紹介したように、昏睡‐冬眠、もしくはけいれんである。同じ治療がもたらすこれら二つのまったく正反対の臨床像を包含するために、ショックという曖昧な名称を採用したのだ」彼は同じショックの原理に基づき、ささいな相違しか持たない「けいれん療法」と「昏睡療法」という用語を嫌っていることを同僚に話している。「それでも私はインスリンショック療法あるいはザーケル療法がもっともよい名称だと思う。なぜならわれわれは治療のメカニズムをいまだ知らないのだから[28]」

一九三三年一一月の講演後の数カ月、ザーケルはウィーン郊外のヒュッテルドルフ＝ハッキングにあるパークサナトリウムの共同医長として生計を立てながら、自分の技法に磨きをかけ続けていた[29]。患者が遠方の各地から集まり始めた。一人のオーストラリア人医師が一九三七年にウィーンにあるザーケルの私設療養所を訪れたとき、ザーケルはそこで一七人の患者にインスリン療法を行っていた[30]。ザーケルは一九三四年の一一月から『ウィーン・メディカル・ウィークリー』誌に一三回にわたって、さらに詳細な治療の説明を掲載したことによって、世界的に有名になっていた[31]。一九三五年の本『統合失調症の新しい治療』は、基本的にこれらの記事の焼き直しだった。[32] 彼が初期に発表したものには統計がほとんど用いられていなかった。比較試験など問題外で、この時代にそのようなものを行っている者はいなかった。しかし、ザーケルは自分よりも几帳面なカール・テオドール・デュシックと組むようになると、彼らが共同で発表したものは数字を示すようになった。大学病院精神科で治療された最初の五八例の発症まもない統合失調症患者のうち、八六パーセントが寛解もしくは就労可能な状態に至り、慢性期統合失調症の四六人の患者については半分近くが寛解を示した。[33] これらは素晴らしい結果である――実際素晴らしすぎる――なぜなら、他の病院ではこうした結果を確認することはできなかったから。そのため、方法の全体像は影に隠れた状態で、それを支持するしっかりしたエビデンスもなかった。

ザーケルの論文や講演では、一つの方法が非常に緻密に展開されているため、その治療法は彼にちなんで名づけられるよりほかはなかった。理想的なインスリン療法とは次の四つの段階から構成されている。第一段階は正確な間隔で行われる複雑な一連のインスリン注射である。第二段階は実際のショックで、慎重に観察しなければならない。第三段階には患者を休ませるために、注射を見合わせることが含まれている。第四段階は、患者をショック手前のギリギリの状態にするためにちょうどよい程度のインスリンを注射することである。[34] 実際にこれらの患者たちは、低血糖性昏睡によって死の一歩手前にまで至っていた。「治療手順は複雑で、困難で、危険である」とジョゼフ・ウォーティスは話した。実際、ウォーティスがウィーンに滞在した一二カ月間で見たものは、二五人の患者のうち、死亡した一例と、よくなって退院した一八例であった。「ほとんど回復する望みのない病から回復した症例の注目すべき結果を見れば、損失は正当化される」とウォーティスは結論している。[35]

インスリン療法は各段階や用量に至るまで、厳密に彼の決めた通りに行わなければならないとザーケ

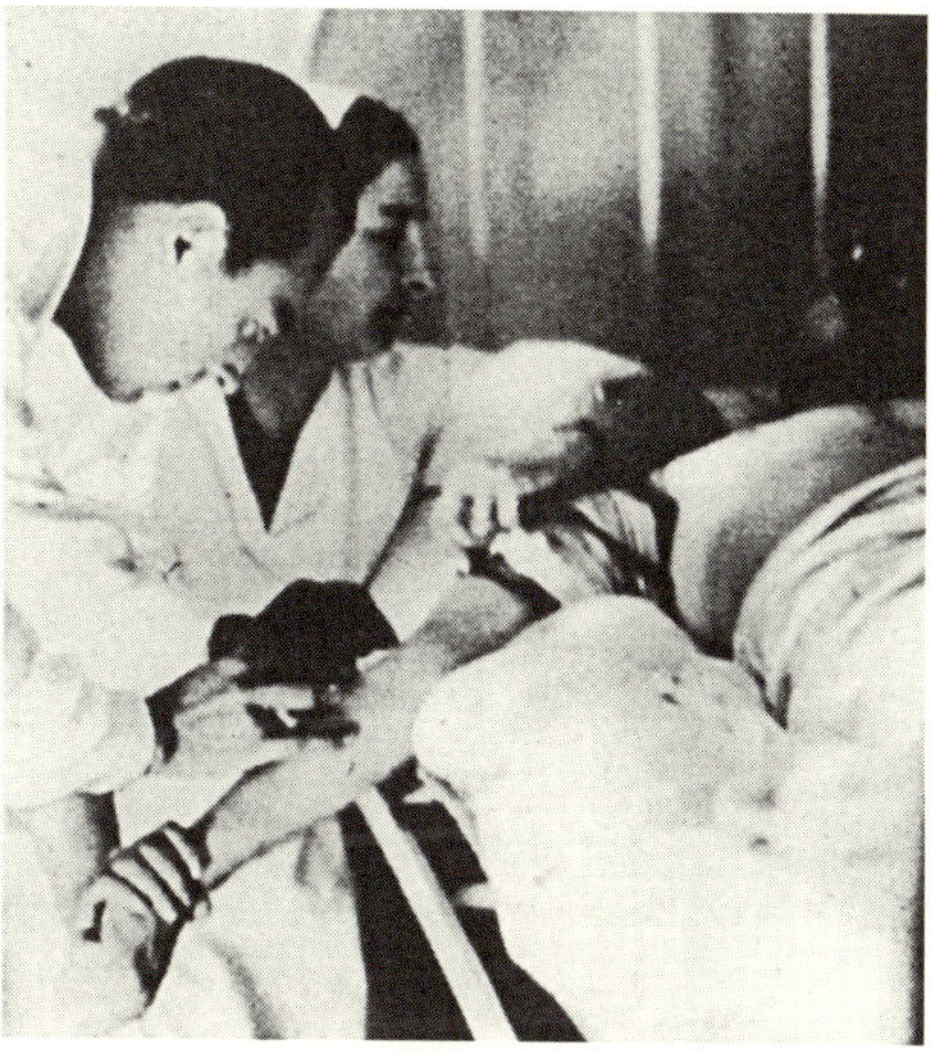

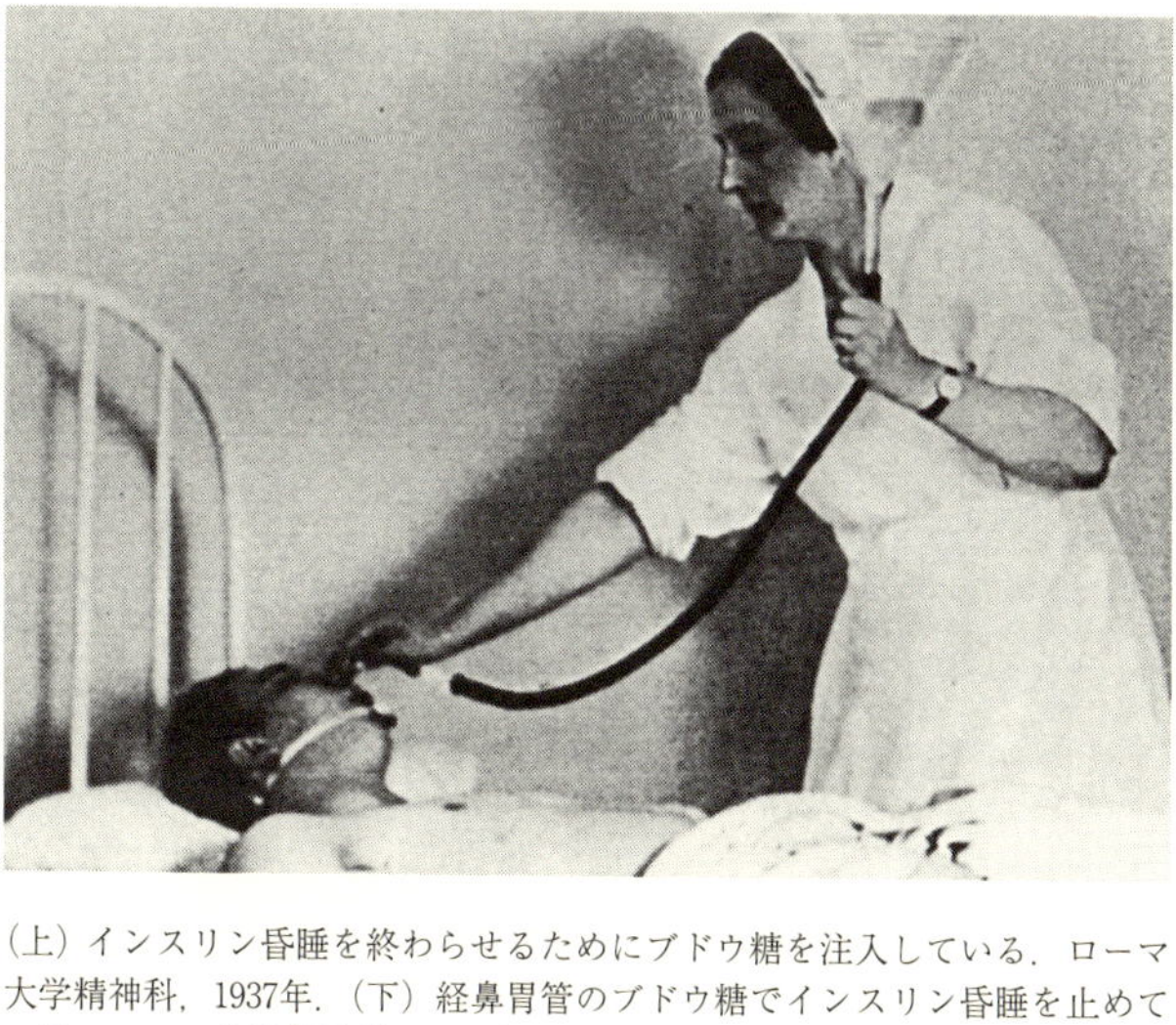

（上）インスリン昏睡を終わらせるためにブドウ糖を注入している．ローマ大学精神科，1937年．（下）経鼻胃管のブドウ糖でインスリン昏睡を止めている．ローマ大学精神科，1937年．*Sapere*, 72 (December 31, 1937)

ルは主張した。これは科学だったのか、それとも誇張だったのだろうか。研究者のデボラ・ドロショーは、すべての細目を「ブランド化」のための儀式と見ている。「彼は実施にあたっては厳格なプロトコールを一貫して主張している。[…]彼は重要な用語やカテゴリー、検査などを独善的に強調して、ICT［インスリン昏睡療法］を実施するための「ザーケル・メソッド」として知られているものを強固に確立したのだ［…］期待に反する臨床成績については、その研究者が方法を適切に順守していなかったからだと主張することによって、はねつけることができた[36]」

そのあいだ、ザーケル自身の振る舞いはますます強迫的で誇大的になっていた。ベルンのミュンジンゲン精神科病院のマックス・ミューラーはインスリン療法の初期の重要な支持者であったが、一九三四年にウィーンのザーケルのもとを訪ねたとき、「己の業績を認めない世界のよこしまさについて被害妄想的にほのめかしていた」と回想している。[37]またあるときにザーケルは、国際的な闇の勢力が共謀して、自分がユダヤ人であることを理由にノーベル賞を与えないようにしているのではないか、そして代わりにメドゥナに与えようとしているのではないかという懸念をジョゼフ・ウォーティスに伝えている。「今起こっていることは、極悪非道の組織的な反ユダヤ主義運動であって、外国からの資金源によって支えられており、最終的にはユダヤ人が受賞するという危機を回避しようとしている。ヨーロッパの全体的な状況は、少し私を冷静にさせた。しかし、私が静かに振る舞うほど、連中は一層公然と事を進め、最適な候補者として人種的に純粋なメドゥナを選ぶのだ[38]」（ザーケルはどうやらメドゥナ自身もユダヤ人であることを知らなかったようである）。ザーケルは、少なくとも一回のはっきりと記録された重症うつ病エピソードがあることから、躁うつ病を患っていたという証拠がある。[39]たとえば、一九五〇年のパリ世界精神医学会議の壇上で、メドゥナが自分の考えを盗用していると非難したときなどのように、彼が公衆の面前で誇大的になるのはよくあることだった。このように、彼の被害妄想は内因性の精神疾患という文脈で理解することができるかもしれない。

しかしザーケルが不安に思うのももっともな理由はいくつかあった。結局のところ、彼はヒトラーが権力に登りつめようとしているさなかのオーストリアに住むユダヤ人であった。ウィーン精神医学界は、概して彼に対して背を向けていたし、ユリウス・ワグナー＝ヤウレック（反ユダヤ主義であることで知られている）は、完全にザーケルに対して不愉快な感情を抱いていた。若手精神科医であったカール・テオドール・デュシックは、新任教授のペーツルからインスリンについて好意的な講義を準備するように任されていたが、ワグナー＝ヤウレックを恐れて、インスリンに対する全体的な楽観を「トーンダウン」した。[40] ロンドンのモーズレイ病院精神科教授のオーブリー・ルイスは一九三七年にウィーンを訪れた後に次のように語っている。「ザーケルがうまく手に入れた初期の名声のいくつかは、ウィーンの重鎮たちのあいだにかなりの反感をもたらした［…］ようだ。彼らはザーケルと、それに次いでペーツルの病院が、ほとんど「悪事」を始めたかのように感じていた」。[41] ザーケルは、その少し前までウィーン州立精神科病院の部長であったヨゼフ・ベルゼから、とりわけ悪意のある攻撃の対象となった。『ウィーン・メディカル・ウィークリー』誌の一九三三年一二月二日号で、ベルゼは、インスリン治療で想定されている効果は単に暗示の産物であることから、この治療は無益であり、行うのは危険だと批判した。ベルゼはカトリック信者で、一九三八年以降ウィーンナチス優生学裁判所の顧問をしていたが、面白いことに、ザーケル Sakel の名前をその論文のなかですべて Sackel と綴り間違えている。[42]

ザーケルの人となりはもやのような不愉快さに覆われていても、精神医学における有効な積極的治療の創始者としての彼の歴史的重要性を認めないわけにはいかない。[43] 英国の精神科医イサベル・ウィルソンは一九三六年にザーケルの手技を注意深く調べて次のようにコメントしている。「治療全体を通じてもっとも驚くべき効果の一つは、正気を取り戻すことである。これは決していつも起こることではないが、いざそうなったときには非常に目覚ましいものがある」。スイスの精神科医、マックス・ミューラーはウィルソンに次のように語っている。「非常に興味深いのは、こうした出来事に対する患者自身の態度である。彼らは自ら、低血糖によってよくなった、自分の考えで動けるようになった、突然に身の回りとの関係が別物に変わったなどと述べるのである」[44]。一九五〇年代に登場した抗精神病薬がどんなに優れていようとも、心理面の主な効果として、明晰さや正気さをあげる患者はほとんどいなかった。

たしかに、インスリン療法には、どこか特別なものがある。それは精神科病院の片隅で衰弱していく多くの者にとって、今や希望があるということを意味していた。そして精神医学という分野をも鼓舞するものであった。それまで精神医学は、患者から社会を保護し、お互いに傷つけあうことから患者を守るために、もっぱら患者を収容してきた。インスリン療法によって、精神医学は患者を実際によくすることができる学問となったのである。ドイツ生まれで、イタリアで教育を受け、第二次世界大戦の始まるまでに亡命してニューヨーク州立精神医学研究所にやってきた精神科医のロタール・カリノフスキーは、後にこう語っている。「精神科治療が将来どのような方法を取ろうとも、精神科医を治療に向かわせたのはインスリン療法だったと言うことができるだろう」[45]

## ラディスラウス・メドゥナとけいれん誘発——メトラゾール療法

ザーケルの主張は脇において、けいれん療法を実際に始めたのは、顕微鏡で偶然の発見をしたブダペストの若き神経病理学者であった。彼の業績はザーケルとはまったく無関係であり、一九三四年にザーケルの論文が出るまで、彼がザーケルのことを知っていたかどうかさえ疑わしい。そのころまでにメドゥナは自分自身の道を進み始めていた。この物語は、けいれん療法が、なぜかわからないけれども効くという「経験的」なものではなく、厳密な科学的根拠に基づいていたことを示している。[46]

ラスロ・メドゥナは一九八六年にブダペストの中産階級の環境に生まれた。[47] 彼はハンガリーの外では自らをラディスラウス・フォン・メドゥナと称していた。一九三〇年代ドイツの反ユダヤ主義的な医学編集者を騙して自分がユダヤ人ではないと思わせるためだけに「フォン」という仰々しい称号を使ったと彼は述べている。誰の話でも彼は愛想がよくおおらかな男で、まったく気取ったところがなかった。これは気取りたがりのザーケルと対極である。セファルディ（スペイン系ユダヤ人）の家系を先祖に持ち、彼の祖父は精肉工場を所有していたが、メドゥナ自身はカトリックの寄宿舎学校で八年間教育を受けた。彼は一九一四年に高校を卒業し、そのまま医学部に進んだ。そのころに戦争が起こり、彼は砲兵部隊に仕えたが、終戦後に復学し、一九二一年に医学部を卒業している。翌年彼は、神経病理学者・神経内科医のカール・シェーファーが主宰するブダペストの学際的脳研究所に入った。

「カール・シェーファーは独特な精神科医だった」と後にメドゥナは言っている。シェーファーは神経解剖学者として出発したが、神経病理学へシフトし（ウィーンのテオドール・マイネルトをはじめ、神経解剖学が精神疾患の知識の土台であったそのころの多くの神経病理学者と同じように）最終的に精神医学に行き着いた。シェーファーは統合失調症について強固な信念を持っていた。彼は統合失調症を内因性もしくは先天性の精神病であると信じ、患者の遺伝情報のなかで固定され、患者のなかに生涯残るものであると考えていた。「[シェーファーは]統合失調症を内因性・遺伝性の疾患と見なしていたため、治るということはありえないと考えていた」と、メドゥナは後に述べている。「胎児の外胚葉（一次胚葉の一つであり、中枢神経系を含めた臓器はここから発生する）がすでに病んでおり、病気は染色体によって受け継がれるのだから、この病気が治るという考えはいかなるものでも彼にとっては馬鹿げたものであった[48]」

組織病理学研究とは、ミクロトームで神経組織の薄い切片を切り出し、顕微鏡で調べられるように保存し染色する技術を学ぶことを意味する。「脳研究所の一室では四つの壁すべてを、脳を入れた瓶がぎっしり並んだ棚が覆っていた[49]」。メドゥナは松果体（脳内でメラトニンを産生する）にしがみつき、顕微鏡で研究する技術を磨いていった。そしてまもなく彼は助教授に昇進した。一九二三年から一九三〇年にかけて、彼は解剖学とならんで徐々に中枢神経病理に関心を持ち始めた。一九二七年にカール・シェーファーは医学部の精神科教授のポストを得ると、学際的脳研究所を精神医学教室に移した。しかし、シェーファーの教え子たちは病理学者であったから、精神医学について何も知らなかった。

メドゥナと同僚たちは、シェーファーとともに精神医学教室に異動した。「二四〇床の小さな病院で［…］精神科の前教授のグループと対面した。彼らはわれわれの眼にはとても奇妙に映ったが、間違いなく彼らにとってみればわれわれも同様に見えたはずだ。そのころのわれわれは患者を見ても統合失調症患者と認識することはできなかった。その一方で、われわれが統合失調症についてほとんど何も知らないのと同じように、彼らは脳についてほとんど何も知らなかった。概して言えば、神経解剖学者や脳研究者であるわれわれは、脳について何も知らない精神科医に対して友好的かつ親切な同情心を持っていた一方で、精神科医たちは、われわれが診断でへまをやったときにはいつも皮肉な嘲笑を浮かべながらわれわれを見ていた[50]」

一九二〇年代後半、メドゥナは外来部門の責任者になり、多くのてんかん患者を目にした。剖検では時々「脳のなかではものすごい変化が起こっていた［…］統合失調症の脳とはまったくの正反対だった」。

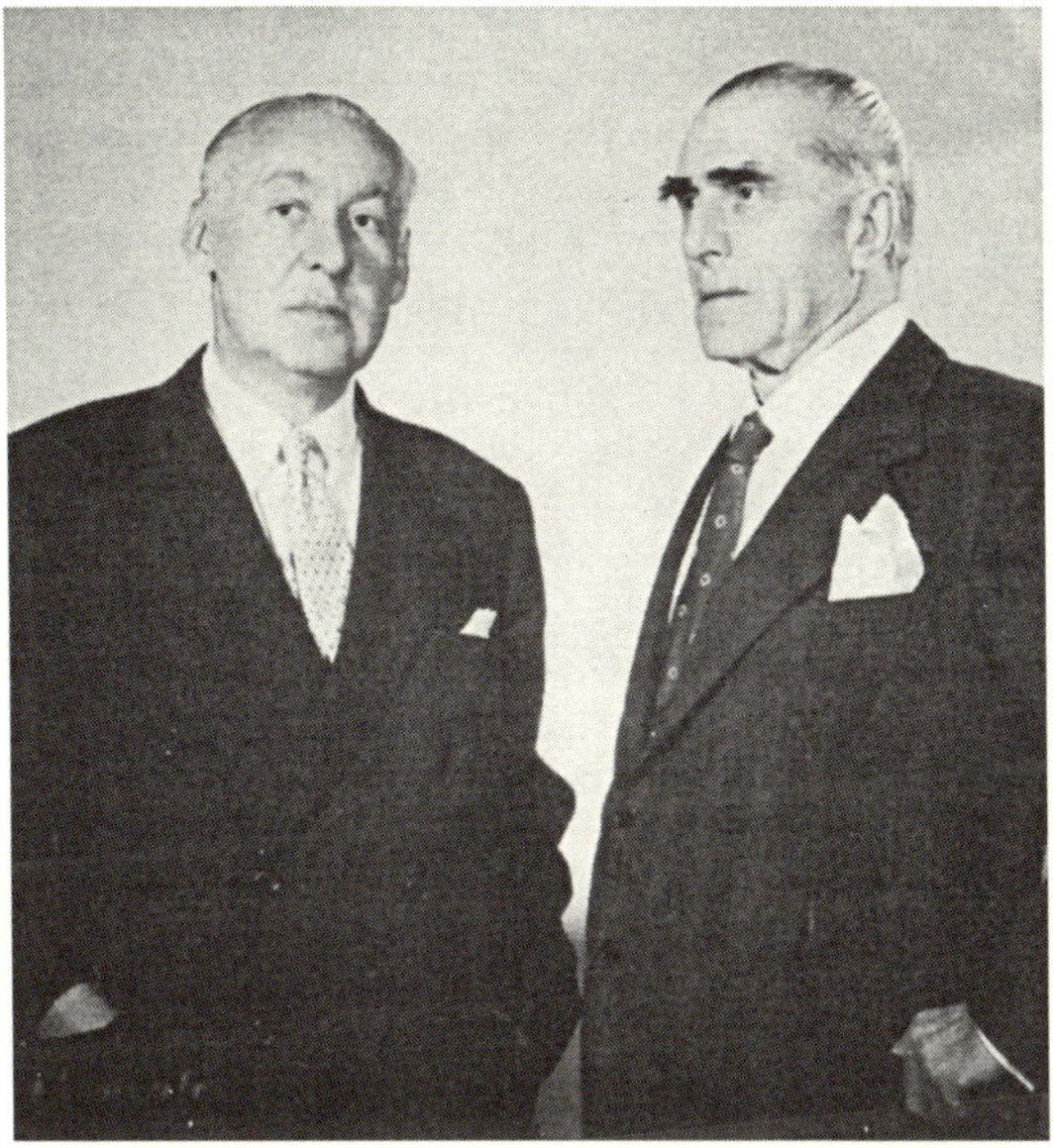

ラディスラウス・メドゥナ（1896-1964）（左）はけいれん療法の創始者．右は，1938年にローマ大学精神科で電気けいれん療法を創案したウーゴ・チェルレッティ（1877-1963）．メドゥナはけいれんを起こすのに薬物を使用した．*Convulsive Therapy*, 2(1)：120, 1985. 写真はマックス・フィンク氏のご厚意による．

メドゥナは常々「てんかん脳から作成できる美しいスライド」に魅了されていた。「そして私は、グリアの過形成〔グリア細胞と呼ばれる脳内の支持細胞の過剰な増生〕がきわめて多く見られるというシェーファーの説明を受け入れた」。しかし、メドゥナの心を打ったのは、てんかんではグリア細胞が過剰に増生しているのに対して、「統合失調症の脳ではグリア細胞系が不活化しているようにみえる」という対比であった。「こうして、私はかなり早い時期に、てんかんにおけるグリア細胞系の振舞いと統合失調症におけるそれのあいだにある種の拮抗作用があるというアイデアを発展させた」[51]（統合失調症においてグリア細胞が消失しているという知見は一九三一年にベラ・ヘキストによってもたらされた。彼はブダペストの大学病院精神科でメドゥナの同僚であった[52]。こうした知見は発表されるずっと前から同僚たちのあいだで議論されていたと思われる）

以前の研究で、メドゥナは疾患によって二種類のミクログリアの変化があるという考えのあらましを述べている。一九二七年に彼はウサギの脳でグリア細胞の変化を調べて次のように書いている。「ミクログリアの形態的変化の観点からすると、明確に異なる二つのグループが存在する。一方のグループでは変性萎縮によって主にミクログリア自体の病理が示されており、もう一方のグループでは腫脹に関連する変化を通してミクログリアとガングリオン細胞の正常な関係が破綻していることが示されている[53]」。そのような経緯で、彼は研究室で行われた動物レベルの実験を通して確立されたグリアについての研究で認められたような二つの疾患タイプの拮抗を明確に念頭に置いていた。

一九三〇年までにメドゥナの考えは、上司のカール・シェーファーの考えと非常に大きく異なっていたため、メドゥナは内密に自分の研究を始めていた。人体の組織を手に入れるため、彼は外科医に部分（すなわち特定の部位に限局した）てんかん患者の脳生検を行うよう説得した。症状の原因となる脳領域が外科的に切除されると、メドゥナはその組織を顕微鏡で調べた。彼は統合失調症患者の脳組織標本も見ていた。「当時私は、神経系のそれらの要素の振る舞いが統合失調症とてんかんで対照的であることに気づかずにはいられなかった。統合失調症では、ほとんど完全にグリア細胞の機能が停止しているのに対し、てんかんでは増殖が亢進している。［…］私はこの仕事を一九三二年に発表したが、そのときにはこれがショック療法の起源になるとは思ってもいなかった[54]」

この時点で、メドゥナはてんかんと統合失調症が互いに拮抗するという自らの主張を決定づけるために疫学的データを追い求め始めた。精神医学において、統合失調症患者の集団のなかにてんかんがあまり見られないことはよく知られていた。チュービンゲンの精神科教授のロバート・ガウプは、一九二六年にこのことに何気なく言及している。それはあたかも読者がそのことをすでによく知っているかのようであった。「てんかん患者がのちに統合失調症を発症するということが驚くほどまれであることはしばしば言われることであるが、てんかんと統合失調症がともに本当にありふれた病気であることを思えば、そのことは実際に驚くべきことである。私自身は、これらが合併した症例は二例しか思い出せない[55]」

メドゥナがこの疫学的な手がかりを探し求めていたとき、彼はブダペスト、リポットメズにある州立療養所のユリウス・ニイルにてんかんと統合失調症を結びつけるような証拠について尋ねている。ニイルがメドゥナの注意を引いたのは、ニイルが州社会保険事務局のアルビン・ヤブロンスキーと一九二九年にドイツ語の雑誌に発表した、統合失調症を発症したてんかん患者についての論文で、それはひとたび精神病を発症するとその後のてんかん発作の発生率は急激に低下するという内容であった。純粋なてんかんと統合失調症とてんかんを合併している症例を合わせた一七六例のうち、純粋なてんかん患者はたった一パーセントしかてんかんから回復しなかったのに対し、てんかんと統合失調症を合併した患者では一六パーセントが回復していた。ガウプとは対照的に、著者らはてんかんと統合失調症を合併しているのは例外的なことではないと述べている。それでも、「これらを合併した患者のてんかんは、比較的よく回復することがある[56]」。メドゥナは自問した。逆は言えないだろうか？　統合失調症患者にてんかんを起こせば、統合失調症の治療に役立たないだろうか？　別の研究では、統合失調症患者にはてんかんはほとんど見られなかったと報告された（しかしこのことは一般的に正しくはない[57]）。どうやらメドゥナは知らなかったようだが、フランス児童精神医学の創始者ジョルジュ・ホイヤーは一九三一年に緊張病とてんかんのあいだの拮抗作用について次のように主張していた。「緊張型統合失調症の患者がてんかんを合併するのは非常にまれである」[58]

一九三二年には、ミュンヘン大学のオスヴァルト・ブムケが編集した膨大な精神医学全集の一部としてちょうどカール・ウィルマンスによる『統合失調症』の巻が登場した。この全集は当時のこの分野における世界中の知識の最先端を提供するものであった。ウィルマンスはハイデルベルグ大学教授を務めており、彼の教室のスタッフ医師のうちの二人、ガブリエル・シュタイナーとA・シュトラウスは大学病院でみられた統合失調症六千例のなかで、入院中や既往にけいれん現象を呈した者が二〇例くらいいたこと、そしてそれらの発作の多くはてんかんとは考えられていなかったことも明らかにした。実際その病院では、一九一〇年から一九三一年にかけて、本物のてんかんのエピソードはたった一回しかなかった。[59] 一九三〇年にはリッペ地区の精神科病院のスタッフ医師であったゲオルグ・ミューラーが、明らかな統合失調症の若い女性二人がてんかんを発症後に回復したことを報告している。[60]

てんかんと統合失調症の疫学で、もっともメドゥナの印象に残ったのは、アルフレッド・グラウスの観察だった。それは、統合失調症とてんかんが併存するときにはいつもそれらが交代性に現れる、あるいは一方が他方を排除するというものであった。グラウスは「[これらの患者において]もっとも多いのは、急性のてんかん現象が治まったり、現れなくなったりしたときに、統合失調症を発症するというものである」[61]と結論している。それは非常に多くの示唆をはらんだ推論であったことから、メドゥナは後に、けいれん療法の概念を発展させた功績を讃えられるべきは、スイスのザンクト・ピルミンスベルグ精神科病院の若手スタッフ医師のグラウスであると語っている。[62]

メドゥナは後にこうも言っている。「私に手柄があるとすれば、それは私がシェーファー教授の学派で育ち鍛えられたことによるものだ。そこでは、自らが冷徹な事実をもって証明しないかぎりは何事も尊重されなかった。私がやろうとしていたのはまさにそのことだ」[63]。まずメドゥナは動物にけいれん発作を誘発する物質、そしていずれ患者にも使用しうるような物質を見つけなければならなかった。一八世紀に精神病患者に樟脳（クスノキから採取され、伝統的に覚せい剤として使用され、今日では虫よけ玉に用いられる）を投与したという記録があることから、メドゥナは医学におけるこの曖昧な伝統に行き当たったのかもしれない[64]。メドゥナはことあるごとに、一臭化樟脳を推奨した国際抗てんかん連盟の医師に接触していたが、毒性の低さから単純樟脳を使用した。メドゥナはモルモットの研究を通じて、樟脳は中枢神経系以外の臓器に影響を与えないこと、そして中枢神経系においても炎症を引き起こさないことを確かめた。彼はその結果を一九三四年に発表したが、すでに人を対象とした実験が進んでいたことには触れなかった[65]。

一九三四年一月二三日の朝、メドゥナは初めて患者に樟脳を注射した。患者の主症状が緊張病（この症例では昏迷）であったことは、彼にとって幸運だった。なぜなら、緊張病はけいれん療法に見事に反応するからである。「四五分にわたる不安で恐ろしい待ち時間の後、患者は突然典型的なてんかん発作を起こし、六〇秒それが続いた」。メドゥナは、集まった同僚の前では一見落ち着きを失わなかったが、患者が意識を回復するにつれ、メドゥナの両脚は動かなくなった。「私の体は震えはじめ、大量の汗でずぶ濡れになった。そして後で聞いた話によると、私の顔は灰色になっていた」。二人の男性看護師がメドゥナを支えて下の階の自宅に降りなければならなかった（その時代には医師は病院に住んでいるものだった）。「私の両手は震えていて、鍵をさすこともできなかった」。彼の妻が彼に近づき「やったのね！」

と叫んだ[66]。

メドゥナが患者を見に戻ると、患者はもともとの症状と何も変わらず、依然として緊張病の状態のまま臥床していた。この患者はこの四年のあいだ「決して動かず、決して食べず、生理的要求には決して注意を払わず、経管栄養を行わざるをえない状態であった」。四日後にメドゥナはその患者にもう一度樟脳を注射した。五回目の注射から二日後の二月一〇日、「この四年間で初めて、彼はベッドから出て話し始めた。朝食を要求し、介助なしに服を着て、周りのあらゆることに関心を持ち、自分の病気について気がついたことを質問したり、自分はどれくらい病院にいるのかと尋ねたりした」。スタッフが彼に「四年間」と告げたが、彼はそれを信じることができなかった。

四年間にわたり生きていることの徴候もなく横たわっていたその患者は、「満面の笑みで私の名前を呼んだ」。

「ああ、メドゥナ先生！」

「どうして私の名前を知っているのですか？」

「あら、病気のあいだ全部聞こえていたんですよ」と彼は答えた。「先生が何か突拍子もない実験をしようとしているってみんなが話しているのを聞いたんですけど。やったんですか？」と彼は尋ねた。

メドゥナは顔を背けた。「私は嘘をつくことはできなかった。そして本当のことを伝えるにはまだ早すぎた[67]」

翌日は患者は変わりなく過ごしていたが、その後再燃して緊張病性昏迷に陥った。メドゥナは注射を継続しててんかん様発作を起こした。翌日には患者の昏迷は再び消失した。「彼はすっかり普通に話すことができるようになり、妻に知らせて会いに来るよう伝えてほしいと頼んだ。彼の妻がやってきて、とても活発に話し合っていた。そのなかで彼の妻は、彼が今まで四年間病気であったことや、今はいとこと一緒に住んでいることを彼に話した」。その後症状はもう一度再燃し、そしてまた治療が行われた。

翌朝メドゥナが病棟にやってきて「ゾルタンはどう?」と看護師に尋ねた。彼女はにやりと笑って答えた。「大変だったんですよ。昨日の夜、彼は病院を抜け出してしまったんですが、家に帰ったら、妻と一緒に住んでいるという「いとこ」が親戚でもなんでもなくて、妻の愛人だったことがわかったんです」。彼はそのいとこを殴り、家から追い出して、こんなふざけた世界よりも、精神科病院に住んでいたほうがマシだと断言した。そのとき以降、メドゥナは患者が治癒したと見なし、患者は実際にメドゥナが一九三九年にハンガリーから移住するときまで、調子を維持した。[68]

メドゥナは立て続けに五例の患者を治療し、全員が回復した。彼は言葉にできないほど大喜びで、ドイツ語の雑誌に載せるためこの発見を詳しくまとめ上げ、どうなるかまったくわからないまま原稿をシェーファーのところに持って行った。「やれやれ、非難の嵐だったよ……彼は私に詐欺師、ペテン師、いかさまなどと、思いつくかぎりの悪態をついた。「内因性・遺伝性の病気である統合失調症を治したなんて、よくも言えたものだな」と」。シェーファーは、メドゥナがもしその論文を発表したなら自分との関わりを断つと告げた。「そしてもし、誰かに君が私の教え子かどうかと尋ねられたら、私は否定するよ。私の前で二度と君の名前が口に上ることはないだろう」[69]。メドゥナはさらに何例か症例を集め、なんとか一九三五年に「統合失調症の経過における生物学的介入についての諸実験――樟脳およびカルジアゾール療法」と題した論文を発表した。[70] 最初のころの症例は、大学の精神科で治療が行われたが、その後の症例は、リポットメズ州立精神科病院で治療が行われた。その病院では院長のルドルフ・ファビニーがあたたかく見守ってくれたのだ。（後に「ルディおじさん」の棺が埋葬されるとき、メドゥナはメトラゾールに関する本の一冊を棺のなかに入れた）[71]

一九三五年の論文に出てくる患者の一部は樟脳で治療が行われたが、その他の患者は一九二六年に導入され一般名でペンチレンテトラゾール、商品名はヨーロッパでカルジアゾール、アメリカではメトラゾールと名づけられた新しい樟脳風の薬物で治療を受けた。[72] メドゥナは、溶解しやすさと作用の早さから、樟脳よりもメトラゾールを好むようになった。患者はけいれんが起こるのを横になって待ちながら、ひどく不安な気持ちに襲われることが多いため、どちらの薬物も理想的とは言えなかった。また、頻繁に脳の異常興奮を招き、痛ましい自発発作を治療後当日やその週のうちに引き起こしてしまうことがあった。しかし精神病に対しかなりの症状緩和、あるいはそれまで絶望的とみなされていた破壊的な病いが実際に治癒する可能性が示されたのだ。副作用は取るに足らない問題だった。

メドゥナが治療した二六例の論文を投稿したとき、一〇名が「寛解」と見なされ、三例は一時的改善を示し、一三例では変化がなかった。寛解した多くの患者には、はっきりとした緊張病の特徴が見られたが、それに比べるとそれ以外の患者集団では印象的な結果をもたらさなかったかもしれない。しかし、改善した症例がすべて緊張型統合失調症であったわけではない。また、疑いなくけいれん療法は統合失調症における幻覚や妄想といったいわゆる陽性症状に対して有用であった。[73] メドゥナは一九三七年のモノグラフで、一一〇症例について報告している。そのうち六二例は、予後不良患者を表す「進行型統合失調症症例」であったが、これらの八〇パーセントで寛解が得られた。[74] こうした統計にもとづけば、メトラゾール療法はインスリン療法とちょうど同程度に統合失調症に対して有効であった。

新しい技法の発見は、信頼性という観点からの結果の評定を招き寄せるものなのだろう。オーストラリアの精神科医レジナルド・エレリーはブダペストのメドゥナの施設を訪れて「任意に抽出した（罹病一週～一〇年の）症例のうち五〇パーセントにおいて寛解が得られた」と言っている。[75] 統合失調症のような慢性疾患の治療成績としては悪くなかったが、これは八〇パーセントよりはかなり低い数字である。イタリアの人種差別的法令から逃れ、ロンドンでECTを教えていたロタール・カリノフスキーは一九三九年に次のように述べている。「ザーケルとメドゥナの方法は、多くの批判的な医師から不信を招いた。なぜなら、当初彼らが得た寛解率は他の研究者によって確認されなかったからだ[76]」

寛解率の統計はともかくとして、メトラゾールけいれん療法は安全性においてインスリン昏睡療法（ICT）よりも優れていた。深昏睡の患者はしばしば死の淵をさまよった。インスリン治療の死亡率は二～一〇パーセントであった。そして、メトラゾールの方がより治療期間が短かった。ICTでは、典型的には四〇～五〇回の治療が必要であった。その上、ザーケルにとっては無念なことに、メドゥナは理論にもとづいて治療法を開発したと自賛した。メドゥナによれば、インスリン昏睡は「経験的」なものである。彼の主張したメトラゾール療法の本質的な要素はけいれんであり、一方でインスリン昏睡におけるそれは低血糖であった。[77] メドゥナが自信をもってこれらの判断をしたことは、ザーケルを怒りに駆り立てた。こういった背景を知ると、一九五〇年のパリ世界精神医学会議における彼らの対立の苦々しさについても理解しやすいだろう

しかし、気質や人柄の面で、メドゥナとザーケルには一つの大きな違いがあった。インスリン治療はザーケルのアイデンティティそのものと言ってもよいのに対して、メドゥナはメトラゾールを苦肉の策、よりよい治療法が現れるまでの当座の治療法、と見なして、常にある種の皮肉な無関心を保っていた。この処置にはほとんど不当なまでに乱暴な側面があることを彼は認めている。一九三八年、メドゥナは

オランダの精神科医のグループに対して次のように述べている。「ハンガリーの病理学の教授であるヘア・バローとの驚くべき内容のやりとりについてお話ししたい。私がまだ自分の方法を発表すべきかどうか迷いでいっぱいだった、カルジアゾール療法の最初のころのことだが、バロー教授は知的活動のあらゆる領域に奇妙な並行性が認められるということを私に言った。だから、私たちの社会に広がる暴力的な傾向［一九三〇年代半ばのハンガリーにおけるファシズムの隆盛やドイツにおけるナチズム］と並行して、医学においてもより暴力的にみえる治療法が世に出てきていることは驚くには当たらない。そうして、われわれは魔神をもって患者から悪霊を追い払うことをほとんど余儀なくされている」[78]。メドゥナが自分の業績を批判的に評価する会議にこの見解を提供することは驚くべきことであり、ザーケルが決して持つことができなかったような冷静な公平性の証である。

統合失調症とてんかんのあいだの拮抗作用というメドゥナの考えは、信頼できるものとして証明されておらず、統合失調症患者のなかにてんかんがみられるという証拠もいくらか存在する[79]。統合失調症という診断自体がつかみどころのない概念で証明が不可能であり、そのことがそれらの関係についての混乱を深めている。疾患としての統合失調症とてんかんよりもむしろ、症状レベルの発作と精神病の病態生理のあいだには拮抗関係があるかもしれない[80]。

けいれん療法の安全性と有効性の発見はメドゥナ自身に、母国での不名誉と国外での名声を大いにもたらした。彼の著書『統合失調症へのけいれん療法』は国際的な評判となり、アメリカからブダペストを訪れる人の流れが起こった。それとは対照的に、母国での受け止められ方は、不信と軽蔑であった。ほとんどのブダペストの精神科医は「私のことを独善的でおかしな奴かそれ以下のペテン野郎だと見なした」。メドゥナはただちに大学を去るように言われた直後、ブダペスト・リポットメズ病院にポストを得て、その後かつてニイルが院長を務めたブダペスト・アンジャルフェルド病院に移った。シェーファーの後継者（メドゥナは名前を上げなかったが、明らかにラディスラウス・ベネデックのことであった）は、よりいっそう軽蔑を示し、「その治療はダメだ、誰もよくならない、野蛮、患者への許されない拷問だ、などといった思いつくかぎりあらゆる非難の言葉を投げかけた[81]」。

一九三七年、ベルンのミュンジンゲン病院で行われた新しい身体的治療に関する大きな国際会議にマックス・ミューラーによってメドゥナが招待されたとき、ささやかな名誉挽回があった。彼は、一九二〇年代に精神医学において持続睡眠療法を広めたヤコブ・クレージと顔を合わせた。「クレージ教授はうわべだけの握手をして、周りを見回してから私に「君のお父さんはどこにいる？」と尋ねた」。メドゥナはさっぱりわけがわからず、「ええと、父は招待されていませんが」と答えた。クレージは「そんなことはない、私は自分で招待状を書いたのだからな」と怒鳴った。メドゥナは当惑した。「しかし、私の父は医者ですらありませんが」と彼が言うと、クレージは「何と！　では君がメトラゾール療法を発見したメドゥナその人なのか？」と叫び、彼を抱擁した。それは輝かしいひとときであった[82]。

# 第3章　「電気で治る狂気」

一九三八年四月初旬、ローマ警察は、ミラノからやってきたエンリコXという名の技師をウーゴ・チェルレッティのいるローマ大学精神科に連れていった。エンリコは四〇代の男性で、ローマ駅で切符を持たないままさまざまな列車に乗車しようとして逮捕された。「逮捕者は心的能力を十分に有していないようだ」、移送に関する書状にはそう記されていた。三日後エンリコは診察を受けた。自分のいる場所は把握しており、「意識清明で見当識は保たれている」ようであったが、言語新作とともに被影響的な妄想について語っていた。患者は実際に理解のできない奇妙なことを話し、自分の考えが他人に伝わっていると確信していた。自身を取り巻く環境に対しては無関心な様子でほとんど感情を表さなかっただけではなく、病棟では、ブツブツと何かをつぶやきながら寝転がっていた。医師の診断は（当時認識されていた一般的な形の）統合失調症[1]であった（しかしせん妄躁病の基準も満たす。これはけいれんの誘発が著効する障害である）[2]。エンリコは一九三七年にミラノのモンベロ病院に入院歴があり、そこで彼はメトラゾール療法を受けていた。一九三八年の四月一一日から五月までチェルレッティのもとで電気けいれん療法（ECT）が行われ、統合失調症による独語は正常な会話になり、妻に対する病的な嫉妬はおさまった。エンリコXは歴史上初めて電気ショックで治療された患者だった。

あるアメリカ人の同僚は、後にチェルレッティに対して「電気ショックは膨大な数の苦しむ人々を解放したことを誇ってよい」と手紙に記している。[3] 歴史的に見て、この手技は精神医学のなかでもっとも効果的な治療の一つに位置している。希死念慮は二回目か三回目の治療で弱まり、躁病の興奮はほとんど一回で和らぎ、メランコリーの精神的苦痛は通常六回目の治療までには抑えられる。チェルレッティの業績の重要性は、その概念的な価値にはない。なぜなら、すでにメトラゾールが精神疾患の治療におけるけいれん療法の有効性を実証していたためである。したがって、けいれん原理〔訳注：けいれんを誘発することが治療効果には必要不可欠であること〕の重要性はすでに明白であり、また電気的に誘発されたけいれんの方がメトラゾールによって誘発されたけいれんよりも有効であると証明した者もいない。ECTの重要性は、メトラゾールよりも早く作用し患者の忍容性がより良好であったことにある。メトラゾールを注射されだんだんと意識が消失していく際に感じる恐怖は患者から嫌悪されていた（ECTでは、即座に意識は消失する）。そのためECTはけいれん療法の手段として速やかにメトラゾールに取って代わり、けいれん療法の原理の成功を体現するものになった。あくまでも電気そのものは治療の本質ではない。しかしこれまでのところ、電気よりも優れたけいれん誘発法は知られていない。

## ウーゴ・チェルレッティとECTの発明

ウーゴ・チェルレッティは一八七七年にヴェニス近郊のコネリアーノという小さな町で生まれた。父親はロンバルディア州から転居してきた建築技師だった。チェルレッティは最初トリノで医学を学んだのち、ドイツのハイデルベルグの組織病理学者フランツ・ニッスルのもとで一年間学び、イタリアに戻

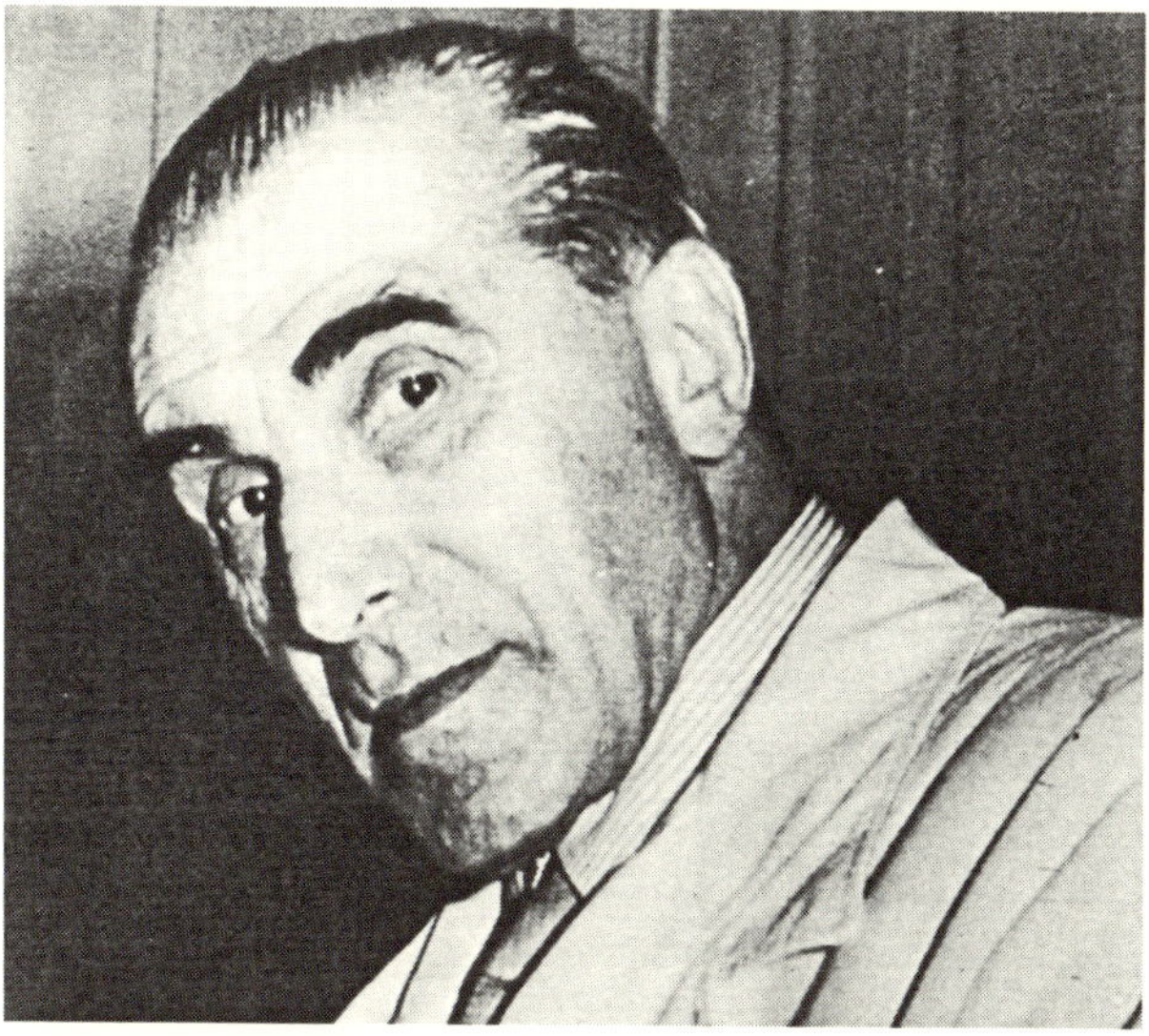

ウーゴ・チェルレッティ（1877-1963），電気けいれん療法の創始者．1938年ローマ大学精神科にて．けいれん療法の原理はすでに確立されていたが，チェルレッティはけいれんを誘発するために電気を用いた．*Settimo Giorno* (July 1951)

って一九〇一年にローマで優等の成績とともに医学の学位を取得した。生物学的精神医学に関心をもったチェルレッティは、最初精神医学のエツィオ・シャマンナ教授のもとで、後に彼の後継者となるアウグスト・タンブリーニのもとで助手（レジデントあるいはいわゆるポスドクにあたる）となった。この二人は第一次世界大戦以前のイタリアにおいてもっとも重要な精神医学研究者であった。チェルレッティは、ローマ大学神経精神病棟に神経病理学研究のための小さな研究室を開いた。そこで、彼は後に認知症の研究でアロイス・アルツハイマーの共同研究者となるガエターノ・ペルジーニとともに、死体解剖で採取した脳組織からスライドを作り顕微鏡で調べようとしていた。ニッスルがローマのチェルレッティの研究室を訪れたとき、その設備の粗末さに「ありえない！　君は私たちのところに来て一緒に仕事をするべきだよ！」と言って泣き崩れたと言われている[4]。

第一次世界大戦前の一〇年間で、チェルレッティは世界的に有名な精神医学の研究施設をめぐって研究をした。ドイツ、フランスに始まり、ハイデルベルグのニッスルの研究室に戻った後、近代的精神科診断学のリーダーであったエミール・クレペリンと仕事をするためにミュンヘンに渡った。そこでチェルレッティはアルツハイマーとも一緒に働いている。パリでは、フランス神経学のスターであったピエール・マリーと一緒であった。ミュンヘンの病院では、生物学的精神医学の卒後トレーニングコースを提供しており、チェルレッティとペルジーニは世界各国から訪れた医師とともにこれに参加した[5]。

ローマでは、チェルレッティは精神科病院の「神経病」外来部門に勤務した。フランスやドイツといった研究超大国と比べて、当時のイタリアは停滞していた。湯水の出る水道やスライド映写機を備えたドイツの教室とイタリアを比べてみるだけで、ペルジーニにはお手上げ状態であった！　しかしチェルレッティは、ドイツ語を話し、アルプスの北側の第一線の病院に何度も出入りしていたので、イタリア人精神科医のなかではエリートグループに属し、イタリア精神医学のスターのなかでも人目を引く存在であった。

戦時中は軍医に志願して北イタリアの前線で従軍したあと、一九一九年ごろにチェルレッティは神経生物学研究所の責任者となった。そこは、ミラノにある三五〇〇床の巨大なモンベロ精神科病院に付属する研究所だった。このときからチェルレッティは、一連の教授職を歴任していった。

このころのイタリアとドイツでは、「精神医学の教授」は、精神医学講座の長であるとともに、大学付属精神科病院ないし大学病院精神科の診療科長でもあった。チェルレッティはバーリ大学で精神医学講座の教授に就任し、一九二五年に大学病院に精神科部門を設置することで、そのキャリアを開始した。一九二八年にはジェノバ大学に移り、大学病院で精神科の診療部門を立ち上げた。そしてついに一九三五年、五八歳でイタリア精神医学界でもっとも権威ある座、ローマ大学の精神医学講座教授と神経精神科長に任命された。[6]

ECTの物語は、チェルレッティがジェノバにやってきてまもなくから始まった。中枢神経系における組織変化への関心に沿って、チェルレッティは一九三二年に海馬（「アンモン角」とも呼ばれ、現在では学習や記憶に関わることが知られている）がてんかんに関係するかどうかを確かめることにした。このようなことをどうやって調べたのだろうか？　それは、犬でてんかん発作を誘発し関心のある脳の領域の組織を調べるという方法によってであった。一九三三年に生理学者のガエターノ・ヴィアーレは、電気を使って犬にてんかんを起こすのは（けいれんを誘発させる方法自体によって組織が変化を受けないという意味で）無害な方法かもしれないとチェルレッティに提案した。[7]チェルレッティは、電気が脳自体を流れないように、電極の一つを犬の口につけて、もう一方を直腸において実験を始めた。そのこと自体には革新的なものはなかった。電流が犬の心臓を流れて、その電気的（ペースメーカー）活動を妨害してしまうため、この手法の死亡率は非常に高かった。何人かの生理学者は以前にけいれん誘発法として電流を使用したことがあり、一九三四年の『パソロジカ』誌の論文で、ジェノバ時代のチェルレッティの教え子であるアンジェロ・チアウッツィはヴィアーレの方法を用いて、五〇ヘルツ、一二五ボルトの電流を一・五秒流すことにより犬に安全にけいれん発作を誘発できることを実証した。[8]

チェルレッティがローマの教授に就任したとき、自分の研究を続けたかった彼は、大学病院の助手であったルチオ・ビーニにこの研究を手伝うように頼んだ。ビーニは設定した電気量で簡便に犬に発作を起こすことができる機械を開発した。ローマ生まれのビーニは当時二七歳で、一九三二年に精神医学領域で博士論文を書き医学部を卒業していた。ビーニは電子機器を製作することにもかなり長けていた。彼は病院の電気技術者の援助を受けながら、電流の持続時間を調整するストップウォッチと電圧を調整するための加減抵抗器を備えた、原型となる機器の製作を進めた。その機器は壁のコンセントから交流電流を用いるよう設計されていた。すでにチェルレッティは、けいれんを誘発するには〇・一〜〇・二秒の刺激時間で十分であることを見出していた。ジェノバで犬の死亡率が高かったため、ビーニは犬にけいれんを起こすためには、心臓の電気活動を妨害しないよう、頭蓋の両側に電極を置くのが最善の電極配置であることを特定した。[9]

そのあいだ、一九三五年にメドゥナがメトラゾールによってけいれんを誘発することで統合失調症を治療できるという報告を発表した。このニュースによって、チェルレッティや彼のチームは、電気によってけいれんを誘発するという自分たちの手法が統合失調症治療に応用できるのではないかということに、次第に気づくようになった。チェルレッティは電気を使った犬の実験から、意識消失が一時的なものであることや、メトラゾール療法においてけいれんが始まるまでに患者が味わう苦痛をなくすために、電気で代替できる可能性があることを理解していた。[10] そこで、チェルレッティは電気によって同じように治療的なけいれんを誘発できるかどうかを明らかにする必要があった。第一のステップは、動物研究を通じて、電気が安全に使用できるかを確かめることだった。しかし、電気処刑や電気椅子による死刑といった大衆的なイメージが懸念された分、電気を流してけいれんを起こすという考えそのものが、文化的に受け入れられにくいもののように思われた。

チェルレッティのチームには、インスリン療法（彼らはローマ大学ですでに行っていた）やメトラゾール療法について、さらなる知識を得る必要もあった。一九三六年、チェルレッティは二名の助手――ビーニとロタール・カリノフスキーというドイツ人神経精神科医――を伴ってウィーンを訪れ、ザーケルにインスリン療法を実際に見せてもらった。同様にしてメトラゾール療法にも立ち会っている。チェルレッティはローマに戻ったが、ビーニとカリノフスキーは数カ月そのまま滞在した。彼らが戻ってメトラゾール療法について学んだことを議論しているとき、チェルレッティが最初に尋ねたのは、昏睡療法についてではなく、けいれんに関することだった。「電気を使えばもっと簡単にけいれんを誘発できるというのに、どうしてメドゥナはそうしないのだろうか？」[11]。一九三六年一〇月、ビーニは主な助手たちを集めて研究計画の概要を説明し、それぞれが決まった分野を担当するように頼んだ。ビーニとフェルディナンド（「ナンド」）・アッコルネーロはインスリン昏睡について調べることになった。ランベルト・ロンギはメトラゾール療法を担当した。研究は翌年始まった。ビーニは犬を用いて電気によるけいれん誘発の安全性に関する疑問について調査した。

一九三七年五月、ビーニとアッコルネーロは、スイスの精神科医マックス・ミューラーがミュンジンゲンの精神科病院で主催した国際会議に出席した。そこにはメドゥナやザーケルも出席していた。会議のテーマは統合失調症の治療だったが、五年前にはこのような話題は存在しなかった[12]。ここでビーニはメドゥナと会い、電気ショックを試す計画について話した。「効くでしょうか」とビーニが尋ねると、「効かないわけがない」とメドゥナは答えた。「樟脳やメトラゾールではなく、これらによって誘発されるけいれんこそが患者を治しているのですから」[13]

二人がローマに戻ったとき、ビーニはアッコルネーロに言われて気がついた。ローマ市立食肉処理場では豚を屠殺するために電気が使用されており、その手法の安全性を調べにいけばよいのだ。ビーニと

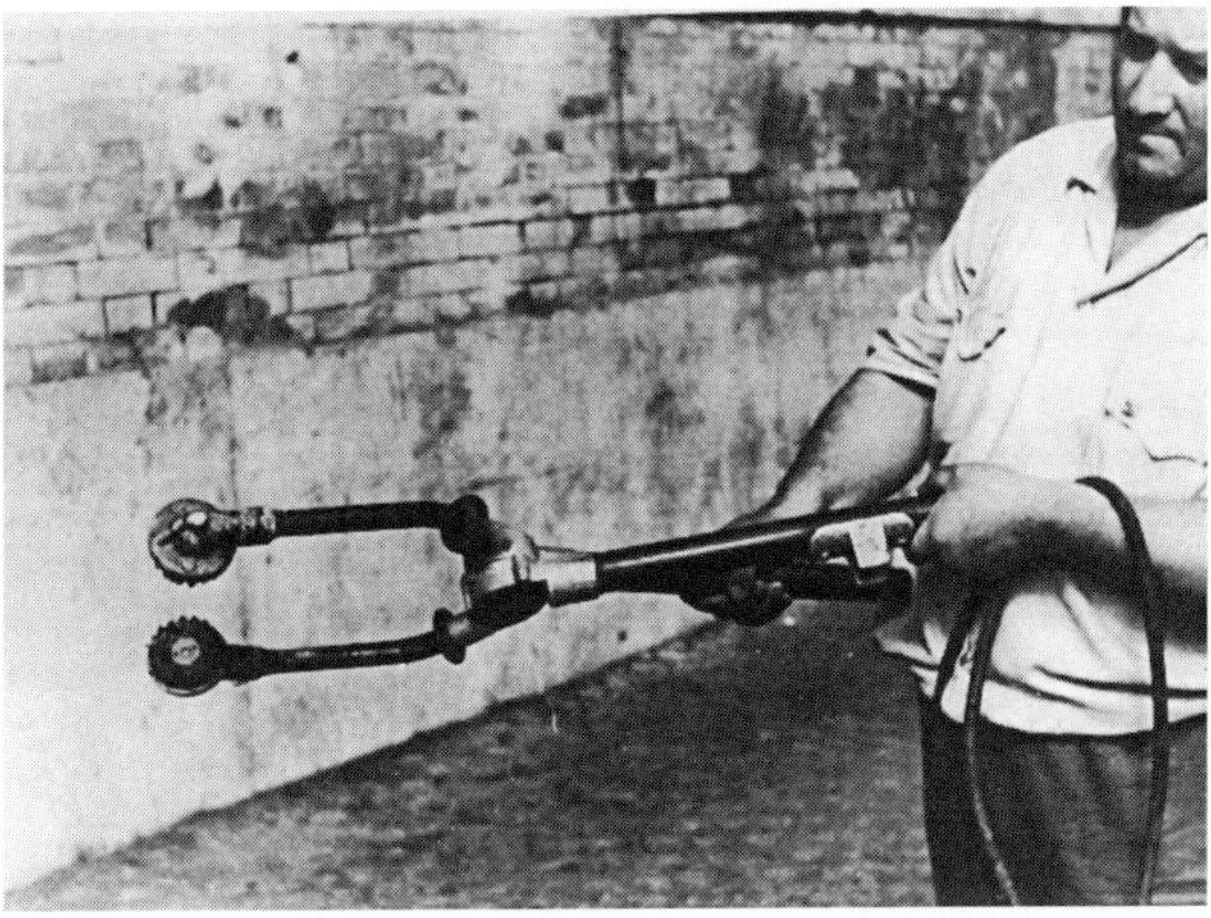

豚を気絶させるためにローマ市立食肉処理場で用いられた電極 c. 1938. *Sapere*, 154 (May 1941)

アッコルネーロは丁重に迎え入れられた（チェルレッティの説明によれば、そのアイデアを思いつき最初に屠殺場に行ったのは自分だということであるが）。彼らがそこで学んだのは、豚は実際に電気で殺されているのではなく、喉をより容易に切断するために気絶させられているだけだということだった。ただちにとどめを刺さずにいると、気絶した豚は明らかにてんかん大発作の典型症状を呈していた。大きな間代性の筋肉の収縮に引き続いて、四肢には強直間代性の（前後の）動きが見られた。チェルレッティはおそらく安全の閾値について系統的な調査を始めるようにビーニに命じている。すなわち、どのくらいの電気になれば豚が死んでしまうのか？　また、けいれんを起こす量と致死量のあいだの安全域はどれくらいなのか？（実際にはかなり大きい。四〇〇ボルトは致死的だが、一二〇ボルトでけいれんが起こる）。そして致死量となるにはどのくらいの時間が必要か？（およそ六〇～一五〇秒）。したがって、安全域は十分にあった。[14]

食肉処理場を後にして、チェルレッティ、ビーニ、アッコルネーロは、どのように行動をすすめていくべきかについて議論した。若い助手たちはしきりに推進したがっていたが、チェルレッティの立場はもっと保守的だった。すでにローマ大学精神科は介入主義的であることについて物議を醸していた。ここでもし何か間違いが起これば、「われわれの教室は計り知れないほどの信用を失うだろう」[15]とチェルレッティは主張した。それでも、一九三七年一一月までにチェルレッティの意志は固まり、ミランでの統合失調症の会議で自分の次の一手を電報で知らせた。「少なくとも今のやり方では、現在のショック療法でさえ長くは用いられないだろうと予測できる。おそらくもう少し経てば、もっと単純な新しい方法に取って代わるだろう。それは、もっと理解しやすく調節しやすいメカニズムによって、疾患の病的な核心に直接作用する手段になるだろう」[16]。一九三八年四月にとうとうエンリコXという患者がローマ大学精神科に入院した。四月一一日を前日に控えた夜に、ビーニはアッコルネーロに告げた。「決まった。明日やってみよう」

## 最初の電気ショック治療

最初の電気ショックに立ち会ったと主張する者のリストには、多くの名前が上がる。[17]アッコルネーロの記憶によれば、自分とロンギ、ビーニ、そしてチェルレッティだけということだが、そのときかなり神経質になっていたために他の人を忘れてしまったかもしれないと認めている。ジャーナリストでもあったジョルジョ・アルベルティという精神科医は、後にそこに居合わせたと主張したが、彼はそれが午後のことだったと説明したために、その主張は疑わしいと考えられている。[18]チェルレッティは、エドアルド・バルドゥッツィという他の助手（チェルレッティがジェノバから連れて帰ってきた）がいたと回想している(この点についてバルドゥッツィは、自分がパイオニアたちに混ざって同席していた栄誉が危ぶまれたときに、チェルレッティに確認を取ろうとした)。チェルレッティはカリノフスキーとジョヴァンニ・フレシャーがいたことも記憶していた。[19] 最初は患者の意識もはっきりしているので、小さい部屋だとこれだけですでに満員であろう。しかし、後にECTを実施した際には、興味を持った見物の医師たちが病院中から集まっていた。ほとんど上を下への大騒ぎの状態だったと思われる(なんとトランペットが二回吹き鳴らされたという)。

ルチオ・ビーニの研究ノートが、その日に起こったことの証拠書類として残っている。他の証拠から、患者はエンリコXだと解る。ノートには、一九三八年四月一一日の午前一一時一五分、「患者はベッド上に仰臥位になり」、両腕は縛られた(後の手技とはまったく異なる)と記録されている。電極がゴムのバンドでこめかみに取りつけられた。[20] 最初の刺激用量として、チェルレッティのチームは八〇ボルトの電流を〇・二五秒間加えた。患者の体幹や四肢の筋肉がわずかにけいれんし、顔は蒼白になった。そして大声で歌い始めた。しかし、患者は意識を失わなかった。大発作は起こらず治療は失敗だった。二回目は十分後に行われ、このときは八〇ボルトで〇・五秒通電された。結果は同じだった。困った精神科医たちは続行するかどうか相談した。助手たちはみな延期するべきだと強く求めたが、チェルレッティ自身は決めかねていた。その議論を聞いていた患者は、それまでの意味不明の言葉とは違う、はっきりとしたイタリア語で「聞いてくれ! 今度やったら人殺しだ!」[21] と叫んだ。チェルレッティは続行を決意した。一五分後に三回目の通電が、八〇ボルトで〇・七五秒行われた。やはり大発作も意識消失も見られなかった。ビーニの記録では、「患者は解放されるとすぐに起き上がり、いつもの弛緩した話しをしながら静かに病棟に歩いて戻っていった」。最初の電気けいれん療法の試みは失敗に終わった。

一週間以上過ぎた一九三八年四月二〇日、医師たちは再び治療を試みた。一人の女性患者の治療を終えた後、再び「エンリコS」（訳注：おそらく資料内の表記通り。エンリコXのことと考えられる）の治療の準備をした。しかしこのときには、八〇ボルトのまま刺激時間を徐々に伸ばすのではなく、電圧を上げることにした。九二ボルトで〇・五秒の刺激を加えると、全身の強直、続いて四肢と体幹の間代性の収縮が出現し、約八〇秒持続した。その後一〇五秒間にわたって無呼吸の状態が続いた。ビーニは無呼吸の持続時間を大声で数えた。患者は射精していた（尿失禁と同様にこれは大発作では珍しいことではない）。エンリコの顔面は「かなりのチアノーゼ」（蒼白）になっており、角膜反射は消失しており意識を消失している状態と考えられた。

四、五分経ってエンリコは頭や手足を動かし目を開け始めたが、問いかけや刺激には反応しなかった。バビンスキー反射は「陽性」であった。これは脳から四肢へのシグナルに異変が起こっているという異常な所見である（バビンスキー反射が正常の場合、足の裏を軽くこすると、足の親指は下に曲がる）。発作が起きてから十分後には、けいれんは消失して「部分的に意識が回復したように見えた」。その三分後、問いかけに答え始め、いくつかの単純な指示に応じることができた。さらに二分経つと、何も覚えていないといって話しをし始めた。「彼が電極を見せられ、治療を継続してほしいかどうか尋ねられたとき、彼はまったくの無関心だった」。エンリコSはベッドから起き上がり、歩いて病棟に戻っていった。

ビーニのノートによれば、この後さらに六回か七回の治療が行われたと記録されているが[22]、チェルレッティの説明では、おそらくそれとは別に四回治療を受けたと言われているので、合計は一一回になる。一九三八年五月一四日までに「病院の医師たちにきちんとした手紙を書くことができる」ようになっていた。「そのなかには、これまでの病気のことや行われた治療についての情報、そして医師への感謝の

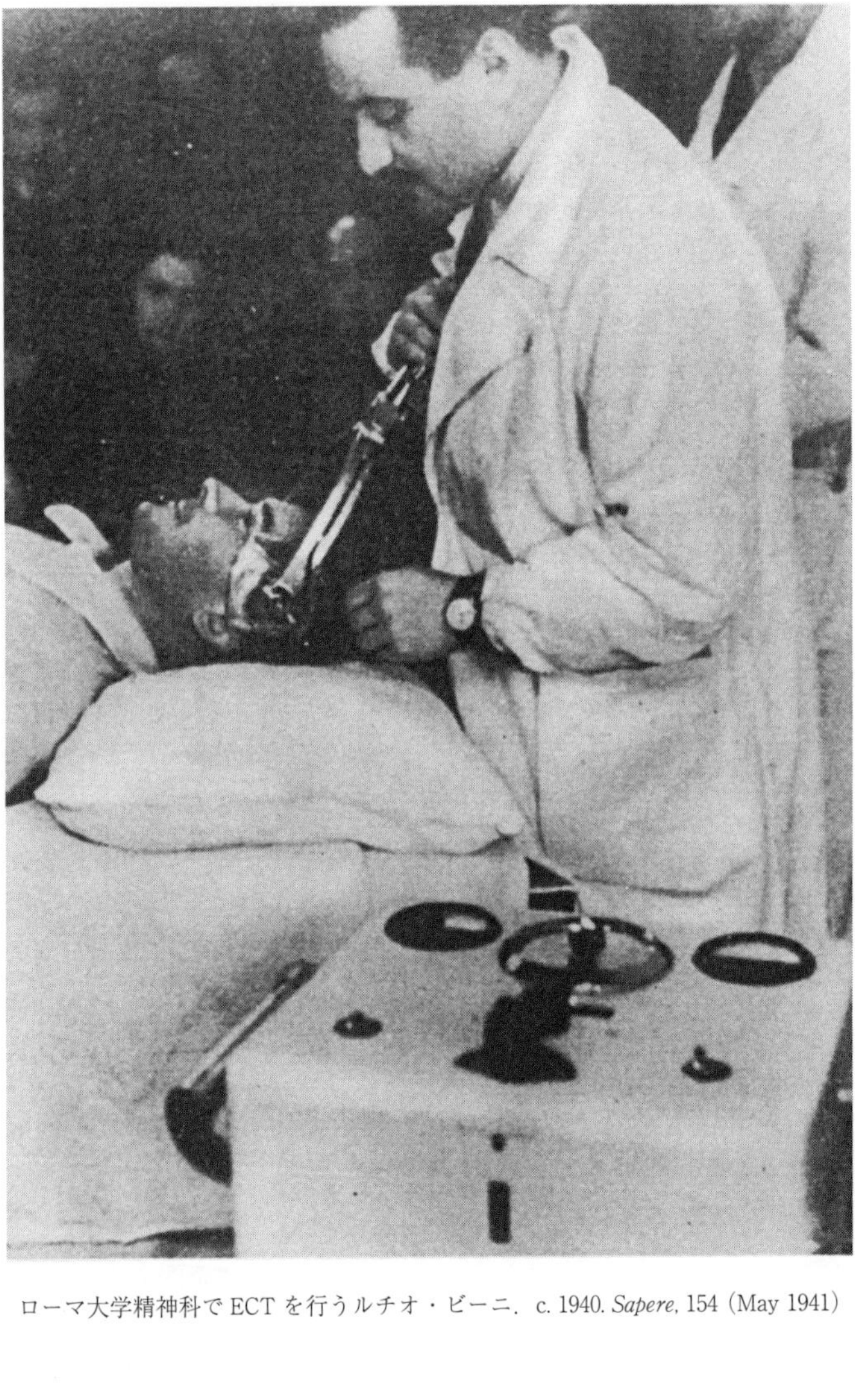

ローマ大学精神科でECTを行うルチオ・ビーニ．c. 1940. *Sapere*, 154 (May 1941)

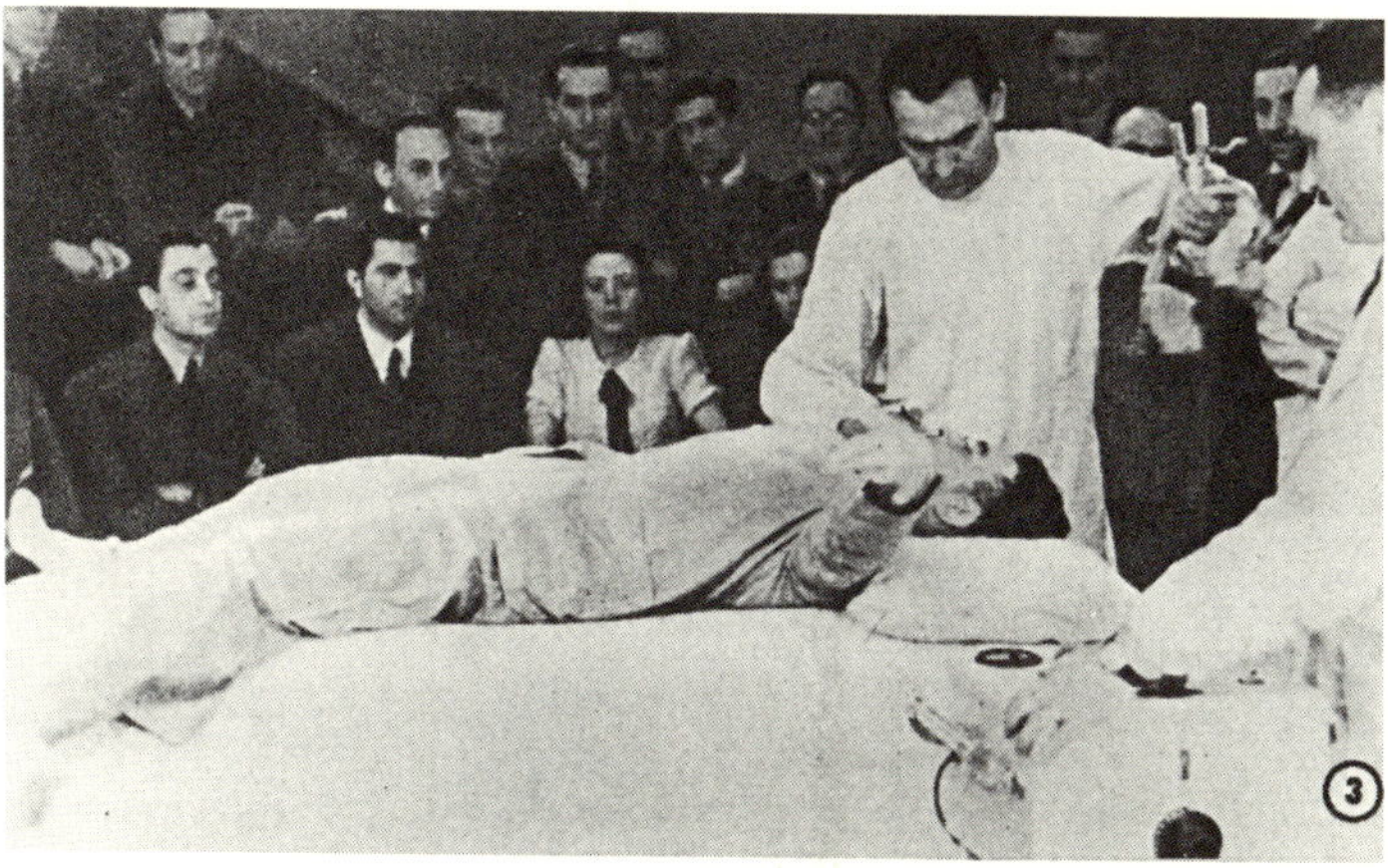

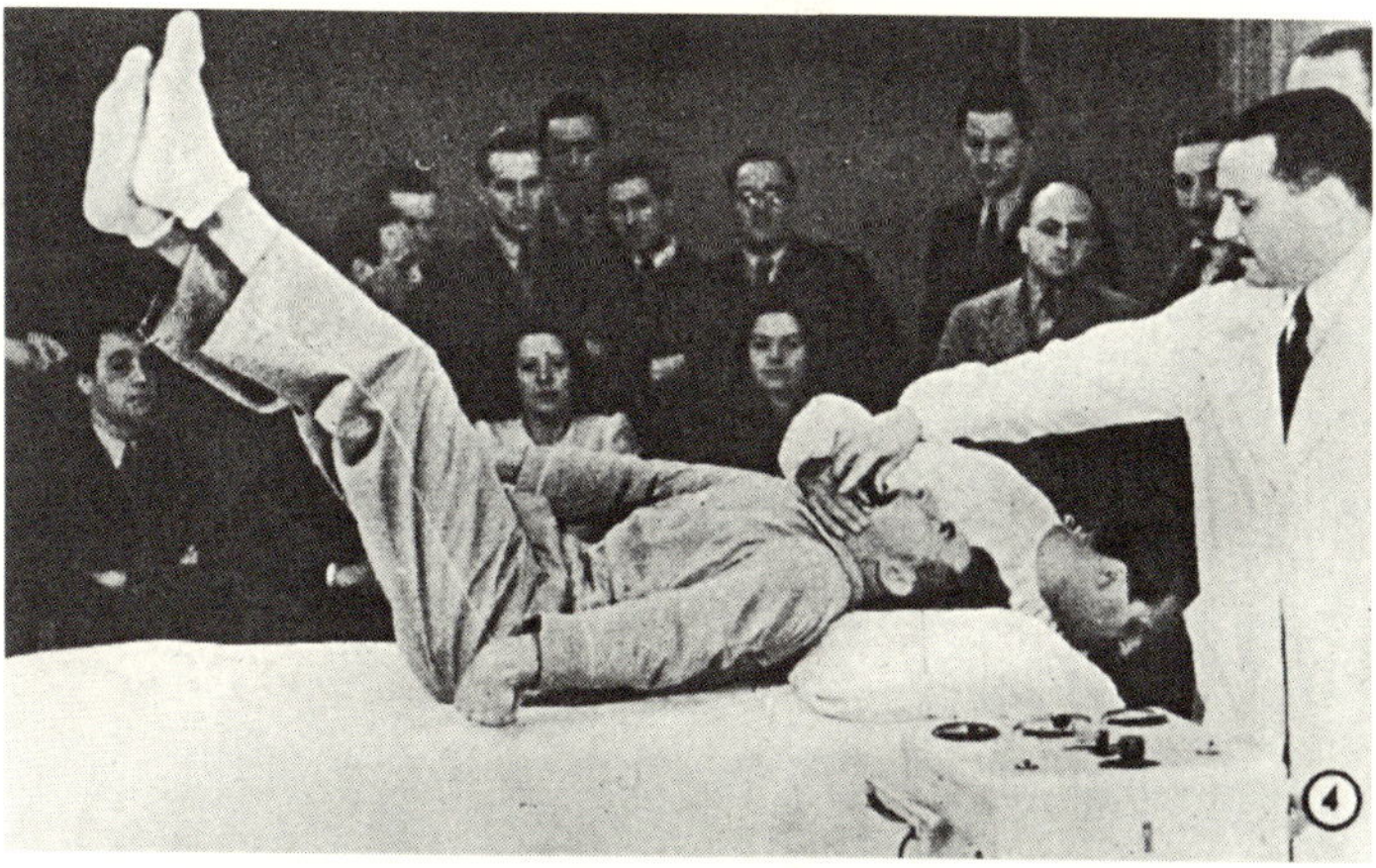

（上）ローマ大学精神科での ECT c. 1948：ルチオ・ビーニが見つめるなか，治療者はけいれんが起こった直後に電極を取り外している
（下）けいれん中，ビーニはマウスガードをチェックしている．*Tempo*（1948年 3 月）

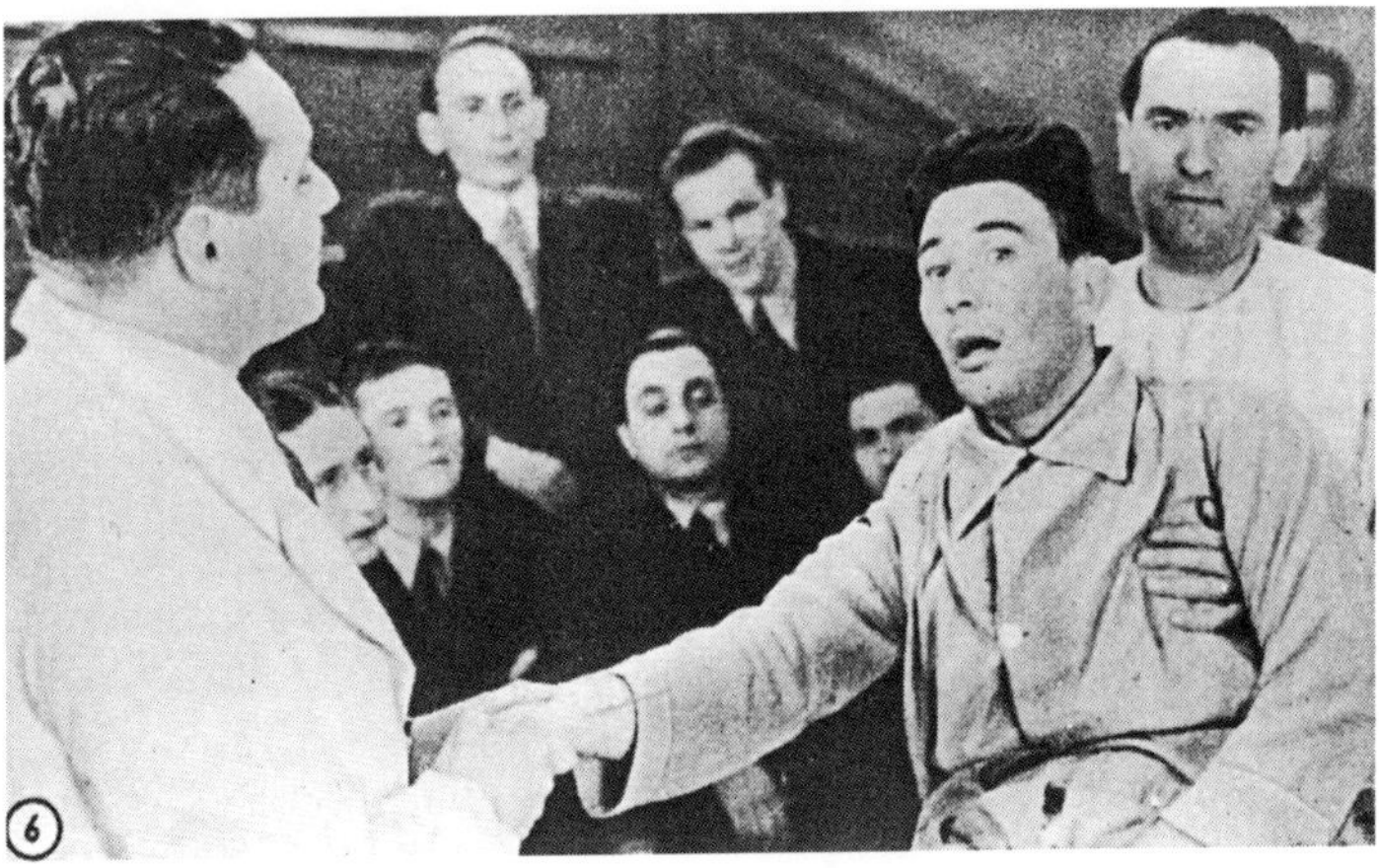


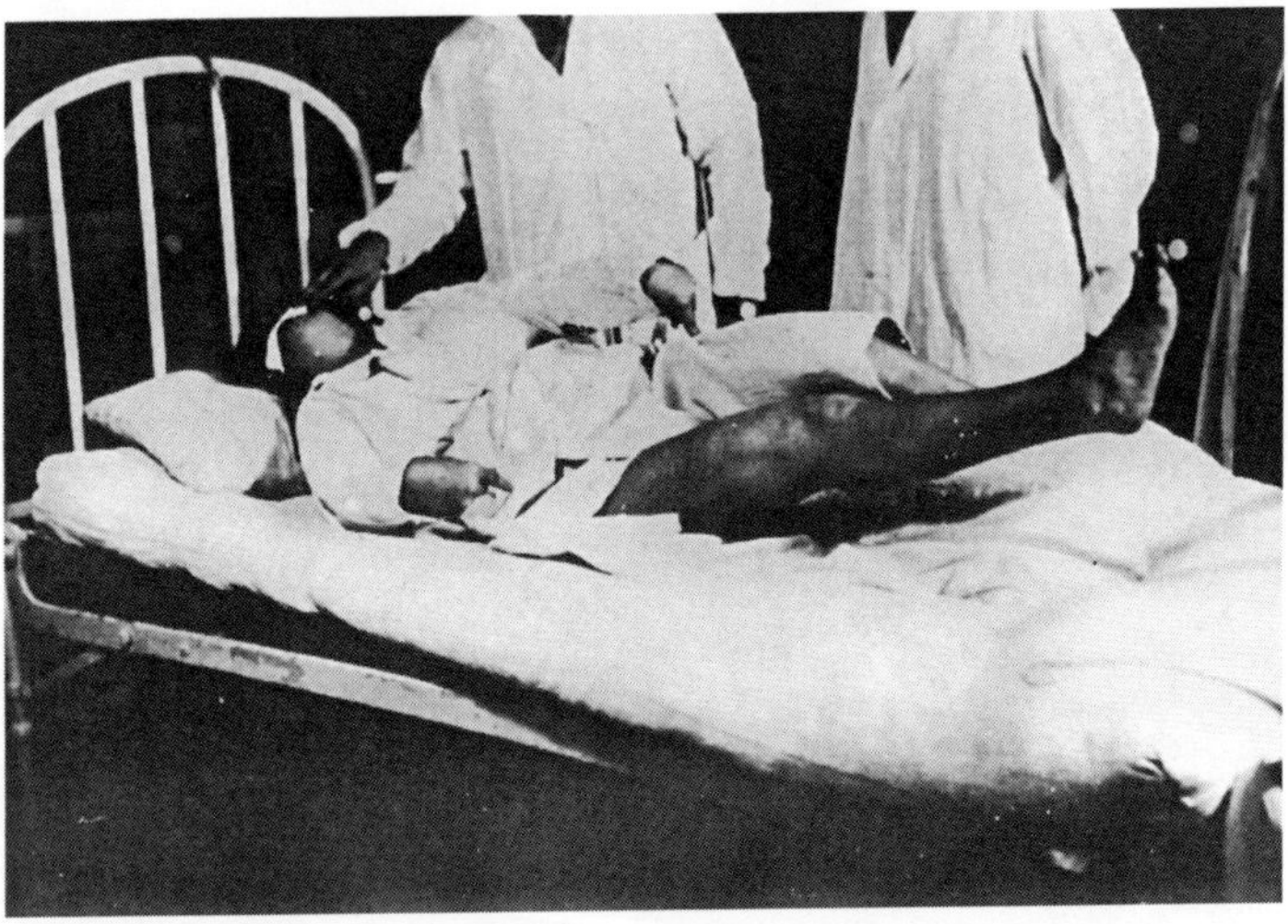

ローマ大学精神科での ECT c. 1948：（上）発作終了後に目覚めビーニと話す ECT 患者（下）非修正型けいれん療法で特徴的な頭部の回旋と四肢の伸展と外側への回旋.
*Sapere*, 154 (May 1941)

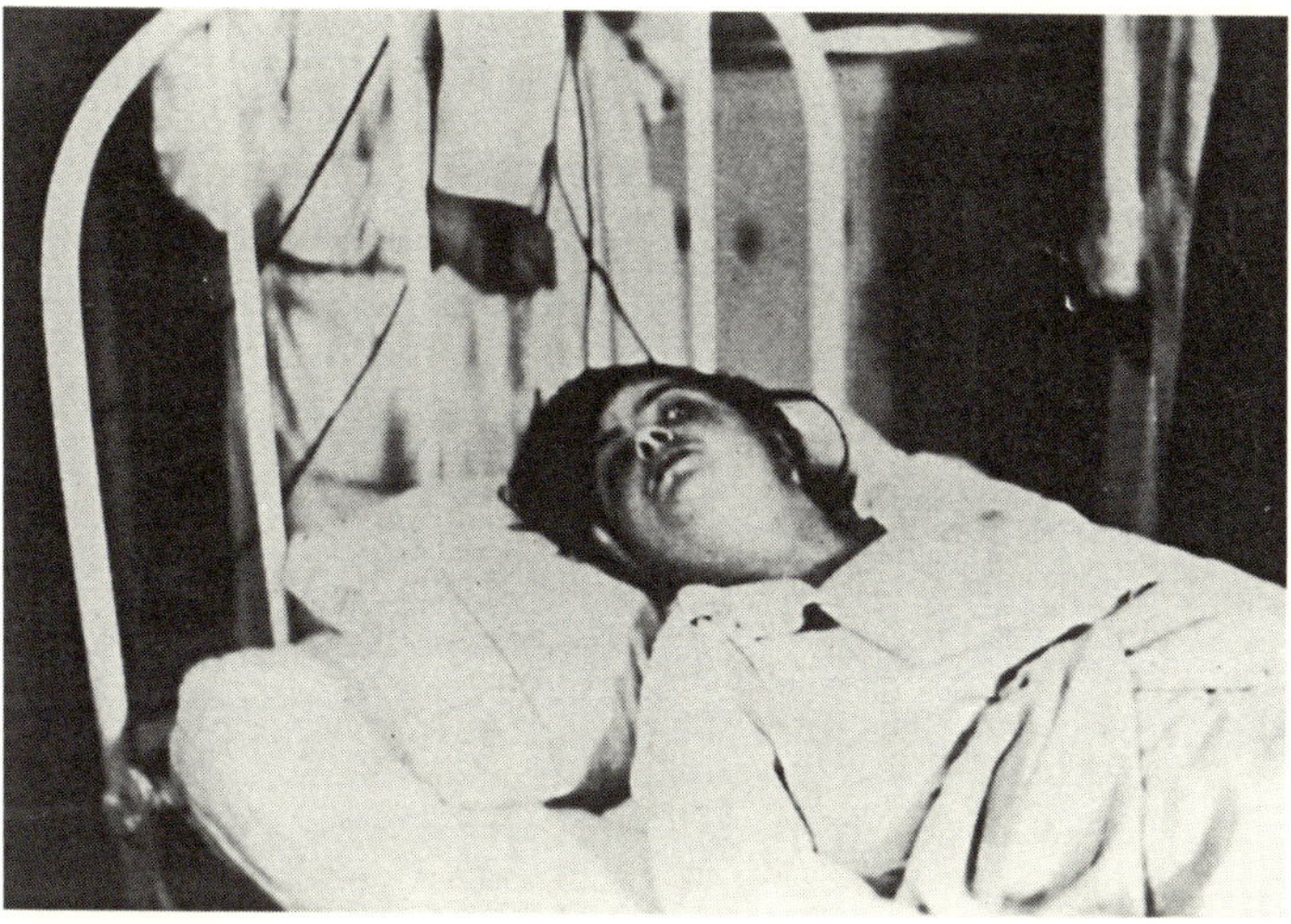

ECT を受ける 2 例目（女性では初）の患者．1938年 4 月：ローマ大学精神科で撮影された写真で，1940年にイタリアの雑誌に発表された．Lucio Bini, “La tecnica e le manifestazioni dell'Elettroshock”, *Revista Sperimentale di Freniatria* 64:362–458, 1940.

言葉が記されていた」。五月二八日に、チェルレッティとビーニは、ローマ王立医学アカデミーの「ショック療法の新しい手法――電気ショック」[23]と題されたセッションで、エンリコXについて発表した。ECTがメトラゾールよりも優れていることを示すため、彼らは驚く聴衆の前でエンリコにECTを行った。二人目の患者はメトラゾール療法を受けた。翌日の主なイタリアの日刊紙には「新手法による見事な精神病治療」という見出しがおどった。このセッションは、「熱烈な喝采」を浴びたと言われている。[24]七月一七日にエンリコXは退院したが、チェルレッティが後に語った言葉によれば「穏やかかつ清明であった」という。カルテには次のように記されている。「病院の日課には熱心にそつなく取り組んだ。思考や記憶には障害はなかった。以前にあった自分の幻覚についてはっきりと病識を持ち、被害的な考えについてはすべて自分の病気のせいだとみなしていた。家族とも文通をしていた」。彼はミラノに送り返された[25]。

こうして最初の電気ショック療法は良好な治療結果を残した。エンリコは消耗性の病から救われた。興味深いことに、チェルレッティとアッコルネーロは記録を少しだけゆがめている。発表された説明では、四月一一日と四月二〇日の治療が一回にまとめられ、エンリコの治療は二回失敗した後で初日のうちに見事成功したと見えるようになっていた[26]。ビーニのノートでは話は違っている。電気ショックの創始者は、公に完璧なストーリーを伝えたいと思うあまり、彼らの主張に対するいくつかの弱点を記録のなかから隠ぺいしたのである。

彼らが隠した欠点がもうひとつある。ほぼ二年後の一九四〇年五月四日、エンリコの妻はビーニに宛てて、夫がミラノのモンベロ精神科病院に再入院したことを手紙に書いた[27]。彼女はビーニにその病院の医師と連絡を取るように頼んだ。ビーニはその手紙の冒頭に「至急、重要」と走り書きしてチェルレッティに転送したが、チェルレッティの眼に触れることはなく、反応はなかった。

## 前　進

チェルレッティとビーニの学会発表の後、「統合失調症」に対する新しい治療法のニュースはまたたく間に広まった。イタリア中の患者家族がローマ大学精神科に手紙を送り、「電気ショック」の治療を受けた患者たちが改善を見せ始めた。「けいれん療法を受けた統合失調症患者は、見た目にも穏やかで落ち着いた感じだ」と一九三八年八月のある大手日刊紙は報じた。記者は治療を受けた若い歴史学の大学院生に話を聞いた。「彼は自分の調べていたハドリアヌス皇帝の研究について、想像しうるかぎりの明晰さと正確さでわれわれと議論していた。退院したらすぐに研究に復帰するつもりだ。一年中寝室から出られなかったこの若者にとって、人生は本来の深みや色彩を取り戻しつつある」[28]。「電気で治る狂気」というのがこの記事の見出しだった。

最初の患者にECTが行われてからまもなく、チェルレッティは助手たちを集めて課題を与えた。チェルレッティはこの新しい治療の作用機序、技法、副作用についての科学的な調査書類をまとめ上げたいと考え、おのおのに研究を引き受けるように頼んだ。そのなかには、ECTにおける眼底部の変化を調べるものや、血液生化学検査を調べるものなどさまざまな研究が含まれていた。しかし、資金不足のため、もっとも有用な研究手法だったと思われるものを行うことができなかった。それは脳波計でECT前、治療中、治療後の脳の電気活動パターンを記録するというものだった。（脳波は一九二九年にハンス・ベルガーが最初にその手法を記載してから用いられるようになっていたが、ローマ大学には一九五〇年まで機械がなかった。）患者はまるでピットに停まったレース・カーのようで、患者がECT治療室のベッドに横たわると、助手たちが打腱器や検眼鏡、注射器を手に持って群がるのだった。アッコルネーロが認めているように、時折この仕事熱心な一団に向かって靴が投げつけられることがあったとはいえ、概して患者たちは治療をためらうことなく、容易に受け入れた[29]。

インスリン療法やメトラゾール療法の例にならって、ローマ大学精神科の医師たちは長期間にわたるECTを行った。後にこの時期の治療回数の多さは「乱用」と見なされた。五月二三日から九月一四日のあいだにECTが始まった二〇人の患者において、患者あたりの平均治療回数は二一回であり、これは後から振り返ってみると、かなり多い数だった。それらのなかには複数回の刺激（典型的には、もし一回目の刺激で大発作を誘発できなかった場合に、二回目あるいは三回目の刺激が行われる）も含まれていた[30]。医師たちは、やり方を暗中模索している最中であり、彼らの導きとなるのは他の身体的治療の例しかなかった。彼らは、刺激を加えること（ザップする〔訳注：原文では *zapare*〕）や、「しっかり〝ザップ〟されなかった」患者について（マル・ザパト〔訳注：原文では *mal zapato*〕）、独自の隠語を作り出していた。こうした初期の試みの結果は、一九四〇年に『イタリア実験精神医学』誌の特別号に発表され、すぐに書籍として再発行された。この特別号は戦後までECTの実施に関する標準的な科学的指針となった[31]。しかし戦争のため、この書籍がヨーロッパ外の読者の手に渡ることはほとんどなく、実際にどのような手順で行えばよいのかについては、きわめて不透明なままであった。

ローマ大学精神科以外で受け入れられるにあたり障壁となったのは、刺激電圧を管理する電気技術である。当初はビーニが犬での実験のためになんとか拵えたものだったが、人に対して臨床で使用するためにはさらに洗練させる必要があった。一九三八年七月には、チェルレッティとビーニはミラノのアルチオーニ社に連絡を取り、適切な治療器を製作するように依頼し、ライセンス契約を結んだ。そのあいだ、ビーニはイタリアでの特許を申し立てた。共同発明者として特許に名を連ねたいかどうかと尋ねられて、チェルレッティは、その機械が本当に新しい原理を表したものとは考えていないと述べて、これを拒んだ[32]。しかし、チェルレッティが特許に関わらないようにしたのは、伝統的に医師というものが自分たちの発見に独占性が付随していることを好まなかったためなのではないだろうか。医学は営利目的ではなく、人類の公益を推進していると考えられてきた。それは、かつて思想であった。（今日、精神薬理学などの分野では、このような高邁なためらいの痕跡がどれほど無残にかき消されているかは興味深い。）一九三八年一〇月までにアルチオーニ社は新しい治療器を作り、ローマ大学精神科で同月一五日に初めて用いられた[33]。

きちんとした治療器を手に入れたチェルレッティは、ようやく一、二日の見学を望んでいる多くの医師たちを受け入れることができた。一九三九年から一九四〇年にかけて、個人クリニックや州立病院を問わず、イタリアの精神科医のあいだでＥＣＴを学び新しい治療器を手に入れることに対する関心は並々ならぬものだった。ナポリの精神科病院は、「緊急に」[34]治療器を入手する必要があるとビーニに迫った。神経学の拠点となる病院のうちいくつかは、第一次世界大戦後にヨーロッパを襲った「嗜眠性脳炎」の大流行の犠牲者に対するケアに用いられるのを目の当たりにして（当時の精神疾患の治療はしばしばさいころを振るようなものであったことが遠回しに示されている）、ＥＣＴ治療器に熱烈な興味を示した。[35]国内のインスリン不足が進むのに直面したイタリア内務省が、一九四〇年の夏にすべての精神科病院に対してインスリン昏睡療法よりも電気けいれん療法を用いるように命じたことも、ＥＣＴにとってはよかった。[36]

そのため、一九四〇年の夏までの期間がチェルレッティにとって満足のいくものであったのも当然だろう。彼は統合失調症やうつ病に対する重要な新治療法を立ち上げ、そして実はそれが統合失調症（主に発症まもない症例で有効）よりもうつ病により適していることをすでに発見していた。[37]彼は五年間の動物実験にもとづいて、適切な電圧と電流の持続時間を科学的に特定した。そしてそれが安全に施行できることを確かめた。ローマ大学で人間の組織病理研究が行われなかったのは、何年にもわたり患者の死亡がなかったためである。[38]骨折や脱臼は理論的には起こりうるものであったが――実際に起こったが――頻繁に起こるものではなく、ほとんどの患者は治療によって身体に傷を負わなかった。

しかしチェルレッティは、ＥＣＴの手技が、チェルレッティ・ビーニ法――時にはビーニ・チェルレッティ法として！――知られることについていつもわずらわしく思っていた。チェルレッティは知的には狭量ではなく、何年にもわたってけいれん療法のアイデアはメドゥナに功績があると主張していたほどだ。一九三八年五月二八日のローマ医学アカデミーでのセッションの抄録で最初に公表する際には、ビーニの名前を載せる必要があると感じていた。その主な理由は、手技を実際に行うためにはビーニの助けが必要だったからである。しかしチェルレッティにとって、自身がＥＣＴを発展させたというビーニの主張は現実の裏づけを欠くものだった。ビーニは犬で発作を誘発するための最初の機械を設計・製作し、動物実験を通して電圧を上げていくことは電流の持続時間を伸ばすことに比べて危険が少ないことを発見した。[39] それに加えて、ビーニは同じ日に複数の発作を誘発するという、残念ながら後に「消滅療法」と呼ばれた方法など、技法に関していくつかのアイデアをもたらしている。[40] しかし治療効果を持つけいれん――治療目的で人間の脳に電気を流す――という先見の明や、それを実際に行おうとした勇気はチェルレッティのものだった。後にチェルレッティは、ショックを単に大脳皮質の現象として捉えるのではなく、ＥＣＴが大脳基底核と脳幹によって支配されている神経ホルモンに影響を与えるという着想によっても功績を残した。[41]

チェルレッティは、「チェルレッティ・ビーニ」の連名を冠した名前に、内心では腹の虫が収まらなかった。彼の妻エッタ・チェルレッティが、一九六五年に夫の論文をカンサス州トピカにあるメニンガー財団に寄贈したとき、彼女はビーニのものとは別にしておくように訴えた。「その理由は、一定の期間、特に英語圏の国では、チェルレッティとビーニの二人が電気ショックの生みの親だとされてきたからです。現実には、この治療法は私の夫が思いつき、生み出したものです」[42]

では、どのようにして、外の世界ではこのような誤解が生まれてしまったのだろうか？

## ヨーロッパ時代のカリノフスキー

一九三八年にロタール・カリノフスキーは、ヨーロッパ旅行に出かけるための車を買おうとして、妻とドイツに戻ったが、その時点でこの三九歳はすでにドイツで神経精神科医として高い評価を得ていた。カリノフスキーは、弁護士の息子としてベルリンで生まれ、郊外のベルナウで育った。一九一七年、彼は強い哲学的傾向や社会運動への関与がありながらも、ベルリン大学で医学の勉強を始めた。短期間第一次世界大戦に従軍した後、医学の勉強を続け、ハイデルベルグ（哲学科にはカール・ヤスパースがいた）で精神科医ハンス・グルーレの統合失調症の講義を聴講した。ミュンヘンでは、エミール・クレペリンの講義にも出席した。一九二二年に資格を取得した後、カリノフスキーはウィーンのワグナー＝ヤウレック（およびその助手のポール・シルダー）のもとで精神医学の修練を積んだ。一九二五年にベルリンに戻ってから一九三三年に最終的にドイツを離れるまでのあいだ、カリノフスキーは、たとえば神経科医オトフリート・フェルスター（死にゆくレーニンの治療に当たった人物である）のいるブレスラウなど、ドイツの精神医学および神経学の主要な施設で研鑽を重ねた。カリノフスキーは地域で外来診療にも携わった。彼は自分の患者を主として脳から得た剖検所見から診るようなただの冷めた脳研究者ではなかった。後の自らの自伝で述べているように、「当時われわれに欠けていたものは、患者に対する積極的な治療の可能性だった[43]」。

カリノフスキーの母はユダヤ人だったので、ヒトラーが一九三三年に権力を奪った後、彼はドイツには学者としての未来がないことを悟った。そこで彼はイタリアに移住することを決意した。後に彼が言うには、イタリアは「すべてのドイツ人にとって憧れの地」であった。フェルスターがローマ大学精神科の教授に宛てて推薦状を書いている。一九三三年五月に当地に到着すると、カリノフスキーはすぐに仕事を探し回った。最終的にローマ大学の精神科にたどり着いたのは、チェルレッティがやってくる二年前のことだった。イタリアで医師免許を得るために、カリノフスキーはドイツでは習わなかった熱帯医学などの科目を一年分履修しなければならなかったが、一九三五年には医師免許試験と精神医学の専門試験の両方に合格することができた。

社会運動や哲学、地域精神医学に背景を持っていたカリノフスキーにとって、電気ショックの発想は当初恐ろしいものだった。このことは、一九五〇年のパリ世界精神医学会議で二人が対立したとき、チェルレッティが指摘している[44]。しかし新しい手技は、積極的治療の可能性をもたらしてくれるものであり、カリノフスキーはすぐに魅了された。彼はビーニの個人的な友人となり、二人は緊密な関係で仕事に取り組んだ。そして一九三九年、政府の命令でイタリア国内での「非アーリア系外国人」の医療行為が禁じられたため、カリノフスキーは退去を余儀なくされた。彼は後にしばしばイタリアの首都での生活の甘美さについて振り返っている。彼は午後にピンチャーナ門でひっそりと精神科診療所を開き、そこでは主に外国人を診ていた。午前中は診療所にいたが、昼にはヴェネト通り〔訳注：ローマ市の高級店が立ち並ぶ地域〕を散策し、ゆったりとランチを楽しんだのだった。

一九三九年に彼と妻、そして二人の子どもたちは、新しい車に乗り込み、ドイツからパリに向けて出発した。カリノフスキーはアルチオーニ社からECT治療器を手に入れていたが、イタリアを離れるときに機械は置いたままで設計書だけを持っていった。しかし、どういうわけか、荷物のなかに設計書が見当たらなかったため、サンタンヌ精神科病院のアンリ・クロード教授に見せられるものは皆無だった[45]。彼はブリュッセルやアムステルダムを転々として、現地の医師たちと新しい手技について議論した。一九三九年七月にようやくカリノフスキーはロンドンに居を定めた。

この期間を通してカリノフスキーを駆り立てていたものは、科学的興奮にわくわくして優れた新しい技法のジョニー・アップルシード〔訳注：ペンシルヴェニア州のリンゴ絞り所から集めたリンゴの種を、方々に旅をしながら植え続けた人物〕になろうとすることではなく、むしろ特許の問題だった。ビーニはイタリアで特許を持っていたが、海外の特許については交渉ができなかったため、英国と米国での特許権については、カリノフスキーに譲渡した。そのため、外国での特許が整っていないかぎり（カリノフスキーはビーニ同様、ついに外国での特許を確保することができなかったので、そんなことはなかったが）、カリノフスキーはどこにでも出向いてビーニ・チェルレッティ法について話をした。彼がそうしたのは、友人の発明を同業者に広めるためだった（ビーニはアルチオーニ社から治療器が一台売れるごとに一〇〇〇リラを受け取っていた）。彼は一九三九年の終わりに、英文雑誌に書いたECTの論文が近々掲載される旨をビーニへの手紙に書いた。「この論文が出る前にも、方法論に関する自分の論文を載せてもらうことができた。そのなかに君の契約した治療器を作ってくれる会社の名前を示しておこう［…］数週間もすれば、君の方法は英国でもイタリアと同じくらい知れ渡り、受け入れられることになるだろう」[46]

チェルレッティが、自分の若い助手たちが巡らせていた特許をめぐる画策のことを、はっきりと認識していたかどうかは疑わしい。そしていずれにしても無駄なことだった。ビーニもカリノフスキーも、ECTの特許で収益を得ることはまったくできなかった。[47] けれども、カリノフスキーがビーニの作った機械を知ってもらおうと熱を入れて話すところから「チェルレッティ・ビーニ法」（「ビーニ・チェルレッティ法」は言うまでもなく）にまつわる議論の多くが始まった。チェルレッティは一九四八年に七〇歳で教授職から引退を余儀なくされた。次第に苦々しい思いを強めていった老人が、二人の弟子が意図せずして彼の科学的な業績に泥を塗っていたことには気づかぬままであったのは、少し痛ましい話である。

# 第4章　大学病院から精神科病院へ
## ——ショック療法は海を渡る

一九三七年一一月三〇日、ニューヨークのヘイスティングス・オン・ハドソンにあるヒルサイド病院（クイーンズに移転する前はその場所にあった）に二〇代前半の女性教師が入院した。メイ・Xの症状は、夏にキャンプ場で働いているときに始まった。「そこで働いているとき、彼女はある男性とキスをした。患者によると、それは生まれて初めてのキスだった」[1]。彼女はパニックになり、キャンプ場のあらゆる人がそのことを知っていて、自分について話しているように思えた。幻聴が出現し、みんなが自分を敵視していると感じるようになり、秋になっても学校に戻ることができなかった。このため彼女は統合失調症と診断され、ヒルサイド病院にやってきた。入院前、家族はインスリン療法を受けることになるだろうと聞かされていた。一二月二日、医師たちは週四回のインスリン注射を始めた。一回百単位（これはかなりの量である）のインスリン注射で二月まで定期的に昏睡状態になった。ドイツからアメリカにやってきたばかりの研修医、アーヴィン・レヴィーが彼女の主治医となり、インスリンの投与を行っていた。レヴィーは、彼女が依然として精神病状態にあるのを見て、カルテに記した。「［前主治医の］オサーマン先生は新たな聖書を書かなければならないと言われたが、その理由として彼女は、彼が三人姉妹を治療し、彼女が毎晩嘔吐していたからだ述べた。患者はこの発言内容や因果関係がまったくの荒唐無稽であることについて、まったく病識を欠いていた」

「みんな台無しになる」という幻聴は一月まで続いた。そのあいだずっと、彼女はインスリン療法を受け続け、簡単に昏睡に至るのだが、治療はうまくいっているようには見えなかった。一九三八年三月初めごろ、彼女は家に手紙を書いた。「お父さん、お母さん。ほとんど何も書くことはありません。気持ちは沈みますが、なんとか頑張っています。家でのんびりと過ごしてください。ケンカしないでください。［…］そして周りの人のことは気にしないでください。努力することを覚えて、自分たちがイタリア人ではなくユダヤ人であることを忘れないでください」。手紙の最後には追伸が記されてこう結ばれていた。「誰にも騙されてはいけません、特に家に帰るときも来るときも」。彼女の妄想は続いていたため、まもなくインスリン療法は中止された。効果の兆しはまったく見られなかった。

一九三八年四月中旬、メトラゾール療法が開始された。当初のうち、妄想を軽減する効果はほとんど見られなかった。「自分にチャンスは決して与えられず、ユダヤ人であるために偏見に苦しまなければならず、もうこれ以上我慢はできないという考え」が頭から離れず、「診察室の一つにガスが出ていた、この病院で最初に出た食事には毒が入っていた」と訴えた。テーブルを拳で叩き、彼女は「頬に涙を伝わせて声のかぎりに叫んだ」。

メトラゾール療法が数回試みられた後、彼女の状態は改善した。彼女はレヴィー医師の親切さに感謝し、彼女とモリス・D・エプスタイン医師を自分の仲間だと思っていた。その一方で、ヒルサイド病院の診療部長だったルイス・ウェンダー医師に対しては敵意を抱いていた。七月までに彼女は他の患者たちと関わりをもつようになり、七月二六日のカルテには次のような記載がある。「前回の記載以降、患者は非常に改善している。病識が深まり、今となっては、キャンプでのキスのような小さな出来事が彼女の心のバランスを乱してしまったという事実にかなり驚いている」。一九三八年の九月二七日に彼女は退院し、復学した。

メイ・Xがヒルサイド病院にやってくるわずか七カ月前、アーヴィン・レヴィー医師はヒルサイド病院で初めてインスリン昏睡療法を経験したばかりだった。ウェンダーが治療法を指導したのだが、レヴィーはそのとき、治療について懐疑的だった。メイ・Xの経験を踏まえ、レヴィーは二つの治療の違いについて記載している。「インスリン療法が中止となったあとも患者は引き続き精神病状態にあり、妄想的で、反社会的なままであった。ところが、メトラゾールを注射した後に実際に効果が現れたのならば、この患者はメトラゾール療法に反応してインスリン療法には反応しないと考えられる。患者が回復したのはメトラゾール治療によるものだろう」

一九三〇年代後半から一九四〇年代前半には、三つの新しい身体的治療――インスリン昏睡療法、メトラゾールけいれん療法、電気けいれん療法（ECT）――は、それぞれの生まれ故郷であるウィーン、ブダペスト、ローマを離れて、世界中で用いられるようになった。ヒルサイドのような病院では、三つの治療法は一人の患者に対して組み合わせて、あるいは順番に、時には同時に行われることさえあった。しかし二〇年後にはECTだけが生き残ることになった。インスリン昏睡は統合失調症に対する特異的治療と見なされるようになったが、一九五二年のクロルプロマジンに端を発する初期の抗精神病薬の発見に続く一〇年間で、治療的には時代遅れになった。ECTは、二つのけいれん療法のうちの勝者として、最終的にメトラゾール療法を完全に打ち負かした。メトラゾールは、部分発作や不完全発作を引き起こすことが多いのに対し、ＥＣＴはしっかりとした発作を確実に引き起こすことができた。またメトラゾールは時に遅発性発作（治療後の当日に自発的に生じる発作）を伴うことがあった。このようにして、一九五〇年代の後半までには、ＥＣＴだけが身体的治療の分野で生き残っていた。

この歴史は後の研究者に誤解されてきた。彼らはさまざまな身体的治療を一時的な流行や残忍なものとして片づけ、薬の瓶を開けるだけで済む薬物療法や、問題の「根源」を扱えるという精神分析療法と比べ、どことなくみっともないものとしてはねつける傾向にあったからである。しかし、このような議論だけでは、一九三〇年代後半から一九四〇年代にかけてのこうした治療の急速な広がり（最終的には世界中に広がった）を説明できない。一九四〇年代半ばまでに、西洋社会だけではなく、アジア、ラテンアメリカでも、ほぼすべての精神科病院ではこうした治療は設備の一部となり、この傾向は多くの開業医でも見られた。その理由は、効果があったからである。後の世代は、これらの治療がどれだけよく効いたかということを忘れ去ってしまっていた。

## インスリンの時代

統合失調症に対するインスリン療法は国境を超えて爆発的な広がりをみせた。最初の起点となったのはスイスだった。スイスは、チューリッヒ大学やベルン大学で知られる精神医学の国際的な拠点だった。チューリッヒにあるチューリッヒ大学精神科病院（通称：ブルクヘルツリ）では、オイゲン・ブロイラーが一九〇八年に「統合失調症」という言葉を生み出し、ベルン大学では、ヤコブ・クレージが一九二〇年代に持続睡眠療法を世に広めていた。

一九一九年、ブロイラーはロシア・バレエのスター、ヴァーツラフ・ニジンスキーを統合失調症と診断し、その後まもなくニジンスキーはトゥールガウ州クロイツリンゲンのベルヴュー病院（スイス神経科病院）に入院した。そこはビンスワンガー一族の経営する私立精神科病院だった。一九三六年にニジンスキーの妻ロモラはザーケルのインスリン療法のことを知り、インスリンによる低血糖が自分の夫の病気に効果があるかもしれないと考え、ウィーンのザーケルに連絡を取った。ザーケルはクロイツリンゲンを訪れ、さまざまなスイスの精神科医と意見を交わし、予定があけばすぐに治療を行うことを約束した。

一九三八年八月にザーケルはクロイツリンゲンに戻り、ニジンスキーにインスリン療法を行い始めた。治療はザーケルがアメリカへ移住することになり中断した。ニジンスキーはミュンジンゲンの州立療養所に転院し、精神科医のマックス・ミュラーによって治療は続けられた。ロモラによれば、「改善は緩徐だが、たしかなものだった」。ニジンスキーは、夫婦でベルナーオーバーラント地方のコテージを予約できるまでに改善し、バレエも再開した。ロモラは「ヴァーツラフは活動を再開したが、振る舞いはすっかり普通だった。インスリンショック療法によって、彼は幻覚からすっかり解放された」という。（不幸なことに、物語はハッピー・エンドとはならなかった。ニジンスキーは再発し、治療を続けるためにザーケルを追ってニューヨークに渡ることを望んでいたが、米国領事が口実をつけてビザを発給しなかった。ニジンスキーは再び狂気に陥り、一〇年後の一九五〇年にヨーロッパで亡くなった）[2]

ロモラとヴァーツラフが治療の開始を待っているころ、ミュンジンゲンの他の患者たちに行ったインスリン治療の手応えに興奮したミューラーは、スイス精神医学会に一九三七年の年次総会でインスリン療法をテーマとして取り上げるよう掛け合った。通常こうした催しには六〇名程度の精神科医が参加していたが、一九三七年五月の総会には世界中から二百名を超える参加者がインスリン治療初の国際的発表を一目見るためミュンジンゲンに集まった[3]。この学会は、インスリン療法を国際的な治療に飛躍させる決定的な役割を果たした。学会参加者は「みなはミューラーを信用したが、ザーケルのことは信じなかった。ミュンジンゲンは信じても、ウィーンは信じなかった」と語った[4]。学会では、インスリン療法に関する六八個ほどの演題が発表され、ジョゼフ・ウォーティスの言葉によれば、インスリン昏睡療法を「世界に真に知らしめる」見本市のようなイベントだった[5]。

ミューラーは一九三五年の初めごろにウィーンのザーケルのもとを訪れ、インスリン治療（insulin cure）を学び、その年の九月にはミュンジンゲンで治療を開始した。ミュンジンゲンでは、ドイツからの亡命精神科医であるゲルトルート・メイが責任者となった。スイスでのインスリン昏睡療法は、保守的な州立病院ではなく、むしろクロイツリンゲンのベルヴュー病院のような、市場志向型の私立精神科病院で広がりを見せた。ドイツ人患者たちは、帰国してナチスの優生政策のもとで断種されることを避けるため、こうした私立病院に治療を求めて殺到したと言われている[6]。一九三七年の学会以前から、スイスの精神科臨床ではインスリン療法が広く浸透していた。会議が行われるまでに、ヴァレー州モンテーにあるアンドレ・レポンドが勤務するメゾン・ド・サンテ・マレヴォス病院や、ヴォー州のリーヴス・デ・プランガン病院（精神科教授オーギュスト・フォレルの息子であるオスカー・フォレルが経営）、フェリックス・ジョルジが勤務するヴォー州イヴェルドンのベルヴュー病院で、この治療は実施されていた。

ヨーロッパのほかの地域では、ハンガリーのブダペスト、ドイツのチュービンゲンやギーセンなどの大学病院で定着していた。パリ大学の精神科教授アンリ・クロードやオスロのロルフ・ゲッシングといった、その時代のもっとも先進的な大物のなかにも取り組み始める者がいた。一九三六年五月、ザーケルはジョゼフ・ウォーティスに、インスリン療法が東京からポーランドに至るまで、一七カ所の大学病院で受け入れられたと自慢気に語っていた[7]。

英国では、ドイツで生まれ教育を受けたヘルベルト・ピュラー゠シュトレッカーが、エディンバラ王立精神科病院で一九三六年初めごろにインスリン昏睡療法を開始した[8]。英国でインスリン療法が受け入れられた決定的な出来事は、イングランド・ウェールズ管理委員会医学委員であったイサベル・ウィルソンによる一九三六年七月の報告であった。彼女はウィーンのザーケルやミュンジンゲンのミューラーのもとを訪れ、この治療法を称賛し、英国での導入を促した[9]。一九三八年一一月には、精神科医のラッセル・フレーザーが、指導的な身体療法家であったウィリアム・サーガントとともに、ロンドンの一流の精神科研修施設であるモーズレイ病院でインスリン療法を開始した[10]。サーガントは「何カ月も精神療法を受けた患者や、ほかのあらゆる治療法を試してもまったくうまくいかなかった患者が、モーズレイ病院でインスリン昏睡療法を受けて良くなっていく姿が開始直後から見られた」と後に話した[11]。

英国におけるもう一つのインスリン療法の拠点は、スコットランドのダムフリースにあるクライトン王立病院だった。ドイツから移住した精神科医で、「ハイデルベルグ学派」の元メンバーであったウィリー・マイヤー゠グロスが、英国での身体的治療を強力に主導した。マイヤー゠グロスは三年間の追跡調査により、初発患者では、治療を受けない対照群よりも再発率がかなり低いことを確かめた。発症一年以内の統合失調症患者は再発しやすいことが知られていた。インスリン療法を受けた統合失調症患者がインスリン療法を受けた場合の回復率（recovery rate）は五六・九パーセントであったが、発症後一年から二年では四三・四パーセントだった。一方、発症一年以内の無治療対照群における回復率はわずか三四・五パーセントであった[12]。

第二次世界大戦により、ヨーロッパにおける身体的治療の研究には大きな断絶がもたらされた。看護師は陸軍病院に消え、精神科病院のベッドの多くは負傷者で占められていた。医師たちは科学的な研究よりも、なんとかしてその場を切り抜けることに集中せざるを得なかった。たとえば北ウェールズのデンビー精神科病院では、インスリンショック室はあっけなく閉鎖された。管理者は一九四〇年の年次報告書で唇を嚙みしめつつ以下のように記している。「戦争が始まった時点では、早発痴呆（後に統合失調症に改称）に対するインスリンショック治療部門の体制は完備され、六例に対する予備的な試験も成功裏に終えることができていた。看護スタッフは困難な手技にも慣れ、この治療の本格始動に向けてすべてが整っていた。それだけに、このプロジェクトを放棄することは痛恨である」。施設は違った部署に明け渡され、看護師を他の業務に割り振ることを余儀なくされた。[13]

ヨーロッパでの戦争が激しくなるにつれ、インスリン療法の舞台は米国に移り、そこでもっとも大きな成果を生んだ。米国でのインスリン昏睡療法に対する関心は一九三三年にさかのぼる。この年、四人の熱意あふれる医師たちが、それぞれ別々にウィーンのザーケルを訪ね、この新しい技法を学んでいた。[14]一人目は当時二七歳のヘンリー・ブリルで、ロングアイランドの西ブレントウッドにあるピルグリム州立病院の若手スタッフ医師だった。この病院はニューヨーク州立病院機構に属していたが、ニューヨーク州精神衛生局は、患者数の急増によるコストを削減する方策として、革新的な治療法を開発することに熱心だった。二人目はベルナルド・グレックで、ブリルにザーケルに会うことを勧められた。当時五〇歳であったグレックはニューヨーク州オシニングのストーニー・ロッジ病院の院長だった。この病院は、スイスにあるような高級私立精神科病院で、競争上の強みを得ることに余念がなかった。グレックはポーランド生まれで、その当時のザーケルが英語をほとんど知らなかったことからすると、おそらくドイツ語を話せたと思われる。三人目は、クラレンス・オーベンドルフで、一九三三年当時五一歳であった。[15] 彼は一九一三年にニューヨークのマウント・サイナイ病院の神経学部門のなかに精神科を立ち上げた人物である。ニューヨーク精神分析学会の創設メンバーでありながら、オーベンドルフは当時の他の多くの精神分析家と同様に新しい身体的治療に強く関心を持っており、患者にそのような治療を行うことにためらいはなかった。彼はヒルサイド病院の理事会のメンバーでもあり、そこでも一九三七年四月からインスリン療法が導入された。[16]

ザーケルを訪ねた四人目の米国人は一九三四年初めに訪れた当時二七歳のジョゼフ・ウォーティスであり、そのころ特別な奨学金を受け取っていた。一九三三年七月、キングスレー・ポーターという裕福なハーバード大学の美術史家が自殺を図った。その当時の多くの同性愛者は、男性同性愛者として生きたいという願望と異性間の結婚という見せかけを維持する必要性とのあいだで引き裂かれていた。[17] 彼の未亡人であるルーシー・ウォレス・ポーターは同性愛とはどういうものかをもっと理解することに熱意を注ぎ、ハヴロック・エリス（英国の性科学者）とアドルフ・マイヤー（ジョンズ・ホプキンス大学精神医学教授）に自身の私的研究プロジェクトを請け負ってくれそうな若い精神科医を推薦してほしいと頼んだ。そこでマイヤーがブルックリン生まれのウォーティスの名前を挙げたのである。彼は非常に聡明であることに加え、ウォーティスはヨーロッパで研究をするのに理想的な候補者だった。彼は一九三二年にウィーン大学で医学の学位を取得し、パリやミュンヘンでも学んだことがあったからである。ウォーティスは一九三三年から一九四〇年までポーター夫人に自分の活動について定期的に報告をしながら、この特別な奨学金を得ていた。[18]

一九三三年から一九三四年に、ウォーティスはニューヨーク一番街一三番通りのニューヨーク市立ベルヴュー病院で研修をしていたが、精神分析を学ぶために一九三二年の後半をウィーンのジークムント・フロイトのもとで過ごした。一九三四年の一月にウィーン大学病院精神科のザーケルとつながりを持ち、そこでインスリン療法の成果を目の当たりにした。その年の後半にウォーティスは無給の研究員としてベルヴュー病院に戻り、常勤精神科医のポール・シルダー（彼もウィーン出身だった）の助けを得ながらインスリン療法を立ち上げた。これはおそらく米国初のインスリン療法であった。当時の精神科部長であったカール・ボーマンがインスリン療法を奨励することを決めたため、ベルヴュー病院は精神科における身体的治療の重要な研修施設となった。一九三七年ごろはこの治療法の絶頂期であり、ウォーティスのもとでインスリン療法部門は、二六の病床と二名のアシスタント医師、一〇名の看護師、一名の秘書を擁していた。[19] 実際、一九三七年九月には、ウォーティスはこの病院にインスリン療法の大学院のコースを作り、そのあいだも医療者にインスリン療法を紹介するためにたえずあちこちを飛び回っていた。[20] しかし、資金に限りのある公立精神科病院にとって、この治療はあまりに複雑かつ危険なものだった。一九四二年、ベルヴュー病院でインスリン療法による死亡者が出たことから、精神科のトップになっていたサミュエル（「サム」）・バーナード・ウォーティス（ジョゼフのいとこにあたる）は、以後インスリン昏睡療法を禁止した。[21]

米国でのインスリン療法の広がりにもっとも大きな役割を果たしたのはおそらくザーケル自身だろう。一九三六年九月ごろ、ザーケルはニューヨークのギンベルズ百貨店のギンベル一族の富豪を治療する可能性（三〇〇〇ドルから一万ドル程度の謝礼金――当時の家庭医の年収に相当する）[22] に惹かれてニューヨークにやってきた。ミュンジンゲンで行われた、インスリン療法を中心とする学会に出席するために一九三七年五月にはヨーロッパに戻ったが、その後九月にはニューヨークに移住した。彼はパーク・アベニューに面したマレー・ヒル・ホテルに居を構え、そこで患者を診察し、ニューヨークのビーコンにあるジョナサン・スローカムが経営していたクレイグハウス病院などの高級私立精神科病院に一部の患者を紹介していた。そのころウィーンから亡命し、ニューヨークにやってきたばかりだったウィリアム・カーライナーは、ザーケルとともにリムジンのハイヤーに乗ってインスリン療法をしに行ったことを記憶している。それ以外の患者はザーケルがホテルで診察していたが、そこで神経症などに対して（亜昏睡に導入するために）少量のインスリンを投与したこともあった。彼は多くの患者を無償で治療したが、ニューヨークのエリートを法外とも言える高値で治療することで富を築いた。

ザーケルはアカデミックな機関に所属することはなかった――彼を歓迎していたかもしれないニューヨーク・ペイン・ホイットニー病院などの病院の医師たちですら、彼の傲慢さや強欲さに腹を立てていたことからすると、所属できなかったとも言える。[23] ロタール・カリノフスキーが一九四〇年にルチオ・ビーニに話したように、ニューヨークでのザーケルは「考えられるかぎり最悪の金の亡者という評判」だった。[24] ラディスラウス・メドゥナに対しては、（けいれん療法の）優先権をめぐって絶え間ない攻撃を続けていたため、メドゥナがザーケルに警戒心を抱くのはもっともなことだった。メドゥナは一九四九年にヘルベルト・ピュラー＝シュトレッカーとの話のなかで小馬鹿にした口調で次のように述べている。「ザーケルがニューヨークで荒稼ぎをして大金持ちになっていることは知っている。私の知るかぎり、彼はどの大学ともつながりを持っていない。おそらく研究の辛酸をなめるよりも、好きなように臨床をやるほうが自分に合っていると思ったんだろう」。[25] 一九五七年にザーケルが心臓発作で死亡したときには、恵まれた私的基金を残した。その役員には、広告代理店経営者で慈善事業家のエマーソン・フートなど、ニューヨークの著名人たちも含まれていた。[26]（ザーケルは二〇〇万ドルを女友達のマリアン・イングランダーに遺贈もしている）[27]

ザーケルの評判は非常に強烈なものだったため、インスリン療法を広めるのにアカデミックな職位は必要としなかった。実際、彼はアルバニー医科大学精神科の教授職の誘いも突っぱねている。[28] しかし、彼の支援によって、米国でインスリン昏睡療法は急速に広まった。彼が最初に公の場に姿を表したのは、一九三七年一月一二日のニューヨーク神経学会とニューヨーク医学アカデミー精神科部門が行った合同学会であった。そこには千人以上の参加者がいた。プログラムには、ベルヴュー病院のジョゼフ・ウォーティスとカール・ボーマン、マサチューセッツのウォーセスター州立病院で一九三六年にインスリン昏睡療法を始めたD・ユエン・キャメロン（後にマギル大学精神科教授に就き、集中的ECTによる「洗脳」実験を行うことになる）[29]、オシニングのストーニー・ロッジ病院からやってきたベルナルド・グレック、[30] ジョンズ・ホプキンス大学で一九三五年にインスリン治療部門を立ち上げたアドルフ・マイヤー（自分の行いに深い考えはなかったようだが）の名前もあった。[31]『ニューヨーク・タイムズ』紙は、学会の翌日と翌々日にインスリン療法に対する社説を掲載した。「もし化学者が精神疾患を解き明かし、身体的に治療することを可能にしたのだとすれば、われわれが信じられている神秘主義よりも機械論を選ぶのを誰が非難できるというのか」[32]（この後半の記述は精神分析に対する痛烈な内容であり、同紙では異例のことだった）

ザーケルが一九三六年に初めて米国を訪れた際、ニューヨーク州の精神衛生部長だったフレデリック・パーソンズは、巨大な州立病院機構の精神科病院で精神科医にインスリン昏睡療法を指導して欲しいとザーケルに依頼した。ザーケルはニューヨーク州ウイングデールにあるハーレム・ヴァレー州立病院で一九三六年一二月八日から六週間の治療の実演を行った。そのときのニューヨーク州立病院機構が出した報告書によれば、インスリン昏睡療法は統合失調症患者に対して、評論家が批判していたような暗示や心を込めた関わりよりも有効であるとされた。[33] これはザーケルの治療に何らかのメリットがあることが権威ある組織によって公式に認められた最初のものだった。
ザーケルは他の施設にも足を運んだ。アメリカの精神科医療機関の責任者たちは、これまでに数えきれないほどの統合失調症患者に対してなすすべを持たなかったことから、新しい技法を学ぶことに熱心だった。しかし、アメリカ精神医学の上層部からは、この治療には危険な香りがするという敵対的なささやきも聞かれた。これは、フロイトが心因性と考え精神療法でしか治療できないと考えていた疾患に対し、身体的治療を施すというものだったからである。公立医療サービスの精神科病院の管理者、ウィリアム・アランソン・ホワイトは、精神分析の熱心な信奉者だったため、一九三七年一月にザーケルがワシントンDCのセント・エリザベス病院でインスリン療法について講演を行った際、ザーケルの来訪に対して強く警戒していたようだ。ウォーティスは以下のように回想している。「自分のところのスタッフがザーケルを取り囲んで質問するのを見てやきもきしていた。丁重にもてなされてはいるもののぎくしゃくした昼食会のあと、ホワイト氏が私たちを玄関までエスコートしたとき、ザーケルは中央ヨーロッパ風に踵をならしてお辞儀をしながら、手を差し伸べてたどたどしい英語で「ホワイト先生、貴殿の敵意に感謝申し上げます」と言った」[34]
振り返ってみると、欠点があるとはいえ、ザーケルを二〇世紀のもっとも重要な精神科医の一人と見なさざるを得ないだろう。『ニューヨーク・タイムズ』紙は、彼のことを「精神医学のパスツール」と呼んだ。[35] 彼のインスリン昏睡療法は、けいれん療法の扉を開き、健康を取り戻すためのけいれんという考えを世界が受け入れる素地を作った。ザーケルは、精神のもっとも恐ろしい苦痛の一つに対して、けいれん（"dry shock"）と昏睡（"wet shock"）の混在したものが有効であることを証明した。インスリン昏睡療法が精神医学の現場に導入されたことによって、他の治療法（はっきりといえばけいれん療法）もある程度まで受け入れられたのかもしれない。ニューヨーク州精神衛生局長のポール・ホッへは後に以下のように述べた。「ザーケルの〔大きな〕功績の一つは〔…〕統合失調症がおそらく〔アドルフ・マイヤーが考えたような〕心因反応ではなく器質的疾患であり、器質的疾患であるがゆえに、他の器質的疾患と同じようにアプローチが可能であると指摘したことである」[36]

もしインスリン昏睡が無効だったとすれば、ザーケルの業績は架空のフロギストン〔訳注：燃焼の原因と考えられていた想像上の物質〕の発見と似たようなものだっただろう。しかし、その有効性を示すデータは印象的なものだった。一九三八年にはニューヨーク州精神衛生局の統計学者ベンジャミン・マルツバーグがインスリン昏睡療法を受けた一〇〇〇人の統合失調症患者について調査し、「治療直後の効果に関しては疑いの余地はない」と結論した。「無治療の場合の回復率は約四パーセントだが、インスリンショック療法を行った場合、それは一三パーセントに上昇する」。また、無治療群では一一パーセントのみが改善するのに対して、「インスリンショック療法では二七パーセントに顕著な改善が見られた」。「寛解や改善は持続するのか？　この疑問に対するはっきりとした答えは、時間のみが教えてくれるだろう」[37]

その答えは三年後に出された。維持療法がなされずに放置されると、大部分は再発した。しかし、積極的にインスリン療法を行うことにより、よい状態を保った有意義な期間をもたらすことができた。一九四一年フィラデルフィア州のペンシルヴェニア病院のT・D・リバースとアール・D・ボンドは、一九三六年から三八年にかけて控えめなインスリンショック〔訳注：低血糖性昏睡が得られる最小限のインスリンを使用し、けいれんが生じた場合には過量と見なす方法〕を受けた八二例の患者と一九三九年から一九四〇年にかけて積極的なインスリンショック〔訳注：より深く長い昏睡を目指してインスリンを増量していく方法」を受けた七一例の患者の追跡調査を行った。控えめな治療を受けた患者のうち、二年後にわずか三二パーセントしかよい状態を保っていなかったが、積極的治療を受けた患者では六一パーセントだった。全体の一五三例のうち、四年後によい状態であった者はわずか一七パーセントであり、これは無治療対照群とほとんど同等の結果だった。それでもなお、著者らは「インスリン治療によってもたらされる回復は迅速であり、たとえ再発したとしても、これによって観察期間中健康に過ごせる時間を伸ばすことができた」[38]と述べてインスリンショック療法を擁護した。

こうした肯定的な結果に後押しされて、ともすれば二〇年間にも及ぶインスリン療法の時代が始まった。ザーケルは、一九三七年五月一四日にピッツバーグで開催された米国精神医学会の年次総会において、インスリン昏睡に関する特別シンポジウムの主役を演じた。[39]こうした露出の機会を通して、この治療は米国精神医学全体に急速に普及した。一九四一年一〇月に公衆衛生局のローレンス・コルブとヴィクター・ヴォーゲルによって行われたアンケート調査によれば、インスリンショック療法は回答した三〇五の精神科病院のうち七二パーセントで使用されていた。[40]一九三〇年代後半のインスリン療法の国別の使用状況を調べた研究者のデボラ・ドロショーによれば、南東部と西部の州を除けば、一九三九年までに米国の大部分でインスリン療法は採用されていた。[41]（インスリン昏睡療法は患者二、三人に対し一人の看護師を要し、実施に金がかかるため、貧しい州では導入されなかった）

しかし、インスリン昏睡療法が君臨したのは短い期間だった。まず電気けいれん療法に、次いで一九五二年にクロルプロマジンが導入されてからは精神薬理学に打ちのめされ、インスリン昏睡療法は死に絶えた。一九四一年には早くも、カリノフスキーがビーニに宛てた手紙のなかで、ECTが大成功となっているためニューヨーク州の精神科病院ではインスリン昏睡療法はもうすぐ廃止されるだろうと書いている。[42]巨大な組織であるニューヨーク州立病院機構では、第二次世界大戦の終わりまでに大部分が廃止されていた。[43]クイーンズ区の州立クリードムーア病院は例外で、インスリン昏睡療法が一九六八年まで残存した（最終的にはストライキのため病棟の人員が不足したことにより終了した）。[44]一九五〇年代初めのクロルプロマジンの成功以来、世界中のインスリン療法部門は大幅に閉鎖された。[45]一九五三年には、ロンドンのファウンテン病院の若い研修医だったハロルド・ボーンが『ランセット』誌に発表した「インスリン神話」と題する論文が広く引用され、大打撃を与えた。[46]ボーンは先行研究を振り返って多くの研究を「虚偽」と見なし、ピュラー゠シュトレッカー、ウィリアム・サーガント、リンフォード・リース、ウィリー・マイヤー゠グロスといった経験豊富な研究者たちから激しい怒りを買った。彼らは長年の経験から、インスリン療法の有効性を知っていたからである。[47]

ブリアン・アクナーはアメリカの歌手、俳優、活動家のポール・ロブソンをインスリン昏睡療法で治療したことで知られている。しかし同時に、アクナーはインスリン昏睡療法の評価を下げる役目もした。アクナーたちは統合合併されたベスレム王立病院とモーズレイ病院で、インスリン昏睡療法とバルビツレートによる持続昏睡療法（わずかに効果がある）を比較したランダム化比較試験を行い、両者に差がないことを一九五七年に発表した。[48]患者が両群にわずか二五例ずつしか含まれないので、差がないということは必ずしも効果が等しいことを意味しない（これは「第二種過誤」と呼ばれ、「検出力不足」の研究で見られる。すなわち小さくても有意な差を示すのに十分な患者数ではないということである）が、インスリン昏睡療法を衰退から救うには至らなかった。

もう一つのランダム化比較試験がマックス・フィンクたちによって一九五八年にヒルサイド病院で実施されたが、クロルプロマジンの効果を上回るものではなかった。このことが実質的にインスリン昏睡療法の終焉を確実にした。クロルプロマジンは簡単に投与でき、より安全で、忍容性も優れていた。数週間にわたって毎日立て続けに昏睡状態にされることに不安を感じる患者は多かった。[49] フィンクの研究も、わずか二六例ずつの患者しかおらず、解釈には第二種過誤の可能性が示唆される。フィンクがこの研究を発表した後、ジョゼフ・ウォーティスは、インスリン昏睡療法に対する無理解やデータの誤った解釈について、彼を面と向かって叱責した。フィンクは後に自分の研究の結論について「インスリン昏睡療法の死亡率は、クロルプロマジンよりも明らかに高い。しかし、有効性が高いかどうかについては未解決の問題である」と語った。[50] また、二〇〇〇年には、マックス・フィンクは次のように述べている。「重症の精神病患者にあらゆる努力を尽くしても効果がないとき、われわれは、一つの有効な治療法を利点を十分に調べる前に放棄してしまったのではないかと考えることもよくあった」[51]

独立して行われたこれらの臨床試験の結果によって、統合失調症に対する有用な治療法であるインスリン昏睡療法が、不当に評価されているかもしれないという懸念はその後も続いた。一九五八年にニューヨーク医学アカデミーの会議が開かれ、インスリン昏睡療法は引き続き精神科に不可欠な治療法であるという合意がされたが、ほとんど影響をもたらさなかった。[52] 数学者のジョン・ナッシュ——後にノーベル賞を受賞し、シルビア・ネイサーによる有名な伝記や映画『ビューティフル・マインド』で知られる——は、一九六一年にニュージャージー州のトレントン州立病院で、統合失調症に対するインスリン昏睡療法を受けたが、そのころにはインスリン昏睡療法は米国で事実上時代遅れのものになっていた。[53]

世界の他の地域では、インスリン昏睡療法——不安に対するインスリン亜昏睡療法も含めて——ごく最近まで根強く生き延びていた。中国では、インスリンが抗精神病薬に置き換わったのはまだ最近のことだ。インスリン昏睡療法はロシアの精神科病院では一九九〇年代も続けられていた。これは必ずしもロシア人が後進的だからではなく（ソビエト連邦の精神科病院での政治的用途とは別の話である）、薬物に反応しない統合失調症患者の一群に対してはインスリン昏睡療法が適応となると認識していたからである。ロシアや中国の精神科医は薬物療法による統合失調症治療を推進する製薬業界の影響下にはなかった。

三つの身体的治療——インスリン、メトラゾール、ＥＣＴ——のいずれもがヨーロッパの中心地に端を発し世界中に広まったことは興味深い。近代医学の持つ強力な論理によって、地域の医療的慣習の寄せ集めが国際的な科学的合意として紡ぎ出され、やがてはパレスチナからアルゼンチンに至るまで世界中の病院がそれを受け入れていくことになった。

## メトラゾールの時代

インスリン昏睡療法のように、メトラゾールけいれん療法は二〇世紀中ごろには世界中の精神科の現場で広く用いられていた。主流として用いられた期間はわずか五年ほどだったが、けいれん療法の真のはじまりとして重要なものである。ブダペストにいたラディスラウス・メドゥナにとっては、メトラゾール療法の広まりは見通しが立たなかった。一流のドイツ語雑誌に掲載された一九三五年の論文[54]に対する国際的な反応を心配しながら待っていると、最初にやってきたのはレッジョ・エミリア〔イタリア〕にあるサン・ラザーロ精神科病院のサルバトーレ・グロッタによるきわめてネガティブな報告だった。グロッタは、動物に電流を用いて緊張病やてんかんを実験的に作り出したことですでに国際的に名を上げていた。[55]グロッタがメトラゾールで治療した一〇名の統合失調症患者のうち、治療に反応したものは一人もなく、四名の緊張病患者に悪化が見られた。

事態が好転したのは、ハダマール精神科病院のアドルフ・ヴァールマンを長とするドイツ代表団が見学に訪れてからだ。ヴァールマンという人の名やハダマールという町の名は、ナチスによる安楽死や絶滅収容所での虐殺のため、その後まもなく歴史上悪名高いものとして知られることになる。[56] しかしメドゥナは後に述べているが、一九三五年の訪問時点では、自分が「数えきれないほどのユダヤ人、ポーランド人、チェコ人を毒ガスで殺害した男」を応対していたとは知らなかった。[57] 一九三六年の初めには、ヴァールマンはメトラゾール療法に好意的な記事を書き、この国際的な文献が注目を集め始めた。[58]

こうして、メトラゾール（カルジアゾール）による治療はドイツで最初に採用され、一九三八年までには、当時調査された精神科病院の半分以上でカルジアゾールが使用されていた（四五カ所中二一カ所。インスリンを用いていたのは三〇カ所、七カ所は両方用いていた）。興味深いことに、ドイツの施設でのメトラゾールに関連した死亡率はわずか〇・四パーセントだった。それに対し、インスリンでは一・六パーセントだった。[59] ナチスの支配下で独裁的な精神科病院の統治が行われた時代には、ドイツの精神科医のなかにはメトラゾールを評価する者もいた。それはメトラゾールが患者に恐怖を呼び起こすという理由からだった。アントン・フォン・ブラウンミュールは人道的な治療を説き、不安を惹起することが少ないトリアゾールというけいれん誘発剤を提唱した人物だが、「カルジアゾールによるけいれんを、多かれ少なかれその場でただちに患者を「コントロールする手段」として考えた者がいたことはたしかだ。そのため、彼らは治療そのものから「恐怖」が取り除かれるのを望まなかった」と述べている。[60]

メドゥナ自身はドイツよりもスイスに目を向けていた。一九三七年五月にマックス・ミューラーが中心となりミュンジンゲンで開催された、インスリン療法をテーマとした学会では、メドゥナは指定発言者として招かれた。[61] メトラゾールを統合失調症の治療のみならずメランコリー型うつ病にも用いる機運は高まっていた。メトラゾールは、一九三八年までには、イングランドからハンガリーまで、二三の公立病院で使用されていた。[62] 発症まもない統合失調症患者に対しては、メトラゾールで半数以上が「完全寛解」に至ったとメドゥナは語った。[63]

一九三八年にザーケルがウィーンからニューヨークに移住した直後の一九三九年、メドゥナはブダペストからシカゴに旅立った。シカゴ在住のハンガリー人精神科医ヴィクター・ゴンダからの要請で、ロヨラ大学での講演に招かれたためだ。彼が招待を受諾した時点では、メドゥナは移住を考えたことはなかった。しかし、一人の伝記作家は次のように指摘している。「実際のところ、ファシズムが拡大するなか、ブダペストに残るということは終身刑を意味しており、研究者としてのキャリア形成をするどころではなかった。彼はこのため、故郷には戻らなかった。メドゥナが移住を決意した本当の理由はそれだったのだ」。[64] ロヨラ大学では、メドゥナは大学教員の職を得た。一九四二年以降、シカゴのイリノイ大学医学部附属イリノイ神経精神医学研究所の准教授となり、セント・ルーク病院の常勤精神科医を併任した。

ニューヨークに移ってからもインスリン療法のことで周囲と執拗に争っていたザーケルと違って、メドゥナはメトラゾールへの興味を失い、電気けいれん療法に劣るものと見なすようになった。一九四七年にメトラゾール論文の別刷りを依頼してきたある研究者に対し、彼は次のように書いている。「この古いけいれん療法は、私にとって過去の歴史である。そしてほぼすべての精神科医にとってもそうだと思う。元の論文にもはや何らかの価値があるとは思えない」。[65] 彼は「簡便さの観点から」メトラゾールよりもECTの方がよいと述べた。提唱者であるメドゥナを欠いていても、メトラゾールは米国で使用された。マンハッタンのアッパー・ウエスト・サイド一六八番通りのニューヨーク州立精神医学研究所では、ジョゼフ・R・ブラロックとウィリアム・ホーウィッツが、内科医のマイヤー・M・ハリスと協力して、一九三六年後半ごろにはメトラゾールを使用し始めていた。一九三七年六月までに「ＰＩ」（精神医学研究所はそのように呼ばれていた）はインスリン療法が無効だった四例の患者に対してメトラゾール療法を行った（結果的には、メトラゾールによる治療も無効であった）[66]。同じ年の少し前、ウィスコンシン州マディソンでは、ウィスコンシン精神医学研究所のハンス・Ｈ・リーズと州立メンドータ病院のアウグスト・ソーソフが、統合失調症患者に対するインスリンとメトラゾールによる治療を始めていた。彼らの治療の結果、インスリン療法の方がより効果が認められた[67]。一九三七年五月、ハンガリー生まれのエメリック・フリードマンが、メトラゾール療法の結果をニューヨーク州バッファロー市立病院のスタッフ・カンファレンスで報告した。これはこのテーマで最初の臨床報告と見なされている[68]。それはメトラゾール治療の対象が統合失調症からうつ病に移行していく直前の時期だった。

米国でメトラゾールがその魅力をより示したのは、気分障害に対する有効性だった。ネブラスカ州オマハの精神科医エイブラム・Ｅ・ベネットが一九三八年に米国最初の報告を行った（国際的には一九三八年一〇月にイングランドのベクスレー神経精神科病院のレスリー・コリン・クックがメトラゾールのうつ病への有効性を報告した）[69]。うつ病はインスリン療法に反応しないと考えられていた。そしてインスリン療法は統合失調症に使用されるべきで、気分障害にはメトラゾールが用いられるべきであるという慣例が速やかに形成されていった。精神科に見られる多くの二元論と同様に、これはおそらく誤ったものである。当時の「統合失調症」はおそらく現在の躁うつ病を指しており、メトラゾールとインスリンはともに統合失調症とうつ病の双方によく用いられていたからだ。いずれにせよ、一九三八年にビショップ・クラークソン記念病院長だったベネットは、「抑うつ精神病 depressive psychoses」というメトラゾール治療に関する大きな影響力を持った論文を発表した。そして一九三九年の続報では「重症の抑うつ状態の九〇パーセントが二、三週間のうちに治癒し」、また、躁病の場合でも三分の二で治癒したと述べた。[70] 一九四一年までに米国の精神科病院ではメトラゾールはインスリンよりもさらに広く用いられるようになっていた。コルブとヴォーゲルが一九四一年の調査で明らかにしたように、三〇五病院中二二八カ所でメトラゾールが使用され、インスリンを用いていたのは二一九カ所だった。[71]

一九三七年終わりごろのある日曜日、ヒルサイド病院の月例の症例検討会でメトラゾール治療が初めて取り上げられた。参加者の多くは精神分析的治療を好む傾向のある医師たちで、彼らの反応の多くは治療に対する警戒の声であった。[72] ジャック・Xというオーストリア生まれの二五歳の患者が一〇月に同病院に躁うつ病の診断で入院した。彼は病棟では、部屋に引きこもり、敵対的で、自責的な発言を繰返していた。ヒルサイド病院でジャック・Xの主治医だったモリス・デイヴィッド・エプスタインは、精神分析の立場から「今、彼は自分の敵意を口唇期の水準で放出しているようだ」と述べた。エプスタインは、その年の初めにルイス・ヴェンダーとメトラゾールについての論文を発表しており、[73] 一二月三日にこの患者にメトラゾール療法を試みることを決断した。最初三ccが投与されたが、反応はなかった。翌日か翌々日に四ccが投与されると、「左半身全体が冷える感覚や体の内側が震える感覚とともに、時折まぶたや口の周囲がぴくぴくと動くというわずかな反応が見られた」。ジャック・Xは治療をひどく嫌がったが、退院と引き換えであることを知ってようやく継続することに納得した。一九三八年一月八日、八ccを用いた一五回目の治療で、ジャックは大発作を起こし、その後二回治療が継続された。

エプスタインは一月二八日に以下のように記した。「前回のカルテが書かれてから、患者はきわめて顕著に改善し、今やほとんど全快したと言えるかもしれない。彼は友好的かつ社交的、協力的かつ活動的になった」。しばらくしてジャックがヒルサイド病院を退院した後、エプスタインは「メトラゾール・レポート」に次のように付け加えた。「メトラゾール療法が始まる前に多少の改善の兆候はあったが、その一方でメトラゾールの投与によって、患者の回復は著しく促進され加速されたことにはまったく疑いようがない。投与量が七ccに達したとき、患者ははっきりと改善を見せ始めた。そして一九三八年一月八日に初めて大発作が起こった直後の改善は、目覚ましい速さだった」。彼はさらに四回の注射を受け、そのうち二回で大発作が得られた。「そのときから退院時までの回復は異例の速さだった」。実のところ、その時点では軽躁状態に移行していたとも考えられる。ジャック・Xのことが退院前に再び症例検討会で発表されると、精神分析家たちは驚きに包まれた。

ヒルサイド病院のすべての患者がメトラゾールに反応したわけではない。入院時に「早発痴呆」と診断されたハリー・Xという若い男性患者は、数回有効なけいれん発作を認めたが、治療反応を示さなかった。[74]エプスタインは一九三八年一月一五日にこの患者に面接をした。

問「性生活はいかがですか?」
答「すべて世話になっています」
問「誰の世話になっているのですか?」
答「アドバイザーの連中ですよ」

ハリーは盗聴されているという話題を語り始めた。

答「やつらは時々みんなの話を盗み聞きしているんですよ。あるときはビジネスマン、あるときは作家、またあるときは速記者にもなったりしているんです。死のことを話しているやつらかもしれない。死。そうだ、やつらはユダヤ人に呼びかけているんです。みんな四六時中そんなことを言っている。

ユダヤ人……ユダヤ人……って」
問「ハリー、ユダヤ人がどうしたんですか?」(ハリーはユダヤ人だった)
答「ユダヤ人なんて知りませんよ」

ハリーはその後「改善しない」まま退院した。

その後数カ月にわたって、ヒルサイド病院のスタッフはメトラゾール療法の間隔を短くして行うようになった。エプスタインが身体的治療を主に担当した。結果はかなり良好なものだった。一九三七年一二月から一九三八年一一月のあいだにメトラゾールで治療を受けた一六人の患者のうち、反応しなかったのはわずか三人だった(統合失調症が二人、「躁うつ精神病 manic-depressive psychosis」が一人)。完全に回復したのは五名で、そうした患者の診断は大抵の場合躁うつ病だった。残りの診断はさまざまで、「改善」もしくは「かなり改善」した状態で退院した。これらの患者のほぼ全員が二〇代から三〇代前半だった。一般的に、精神科医はこうした若い患者を一生懸命に救おうとするものだが、特に慢性疾患に罹患している場合はなおさら懸命な治療を行う。

とはいえ、メトラゾールには問題があった。第一に、注射を打ってから、意識消失やけいれん発作が出現するまでに時間がかかった場合、患者は死が差し迫ったような感覚を体験するため、このことが患者にひどく不評だった。ヒルサイド病院は自発的入院を原則とした私立病院だったので、もし患者が協力的でない場合には、マンハッタンにある公立のベルヴュー病院に転院させるぞとスタッフが患者を脅してこの問題に対処することもあった。しかし、患者が忌み嫌う治療法には、たとえばがんの化学療法のように納得できるだけの利益がなければならない。そうでなければ、患者は拒否するだろう。一九三九年九月にルイス・Xが「不安ヒステリー」という診断でヒルサイド病院に入院した。病院と患者の双方ともに一九四〇年六月まではメトラゾールを試すつもりでいた。「しかし、実際にそのときが近づいてくると、彼はパニック状態になり、逃げ出してしまうのだった」。自分の弟が見舞いに来たときには、ルイスはメトラゾール療法を受けるとしっかりと約束した。彼はその前にも自分の妻に対して同じように約束をし、治療のときになると、あらゆる類の言い訳をしながら、下の階に駆け下り逃げてしまっていた(ヘイスティングスにあるヒルサイド病院は古い建物だった)。ルイス・Xは結局、メトラゾール療法を受ける勇気を振り絞ることができず、そこからほぼ一年の入院を続けた。[75]

第二に、メトラゾールによるけいれんは、しばしば荒っぽいもので、脊椎やそのほかの部位の骨折リスクを患者に負わせることになった。初期にけいれん療法を行っていた者は、骨折を取るに足らない副作用として片づけようとした。しかし、一九三七年には早くもオランダの二つの精神科病院において上腕骨骨折が二件、大腿骨骨折が一件見られたことから、この治療法が廃止された。[76] 一九三九年にニューヨーク州立精神医学研究所のフィリップ・ポラティンらは、メトラゾール治療の前後でX線写真を撮り、四三パーセントの患者で脊椎骨折が生じたことを『米国医師会雑誌』(JAMA)に報告した。[77] こうした症例では、けいれんの初めに患者の背中が前方に曲がることで、胸椎の一つの前縁にひびが入るというのが典型的だった。これらの統計は非常に説得力があったため、この論文が発表されるとまもなく多くの病院がメトラゾール療法を放棄した。

一九三九年四月に、ロンドンのマスウェル・ヒルにあるウッドサイド神経科病院のハロルド・パーマーはニューヨーク州立精神医学研究所を訪れ、高い骨折率のことを知った。ロンドンに戻った彼は、ウッドサイド病院でメトラゾール療法を受けた二〇人の患者のX線写真を撮り、その四分の一で骨折を認めたが、治療前の放射線画像がないため、パーマーらは骨折が治療に先行していたのかどうかを見分けることはできなかった。[78] しかし、この五名のうち数人は重症の粉砕骨折だった。ポラティンと同じように、パーマーは自分の知見を発表し、英国全体に警鐘を鳴らした。インスリン療法ではけいれんが起こったとしても、このように重症の骨折は通常は生じなかった。[79] メトラゾール療法の消滅は不可避だった。

常にリスクとベネフィットのバランスを取るのが医学である。脊椎骨折の大部分は問題にならないものだった。そして、無害とは言えないとしても、鎖骨や上腕骨骨折は必ず改善する。メトラゾール療法をやめることの利益がどんなものであれ、うつ病患者を治療しないままにしておくことのリスクの方がより重要と思われる。ヒルサイド病院では、「躁うつ精神病」の診断で入院した二七歳のジョゼフ・Xに対し、一九三八年三月一一日からメトラゾール療法が始まった。彼は約六週間にわたって病に苦しみ、ベッドから出ることができないまま、自殺のことを考えていた。四回の治療を受けたが、小発作しか起こらなかった。「五回目の治療は一九三八年の三月二一日に行われ、六・五ccの用量で大発作が誘発された。この患者に対する治療はこれが最後になった。けいれん中の激しい筋肉組織の収縮により、不運にも左下顎骨を骨折したため、治療を再開することはできなかった」

ジョゼフ・Xは、その後も自殺について考え続けていた。ところが、一九三八年五月三〇日の彼は、「明るく機敏」に見え、「夕食を食べた後、六時一五分ごろに皿洗いを手伝うため台所のある下の階に行かせて欲しいと看護師に頼んだ。これは彼が数週間前から行ってきた仕事だった。しかし、その後彼はキッチンに姿を見せなかった」。彼は、母親が病院の指示に反して車を置いていた場所に向かったのだった。病院は警察に通報した。記録は六月一日に続く。「昨日正午、国道一二四号線（パウンド・リッジ—サウス・セーラム線）に面したガレージに停まっていた車のなかに男性の遺体が見つかったと通報が入った。特徴は、その患者ジョゼフと一致した」。ヒルサイド病院の部長だったルイス・ヴェンダーが現場に向かい、ジョゼフの遺体であることを確認した[80]。このことの教訓は、重大な精神疾患を扱う場合には、副作用に重きを置き過ぎることには慎重でなければならないということである。けいれん療法におけるほとんどの有害事象は、顎の骨折以上に重篤なものではない。

## 電気けいれん療法の成功

ＥＣＴが精神科の治療として受け入れられたのは、チェルレッティが所属していたローマの病院から他のイタリアの施設に広まったのが最初である。インスリンの不足によって、ＥＣＴは第二次世界大戦中にイタリア全土で広く用いられるようになった。ミラノのアルチオーニ社が一九四〇年一月までに販売した四六台の治療器のうち、三二台がイタリアの精神科病院、私立病院、大学病院で使用されていた[81]。しかし、イタリアは戦時中外界とはほとんど完全に切り離されていた。一九四六年以降、イタリアの医師たちはＥＣＴに関する論文の別刷を送って欲しいと外国の仲間に懇願した――実際、イタリアにおける実績は国際的な影響力をまったく持たなかった。

この治療法をイタリア以外で初めて採用したのは、スイスのミュンジンゲンにあるマックス・ミューラーが勤務する精神科病院だった。一九三八年の終わりごろもしくは一九三九年の初めごろ、ローマでウーゴ・チェルレッティのＥＣＴに関する講演を聞いたベルン大学精神科のヴァルター・モルゲンターラーとオスカー・フォレル（高名なスイスの精神科医オーギュスト・フォレルの息子）は、スイスに帰るとすぐにミューラーにＥＣＴを行わないかと持ちかけた。ロタール・カリノフスキーはミュンジンゲンを訪れて後押しをした上、一九三九年三月にはＥＣＴに関する熱のこもった手紙をミューラーに送った。そのようにしてミューラーは自ら治療器を注文した。売れたのはこれが二二台目だった。九月には、ミューラー自身がミラノに出向き、同じようにアルチオーニ社の治療器を入手していた友人のコルベリ教授に会った。一九三九年一一月二五日、ミューラーはコルベリに手紙を書いた。「私たちは戻った後ただちに電気ショックを始めた。こちらではみなが夢中になっていると言っていい。治療の結果も素晴らしい。ほかのけいれん療法で見られる副作用はなく、けいれん療法の時代においてチェルレッティの方法はまさに先進的なものだと実感した！」[82]

ヨーロッパ中に不穏な空気が漂い始める時期になると、アルチオーニ社製の治療器を入手することが困難になった。そのとき、ミューラーは自分の治療器をルツェルン〔スイス〕のプーチャート社に貸し出した。プーチャート社はリバース・エンジニアリング〔訳注：機械を分解するなどして分析することにより、製造方法や設計図などを調査すること〕を行い、自分たちが作り直したモデルをヨーロッパ中で販売した。オスカー・フォレルのいたプランジャン病院、ブルクヘルツリのチューリッヒ大学精神科病院、ジヨルジのいたイヴェルドンのベルヴュー病院では、アルチオーニ社製の治療器を所有していたが、他のスイスの施設はプーチャート社にECT治療器を発注していた。

ミューラーは、一九四〇年四月一三日号の『スイス・メディカル・ウィークリー』誌に自分の結果を発表した。彼は、アルチオーニ社のハサミ形式の電極（両側のこめかみの電極を挟み込む）では飽き足らず、正しい位置で固定するゴムバンドを考案した。ミューラーは、ショックの長さはどれくらいがよいか（〇・一秒）、どれくらいの電流を用いればよいか（四〇〇〜八〇〇ミリアンペア）、こめかみの毛は剃らなくてもよいことなど、自分の技法を詳細に記述した。ミュンジンゲンでは、けいれん中に三〇秒ほど呼吸が停止することにより患者がチアノーゼになることを軽減するために酸素を投与した。ミューラーが考えたECTの大きな利点は、メトラゾール治療でみられる「苦痛を伴う主観的な副作用」がなくなったことであった。患者はむしろ治療直前や治療中のことについて完全な健忘を残すため、前向きに次の治療に臨んだ。三二人の患者に対して四一三回の刺激が行われ、骨折したものはいなかった。「このように、電気けいれん療法はこれまでのすべてのけいれん療法よりも好ましいことは間違いがない[83]」。ミュンジンゲンでのインスリン療法とメトラゾール療法の時代は過ぎ去った。

自分自身に対して実験的にECTを行ったことが知られているただ一人の精神科医は、ル・ランドゥロン（ベルン州ノイエンシュタット）にある私立ベルヴュー精神科病院のアンリ・ベルソーである。彼はほとんどのECT患者が経験することを自ら実際に体験した。彼はけいれんの直後に立ち上がったが、明らかに意識はぼんやりとしており、見当識を欠いていた。「顔面蒼白で、脈は遅かった。起こったことをまったく覚えておらず、私たちが彼に何が起こったかを尋ねても、時間見当識もなかった」。二時間後、彼はまだかなり健忘が残り、たとえば「往診のあいだ、気絶していた」と思い込んでいた。「その日のうちには記憶は戻ってきた。彼は三日経っても、ショックの前の一〇分間に何があったのかを思い出せなかったと述べた[84]」

スイス精神医学会が一九四一年一一月一六日に開催されたとき、ベルソーはプログラムを主導し、ECTに関する映像を学会で放映した。「実存的」精神療法への貢献でもっとも知られるルートヴィヒ・ビンスワンガーが、クロイツリンゲンで行われているECTについて報告をした。もう一人、チュニジアの医師がECT研究について話をした。当時バーゼルにいた、オイゲン・ブロイラーの息子であるマンフレート・ブロイラーは、ECTによる統合失調症患者の「治療」について論じた[85]。当時ドイツはナチズムに巻き込まれ、イタリアはムッソリーニの支配下にあり、フランスの半分がドイツの占領下に置かれていたことを考えると、スイスは国際社会に対してECTの繁栄を示した最初の国だった。
ビーニとカリノフスキーの起業家的努力のおかげで、スイスに次いで、ドイツでECTが広まった。一九三九年七月、アルチオーニ社はミュンヘン大学精神科に治療器を販売した。カリノフスキーがライセンス料の半分を受け取った。[86]ミュンヘンの精神科教授だったオスヴァルト・ブムケがただちに治療に用いたかどうかははっきりしない。ある資料によれば、ブムケはインスリン昏睡療法やカルジアゾール療法を無視してきたため、ECTを試すのを一九四一年まで待ったとされる。[87]そのあいだ、ビーニとカリノフスキーは可能性のありそうなドイツのメーカーを積極的に探し求めていた。彼らは「政治的状況のおかげで[88]」ドイツで特許を取得できるだろうと簡単に考えていた。（しかし実際には取得できなかった。）その代わりに、一九三九年の終わりには、エアランゲンにあるシーメンス・ライニガー社が治療器を発売した。エアランゲン・ニュルンベルク大学附属病院がドイツで最初の試験を行い、その結果を一九四〇年二月三日に発表した。[89]
シーメンス社の機器は、アルチオーニ社のものよりもかなり大きな電流を流すことができ、持続時間も最大二秒となっていた。マックス・ミューラーは、実際のところドイツ人はもっと多い電気量を用いていると考えていた。[90]ミューラーは、インスリン昏睡療法を連日行いながらカルジアゾールを投与するという「ブロック法」に反対していた。[91]ブロック法とは、ミュンヘンの近くのエグルフィン・ハール病院（後にナチスの安楽死に関わった施設）の常勤精神科医だったアントン・フォン・ブラウンミュールが最初に提唱したもので、慢性期の統合失調症患者に対して用いられ、患者のさらなる治療可能性を医師に「知らしめる」ために行われた。[92]
ECTはドイツからフランスに広まった。パリの精神科教授アンリ・クロードは、インスリン療法やカルジアゾール療法をフランスに持ち込んだ人物だが、一九三九年にフランスで初めてECTを使用したようだ。後にワシントンDCで著名な精神科医となるジグモンド・レベンゾンは、当時ロンドン国立神経科病院で卒後研修を行っており、サンタンヌ病院を見学に訪れたときに、それを目撃した[93]。フランス人がアルチオーニ社のモデルを入手することは不可能だったことや、治療器を自作するには時間がかかることを踏まえると、クロードがどの機器を用いていたかは不明である。一九四〇年五月のドイツ侵攻によって、クロードはパリの病院を閉じ、地方に姿をくらますことを余儀なくされた[94]。

フランスで最初にECTの使用に関する報告が発表されたのは一九四一年四月二八日のことだった。パリのヴォージラール病院の「電気放射線科医」マルセル・ラピープとパリ精神科病院機構の常勤精神科医ジャン＝ジャック・ロンデピエールが、フランス医学心理学協会に報告したところによれば、イタリアから入手することができなかったために自分たちで治療器を作り、医学部の生理学研究室で動物実験を行って動作と安全性を確かめた上で、二五歳のルネ・Fという一人の患者に刺激を加えた。統合失調症に罹患していたルネは、それまでにインスリン療法やメトラゾール療法では効果が出なかった。著者らは三〇〇ミリアンペアを〇・一秒通電することにより初めてけいれんが起こったことなどを記載しているが、その治療効果について彼らは何も報告していない[95]。

一九四二年三月までに、ラピープとロンデピエールの作った治療器「シスモテア」がパリのシロー社で製造されるようになると、フランスの精神科医はそれを使用できるようになった[96]。ECTがフランスで広く普及したのはそれ以降である。オスカー・フォレルによれば、薬局の薬剤が底をつき、「それでもなお患者に対応しなければならなかった」からである。「電気ショックはしばらくのあいだ、奇跡的な治療法だった。ある同僚は冗談めかして「夫婦喧嘩にも効くんじゃないか」と言った[97]」。一九四五年の医学心理学協会の集会では、その後まもなく著名な精神医学の教科書を著すポール・ギローが、ECTの論文の考察部分において、フランスの患者家族が患者にECTを行うようにどれほど強く主張したかについて述べた。そして精神療法家のウジェーヌ・ミンコフスキーが「われわれは患者家族の圧力に屈するよりほかはなかった」[98]と付け加えた。のちにフランスの知的階級層は、戦争中に行われたと言われるECTの乱用やその余波について、激しく憤った。作家のアントナン・アルトーは、うつ病のためにロデーズの精神科病院に入院したが、そこで受けた治療の回数について不満を抱いていた。しかし、治療によって彼の創造的な能力は回復したと考えられている。[99]パブロ・ピカソの元恋人ドラ・マールは、一九四六年ごろに精神分析家のジャック・ラカンからECTを受け、精神を破壊されたと喧伝されている。[100]しかし、こうした残念なニュースは、フランスで実際に起こった出来事と大きく食い違うものだ。

戦時中フランスのECT研究でもっとも積極的だったのは、一九四六年からパリ大学医学部で精神科教授を務めたジャン・ドレーだった。その年にECTとそのメカニズムについて大きな影響力を持った著作の一つである『電気ショックと精神生理学』を出版した。そのなかで、彼はけいれんが大脳皮質よりもむしろ間脳から生じると論じた。この考え方は、もともとチェルレッティが主張していたものだったが、イタリア以外では知られていなかった。ドレーは、膨大な動物研究に基づき、気分の障害がハイパーサイミア（躁病やうつ病の類型）とハイポサイミア（主な類型は破瓜型ないし解体型の統合失調症）の二つの形態を取ることを示した。彼によれば、ECTはハイパーサイミアに対しては鎮静的に作用し、ハイポサイミアに対しては賦活的に作用するということだった。[101]ドレーは精神薬理学の提唱者として主に知られているが、彼の科学的評価の基盤となっていたのはECT研究だったのである。

一九五〇年のパリ世界精神医学会議のときまでには、フランスは電気ショック研究の最前線に立っていた。ボルドー大学精神科のポール・デルマ＝マルサレーの記載では、フランスの圧倒的大多数の精神科医はECTに対して好意的であり、パリ郊外シャラントンの国立精神科病院長だったアンリ・バリュクのように、孤立して批判する者は例外的だった。（バリュクは、すべての身体的治療に激しく反対し、ECTについて「てんかん発作による不完全な電気処刑だ」[102]と述べたが、どのような理由なのかは誰も理解できなかった。同僚だったジャン・テュイリエは「彼は一度も私にわかるように説明することはなかった」と述べている。[103]）デルマ＝マルサレーは、九〇パーセント以上の内因性うつ病患者がECTに反応すると述べてバリュクに反論した。デルマ＝マルサレーは、抽象的な理論を理由にECTを退けることは、近代精神医学の父であるフィリップ・ピネルが、百年も前にサルペトリエール病院で患者の鎖を取り去った改革を台無しにして、患者を再び鎖につなぐようなものだと感じていた。[104]

ECTは、英国でも同様に行われていた。ロタール・カリノフスキーは、オランダにECTを導入した後、一九三九年七月にロンドンを訪れた。彼は、モーズレイ病院やクイーンズ・スクエアの国立神経病病院など、ロンドンの名立たる精神科医療機関を訪れた。その道中で、ロンドンのウォーリンガム・パーク病院（以前はクロイドン精神科病院という名称だった）の院長だったトーマス・パーシー・リーズに偶然出会った。リーズは、古いイギリスの精神科病院からある意味で鎖を取り払ったことでよく知られている。彼は一九三五年に院長になったとき、入口に施錠しないこと、病棟を開放すること、ほぼすべての隔離や拘束を撤廃することを命じている。[105] そのため、リーズがこの先進的な新しい身体的治療に興味を抱いたのは自然なことだった。リーズとカリノフスキーはロンドンのソーラス電気会社にECT治療器の製作を一緒に依頼したようだ。（カリノフスキーはイタリアからアルチオーニ社のものを輸入しようとしたが、イタリアの輸出管理局に止められてしまっていた。[106]）一九三九年一二月九日、カリノフスキーは『ランセット』誌にECTがイタリアでどのように統合失調症治療に用いられていたかについて論文を発表した。[107]

ロンドンでのカリノフスキーの影響とは別に、一九三九年にブリストルでバーデン神経科病院を創設したフレデリック・L・ゴラと、その研究アシスタントだった電気生理学者のグレイ・ウォルターがECTに関心を寄せていた。チームの技術者だったウォルターは、エジソン・スワン電気会社に治療器の製作を依頼した。一九三九年一二月三〇日に、ゴラとウォルター、ジェラルド・W・T・H・フレミングの三人は、グロスターのバーンウッド・ハウス精神科病院で五人の精神病患者をECTで治療したことを『ランセット』誌に報告した。[108]著者らは、治療器の電圧を一四〇ボルト以上に設定した（カリノフスキーは、ゴラたちはバーンウッド・ハウス病院の患者は低用量では反応しないと信じて高電圧で治療をしていると、ビーニに告げ口をした）。[109]短い期間ではあったが、彼らは自分たちがイギリスで最初のECTの症例報告をしたと思っていた（実のところは、脳波を調べた最初のECTの論文でしかなかった）。ゴラが『ランセット』の論文を発表したのと同じ日に、『英国医学誌』にウォーリンガム・パーク病院の二人の若い常勤医師が「［われわれの治療結果は］他の治療法と互角のものであろう。そして実際に、患者が恐れを抱かず、次の治療の日を怯えないという点で、より優れているかもしれない」とECTに関する論文を発表した。[110]

当時の医学界でECTについての興味が高まっていたため、英国王立医学協会は、一九四〇年一月九日にすべての関係者（ブリストルのゴラたちやウォーリンガム・パーク病院のチーム、そしてカリノフスキーなど）を集めて会議を開催した。ここでのカリノフスキーの主な関心はイギリスでの特許を取得し、グレイ・ウォルターの妨害をすることにあった。[111]王立医学協会の会議の後、ECTへの関心はイギリス全土に急速に広がった。一九四〇年に、セント・バーソロミュー病院の精神科医だったエリック・シュトラウスは、セブノークス近郊のリバーヘッド・ハウスにイングランドで初めての外来ECTクリニックを開設した。[112] ロンドンのランベス〔ロンドン特別区〕からケント州ベックナムに移転したばかりの王立ベスレム病院（通称「ベドラム」）で長年院長を務めていたジョン・G・ポーター゠フィリップスは一九四〇年に同院でのECTを立ち上げた。[113]

この世代の英国の精神科医にとって、ECTはお守りのような存在だった。A・スペンサー・パターソンは、ECT初期の時代にロンドンのミドルセックス病院の常勤精神科医だったが、一九三〇年代にロンドン近郊にある精神分析志向のカッセル病院で、精神病患者に精神療法を行ったときのことを次のように回想している。「ショック療法の出現が、働く若い精神科医の士気と将来の展望に与えた影響は計り知れない。長い期間にわたり精神療法をしても何の効果もなかった患者たちの症状が、突然消失してしまうのだから」[114]。レスリー・クックが一九三五年にケント州のベクスレー病院の女性病棟を引き継いだ際、「六五〜七〇人ずつの二つの病棟があったが、主に二年〜二〇年以上入院している慢性のうつ病患者で占められていた。うつ病の激しい症状は見られなくなっていたが、無気力で、刺激にほとんど反応せず、無価値や絶望、再起不能の身体疾患に冒されているといった妄想に支配されていた」[115]。後年、イギリスの精神保健疫学の創始者で、精神薬理学の偉大な提唱者でもあった、モーズレイ病院のマイケル・シェパードは、クックの記述を思い出して、「こうした精神科病院生活の風景は、ECTの導入に伴ってほとんど見られなくなった」と述べた。彼は一九五九年に「当時うつ病の治療において、ECTの効果に匹敵するような向精神薬は存在しなかった」[116]と付け加えた。そしてカリノフスキーが一九四七年にメドゥナに話したように、「イングランドでは、ほかのどの国よりも身体的治療の研究が多く行われていた」[117]。しかし、イギリスでのECTへの熱狂は、普遍的なものではなかった。イギリスの催眠療法家シリル・ロバート・バーニーが一九四〇年一月の王立医学協会精神医学部門のＥＣＴシンポジウムで語ったように、「私たちの患者は、大変な苦痛を味わう危険にさらされています。最初私たちは患者をカルジアゾール漬けにした。次にインスリン漬け、そして今や感電死させようとしているのです」[118]。

一九三〇年代後半から一九四〇年前半には、ＥＣＴは文字通り世界中に広まった。北アフリカでは、チェルレッティの助手の一人だったフェリスが戦争の勃発のためトリポリから帰還できなくなってしまった。彼は治療器も何もない状態で、単に電極を患者の頭に置き、電灯のソケットにプラグを素早く抜き差しすることでＥＣＴを行った[119]。一九四〇年には、二人のスウェーデン人医師がマックス・ミューラーの治療を見学するためにミュンジンゲンにやってきた[120]。ＥＣＴはデンマークとスウェーデンで速やかに定着した（しかしノルウェーではそうならなかった。これは精神分析家ヴィルヘルム・ライヒの影響である。ライヒは一九三三年にドイツから移住し、一九三四年から一九三九年をノルウェーで過ごし、自己流のフロイトの教義を説いた[121]）。一九五〇年のパリ会議までに、ストックホルム南病院の精神科医スノーレ・ウォールファートは、一九四四年から一九四九年の五年間でけいれん療法を受けた一〇〇人の患者と同数の対照群とを比較した研究を報告した。この研究は、「無治療の場合には自殺や衰弱から死に至るような症例を救うことができるという議論の余地のない証拠をもたらした[122]」。

ラテンアメリカでＥＣＴが最初に上陸したのは、アルゼンチンのブエノスアイレスにある巨大精神科病院だった。それは一九三九年の終わりのことだった。以前にチェルレッティの病院でレジデントをしていたエンリコ・カステルッチは、一九三九年の真夏に、アルチオーニ社に二台の治療器を発注した。彼は、同僚のピション・リヴィエールとともに――そして病院長であるゴンザロ・ボッシュの好意的な承認のもと――うつ病性昏迷の患者の治療がうまくいったことを一九四〇年一月にビーニに語った[123]。しかし、カステルッチの主な関心は、アルゼンチンで特許を取得することだった。しかし特許を取得したとしても、市場には無認可のものが出回っていたため、それが無意味であると知った。[124] カステルッチのすぐ後に、ベネズエラのカラカス市立精神科病院のJ・M・ヒルシュは、すでに発注していた治療器を使用することについて一九三九年九月にビーニに相談していた。[125] その後数年間、ECT治療器の売り上げはラテンアメリカ全体で活況を呈した。このことは、ラテンアメリカでこの治療が急速に広まったことを示している。

ECTがアメリカにやってきたのは遅かった。一九四〇年三月一日、カリノフスキーがイングランドからニューヨークに向け出港したが、彼がアメリカにECTをもたらしたとは考えられていない。[126] 誰がECTを最初に行ったのかははっきりしないが、何人かの候補を挙げることは可能である。米国精神医学会の公式歴史学者であるウォルター・バートンによれば、シンシナティの精神科医ダグラス・ゴールドマンが、一九三九年にアメリカで最初にECTを用いたとされ、一九四〇年の春までにこの治療を行っていたことが記録に残っている。[127] このとき三三歳だったゴールドマンは、当時精神分析の牙城であったシンシナティでトレーニングを受けた。一九四〇年五月二三日にシンシナティでアメリカ精神医学会が開催されたとき、カリノフスキーがビーニに語ったところによれば、ゴールドマンは「そこの小さな州立病院」――明らかロングビュー州立病院を指している――でECTの実演を行った。聴衆にはザーケルやメドゥナをはじめ、著名な身体療法家たちがいた。[128] ゴールドマン自身は、身体的治療のパイオニアであったが、一九八六年に彼が亡くなったときに、彼の妻が彼の業績全体を貶めたことは、後にECTに振りかかる烙印の兆候だった。彼女は「彼は大昔に電気ショックの研究をしていましたが、もう使ってはいません」と記者に話したのである。[129]

一九三九年から一九四〇年になる初冬、ニューヨークの精神科医デイヴィッド・J・インパスタートとレナート・アルマンジは、アルチオーニ社製の治療器を持ってワシントンDCへ出かけ、「ウォルター・フリーマンの何人かの患者に治療を行った」とジグモンド・レベンゾンは回想している。「私は当時フリーマン先生の同僚で、治療に参加していた」と彼は言う。[130]（フリーマンは、一九三六年にロボトミーを米国に導入する手助けをした。）一九四〇年の二月五日から八日のあいだのどこかで、インパスタートとアルマンジは、ニューヨーク市のコロンブス病院で、二九歳の統合失調症患者ミス・XにECT治療を行った。彼女は、一九三九年にラ・ベラ医師からインパスタートに紹介され、一九四〇年一月七日にインパスタートのクリニックで最初のECTを受けた可能性がある。しかし、病院での治療はインパスタートとアルマンジによって二月に行われたことがはっきりと記録に残っている。[131]二人は、もともとチェルレッティのもとでレジデントをしていたアルマンジがイタリアから持ち帰ったアルチオーニ社の治療器を使用した。イタリア系ユダヤ人だったアルマンジは一九〇九年にパルマで生まれ、ファシストの人種差別的法律のために、一九三九年に逃亡を余儀なくされた。インパスタートは一九〇三年にシチリアで生まれ、一九一〇年にアメリカにやってきた。

インパスタートが後に語ったところでは、アルマンジはニューヨークにやってきたとき、「この手法について、フィラデルフィア・ニューヨーク・ボストン地域」の精神医学の大御所たちに興味を持ってもらおうとしていた。一九三九年の秋、アルマンジはインパスタートと一緒に働き始めた。二人は、イヌで実験を行い、けいれんを誘発できる適切な電圧を測定しようとした。若くて、精力的で、科学志向であった彼らは、マンハッタンに「二六病床」を備えたと言われる大きなECTクリニックを開いた。彼らの業績のほとんどは外来でのECTをもとに行われた。一九四〇年に『ニューヨーク州医学雑誌』

に掲載された彼らの共著は、米国で最初のＥＣＴの論文である。[132]

アメリカで最初にＥＣＴを行ったのは、一九三九年シカゴの精神科医であるヴィクター・ゴンダだった可能性がある。ゴンダは、米国でのメトラゾール療法の先駆者の一人だった。ブダペストでトレーニングを受け、ルジョンベロク〔現在のスロバキア〕の陸軍病院で末梢神経に微弱な電流を流すことで、戦争神経症の治療技法の発展に貢献した。[133]一九二五年にゴンダはシカゴに移住し、パークウェイ・サナトリウムで常勤職を得るとともに、クック郡立病院で指導医を、ロヨラ大学では教授を務めた。彼が一九三九年の真夏にジェノバのズルリ社とデ・レジーブス社からＥＣＴ治療器を調達したことを、彼の息子が記憶している。彼の息子は、ゴンダがいくつか動物実験を行ったことや、自分自身の下肢で実験した（けいれんのため負傷した）こと、そして、一九四〇年の一月後半にサナトリウムで初めて患者に対してＥＣＴが行われたことも記憶している。[134]ゴンダは科学的な人物だったが、シカゴでの外来患者に対する過剰なＥＣＴの施行は悪評となり、「電気ショック屋」と呼ばれた。カリノフスキーはビーニに対して、ゴンダは「手技への評判を落としそうなやり方で」[135]ＥＣＴを行っていると述べた。ゴンダが実際に初めて患者に治療を行ったのは、彼の息子の記憶にある一月ではなく、三月になってようやくだったかもしれない。ゴンダ自身が「一九四〇年三月以来、私は四〇人の患者を治療し、電気でけいれんを誘発したのは六一二回に上る」と書いている。[136]とはいえ、彼はアメリカ最初のある患者に対する治療ではなく、一連の治療の始まりについてそのように言及したのかもしれない。

アメリカで最初にＥＣＴを使用したと主張する者は他にもあるが、まっとうな候補はゴールドマン、ゴンダ、そしてアルマンジとインパスタートのチームだけである。一九四〇年夏、東海岸は文字通りＥＣＴの話でもちきりだった。アルマンジはフィラデルフィアのペンシルヴェニア病院を訪れ、一九三九年一一月にそこのスタッフだったジョゼフ・ヒューズと、ビーニの治療器の設計について議論した。ヒューズはエンジニアのフリッツ・シンドラーに治療器を製作するよう依頼し、一九四〇年五月一日に同病院精神科のローレン・H・スミスとドナルド・W・ヘイスティングスは、研究所所属のヒューズとともに患者の治療を始めた。[137] 三九歳のスミスは、病院長になったばかりだった。九歳年下のヘイスティングスは、そこで研修を終えたばかりだった。

ボストン地域では、地元精神科医のイザドア・グリーンが一九三九年にイタリアの雑誌でチェルレッティの業績のことを目にした。彼は、ボストン州立病院の身体療法部長だったルイス・フェルドマンに装置の製作を援助するように頼んだが、彼らの努力は実らなかった。そのため、彼らはフレデリック・T・デイヴィスという名のエンジニアに協力を求めて、彼らが「コモーター」と呼んだ治療器を製作した。治療器は一九三九年一二月までには完成していた。グリーンとフェルドマンは、州立ボストン病院の研究部長だったエイブラハム・マイヤーソンに臨床に応用するための手助けを求めた。彼は、当時ニューイングランドの精神医学界でもっとも影響力のある科学者だったと言ってよい。ボストン州立病院で患者を治療する許可が得られなかったため、彼ら三人は、レオ・アレクサンダー(マイヤーソンの後継者)とともに、エリザ・リンドバーグの私立精神科病院、ボストン近郊のブルックラインにあるボスワース病院で治療を行う許可を得た。アレクサンダーは後に「ボタンが押されたとき、誰もが顔を背けた」と語った。[138] これは一九四〇年夏のことだったようだ。マイヤーソンの庇護のもと、以降ECTはニューイングランドで急速に広まった。

ニューヨークでは、インパスタートがベルヴュー病院精神科にECTを持ち込んだ。これはどうやら一九四〇年後半のことらしい。[139] これを述べたサム・ウォーティスは、インパスタートとともに仕事をし、一九四二年には部長となり、ECTをさらに奨励した。その後インパスタートを助けたのはシーモア（「シー」）・バーグで、一九五〇年代後半に引退したインパスタートから、ベルヴュー病院のECT部門を引き継いだ。[140] こうして、一九四〇年の終わりまでに電気けいれん療法は米国の主な精神科教育研修病院に導入された。インスリンやメトラゾールなどの新しい身体的治療が精神医学に巻き起こした騒乱のなかで、ECTは明らかに優勢となりつつあった。

## ニューヨーク時代のカリノフスキー

ニューヨークの精神医学と身体的治療の分野では、レナート・アルマンジとデイヴィッド・インパスタート、サム・ウォーティスらが活躍していたが、主役はロタール・カリノフスキーだった。米国におけるECTの始まりは、彼と切り離して語ることはできない。一九四〇年春の初めにカリノフスキーがロンドンからアメリカに向けて出発したとき、彼はチューリッヒ大学精神科教授のハンス・W・マイアーからの推薦状をポケットにしまっていた。彼はそれをジョンズ・ホプキンス大学精神科教授のアドルフ・マイヤーに手渡した。カリノフスキーは、ジョンズ・ホプキンスで講義をしたが、医師登録が可能であった州がニューヨークだけだったため、多くのユダヤ系移民の医師と同じように、ニューヨーク市に定住した。マイヤーはニューヨーク州立精神医学研究所長のノーラン・D・C・ルイスに彼を推薦した。ニューヨークでは、最初コロンブス病院のアルマンジとインパスタートとともに働いた。そして一九四〇年五月にルイスから精神医学研究所の無給研究員のポストを与えられたようだ。六月一七日ごろ、カリノフスキーは、ニューヨーク生まれで研究所の主任研究員だったS・ユージン・バレラの庇護のもと、そこで初めてのECTを行った。カリノフスキーとバレラは、研究所の技師ウォルター・E・ラー

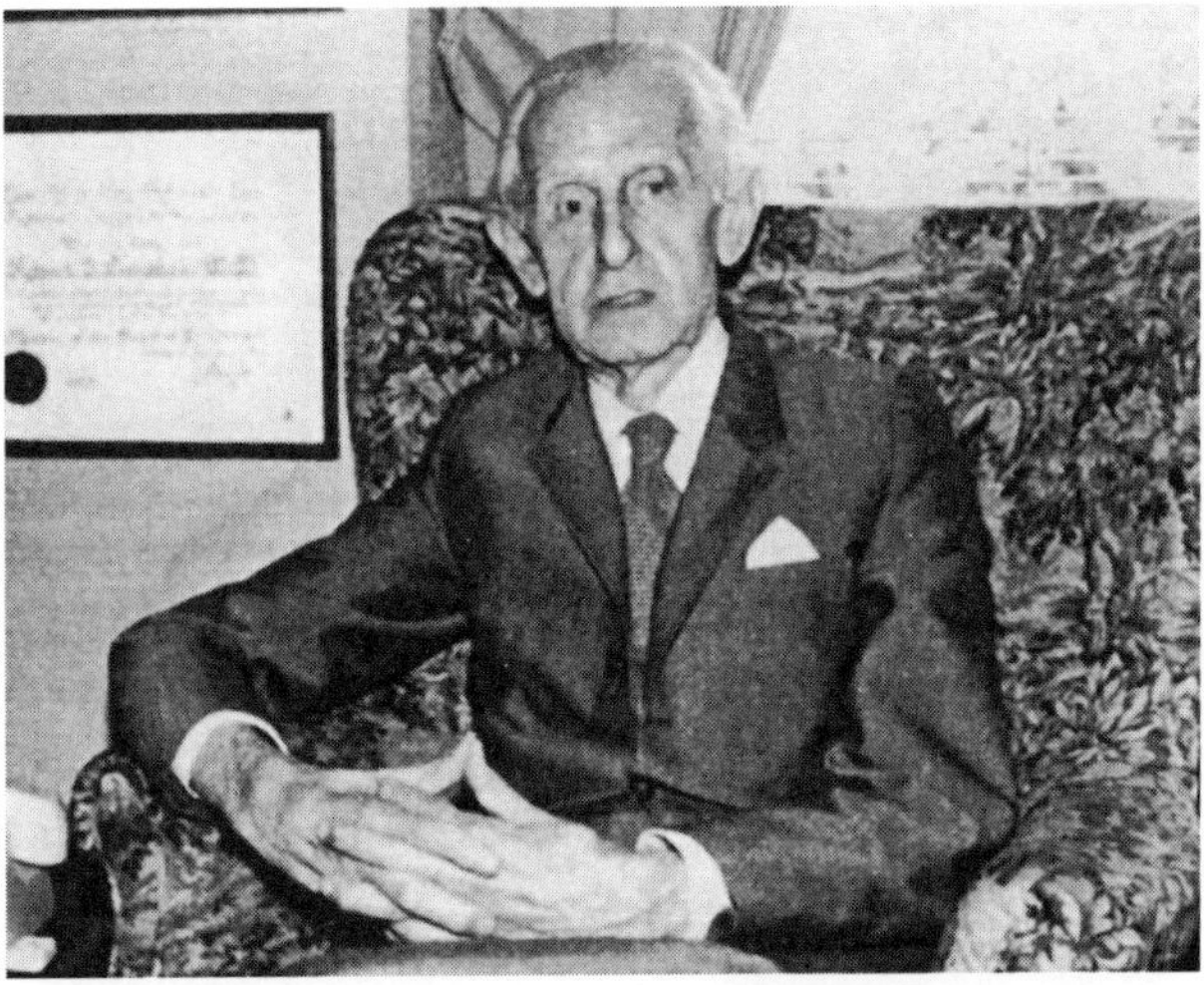

ロタール・カリノフスキー（1899-1992）は第二次世界大戦前にチェルレッティのもとローマ大学精神科でトレーニングを受けた．その後ニューヨークに移住し，米国でECTの第一人者となった．写真は米国精神医学会所蔵．

ムに治療器の製作を依頼した[141]。

インパスタートとアルマンジは、すでにアルマンジがイタリアから取り寄せていた治療器を使用してECTを行う話を研究所に持ちかけていた。しかし、バレラはそれを受け付けなかった。これはインパスタートとアルマンジにとってかなりの不信の種となった[142]。しかしながら、所長のノーラン・ルイスはカリノフスキーがやってきたこと、そして彼とともにECTがやってきたことを喜んだ。「この治療法は、大きな金銭的節約であることに加え、大部分の患者を治療するとすれば、患者が不快な感覚や効果を経験しないという意味で、メトラゾール療法よりも好ましいように見える［…］結果として、電気ショックけいれん治療を反復することに患者は嫌悪を示さない[143]」

アルマンジやインパスタートとカリノフスキーのあいだの敵対意識は、一九四〇年六月六日に『ニューヨーク・タイムズ』紙に最初のECTに関する記事「電気ショックによる狂気の治療」がカリノフスキーとバレラを大きく取り扱い、アルマンジやインパスタートには言及しなかったことによって、一層高まった。[144] ほぼ一年後の一九四一年五月ごろ、アルマンジはないがしろにされたことに対してまだ激怒しており、カリノフスキーは「自分の周りに注目を集めようとして」「ニューヨークでこの仕事を初めて行ったのは自分たちだという」論文発表を準備したのだと、ビーニに不満を漏らした。アメリカのジャーナリズムのことをほとんどわかっていなかったアルマンジは、カリノフスキーが論文を編集した挙句、ECTに関する業績を独り占めする発言をしたと信じ込んでいた。アルマンジはビーニに「君には本当のことを話している。反撃しようとしているのではなく、ここで本当に起こっていることを知ってもらいたいだけなんだ」と話した。[145] カリノフスキーからしてみれば、ビーニ（彼はある種の黒幕のような存在だった）に対する手紙のなかで、アルマンジとインパスタートは、「ザーケルがこの国でインスリン昏睡療法を独占したように」ECTを独占しようとしていると不満を漏らした。[146]

一九四〇年にカリノフスキーがのちにチェルレッティに述べたところによると、彼がニューヨーク医学アカデミーにECTの実演を提案した当初、彼はまるで「狂っている」かのように扱われた。「何だって？　一二五ボルトの電流を人の頭に流すなんて！」[147]。しかし、一九四〇年の後半には影響力の大きい医学雑誌がカリノフスキーとバレラの発見を出版したがるほどに、ECTは受け入れられるようになった。彼らは次のようにコメントした。「われわれは電気けいれん療法を根本的に新しい治療法ではなく、むしろ、けいれんを誘発する方法の技術的進歩とみなしている。この治療法が他の治療法よりも好ましいのは、他の方法に対する反対意見のほとんどを克服できるからである」[148]。ニューヨーク州立精神医学研究所（ＰＩ）でのECTの普及は非常に迅速であり、一九四〇年七月にカリノフスキーがビーニに伝えたところによれば、そのときまでに入院患者のほとんどに対してECTによる治療が行われていた。[149]

第二次世界大戦中、ECTはカリノフスキーのもとで、精神医学研究所の主要な身体的治療となった。同研究所は、ニューヨーク州立精神科病院機構全体の教育施設の中心となったが、それにとどまらなかった。一九四二年までに、精神医学研究所にはECTの希望が殺到した。同年度末の年次報告書によれば、「精神医学研究所は、電気ショック療法を使用した最初の病院の一つだったため、依頼する病院や医師は、われわれの治療施設を見つけ出すことに大変な苦労をしていた。しかし、通常の診療時間内に行うことのできる電気ショック治療ではニューヨーク市大都市圏の需要全体に応えることは不可能であり、申し込みのあったほとんどは他の州の施設に紹介せざるをえなかった」。[150] 米国の主要な精神科教育拠点となっていた同研究所では、一九四五年には入院患者のほぼ三分の二がECTを受けていた。[151]

精神医学研究所でECTを続けながら、カリノフスキーは一九四〇年にロングアイランドのピルグリム州立病院で、同病院常勤精神科医のヘンリー・ブリルとともにECTを開始した。同病院は、一万五〇〇〇床を抱える米国最大の施設だった。ロタールとヒルダのカリノフスキー夫妻は、二人の娘とともに、ピルグリムのアパートに居を構えた。しかし、彼らはニューヨークに通い続け、精神医学研究所内にある自らのオフィスで夜を過ごし、精神医学研究所の研究部門の「ヨーロッパグループ」と交流を持った。この著名なグループには、ハンガリー生まれのポール・ホッへや、ドイツの遺伝学者フランツ・カルマン、プラハの生化学者ハインリヒ・ヴェルシュ、イタリアの神経病理学者アルマンド・フェラーロなどの移民研究員たちがいた。[152]

一九四三年にカリノフスキーはピルグリムを去り、精神医学研究所とマンハッタンでの開業準備に集中した。彼は自分の患者をコロンビア・プレスビテリアン医療センターやコロンビア大学神経疾患研究所に入院させることができた。（一六〇床しか持たない精神医学研究所は、進行中の研究プログラムの基準を満たす患者しか入院することができなかった。）[153] 一九四〇年代の半ば、コロンビア・プレスビテリアン病院ヴァンダービルト・クリニックの精神科長だったロバート・B・マグロウは、カリノフスキーに支援を依頼し、東八五番通り二にあるマグロウの個人医院にECT治療室を立ち上げた。こうして、カリノフスキーは自分自身の医院でECTを行えるようになり、同じビルで、麻酔科医のサルヴァトーレ・デラリアとともに仕事をした。[154] ニューヨーク地域では、この医院や精神医学研究所の特別ECT室を中心として、ECTの科学の世界が繰り広げられた。

## ECTはアメリカ全土に広がる

カリノフスキーから新しい技法を学ぼうと世界中から精神科医がやってきた。一九四〇年には、「カリノフスキー医師がECTで奇跡を起こしている」という噂は、トレントン〔ニュージャージー州〕の州立病院にも届いていた。同病院の医療部長はジョン・テイラー医師をカリノフスキーのもとに「見習い」として派遣した。テイラーは、トレントンに戻り、ECTプログラムを立ち上げた。[155] ルイス・リンは、後にニューヨークのマウント・サイナイ病院で著名な精神療法家・ECT専門家となるが、当時トレントンの若手スタッフだった。「そのときまでわれわれは、精神病患者を主にさまざまな形の水治療や大量の鎮静剤によって治療をしていた。ECTはそれらをすべて変えてしまった。われわれの目の前で、奇跡が開陳されるのを目の当たりにした。重度のうつ病性障害や昏迷状態により、何カ月あるいは何年ものあいだ現実世界から切り離されていた患者が普通に生活できるようになった。多くの患者にとってほとんど何の助けにもならないように見えた、この奇妙な専門分野の初心者だった私にとって、このことがもたらした衝撃がどれほどのものだったか、想像がつくでしょう」とリンは振り返った。[156]

ＥＣＴの目覚ましい成功は、多くの者に影響を及ぼした。一九四一年一〇月のコルブとヴォーゲルによる調査で、回答のあった三〇五の精神科病院のうち、一二九カ所、四二パーセントがＥＣＴを採用していた。[157] 六年後の一九四七年までにこの数字は九〇パーセントになった。ヴァージニア州の精神科医グランヴィル・ジョーンズは――実際にはＥＣＴ寄りの人物ではなかったが――三七〇カ所の公立・私立の施設へのアンケートに基づく国家精神保健委員会の未公表の調査を次のように要約している。「九〇パーセントの精神科病院が何らかの形のショック療法を用いており」、それらのほとんどをＥＣＴが占めている。インスリンよりも安価であることがその理由である。[158] ＥＣＴはこうして病院精神医学で勝利を収めた。外来中心の個人医院では非常に広く普及し、一九五〇年の米国精神医学会のアンケート調査に答えた精神科医の八割がＥＣＴを支持したほどだった。[159]

実際、結果は印象的なものだった。ベンジャミン・ヴィーゼルは、海軍で精神科医として従軍し、その後コネティカット州ハートフォードで開業したが、「電気ショック療法は天の賜物だった。何もなかった状況と比べると、とてつもない救済だったのである」と述べた。彼はさらに「それはまるで奇跡のようだった。私はいつも、復活したラザロ〔訳注：ヨハネ福音書で、イエス・キリストによって死より蘇らされた〕に結びつけていた。何の治療法もなく、何もなすすべのなかったそのころ、私たちはよく重度のうつ病や自殺を目にしていた。患者が病相の周期を抜けだすまで、二四時間体制の看護を行えるだけの資金を持っていない場合、自殺率はきわめて高いものだった」。ヴィーゼルは、ある激しい激越うつ病の女性のことを回想して以下のように述べた。「飼い犬が死んでしまったことが発端のようだった。三回か四回治療を行い、彼女がすっかりよくなったのち、私たちが彼女に犬のことを尋ねると、彼女は「仕方がないわよ、あの犬は一四歳だったのだから」と話した」[160]

比較試験でも、ECTには有効性が示されていた。一九四五年に、ハーバードの教育病院の一つ、マサチューセッツ州ベルモントのマクリーン病院のケネス・ティロットソンとヴォルフガング・ズルツバッハは、ECTを受けた七〇人のうつ病患者と、ECTを受けなかった六八人のうつ病患者を比較する追跡研究を行った。ECTを受けた群では八〇パーセントは改善していた一方、ECTを受けなかった対照群は五〇パーセントの改善にとどまった。〔ECTを受けた〕四人の患者では、「五年から一五年持続していたうつ病が、最初のショック療法から三週間から四カ月後には寛解し」、少なくとも二年後も良好な状態を維持していた。退院から一年後には、ECTを受けた患者のうち再発していたのは一七パーセントだった一方、治療を受けなかった（おそらく自然回復した）対照群では、四〇パーセントだった。治療を受けた群では、平均入院期間は五カ月だったが、対照群では二一カ月だった。[161] 特にうつ病については、こうした研究が多数あった。[162] 統計にもとづけば、ECTがきわめて有効な治療法であることは明らかだった。

カリノフスキーは、このときだけは控えめな医学的記述の言葉を避けて、この結果を「素晴らしい」と言った。「言葉を発せず、昏迷の状態で、何年ものあいだ経管栄養が行われていたうつ病患者が、三回か四回のけいれん療法を受けてすっかり回復するのを目の当たりにした者はみな、もうこの治療の重要性を軽視することはできないだろう。治療群では大部分の症例が驚異的な回復を遂げている」。世の精神科医たちへの影響もまた非常に有益なものだった。彼は次のように続けて言った。「一人ひとりの精神科医にとって、長らく得ることのできなかった満足を与えるものだった。それは現時点における不治の病に対する積極的な治療者になること、すなわち文字通りの意味で医師になることだった」[163]。レンガ造りの精神科病院のなかに閉ざされていたり、あるいは患者が自由連想しているあいだ個人医院の寝椅子の後ろに静かに座っているうちに、長年医学の本流から取り残されてしまった精神科医にとって、こうした言葉は慰めのように降り注いだ。

医学においてＥＣＴの並外れた成功のため、一九四〇年代後半までにはその治療的価値は、アメリカ社会のほかの領域でも知られるようになった。このことは裁判所でも同様で、医療過誤裁判や損害賠償は、患者のＥＣＴに反応する可能性に基づいて行われた。一九四二年、商船船員だった一人の患者が「船の沈没と同僚を亡くしたことを契機にうつ状態になった」。ある夜に彼は手首を切って自殺を図ったことから、ピルグリム州立病院に入院したが、そこで「病棟の水回りの換気口にある取っ手で首を吊っているのを看護人が見つけた」。彼の母親はピルグリム州立病院に対して訴訟を起こし、州に過失があるとして損害賠償を求めた。ニューヨーク請求裁判所は、「患者はショック療法に反応する見込みは十分あったと考えられ、適切なケアと治療があれば、社会的に有用な状態にまで回復していただろう」として、母親の訴えを認めた[164]。

一九四八年には、ペンシルヴェニアの司法省は、州立病院でのＥＣＴに親族による書面での同意は不要であるという見解を示した。これは、「親族がこのような同意を行うために納得の行くところまで調べようとすると、数週間から数カ月の遅れが生じる可能性がある。その上、特に非協力的な家族の場合、素人考えや無知、世間の先入観によって、患者が改善ないし回復する決定的な機会が奪われる可能性がある」ことを根拠としていた。このことの裏づけとして司法省は、ＥＣＴによって州立病院の退院率がどれだけ上昇したかという統計を引用した。退行期（中高年期）うつ病の退院患者数は一九三〇年から一九三二年の期間には三九パーセントだったが、一九四四年から一九四五年の期間では七五パーセントに上昇していた。[165] ペンシルヴェニアの司法判断にとって、患者に対するECTの利益は、家族が意見を言う権利を上回るものであることは明らかなものだった。

このように、アメリカ医学界におけるECTの歴史は、順調な滑り出しで始まった。このころには、記憶障害に対して苦悩することはなく、永続的な脳損傷を唱える反精神医学の団体や、「野蛮な」治療を敬遠する気難しい心理士やソーシャルワーカーもいなかった。そういったものは、後にやってくることになる。

# 第5章　寝椅子か、治療台か？

時は一九六〇年代にさかのぼる。当時、ジョー・シルドクラウトはボストンのマサチューセッツ精神保健センターの内科レジデントだった。そこは精神分析の砦であり、そのカリスマ的な精神科医長であったエルヴィン・セムラッドは治療薬のことを「患者をカクテルパーティーに連れてゆくようなものだ」とこき下ろした。しかしセンターには電気けいれん療法（ECT）部門があり、シルドクラウトは一年目レジデントの義務として、研修ローテーションのうち二、三カ月のあいだECT業務に従事した。よく知られているように、マサチューセッツ精神保健センターには激越うつ病の患者が数多く入院していた。たとえば患者は、自分の手をもみしだき「ああ神さま神さま神さま、私は何をしてきたの？　ああ神さま神さま神さま、なぜ私はそうしたの？　ああ神さま神さま、なぜ私はそうしたの？　ああ神さま」と言いながら病棟のホールを歩きまわる。「これがただひたすらに続くのである。患者は消耗しきっており、ひどく精神病的であった」とシルドクラウトは語っている。こうした患者はECTを受けることになっただろう。ECT部門への配属はわずらわしい義務だとシルドクラウトは考えていた。なぜなら彼は分析家になりたかったからだ。「しかし、ECT部門でのローテート研修において私は、痩せこけて死んだも同然の植物状態のようなうつ病患者たちが、一連のＥＣＴを受けることで、魅力と尊厳そして一個の生きた人格をそなえた、生き生きと物事に関わる人物に変わることを目の当たりにした。これは、医療の経験のなかで見てきたもののうち、もっとも驚異的な治療的変化であった[1]」。当時、シルドクラウトはその考えを胸中に留めていた。それから一〇年が経った。

一九七〇年代早期、ボストンのベス・イスラエル病院の精神科医であるフレッド・フランケルはマサチューセッツ州のＥＣＴ特別委員会の委員長を務めた（第9章参照）。この経験は感情的にとても疲れるものだった。その任務を終えたのち、フランケルは「ＥＣＴを決して推奨しないであろう人々の正義感にみちた憤りは、ＥＣＴを推奨する人々の熱烈な擁護によって相殺された」と振り返り、その戦いは「精神医学という職業のアイデンティティをめぐる闘争の本質を捉える」ものだったと語った[2]。気がつけばフランケルはこの闘争のただなかにいたのである。ショック療法の初期の成功はあまりに劇的であり、当時の精神医学において支配的であった精神分析家からの怒りに満ちた反応を招いた。ショック療法家は疾患に対して生物学的モデルを採用し、脳そのものにゆさぶりをかけることでとにもかくにも治療的な「配線のつなぎ直し」が起こるのだと論じた。分析家は深層におよぶ精神療法だけが精神科疾患の「本当の原因」に届きうるのであり、その原因は無意識の心のもつれのなかにあるのだと論じた。この対立が四〇年にわたる衝突をひき起こしたのである。その衝突は公に、かつ無制限に行われた。すなわち、分析家にとってＥＣＴは粗野で原始的な治療であり、罪の償いとしてサディスティックに課せられ、マゾヒスティックに受け入れられるものだった。しかし舞台裏では、多くの分析家はＥＣＴにより好意的だった。というのも分析家は患者をよくするためにＥＣＴを必要としたからである。その治療的な刺激がなければ、沈黙し反応のない患者たちの一部は精神分析の効果が及ぶような状態には決してならないだろうと分析家はひそかに認めていた。部外者のなかでこの秘密協定を――嘆かわしい状況を――知る者はほとんどいなかった。なぜならその公然たる対立は、ECTの専門家への紹介を考えている患者にとっては、ECTは避けるべき危険な治療であるという印象を助長するものだったからである。本章ではECTと精神分析との対立関係について、そして、最終的に改善をもたらせることによって、どのようにしてECTが勝利をおさめたかについて述べよう。

## 精神分析とECT――愛と憎しみの関係

はじめに断っておくべきことだが、すべての精神分析家がECTの施行に敵対的だったわけではない。英国の分析家アーネスト・ジョーンズはフロイトととても親交のあった人物の一人であるが、彼はECTを受けた患者は他の患者とは区別して記録した。そして「なぜECTはこのように有益と立証されるのか」に関して、その理由はうつ病患者の「抑圧」の水準に与える影響にあるとした。[3] しかし大半の分析家はECTを受けた自分の患者の記録を残さなかった。コペンハーゲンの精神科医、トム・ボルウィグはECTに強固に反対する分析家であった。彼は「あらゆる形の精神病理にとって根底にある問題とは、人生早期における対人関係上の葛藤である」と考えた。フロイトをお手本にして分析家は人生早期の状況を探し求めるが、それは患者には未知のものであり、無意識の領域に沈んでいる。「それゆえ、治療者の仕事とはそうした秘密を明らかにすることなのである。もちろん、これは精神療法家にとって大いに魅力的なことである」。そしてボルウィグは次のように記している。このしっかりした精神分析的な考え方はヨーロッパと米国において支配的なものであるが、生物学的精神科医は「脳とシナプス、そしてそのつながりは、それ自体が間違った働きをして、心理的に複雑化した状態を作りだすことがある」という見解を往々にしてもっている。「秘密を明らかにすることは彼らにとっては魅力的なことではない。[…]彼らの一部は、罪悪感に支配されたうつ病患者を治療するのにECTを用いるが、ECTとは幼稚園に手榴弾を投げこんで外からドアを閉めるようなものである。彼らは人生早期の葛藤を端的に憎んでいるのだ」[4]。ECT専門家のウィリアム・カーライナーは簡潔に「分析家たちは私を侮辱するが、自分の母親がうつ病になれば、私のもとに送ってよこすだろう」とまとめている[5]。一九四〇年代から一九五〇年代にかけてECTの使用が盛んになるとともに、分析による反撃も高まりをみせ、その後に続くスティグマ化の舞台が整えられた。

そもそも、五分の一秒しか続かない電気の一撃が、数カ月もの長きにわたる面談による治療よりもよい結果を生むかもしれないということは分析家には認めがたいことだった。分析家が恐れていたのは経済的な競合ではない。なぜなら、けいれん療法を受けるような統合失調症およびメランコリーの患者は、精神分析の対象とされる選ばれた領域に属する人々ではなかったからだ。むしろ懸念されていたのは、ショック療法の生物学的なロジック全体が精神分析の心因論的な考えにまるで矛盾していることだった。英国の精神分析家ドナルド・ウィニコットは一九四七年に、苦境にある患者へのECTの施行を差し控えることには十分な理由があるとして次のように説明した。「けいれん療法に私が反対するのは主に、それが無意識の精神病理の受容からの逃避になってしまうことによる」[6]。精神療法のセッションにおいて自らの無意識を扱わせるほうが、機械的な処置で症状を除去するよりも健全なことなのだとウィニコットは言う。この見解について、モーズレイ病院の院長であるオーブリー・ルイスはのちに「うつ病の苦しみというものは、このたぐいの理論的主張によって、その苦しみを終わりにできる治療を差し控えることが正当化できるようなものではない」と辛辣なコメントを加えた。「ウィニコット医師による理論的主張と、うつ病患者のまったく悲惨な状態を目にした大半の精神科医を動かしている同情論」をルイスは対比している[7]。

分析家は通常、ショック療法の有効性は否定しなかった。しかし分析家はショック療法に原始的なまでの野蛮さの表れをみていた。ヒトラー政権下のドイツから亡命し、ワシントンで活動した分析家のエディス・ヴァイゲルトは一九四〇年に、ECTとは「罰と自己破壊への欲求を満たしてやることで患者の内的な葛藤を克服するという絶望的な試み」であると述べている。彼女はさらに「ショック療法およびけいれん療法は、精神分析療法の主な役割とは対極にある。精神分析療法の役割とは、蒼古的な超自我の残酷さを和らげ、現実に必ず伴う、しかしながら不必要なものではない困難に患者が耐えることを助けることである」と言う[8]。これらは品のない感傷というわけではないが、医師がショック療法目的に患者を紹介したり、患者が適切な助力を求めたりすることに水を差すものであっただろう。

分析家はECTの専門家そのものをフロイト的観点から解釈した。それによれば、罪悪感を和らげるために罰を求めるマゾヒスティックな患者に対して、一部の臨床家はサディスティックに罰を加えることを楽しんでいるのだという。ニューヨークの分析家オットー・フェニケルは当時のフロイト派の精神医学における指導的人物であったと思われる。一九四五年にフェニケルは、ECTはある種の死と再生とを表わしているのであり、それは患者のみならず、それを施行する医師にとっても同じであると述べている（フェニケルは少なからずそうした医師の精神分析を行っていた）。「病んだ人間としての患者を殺し、健全な人間として新たに創造することは、古くからある魔術的治療の一形式である」という理論をフェニケルは唱えた[9]。しかし魔術に従事しているという考えを医師は好まない。医師たちは自らを科学的であると考え、そして、フェニケルおよび他のフロイト派の思想は、精神医学全体ならびに教養ある人々にとって大いに問題があるものだと考える。

けいれん療法などの身体的治療を行う人々と分析家との直接的な争いが始まったのは一九四七年九月のことだった。その前年、シカゴのパーマーハウスで開催された米国精神医学会の会合において、カンザス州トピカにあるメニンガークリニックのウィリアム・メニンガー――米国の精神分析の中心人物の一人――は同じ志をもつ精神科医による小さな団体を立ち上げた。その団体は精神医学の進歩のためのグループ（Group for the Advancement of Psychiatry）すなわちGAPと名づけられた。公式にはGAPは精神分析ではなく大まかな改革路線をとり、米国の精神医学全体に生じていることを考えてゆこうとするものだった。しかしその会員の多くは精神分析家であり、フロイト派の流れを推し進めることを望んでいた。

GAPのなかには精神療法ではなく生物学的なアプローチをとる会員もいた。たとえばロレッタ・ベンダーである。ベンダーは一九四〇年代のベルヴュー病院において、前思春期の統合失調症患者に対するECTを導入した。[10] しかしGAPの実質的な力点は精神分析を推進させることに置かれていたし、一九四七年九月に出版されたGAPの最初の会報が「ショック療法」を正面から攻撃したものであったことは偶然ではなかった。GAPのさまざまな委員会は十分な独立性をもっていたが、その報告書は委員会のリーダーからなる審査会に送らねばならなかった。GAPの治療法委員会は、ニューヨークのマウント・サイナイ病院の精神科部長である精神分析家のラルフ（モー）・カウフマンを委員長とするものだった。そして一〇名の委員のうち八名が分析家であった。[11] 委員会は一九四七年一月二二日にECTについての予備的報告書を会員向けに配布し、その報告書は五名の会員からなる審査会によって承認された（その五名のうち四名は精神分析家だった）。[12] その九カ月後の一九四七年九月一五日に、ショック療法に関するGAPの報告書第一号が公表された。報告書によれば、ECTは「乱雑かつ無節操に用いられている」代物であった。ECTにはうつ病エピソードの短縮には何らかの有効性があるかもしれないが、躁うつ病および統合失調症に対しては何の効果もない（統合失調症のいくつかの側面は別であるが、それは精神療法によっても治療可能なものである）とされた。ECTの副作用および事故はどれほど強調しても強調しすぎることはなく、外来での使用はまったくの間違いであり、ECTによる脳の損傷は避けられない結果であると委員会は主張した。そして「電気ショック療法の乱用はあまりに蔓延しており危険なものである。そのため、この技法の限界に関する一連の専門教育を検討し、ことによるとこの技法を統制する何らかの法案を制定することが、正当と思われる」と結論した。[13] 米国の精神分析はECTに判決を下したのであり、その判決は明らかに否というものであった。

GAPの首脳部の大部分は当初この報告書に満足し、そのメッセージを公的なものにしようとした。ニューヨーク州立精神医学研究所の副所長であったリーランド・ヒンジは、この報告書を『リーダーズダイジェスト』に発表するように求めた。[14] とはいえ、最初の発表は米国精神医学会会員四四〇〇名にのみ伝えられるという、慎ましやかなものだった。[15] しかしながら、この報告書はGAPの構成員と一般の精神医学関係者とのあいだに激しい争いをひき起こした。カウフマンは治療法委員会の委員長を辞任し、精神療法が専門の私立精神科病院であるオースティン・リッグス研究所のロバート・ナイトがそれに交代した。ただちに意見の撤回がはじまった。一九四八年の秋までにメニンガーは、報告書を改訂するためにカリノフスキーや後にはポール・ホッへを含むECT専門家からなる顧問団を招集した。一九四八年一一月にニュージャージー州アズベリーパークで開かれたGAPの会合において、GAP事務局長のヘンリー（ハンク）・ブロジンは「この大いに喫緊の領域において私たちを手助けしてくれることに対して」顧問たちに謝意を表した。[16]

一九四九年の二月に治療法委員会が開かれたが、意見は完全にバラバラだった。「治療法委員会のメンバーは、これらの相違点を自分たちで調整できるとは考えていない」とメニンガーはGAPの会員に伝え、現在出回っている「追加報告書」の草案のどれを認めるかを問う無記名投票用紙を送付した。[17] メニンガー自身、ECTの専門家たちとのある種の公的な調停への参加を強いられた。一九四九年五月にモントリオールで開催された米国精神医学会の年次総会において、メニンガーは米国精神医学会の学会長として、電気ショック研究協会の会長であるネイサン・リックルズとの共同声明に署名した。そこでは「電気ショック療法は、適切な資格のある精神科医によって施行された場合、感情精神病の大半をうまく治療することのできる、もっとも効果的な物理的手段として今日みとめられている」とされた[18]（当時、重症うつ病は「精神病」と呼ばれていた）。

一方そのころ、治療法委員会とその顧問たちは、外来患者に対するECTの正当性といった問題をめぐって争っていた。[19] 一九四九年九月にナイトは委員長を辞任したが、このときメニンガーに対して「残念ながら、GAPに関わってきたほとんどすべての期間、私はこの忌々しい電気ショックの仕事、これっぽっちも関心の持てない議事進行に携わってきた。あの忌まわしい代物から逃れることができるなんて信じられないよ」と語った。[20] シカゴの個人開業の分析家、マクスウェル・ギッテルソンが新たに委員長となったが、それは「いささか私の意志に反することであったし、ゆゆしき疑念を伴っていた」と後に語っている。[21] 年が明けて一九五〇年になっても、治療法委員会のメンバーはECTに関する報告書について議論を続けていた。メニンガーは今や完全にうんざりしており、ギッテルソンにこう語った。「白状するが、私たちは最初の報告書で残念な声明を出したものだと思うよ。もし意見の相違があるのだったら、この忌々しいショック療法に関する報告書ではなく、なにかもっとはるかに重要なことに関わってもらっていたほうがよかった。きっと、あなたも同じように思っていることだろう」[22]。最終的に、GAPのメンバーであるアイオワ大学のポール・ヒューストンとジャック・ゴットリープに、GAPの報告書第一号の最終版を起草する仕事が課せられた。アイオワ大学は当時においてさえ生物学的な考え方の拠点であった。彼らが作成した草稿は残ってはいないが、その草稿が、新委員長である精神分析家のギッテルソンによってさらに改竄されたことはわかっている。これについてメニンガーは堪忍袋の緒を切らして「あの忌々しいショック療法報告書の所在はどうなっているのですか?」とギッテルソンを責めたてた[23]。

一九五〇年七月、メニンガーはハンク・ブロジンに「『治療法委員会による電気ショック報告書の最終版』が送られてきたよ。[…] マックス・ギッテルソンは、自分たち [委員会] はできるかぎりのことをしたと思っていることだろう」とため息まじりに語った。メニンガーはこの問題すべてを重苦しく思っていた。ヒューストンとゴットリープは最終版を起草するにあたってカリノフスキーおよび他のECTの専門家に相談しており、メニンガーは発表に先立って彼ら以外の人に草稿を回覧する価値はあるだろうかと考えた。そして「それはさほど重要なことではない」と決心した[24]。一九五〇年八月に、GAPは『電気ショック療法報告書・改訂版』を発行したが、そこではECTという主題は総じて肯定的な調子で扱われていた。ECTには数多くの適応症が認められ、ECTはとても安全かつ効果的なものであり、診療所における外来患者へのECTも適切な前処置のもとであれば完全に受け入れられるもので、特別な法的規制は何ら必要ないと明記されていた。

双方の陣営は改訂版の報告書の末尾に少数見解を発表した。治療法委員会のメンバーの幾人かは、とても遺憾な様子で次のように語った。「精神医学の理論と実践に幅広く通じていれば、一般にそれ［ECT］を使う必要性は減少する」のであり、患者の抑うつが首尾よく治療されるのは「実際の状況因子と、それに随伴する感情的問題と」が精神療法において扱われた場合だけである。分析家はGAPの公式見解では精神分析という用語にほとんど言及しなかったが、これらの反対意見はいずれも精神分析のおまじないのようなものであった。身体的治療の立場をとる顧問たちも自らの反対意見を掲載した。すなわち、実際のところ電気けいれん療法は精神科医に限定される必要はない。適切な訓練を受けた神経科医や内科医もECTを十分うまく実施できるだろう。そして「いくつかの精神身体的な適応症」については、報告書で認められた以上にECTを施行することが適切かもしれない、という見解を述べた。[25]

GAPの首脳部は、この改訂版の報告書による衝撃から実質的に立ち直れなかった。一九五一年四月にアズベリーパークのバークリー＝カータレットホテルで行われたGAPの式典において、ブロジンは改定前の報告書は完全に的を射たものであったと正当化し「それを記した言葉遣いや論理、語調についてどう思われようとも、報告書は健全かつよく考え抜かれた見解を表わしている」と語った。[26] このケンカ腰の意見表明は、おり合いをつけようとする改訂版の論調よりも、GAPの会員の真の気持ちにとても近いものだった。

ニューヨークのパーク街にオフィスを構える分析家、シドニー・マーゴリンは当時を回顧して、治療法委員会のECTをめぐる闘争は二つのパラダイム、すなわちECTに代表される身体的治療法と精神分析とのあいだでの、古典的かつ既存の形式の闘いであったと見なしている。マーゴリンはある手紙のなかでメニンガーに、治療法委員会が完全に分析家によって構成されるようになったのは残念なことだったと語った。「分析家ではない委員は撤退することにし、そして彼らと交替したのは往々にして分析家であった」とマーゴリンは言う。「ショック療法の報告書と、それが引き起こした不穏な雰囲気によって、委員会には個人的にも集団的にも果てしない失望と不満とが生じてしまった。［…］電気ショック療法に関心を持つ人々の抗議や異論を受け入れることで、私たちはもっとも強い影響力の一つを失ってしまった。私たちは活気に満ちた議論の触媒や、感情に左右されず強い力を持つ現実主義者ではなくなり、気がつけば消耗戦における小競り合いをしていた。そして、委員会はついに擦り切れてしまったのだ[27]」

今や、精神医学の核心をめぐる真剣な争いがはじまっていた。ECTに対する分析家の非難は年を追うごとにより厳しくなっていった。一九五三年、『ニューヨーク・タイムズ』の日曜版への投書のなかで分析家のアーヴィング・ハリソンは電気ショックを「かけられる」精神病ではない患者たちへの同情の念を表明した[28]。狂乱しきった精神錯乱者でないかぎり、電気ショック用の治療台ではなく精神分析のための寝椅子で治療されるべきだというのがその主張であった。また非公式にではあるが、分析家はECTの役割をますます否定するようになった。一九五一年八月、メドゥナから彼の生み出した「二酸化炭素」療法について教わったカリフォルニア州の家庭医によれば、「二人の精神科医が、思うにそれは「ショック」療法だと私に言い、一人は「患者の問題が自分の母親にまったく愛されなかったというものだった場合、その方法では結局のところ誰も救えないよ」と語った」という[29]。

後にニューヨーク大学の精神科科長となったロバート・カンクロは、一九五〇年代後半にニューヨークのキングスカウンティ病院で修練を積んでいたが、その当時の身体療法家と分析家との戦いを思い起こしてこう語っている。「抑うつおよび激越状態には電気けいれん療法を用いるのがスタンダードだった。それらの病態へのECTの効果は顕著なものであり、それは多くのレジデントに影響を与え、病因には無意識の葛藤以上のものが関与していると考えさせた。しかしながら力動的な立場をとるスーパーバイザーたちは、抑うつとは内向きになった怒りなのであり、ECTの使用は人間性をうばうことなのだと説明した」。その結果、レジデントは「スーパーバイザーの信念体系に従って二つの言語を話し始める」のだった。カンクロによれば、それはさながら「宗教戦争」であった[30]。

フレッド・フランケルは一九七〇年代のマサチューセッツ州においてECTをめぐる戦いを耐え忍んだ。分析家とECTの専門家は二つの異なる世界に住んでいるのであり、ある人が受ける治療はその症状に関わりなく訪れた診療所次第で決まるのだとフランケルは語った。「その診療所がECTをやっていれば、あなたはECTを受けることになるだろう。呼び鈴を押したのが分析家のオフィスであったなら、あなたのうつ病や統合失調症がどれほど悪かろうが、分析家は腰を落ち着けて話をすることを求めるだろう。これまで目にしたことのあるやり方のなかで、これはもっとも矛盾した話だった。あなたはただ、その人が得意としていることをされるだけなのだ[31]」

しかし、二つの世界があるという物語を超えたところに、それとは異なる水準の話があった。精神分析は電気けいれん療法を必要としていたのである。分析という手法はメランコリー的であったり精神病的だったりする患者にはたいした治療成績をもたなかった。そこで分析家には何か流通しているもので、薬物療法とはちがって直接の競合関係にはないものが必要だったのだ。すでに見てきたように、マウント・サイナイ病院のカウフマンは理論的背景からECTに反対の立場をとっていたが、自らがあずかる精神科部局のなかにECT部門もおいていた。アーサー・ガブリエルは一九五八年から数十年にわたってその部門を運営した。「分析家たちはECTを鼻で笑っているが、自分の親に希死念慮が出てくればECTを受けさせるだろう」とガブリエルは語った。マウント・サイナイ病院の分析家はガブリエルを

「カリノフスキーとつるんで何をやってやがる」と非難した。分析家の理論では抑うつは「抑圧された怒り」を表わすものだった。ガブリエルは「このほら吹きめ[32]」とやり返した。ガブリエルはレジデントの教育にはほとんど携わることなく、そこで働き続けた。

ルイス・リンは精神分析家でありながら、マウント・サイナイ病院のECT部門でも働いていた。彼はこのように回想している。「診察室で座っていたとき、電話が鳴った。モー・カウフマンだった。彼が「ルー、君の小さな箱を持って、できるだけ早く来てくれ」というのでね。降りていったらこう言われたのさ。「当院にさる重要人物が来ておられる。そして誰にもそれを知られるわけにはいかない。君にさえその人物の名は教えられない。なぜならそれが漏れてしまえばおしまいだからだ。ただ患者をみて、診察によってECTの適応かどうかを判断して、そうだと思えば治療してくれ」。そしてリンはその個室に案内されたが「ドアのところには人が立っていて、誰も入れないようになっていた。「うむ。これは、まさしくECTで改善が期待されるケースだと思う」と言うと「頼む。そうしてくれ」と言われてね。そこで最初の治療を施行し、五分後に二回目の、一時間後に三回目の治療を行った。それから二四時間あるいは四八時間のうちに彼は復活したのだよ[33]」。マウント・サイナイ病院は、多くの名士の治療を行った。そして彼らの多くはECTを受けて回復したのだった。アーサー・ガブリエルの記憶によれば、ホテルに持ち運びできるECT治療器を持って行ったことさえあった。ひどい抑うつ状態の女優をホテルの部屋で治療したが、彼女はその夜にテレビに出演することになっていたという。それが行われた環境において、表向き崇拝されていたのは精神分析だった。

マックス・フィンクがヒルサイド病院にやってきたのは一九五二年のことだった。精神分析を学びたいと思っていたこと、そして神経科医のモリス・ベンダーから、それにはヒルサイド病院が最善の場所だと教えられたことがその理由だった。しかし、やってきたフィンクに病院はＥＣＴ部門の運営を割り当てた。その理由はただ、軍隊に一時期いたことでフィンクがすでにＥＣＴについて熟知していたから、というだけのことだった（第10章参照）。フィンクの最初期の科学的論文の一つは「パニック状態および妄想状態における同性愛」についてのものだった。その患者についてフィンクはこう結論している。「この少年にとって性愛は敵意にみちた攻撃行動を表わしていた。なぜなら彼の女性関係は、自らの母への強い敵意に彩られたものだったからである。自分がもっている敵意に気づけば女性たちは自分を拒絶するだろうと彼は恐れるが、それと同じ恐怖を彼は自らの母に対して感じていたのだ[34]」。このように、フィンクはＥＣＴを行う一方で、同性愛的なパニックは去勢不安に対する防衛だと古典的なフロイト派のスタイルで考えていた。

ヒルサイド病院において精神分析とＥＣＴとは滞りなく行き来しており、サンドル・ローランドのような世界的に有名な分析家が患者を気兼ねなくＥＣＴへと回す一方で、その問題に関して精神分析的な定式化を行っていた。ＥＣＴを勧められて来たある患者について部長のルイス・ヴェンダーはこうコメントした。「そして彼女は自分の父のイメージとの結婚に失敗しており、そのため結婚生活に満足していなかった。［…］一方で自らの超自我によってよき妻であり母であることを強いられており、［…］ついにこれらの傾向性が反旗をひるがえし［はじめ］、彼女の意識はあきらかに破綻してしまい、その結果、混乱した妄想反応が生じたのである[35]」

ニューヨーク州立精神医学研究所のスタッフは精神分析を誇りとしていた。一九四九年、所長のノーラン・ルイスは「すべての患者は精神力動的な枠組みのなかで治療される。私たちの主だった臨床医はみな精神分析的な訓練を受けている」と述べた[36]。実際、年を経るにつれて精神分析は精神医学研究所により強固に定着した。一九五二年の年報では「男性患者に対する部門における一般的な治療の流れは、精神分析的および精神力動的アプローチの方向性をもつ。［…］レジデントは精神療法を徹底的に試し尽くすまで、あらゆる形の身体的治療の施行を控える傾向にある」と記されている。しかし一九五一年から五二年にかけての会計年度において、精神医学研究所の研究者が多くの仕事を行ったのはショック療法についてであった。バルビツール酸系薬による麻酔、ECTにおける「ケトン食」、ショック療法が記憶に与える影響などが調査された。[37] 重要なことに、ECTおよび他の身体的治療法を施行するための信頼すべき教科書をはじめて発行したのは精神医学研究所であった。すなわち一九四六年にカリノフスキーとポール・ホッへが記した『精神医学におけるショック療法ならびに他の身体的処置』である。[38]

これらの重要な研究所はみな精神分析の拠点であったが、そこではECTと精神分析とには何の争いも起きず、患者をめぐって互いに競争することもなかった。公的な議論が激しく燃え上がっていたにもかかわらず、ECTはいわば精神分析の秘密の愛人だったのだ。

## アキレスの踵

ECTにはアキレスの踵というべき弱点があった。ECTの施行は簡便かつ費用のかからないものであり、多数の患者に対して比較的短期間に行うことができた。重症うつ病、緊張病、統合失調症への有効性からすると、それが広く用いられたことは入院患者にとって必ずしも不適切なことではなかった。とはいえ印象としては、それは恐ろしいことだった。まるで精神科医は、個人としての性質を顧みることなしに患者たちをベルトコンベアーに置いて、彼らに「一撃をくらわせる」かのようであった。これは、一時間におよぶ個人精神療法のセッションを誇りにしている職業のイメージとは完全に食い違っていた。こうしたわけで、ＥＣＴに反対する人々は、ＥＣＴが精神科の患者たちを見境なく集団的に扱う道具として用いられていることを批判した。この申し立ては、真実のものだっただろうか？

ジム・クロウ法が施行され、アフリカ系米国人に対する組織的だった隔離政策が行われていた時代、ヴァージニア州のピーターズバーグにあるセントラル州立病院はもっぱら黒人患者を診療していた。その状況はあまりに恐ろしいもので、州にとって公然の恥であった。ヴァージニア州精神衛生局長官のジョゼフ・バレットは、これについて「ほめられた代物ではない」と議会で発言した。そして一九五五年、ヴァージニア州東部地区連邦地方裁判所のホフマン裁判官は、セントラル州立病院におけるケアについての訴訟を検討し、「ヴァージニア州は、白色人種と有色人種のいずれについても、精神疾患をもつ者への義務をまったく果たせないでいる」と述べた。ホフマンによれば「ときおり施行される電気ショック治療を除けば、何の治療も患者には与えられていない。患者たちは食べて、眠って、座って、お決まりの一日を過ごしている。つまり、ショック治療が好ましい結果をもたらさなければ、患者たちは死を待つばかりなのだ」という。[39]

表面的には、このことは見境のないＥＣＴの使用とベルトコンベアー式の医療がなされているというように聞こえる。さもなければ端的に、いかなる治療も患者たちに行われていなかったかである。ＥＣＴは患者の多くを救ったはずであり、それによって可能になった回復や退院はＥＣＴがなければもたらされなかったであろう。ＥＣＴの多くの側面と同様に、ここに描かれた社会的な側面はぞっとするものである。このことは、精神医学的ケアの非情な現実について大衆は驚くほど何も知らないということを際立たせる。別の見方をすれば、ＥＣＴの専門家たちは絶望的な状況のなかで効果的な治療を施していたのである。

これらの財政困難な施設には男性の介護人がおり、彼らは州立病院での仕事と州刑務所での仕事とを行き来していた。ECTの乱用はこうした施設でなされた。ニューヨークのオレンジバーグにあるロックランド州立病院はいわば元祖「蛇の穴」（第7章参照）であり、同じ題名の本の著者であるメアリー・ジェーン・ウォードが入院した病院である。後に重要な精神薬理学者となったジョージ・シンプソンは当時を思い起こしてこう語った。「私がロックランドにやってきた当時［一九五七年］、信じられないことに、何の処置もなしにECTが行われていた。それだけではなく、ECTをしていた人物はとても賢明だとは言いがたかった。筋弛緩剤などを使ったらどうかと尋ねたが、それはちょっと馬鹿げているよ、とのことだった。彼らはただ一対の電極を持って、ぶつぶつ言っている人々のところに行くだけでね。だから何かを変えるにはとても努力が要ったよ[40]」。筋弛緩剤や麻酔といったものは、ヴァージニア州のセントラル病院では使用する余裕はなかったが、ニューヨーク州の精神科病院のシステムではそれは可能であった。

ECTがこれらの精神科病院において懲罰的に用いられていたという告発はフィクションではない。実際、ECTは時に、患者に規則を守らせ言うことをきかせるためにまったく治療的ではない仕方で施行された。ジョージア州のミリッジビル州立病院は約七千床ものベッドをもつ巨大精神科病院であり、規模の面でそれを上回るのはロングアイランド州のピルグリム州立病院だけであった。そこにECTが導入されたのは一九四二年ごろのことだった。ECTは患者と介護人の双方に「ジョージア・パワー・カクテル」という名前でまたたくまに知られるようになった。当時、心理士としてそこに勤めていたピーター・クランフォードは次のように回想している。「「懲罰」と「ショック治療」は不穏になった者にとってしばしば同じ意味の言葉であった。電気ショックは治療のためなのか、懲罰のためなのか、それともその両方なのかということは、患者にとって頭を悩ませる問題だった。患者たちの多くはまず妄想的になり、病気になる前の「罪深い」行いゆえに罰されているのだと考えた」。誰が電気ショックを受けるかを決定するのはしばしば医師ではなく介護人であった。しかしながら、クランフォードによればECTはミリッジビルにいる多くの患者にポジティブな影響をもたらしたという。クランフォードは一九五一年一一月六日の日記にこう記している。「個人的な経験から、もっとも状態の悪いケースを除けば私はショック治療には反対である。しかし、劇的な回復を遂げる例をいくらかここで目にした。緊張病性昏迷の患者が翌日にはバスケットボールをしているような事例である。看護師長のマイラ・ボナーによれば看護師たちはショック治療には気乗り薄だというが、彼女も劇的に回復した例をいくつか見たことがあるという[41]」

ミリッジビルでは、ECTの乱用は介護人によって、純然たる復讐心と度量の狭さからなされた[42]。他の大規模病院では、乱用はむしろネグレクトと官僚的な無関心さの問題であったようである。知ってのとおり、カリノフスキーは一九四〇年代前半のピルグリム州立病院においてパイオニア的な仕事をした。しかし、一九六〇年代前半にマイケル・アラン・テイラーがストーニー・ブルック病院にECT部門を立ち上げる方法を知ろうとしてピルグリムを訪れたとき、彼が目にしたのは変わり果てた姿だった。「それがあなたにとってECTに触れた唯一の経験であったとしたら、それを使って何かしようなどとは決して思わなかっただろう。まったくもって不適切なものだった。そのひどさたるや、機械が接続されているかどうかを私が見てみなければならないほどだった[43]」

ECTの歴史を綺麗なものにしようとしても無駄である。なぜなら乱用および恐ろしい逸話は十分にあるからだ。しかしECTの長い歴史は使われなさすぎの歴史であって、使われすぎの歴史ではない。

ＥＣＴそのものは乱用にはあまり向いていない。というのも痛みがないからだ。患者はすぐに意識がなくなってしまうのだ。二〇世紀の主な治療法にはそれぞれ独自の乱用の物語がある。精神分析では性的なことが患者に乱用された。精神薬理学ではスキャンダラスなまでに高用量の抗精神病薬がしばしば投薬され、その用量たるや実際に永続的な脳傷害をひき起こすものだった。多くの著述家のように乱用のことばかり語ること——ついでにＥＣＴはうつ病治療の「最後の手段」であるとは言いながらも——は、医師と患者とを脅えさせて治療から遠ざける効果をもつ。しかし、首尾よく苦しみから解放するという観点からみると、その治療には著しく有効な結果があるのである。ミリッジビルにおいてですらそうであったように。

## 不信の克服

一二〇ボルトの電気を人の頭に通すという教えに対する本能的な疑念に、ＥＣＴの専門家は治療結果に関する統計によって答えた。ＥＣＴ専門家のあいだには、あなたの患者のうち改善を示した者が八〇パーセントに満たなければ、あなたは何か間違ったことをしているという格言がある。[44]この数字は、ＥＣＴを精神医学の中心に推し進めようとするうえでＥＣＴ専門家を勇気づけるものだった。

かなり初期の段階から、ＥＣＴがうつ病と緊張病に対して他に類をみないほどの有効性をもつことは明らかだった。一九三九年、イタリアのソンドリオにある地方病院でジョルジョ・ソリアーニがＥＣＴで治療した七三名の統合失調症患者のうち、改善もしくは回復したのは二五パーセントだけだった（もっともよく反応したのは緊張型統合失調症の患者であった）。躁うつ病のうつ病相にある二七名の患者では、八九パーセントが回復もしくは改善した（ソリアーニはメトラゾール療法でも同様の結果を得た）[45]。けいれん療法は「うつ病および昏迷状態一般に対して選択される治療であり、たとえ病気が数年間におよぶ慢性のものであったとしても、常に試されるべきである」とソリアーニは結論した。[46] 一九四〇年のチェルレッティの結論も、躁うつ病のうつ病相における治療成績は統合失調症におけるものよりも優れているというものだった。[47]

米国人でソリアーニとチェルレッティのＥＣＴに関する論文に接した者はほとんどいなかった。おそらく彼らが論文をドイツおよびイタリアの雑誌に発表したころに第二次世界大戦が始まったからであろう。しかし一九三九年にネブラスカ州オマハのエイブラム・ベネットは、うつ病を和らげるためにメトラゾール療法が寄与することを『米国医科学雑誌』において指摘している。[48] ヨーロッパ大陸における臨床精神医学は戦火で閉ざされてしまったため、ＥＣＴの有効性に関する次の説得力あるデータは米国および英国からもたらされた。一九四一年にエイブラハム・マイヤーソンはボストン州立病院でＥＣＴの臨床試験を行った。『ニューイングランド医学雑誌』に彼が報告したように、二四名のうつ病患者のうち「三名を除く者たちが、電気ショック療法によって中等度から著明な改善を示すか、もしくは寛解した」。統合失調症の患者九名のなかには本質的な改善がみられた者は一人もいなかった。[49] その一年後にはペンシルヴェニア病院で一五六名の患者についての研究が行われた。その結果は以下のものであった。退行期メランコリー（中年期における重症うつ病）の患者では八五パーセントが回復した。躁うつ病では躁病相にある患者は七〇パーセント、うつ病相の患者では七二パーセントが回復した。統合失調症の患者で回復したものはいなかった。[50] この結果によって、ＥＣＴは気分障害もしくは感情障害の治療であるという方向づけが強くなされた。

それとは対照的に、カリノフスキーは「統合失調症」に関するメドゥナの研究結果を追認している。

ピルグリム州立病院において、カリノフスキーは患者の罹病期間が長くないかぎりはＥＣＴがとても有効であることを見出した。すなわち、ＥＣＴで治療された二七五名の統合失調症患者のうち六八パーセントで回復もしくは著明な改善がみられたが、その場合、患者たちの罹病期間は六カ月未満であった。罹病期間が二年を超える患者の場合、よくなったのは八パーセントの患者だけだった（ピルグリム州立病院におけるカリノフスキーの治療成績は、うつ病等については他の知見に一貫するものであった。すなわち躁うつ病のうつ病相では八七パーセント、躁病相では八四パーセント、退行期メランコリーでは八七パーセントの患者が回復あるいは著明な改善をみせた）[51]。

一九四五年、うつ病患者へのＥＣＴに関する初めての対照試験が行われた。このような解析は治療上の暗示や治療反応への期待による影響を除外するための唯一の方法であった。マサチューセッツ州ベルモントのマクリーン病院において、ケネス・ティロットソンとヴォルフガング・ズルツバッハは、ＥＣＴによる治療を受けた五六名のうつ病患者と三四名の無治療対照群との治療成績を比較検討した。ショック療法を受けた患者のうち八〇パーセントが改善したのに対して、対照群で改善したのは五〇パーセントだった。この違いは直観的にも統計学的にも有意なものだった。双方のグループにおける改善した患者のうち、退院一年後の時点で再発していたのは非治療群では四〇パーセントであったのに対して治療群では一七パーセントのみであった。この結果はさらに興味深いものであろう。平均在院期間は治療群では五カ月、対照群では二一カ月であった[52]。この他にも多くの同じような対照試験がなされた。ＥＣＴは他のほとんどの処置に比べて、米国の医学のなかで対照試験によってもっともよく解析された処置だといっても過言ではないだろう。

精神科臨床のなかでもっとも恐れられているのは患者の自殺である。一九四〇年代および一九五〇年代前半においては、少なくとも年間一万五〇〇〇人の米国人が自殺しており、そのために当時は——現在でもそうであるが——自殺の防止策が大いに望まれていた。[53] 初期のECT専門家にとっては、そこには何の問題もなかった。ECTは診療所および病院における自殺および希死念慮を減少させたのである。一九五〇年にパリで開催された世界精神医学会において、チェルレッティはこう発言した。「ECTの実践的な結果を知りたければ、不穏な患者を担当している閉鎖病棟や、自殺のリスクのある患者を密に観察する重要な部門のある精神科病院で起こっている変化をみれば十分です」[54]。これとは別の機会には「患者が希死念慮を表現したときには、ECTを行うことが絶対的に必要となる」と述べている。一、二、三回の治療の後には、うつ病そのものがまだ残っていたとしても希死念慮は減退するという。[55]

神経科医のネイサン・サヴィツキーと精神科医のウィリアム・カーライナーは——二人ともニューヨークのECT業界における主要人物であるが——しばしば協力してECTを行った。彼らが常勤あるいは客員の神経精神科医として勤めているブロンクスのモリサニア市立病院で行うこともあれば、サヴィツキーの相談を受けて、カーライナーが出張して個人的に実施するという形で行うこともあった。一九四九年に彼らは「私たちが経験する自殺の発生率は、ショック療法導入以前の頻度に比べて驚くほど減少した」と記している。しかし治療開始直後は気をつけなければならないと彼らは警告する。なぜなら「回復の途上では、おそらく重度の精神運動制止が外れるために、自殺企図が起こることはまれではない」からである。[56] 外来患者での結果も同様に印象的なものであった。ニュージャージー州イーストオレンジの開業医、テオドール・ロビーは一九五〇年に、「われわれの臨床における自殺率は八〇パーセントから九〇パーセントほど減少した。〔…〕外来におけるショック療法の使用は、精神科の個人開業における目覚ましい進歩であり、有能かつ適切なトレーニングを受けた精神科医によって奨励されるべきものである」と語った。[57]

ECTが自殺を減らすという主張にはよりきちんとした統計学的な裏づけがあった。ジスキンドらは一九三八年から一九四三年にかけてのうつ病患者の追跡調査において、けいれん療法を受けなかった一〇九名の患者のうち九名が自殺したのに対して、けいれん療法を受けた八八名の患者で自殺したのは一名だったことを見出した。[58] ポール・ヒューストンはアイオワ大学において、一九四一年から一九四三年にかけてECTで治療した躁うつ病の患者と、ECT以外の条件を合わせた一九三〇年から一九三八年における非治療群とを比較した。それによれば、治療群の七四名の患者のうち治療後の三年間のうちに自殺したのは一パーセントだけだったのに対して、対照群の八〇名の患者では七パーセントが自殺しており、自殺した六名の患者のうち五名が退院後一四カ月以内に亡くなっていた。[59] ヒューストンの発見はECTに敵対的なGAPの報告書が一九四七年に出された直後になされたものであったが、ECTが自殺を防ぐのに有効であることは疑いようもなかった。（このことは二〇〇五年にニュージャージー医科歯科大学のチャールズ・ケルナーが行った大規模多施設試験によって確認された。希死念慮はECTを行うと速やかに消失する。そのためECTを「最後の手段」として用いるのは無責任なことであり、ECTはもっと治療の「アルゴリズム」もしくは一連の治療の流れのなかに位置づけられるべきである、と著者たちは述べている[60]）

ECTにもっともよく反応するのは、しばしばもっとも抑うつ的な人々であり、この関係は直観に反するように思われる。というのも精神療法ではその反対だからである。しかし、有意に有益な結果がみられない精神疾患もある。カリノフスキーは精神神経症、強迫、「不安ヒステリー」の患者に対するECTについて警告した。一九四四年の米国医学会の年次総会で彼が説明したように、「不安は神経症的な患者においておそらくもっとも頻繁にみられる症状であり、それは電気けいれん療法にもっとも向いていない症状でもある」。まさにこれらの患者は「治療からほとんど利益を得ない」のだという。さらに悪化する場合もあるし、「治療のもとでわずかながらに改善した人々も、短期間で再燃する」。それとは対照的にもっとも病的で症状の重い患者は、しばしば見事なまでに回復する。総会で発表した論文のディスカッションにおいて、カリノフスキーは「ショック療法がもっともよい結果をもたらすのは、患者の症状が華々しいときだ」と述べている。[61] 他のところでは、躁うつ病について「現実との接触の喪失が大きいほど、治療的な予後はよい」と付け加えている。[62]

ＥＣＴの有用性は、発症後まもない統合失調症、うつ病、希死念慮、躁病といった主要な精神科疾患に限られない。ＥＣＴが慢性的なくしゃみおよび吃音を治療したという報告がある。医師たちによれば、アーカンソー州ジョーンズボロのアルバート・サンダーズ夫人における、一二日間続き相当の衰弱をまねいた慢性的なくしゃみのエピソードは、とある「神経疾患」によるものであり、ＥＣＴによって解消されたという。この報告は思うほど奇妙なものではない。というのも、ＥＣＴは非けいれん性てんかん重積状態や緊張病による反復動作に対して有効であり、これら二つの臨床状態をそうしたくしゃみのエピソードは示していたのかもしれないからだ。[63] さらに、慢性頭痛などの病態に関する多くの報告が他にもある。今日まで関心が持たれている病態の一つは、難治性のパーキンソン病である。ロサンゼルスのウィルシェア・ブールバードにおいて、共同で神経精神科の臨床を行っていたユージン・ジスキンドとエスター・ゾマーフェルト＝ジスキンドは、米国西海岸におけるけいれん療法のパイオニアであった。彼らは一九三八年に、脳炎によるパーキンソニズムのある三四歳の女性に対してメトラゾールによる治療を五回施行したところ、この女性が苦しんでいた眼球上転発作――眼球が上方に著明に偏倚する発作――が減少したことを報告した。そのうち二回は発作の最中にメトラゾールが投与された。けいれん治療はパーキンソン病による固縮には効果はなかったが、病態の重要なあり方に影響を及ぼした。この報告は、顕著な治療抵抗性の疾患に対する初期の取り組みとして位置づけられる。[64]

その後、けいれん療法によるパーキンソニズムの治療の試みが散発的になされたが、その結果は決定的なものではなかった。一九五〇年にパリで行われた世界精神医学会議において、フィレンツェの神経科医オスヴァルド・メコは、自分が電気ショックで治療したパーキンソン症候群の患者の一部は筋固縮が持続的に減少したと報告した。彼の八名の患者全員に固縮の持続的な軽減がみられたわけではない――ECT後、数分から三〇分ほどしか効果が続かない患者もいた。しかし、精神医学的な症状が改善した患者では、神経学的症状とりわけ固縮もまた持続的に軽減した。メコによれば「いくつかの症例では、とりわけより軽症なものでは、[…]五回から八回、さらに一〇回の電気ショックを施行するなかで、ときには数分後に、筋固縮の持続的な減少がみられる」。パーキンソン症候群の患者の精神医学的な不安定さと身体症状は、もしかすると同じ原因を持つかもしれないとメコは考えた。[65] メコの論文によって、精神医学上の技術を使って神経疾患を軽くする可能性についての興味関心が一時的に盛り上がったが、ECTが徐々に廃れてゆくにつれて忘れられてしまった。[66]

### 外来患者へのECT

ルイス・リンは第二次世界大戦のあいだ従軍精神科医として働いたことを、かつて次のように回想した。「私はラーム式ECT治療器を抱えて北アフリカ、イタリア、そしてフランスを渡り歩いた。北アフリカの野戦病院のテントで抑制具も使わずに、とても興奮した、あるいは躁状態や緊張病状態にある精神病患者を治療できたのはECTのおかげだった。その過程で、私は生命を救い、患者から多くの苦しみを取り除いた[67]」

ECTは病院への入院を必要としない。ECTは外来で安全かつ効果的に行うことができるのであり、一九三八年から一九七〇年ごろまでは治療の大部分は病院ではなく、精神科医や神経科医、家庭医の診療所で行われた。たいていの場合、外来でのECTは「維持」治療として行われた。たとえば、慢性のうつ状態にある中年男性に対して、土曜日の朝に治療を行うことで彼が精神科病院に入院することなく仕事を続けることができるように行われた。もしかすると土曜日の朝には、ブロンクスのグランド・コンコース通りにあるウィリアム・カーライナーの診療所の外で、月曜日の朝には仕事にゆけるように維持ECTを待つ患者たちが列をなしていたかもしれない[68]。

現在では、外来患者に対するこうした治療はECTの乱用だとされる。そして米国およびヨーロッパでは、ECTはほとんどの場合、もはや診療所ではなされていない。しかし、もともとECTは病院以外の場所で行われていた。アルチオーニ社のECT治療器のための広告は、一九三九年ごろには「ご家庭で使う場合、装置はすぐにカートから取り外せます」とうたっていた[69]。英国では「うつ病患者の大多数は外来でのECTを受けている」と言われた[70]。エイブラハム・マイヤーソンは合衆国ではじめて外来ECTを導入した人物であり、彼は一九四一年五月の米国精神医学会の会合において外来ECTについて論じた[71]。カリノフスキーがビーニに語ったことによれば、同じころにアルマンジとインパスタートは二四の処置室をそなえる大規模ECTセンターを立ち上げていた[72]。

米国で外来ECTを大いに推奨したのはカリノフスキー自身であった。一九四四年にカリノフスキーは慢性統合失調症患者の維持ECTについて次のように述べている。「維持ECTは決定的な寛解が得られない慢性の症例において、簡潔で純粋に症状を改善させる治療である。週一回から二回、あるいは隔週、さらには月一回の維持治療によって、患者は高い機能水準に保たれるだろう。このことは、携行式の電気けいれん療法にとっての主な仕事の一つだと思われる。そのような症例に対して精神科医がECTを機会に応じて症候学的に適用するようにすれば、多くの患者たちを施設の外側で診てゆくことができるかもしれない[73]」。マンハッタンでは、デイヴィッド・インパスタートが外来ECTのために招聘された。そしてカーライナーはグランド・コンコースにある診療所に加えて、彼が顧問を年来務めている私立病院でも外来ECTを行った。たとえばリバーデイル地区のウエスト・ヒル・サナトリウム、マンハッタンのアッパー・イースト・サイドにあるレノックス・ヒル病院、クイーンズ区のヒルサイド病院である。また一九五九年に開院して以降はマンハッタンのミッドタウン地区、グレイシー・スクエアでも行った。

カーライナーの物語は教育的である。一九三八年にヒトラー支配下のウィーンからニューヨークに亡命してきてまもなく、カーライナーはまずザーケルの仕事を手伝った。彼らは遠い親族であったがカーライナーはザーケルを忌み嫌った。比較的短期間のうちに、カーライナーは自分の診療所を開業して大規模にECTの臨床をはじめたが、それとともに精神科一般の臨床と薬の処方も行った。カーライナーの患者の大半は維持治療のために受診していた。「私は統合失調症様の疾患の初回エピソードの患者については［…］最小限の治療を行い、そののちに治療終了とした。一部の患者はその後、再発しなかった。しかし、患者が［…］一年に二回かそれ以上、再発のために受診する場合は、［通常の治療の］過程が終わったのちに維持治療を受けることを奨めた。私は維持ECTを推奨し、それに関する著作を出した最初期の一人だった。治療はとてもうまくゆき、維持ECTを受けた私の患者の多くは再発しなかった」。カーライナーは自らが「単純」躁うつ病と名づけた患者について、少ない回数の治療のみ行った。

「患者が六回目の治療ののちに改善していれば、その患者は一週間後の外来での診察のみとした。病気が重篤なケースでは数週間経過をみた。患者がなんらかのうつ病の徴候を示した場合は［抗うつ薬が使用可能になった一九五九年から後には］抗うつ薬を投与した。それが奏効しなければ私は再びECTを施行し、その患者たちには維持ECTを行っただろう」[74]

一九四九年にカーライナーは自らのECT技法について発表し始めた。そして一九五〇年代前半以降、彼の論文は外来ECTのための実践的な手引きとして広く読まれた。[75] カリノフスキーおよびアカデミックな精神科医は、しばしば冷笑的にカーライナーのことを語った。というのも彼があまりに多くの患者を診ていたからである。しかし、年月が過ぎてもカーライナーの患者は副作用をほとんど経験しなかった。約五〇年におよぶ臨床実践のなかで、一人の死亡例があるだけだった。そして彼はまちがいなく、病棟ではなく外来クリニックを好む多くの患者家族にとって、人生をより耐えうるものにしたのであった。

一九五三年に米国精神医学会は外来患者へのECTの正当性を認めた。ポール・ホッヘを委員長とし、ハインツ・レーマンとジョゼフ・ウォーティスを含む治療法委員会は、治療者が鎮静剤の静脈注射あるいはクラーレなどの筋弛緩薬を使用して特別な前処置をするという条件のもとであれば「健康状態のよい患者を外来患者として治療してもよいだろう」と結論した。最初の一〇回の治療については治療者の診療所への往復のために家族が付き添うことになるかもしれない。しかしその後は、患者は一人で通院することができるだろう。[76]

この議論のほとんどは「非修正型」ECTの時代、すなわち信頼性のある筋弛緩薬（クラーレはそうではなかった）、酸素投与、短時間作用型のバルビツール酸系薬による麻酔が導入される以前になされた。

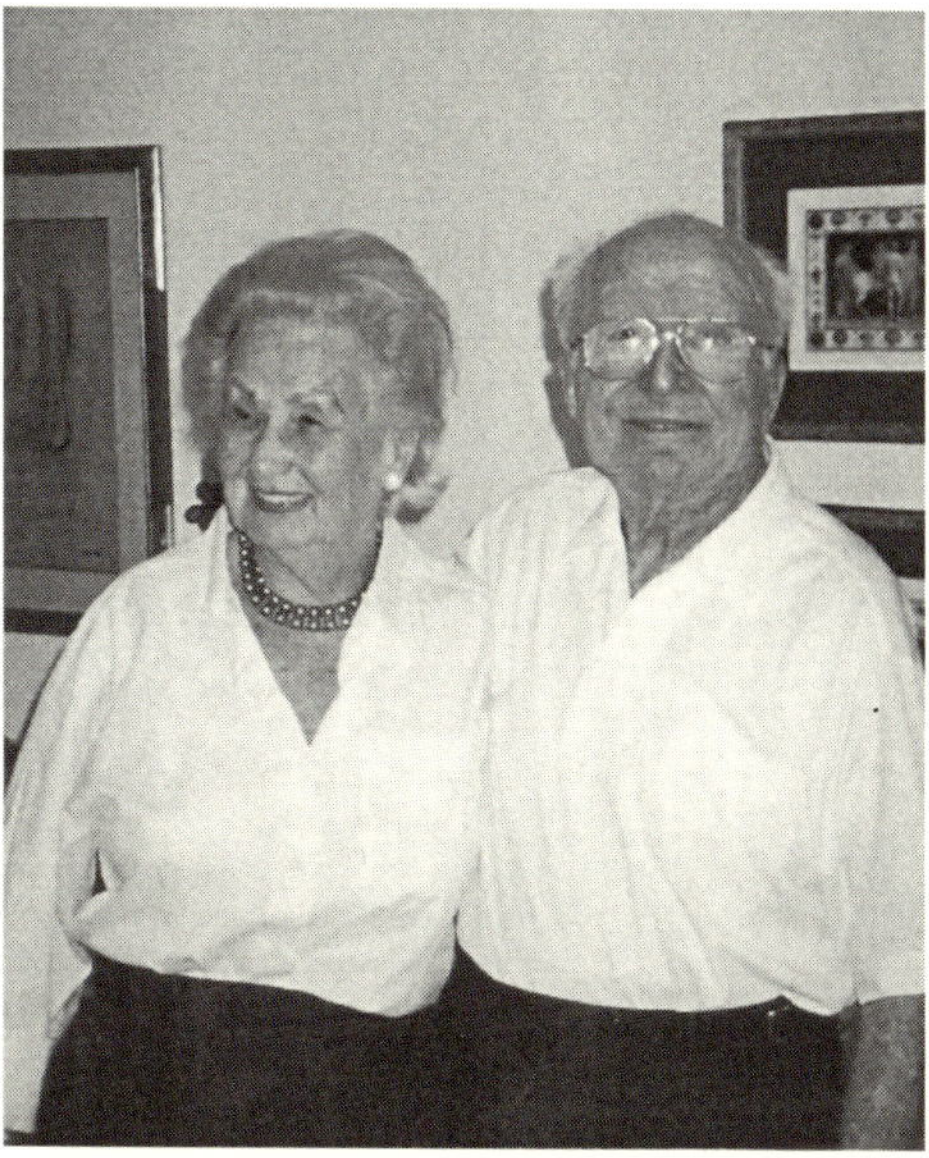

ウィリアム・カーライナー（1910–2005）とその妻エディス．カーライナーは1938年にオーストリアから米国に亡命しニューヨークに移り住んだ．そしてけいれん療法に対して新しいアプローチを試みた．写真はマックス・フィンク氏のご厚意による．

数千人もの患者が苦しみから解放され、カーライナーのような臨床家に感謝したということは、こうした初期のＥＣＴは、後からそれを考える者が思い描くほど野蛮なものではなかったのかもしれないということを示唆している。

かくして一九五〇年代半ばまでは、精神医学の関心事の核心をめぐる争いにおいて二つの陣営が直接に衝突していた。精神医学はより生物学的な理論および方向性をもつ専門職なのか。それとも精神医学はより精神療法的なものであり、心というものはいずれにせよ脳という実体とはかけはなれたものだと考えるのか。けいれん療法を頂点とする身体的治療の大きな成功は、生物学的陣営に強みを与えた。それと並行して生じた精神分析の爆発的な成長は、精神医学的障害は心の病気であって脳の病気ではないとし、徹底的な精神療法をより上位の治療法とみなすアプローチを強固なものとした。ところが、これら二つの陣営が賞賛を勝ち取ろうと争い合っているあいだに、第三の競争相手が静かに現れ、最終的な勝利を収めるたしかな道筋を進んでいった。それが精神薬理学であった。一九五二年に精神病の治療におけるクロルプロマジンの有効性が発見されたことにはじまる出来事の結果、精神分析と身体的治療は等しく脇に置かれることになったのだろう。

# 第6章 「ECTはゾンビを作らず」

一九六五年、英国のある精神科開業医が精神病性うつ病を患い、外来に通院してひととおりの電気けいれん療法（ECT）治療を受けた。「とくに興味深いのは記憶の回復の仕方だ」と彼は語った。「私は昔から方向感覚がよくて、地図も頭に入っているので、たとえばロンドンの地下鉄でも自分がどこにいるのかすぐにわかっていた」。しかしECTを受けた後は、気がつけば「以前はほとんど第二の天性のようだったそのパターンを完全に忘れてしまっていた。再びそれを取り戻すのは、相当な労力だ」。自分の診療所の文書保管システムについても同じように戸惑った。彼は以前にもうつ状態になり、ECTを受けたことがあった。このときは「記憶の欠損はだんだんと少なくなり、あまり顕著なものではなくなっていった。そして約二カ月後には記憶の途切れは完全になくなった」。しかしはっきりとした例外が一つあった。ある学会の席で彼がある精神科医に会ったとき、「その顔はとても馴染みがあるように思われたが、しかし彼の名前も、以前どこで会ったのかも思い出せなかった。このことについてある友人に「これはECTのせいに違いない」と語ったところ、その友人は「だとしても不思議はないね。彼が君の治療を行ったのだから」と答えた」。直前の治療から五日後には「私の記憶にはまだ途切れているところが多いが、きっとこの隙間はなくなるだろう」とその精神科医は記した。その一方、より肯定的な面もあった。「日ごとにだんだんと活力が出てくるのを感じる。もし前回と同じ経過をたどるなら、二、三週間もすれば精神状態はぐんとよくなるだろうと期待している」。ある精神医学雑誌の記事において、「この報告によって、ECTは恐ろしい治療であり記憶に壊滅的な影響を及ぼすという誤った考えが払拭されることを願う」と彼は記している。[1]

電気けいれん療法には、すべての医学的治療と同様に副作用がある。ECTの適応となる疾患に伴うリスクを考えると、それらの副作用は比較的小さいものである。患者はさまざまな程度の記憶喪失を経験する。それとともに、初期においては骨折の危険もあった。それに加えて「脳傷害」も想像上恐れられていたが、それは間違っていたことが判明している。すなわち、ECTに伴って脳傷害が生じた例は知られていない。これ以外のリスクは小さいけれども現実に存在する。残念なことに、年月が過ぎるにつれてそうしたリスクの大きさは誇張されて膨れ上がり、今日多くの人から懸念されている。たとえば、米国国立精神衛生研究所（National Institute of Mental Health : NIMH）はかつて、「ECTのもつ危険の説明をひとたび受けたなら」患者たちは決して研究への参加に同意しないだろうということを根拠にECT研究への資金提供を断ったことがあった。[2]

身体的な副作用はECTの歴史の比較的早期に克服されており、その結果、一九五〇年代半ばには脊椎などの骨折は過去の現象となっていた。しかし記憶喪失の問題は、ECTに絶えずつきまとった。その脅威は実際、長年にわたり患者や多くの臨床家の心中に浮かび上がるものであり、一九七〇年代には大いに忌み嫌われ、多くの患者と家族がけいれん療法を何としても避けようとする要因となっていた。このことに関する個人的な逸話がある。私（エドワード・ショーター）には慢性のうつ病に苦しむ同僚がいた。ある日、歴史学科の喫茶室で誰かが彼に「ＥＣＴを受けようと思ったことはないのか」と尋ねたところ、「やめてくれよ。私は歴史学者だ。記憶を危険にさらすようなまねはできないよ」というのが彼の答えだった。その数カ月後に彼は自殺したのだ。記憶喪失という問題は重大なものであるが、その問題を強調しすぎることによって悲劇が導かれる。それは、小さくてほとんど一過性の副作用を不必要に過大視することで、適切な助力を求める患者の気持ちが損なわれることによる。カリノフスキーが一九四二年に述べているように、「重度の精神障害では、かなりの確率で社会的な死［社会的スティグマ］が生じるため、われわれがリスクを負うことは正当化されるのである」[3]。

ＥＣＴが永続的な脳傷害を引き起こすという考えに関して言えば、それを支持する証拠がまったくないということを一般の人々や多くの医師に納得させるのは、さらに困難なことであった。カリフォルニア州セパルベーダにある退役軍人庁医療センターのアーサー・チャーキンは、憤慨気味に一九八四年に次のように述べた。「実際のところ、急性の内因性うつ病［大うつ病］に対するＥＣＴは、精神医学のすべての治療手段のなかでもっとも効果的かつ迅速な治療法である。しかしながら、ＥＣＴは悪しき処置であり法的措置によって制限されるべきものだというのが人々の典型的な見解だった。なぜなら、ＥＣＴは「脳を台無しにし」人格を変える、苦痛に満ちたものであり、［しかも］無防備な患者をゾンビにしてしまうものだからだという」。これらの考えに一つとして真実のものはないとチャーキンは言う。「ＥＣＴは脳を台無しにしないし、苦痛に満ちてはおらず、ゾンビを作り出すことはない。今日、これらについてはすでに圧倒的な証拠がある」[4]

副作用として生じる骨折と記憶障害は、最初期においてさえ明らかなものであった。それらに対処することで、ＥＣＴの実施において相当な技術的変更がなされ、一連の修正の結果、オリジナルの（「非修正型」）ＥＣＴは、より安全で記憶に配慮したものに変わった。皮肉なことに、けいれんを生じる電気刺激を弱めることで記憶は保護されたかもしれないが、それによってうつ病を治療する効果は弱くなった。[5] 今日でさえ、最大投与量の交流電流――チェルレッティのオリジナルの「非修正」版――の使用は、けいれん閾値が高く、低出力のＥＣＴに反応しない患者にとっては治療の選択肢となる可能性がある。

〔訳注：修正型と非修正型の区別は、交流電流を用いるかどうかではなく、十分な酸素投与のもと麻酔薬や筋弛緩剤を用いるかどうかでなされるのが一般的である〕

トム・ボルウィグは現在のコペンハーゲン大学の精神医学教授で、神経科学における国際的な重要人物であるが、まさに非修正型ＥＣＴの有効性こそが彼の好奇心を呼び覚ましたものであった。一九六二年、デンマークの医学生であった彼は、スウェーデンのある大規模精神科病院にインターンとして勤務した。そこには麻酔科医がおらず、したがってＥＣＴは「非修正型」で施行されていた。「私が初めてＥＣＴを行ったのは、ある若い女性に対してでした。彼女のことは忘れがたい。彼女が入院したのは、私が当番をしているときで、診察をすると、彼女にはメランコリーのあらゆる特徴が認められました。彼女は二児の母親で、当時の私とほぼ同じ二三歳かそこらの年齢であり、ほぼ昏迷状態でした。彼女はうつ病だと私は思いました。私が勤務していた病棟の上司は彼女をみて「そのとおり、彼女は重症うつ病だ。なので明日、電気ショックをやってくれ」と言ったのです[6]」

病院の上級医はボルウィグにＥＣＴのやりかたを教えた。「患者は処置台の上に寝かされ、助手たちが彼女の腕を持ち膝を押さえました。私は患者が舌を咬まないようにゴム片を口にかませました」。そして電極が彼女の両方のこめかみに置かれ、ボルウィグはボタンを押した。「彼女は悲鳴を上げはじめ、私はとても心細くなりました。卒倒こそしなかったものの力が入りませんでした。周りが命じるままに繰り返しボタンを押すと、彼女はまさしく大発作を起こしました。最悪のことをしてしまったにちがいないと思って、私は座り込まずにはいられませんでした。彼女を殺しかねないところだったと思ったのです」。その日、後になってボルウィグは病院のミニゴルフのコースでその女性に会った。すでにかなり病状はよくなっていた。「彼女は私が誰かわからなかったけれども挨拶をしてくれました。気分はよさそうに見えました」。ボルウィグは彼女にさらに五回の治療を行った。「そうして彼女は完全に治癒しました。とはいえ、当然ながらいくらかの記憶障害もありました。このようなことは二度と御免だとこのとき私は心に決めました。ほとんど誓ったといってよいでしょう。仮にも医者という職業に就くのですから、人を拷問にかけるような真似はできるかぎり避けるべきだ、と」。

しかしボルウィグはこの治療に興味を持ち続けた。彼はコペンハーゲン大学で精神医学の研鑽を積んだが、そのときまでには麻酔薬と筋弛緩薬を用いた修正型ＥＣＴが行われるようになっていた。状景は一変した。ボルウィグにとって今やＥＣＴは、スウェーデンの精神科病院で目撃した一部始終にもかかわらず、効果的で人道的な治療となった。彼は「なぜこの粗雑な治療がそこまで効果的なのか、そして、どのようにしてある種の患者、とりわけうつ病患者に効果があり、精神科の他のタイプの患者には効かないのか」を研究することにしたのだった。

最初期の形式では、非修正型ＥＣＴは患者に電極をつけて交流電流の一撃を与えるというものだった。何年ものあいだ、ヨーロッパと北米ではこの仕方でＥＣＴは施行された。しかし、この形式のＥＣＴに伴う問題とは正確には何だったのだろうか。

## 患者の不安

予期不安は、厳密に言えば副作用ではない。しかしそうした不安が生じると、患者は繰り返し治療を受けることを避けるようになり、有効な治療の妨げになる。ECTの数年前に用いられていたメトラゾールによるけいれん療法では、患者に急激な不安感が生じるが、これはメトラゾールが臨床上用いられなくなった理由の一つだった。一方、ECTは治療に先立つパニックをそこまで引き起こすことはなかった。初期において、患者が主に恐れていたのは意識を失うことだった。破滅感や記憶喪失、その他の副作用があるはずだということは、患者たちが後年になって初めてメディアから学んだことである。総じて、患者たちは施行されたECTを受け入れたし、ECTによって傷つけられたのではないかと後になって悩むことはなかった。これは驚くべきことではない。なぜならECTを受けたほとんどの患者は、実際にその後、とても具合がよくなったからである。

初期のECT専門家の多くにとって、患者のネガティブな反応はめずらしいことだった。ロタール・カリノフスキーとユージン・バレラは一九四〇年、ニューヨーク州立精神医学研究所でのECTについて「いかなる患者も［ECTの］後に否定的な見解を持ち続けることはなかった。これは［メトラゾールによる治療に比べたときの］この治療の計りしれない利点だと考えられる」と述べている。[7] 一九四一年にはヴィクター・ゴンダがシカゴにおける自らの治療について「このように、この［ECTによる］治療の継続にさらに反対する患者は一人もいなかった」と述べた。[8] スイスのマックス・ミューラーは、メトラゾールとは違って、患者はECTを簡単に受け入れたし、ある患者などはむしろ「けいれん中毒」になるほどだったと振り返っている。[9] オスカー・フォレルはスイスのプランジャンにあるクリニックで一九四一年に働いていたが、彼によれば「患者の大半は寛いだ様子で笑みを浮かべながら目覚めた」という。[10]

ニューヨークのヘイスティングス・オン・ハドソンにあったヒルサイド病院で初めてのECTが行われたのは、一九四一年の初めごろだった（その年のうちに病院はクイーンズに移転した）。治療を受けたのは、三九歳の統合失調症のロシア人女性で、そこで用いられた治療器は以前の患者たちからの寄付によって購入されたものだった。[11] 彼女の具合はあまりよくならず、八回の治療を受けた後には「近ごろの記憶を失い、見当識障害を生じて病院をホテルだと信じ込み、同室者の名前も思い出せなくなった」。その後、彼女の見当識は速やかに回復し、ECTは彼女にとってたいした助けにはならなかったものの、治療に対して後に苦情を訴えることはなかった。[12]

同じく一九四一年の初めごろ、四〇代のうつ病患者である会計士のジョン・Xは「［電気的］治療がまだはじまらないことに少しいらいらしていた」という。彼は小発作（意識は失うが四肢のけいれんは伴わない発作）しか生じなかったものの、一二回の治療を受けて「回復し」退院した。彼はECTが不安だったのだろうか。ただわかっているのは退院の数日後、彼はさらなる治療のためにヒルサイド病院に何のためらいもなく戻ってきたということである。[13] チャールズ・Xは自らの同意によって治療を希望したが、ECTを三回受けたのちに退院となった。それは家族の「憤り」が理由であった。[14] ジーン・XのECTは「彼女の切実な願いによって」始められた。[15] いやいやながらECTを受ける患者はそこにはいなかった。

ECTへの疑いや不安が前面に出てきた患者たちもいた。かつて成功した歯科医だったとあるうつ病患者は、治療のあとで「いくらかぼうっとしてふらふらする」と語り「記憶喪失を訴えた」。しかしその訴えが再び聞かれることはなかった。そして三〇回の治療の後、彼はうつ状態を脱して歯科医の仕事を再開した。[16] ヒルサイド病院で行われた初期のECTに対してもっともネガティブな反応を示したのは次の患者だった。その患者に対してECTはおそらくもっとも適していなかったと思われる。それは四二歳の女性で、演技的な行動とヒステリーを特徴とするパーソナリティ障害を患っていた。また歩行困難（失立失歩という心因性の歩行障害）もあり、それはとくに病院のスタッフが周囲にいるときにみられた。そして患者仲間との関係はとても過敏なものだった。「頭のてっぺんに圧迫感がある」というのが彼女の主訴であった。途方にくれたスタッフは彼女にECTを行った。初回の治療の後、彼女は「ヒステリー的な訴えを爆発させて［…］反応した。大声で泣きわめき、「あの人たちは私に何をしているの」と繰り返し叫んだ。母親に電話をかけて助けを求め、それからうなったりうめいたりし続けた。その発作は一時間近く続いた」。しかし電気治療には何の治療効果もなかった。彼女は集団精神療法のなかではまったくの邪魔者だった（ヒルサイド病院は米国における集団精神療法のパイオニアであった）。そして最終的には、精神科部長のルイス・ヴェンダーが次のように述べるに至った。「当院はこの患者に対してもはや何もできないと思われる[17]」

それとは別の患者もいた。その患者はパーソナリティ障害の症状をもつ四四歳の男性でヒステリー性咳嗽に悩まされていた。入院後一〇カ月が経ち、彼の咳嗽を和らげるあらゆる試みが失敗した後に、病棟スタッフはECTを試すことにした。患者はかなり不機嫌な様子でECTを受けた。患者の妻が面会にやってきたときに、患者はアーネスト・レヴィ医師の診察室で大声で不満をぶちまけた。「患者は、自分はこれ以上の電気ショック治療には同意しないと述べ、自分はすすんで科学の犠牲になったのだから［…］この病院は本来あんな治療を行ったことに対して自分に感謝すべきだと語った」。その言動に妻は涙を流し、あなたは自分が何を言っているのかわかってないのよと患者に言った。[18]

結局、ヒルサイド病院でECTを受けた患者のうち最初の二〇名ほどのなかには、持続的な後遺症を訴えるものはいなかった[19]。患者の大部分は治療によく反応し、「ほとんど改善して」あるいは「回復して」病院を後にした。彼らは自分が受けた治療に満足した様子だった。ある統合失調症の男性はECTによるけいれん治療を一八回受けたにもかかわらず、「自分のお腹から『性的関係を持て』と語りかけてくる声が聞こえ［…］続けた」[20]。このように治療に反応しなかった患者でも、ECTに対してとりたてて苦情を訴えることはなかった。

一般的には医学的権威は進んで受け入れられ、病気からの迅速な回復が望まれていたけれども、数々の不安は存在した。そしてそれらの不安は時代が進むにつれて増大し、力強い奔流となって理性と希望とを圧倒した。エイブラハム・マイヤーソンはボストン州立病院の患者におけるそのような感情について言及し、「電気ショックという手法に対して患者が何の恐れも抱かない、というのはまったくの真実というわけではありません」と一九四一年に語った。「そこには多少の恐怖感はある。それはおそらく、気絶させられることに対するごくあたりまえの不安のためでしょう」[21]。その恐怖はメトラゾール療法に伴うものに比べるとかなり小さいが、それでも存在するのである。興味深いことに、自らが創始した治療法には何の重大な問題もないとチェルレッティが主張する一方、彼の助手の多くはより患者に身近な立場で仕事をするなかで、患者にかなりの不安があることを見出した。ローマ大学のクリニックで助手を務めていたジョヴァンニ・フレシャーは一九四一年にECTにおける記憶喪失の研究を初めて行った。「気持ちを尋ねてみると、患者は多かれ少なかれ明らかに不安な思いをもって電気ショックの準備を見ていました。電気ショックの後には間違いなく異様な状態で目覚めることになること、そのため何らかの重大かつ危険な外傷を受けた感じがすることがその理由でした」[22]

ヒルサイド病院の精神科部長であったルイス・ヴェンダーは自分のクリニックも持っていた。一九四三年に彼は他の二人の医師とともにヒルサイド病院および自分のクリニックにおける外来患者について報告している。それによれば「総じて、患者の協力を得ることには何の困難もなかった。患者たちにはみな、治療に対してある程度の不安が生じたものの、その不安がさらなる治療を受けに来なくさせるほどのものになることは決してなかった[23]」。したがって、恐怖の存在はたしかであるが、治療の妨げになるようなものではなかった。

後年になって、患者の恐怖は治療が進むなかで減衰するよりもむしろ増加するようだということが医師たちに明らかになりはじめた。治療期間中に増大するこうした恐怖について初めて記述した人々のなかに、コロンビア－プレズビテリアン病院神経学研究所のアルフレッド・ガリネクがいる。ECTから覚醒するときのことについて、ガリネクは「電気ショックの後に周囲への馴染み深さの感覚が一時的に消滅すると、どうしても不安になるものだ。そしてその結果、治療に対して強く、次第に恐れが増していく」と語った[24]。メドゥナは彼の同僚のヒルシュ・レーブ・ゴードンに対して一九四七年に次のように書き送っている。「電気ショック治療の結果に影響をおよぼす恐怖に関するあなたの論文を読みました。あなたは何かをつかんでいると思います。あなたが気づいているかどうかはわかりませんが、一部のうつ病症例は、うつ状態のあいだは治療を恐れずにいて、病状が改善するにつれて恐怖が強まってゆきます」。治療を続けるよう患者を説得するのは一仕事だったとメドゥナは述べている[25]。

一九五〇年代半ばには、チェルレッティもまた治療が進むなかで増大してくる恐怖に言及した。彼はそれを「遅発性不安」と呼んだ。それによれば「患者は説明できないけれどもその不安に悩まされ、ときに治療を続けることを拒否するまでになる[26]」。言葉にできないこの不安を減らすためにチェルレッティはバルビツール酸系薬を処方した。後になって、他の臨床家たちは患者の不安を和らげるため新たに登場した抗精神病薬を処方した。一九五六年、ロサンゼルスの退役軍人庁精神神経科病院のECTマニュアルには「ECTと並行してレセルピンあるいはクロルプロマジンの投与を行うことで、ECTのみを使用したときに一部の患者で生じる不安は制御できるかもしれない」と記された。[27]

## 記憶の喪失

ある国際的に有名な女優がマンハッタンで躁病エピソードに陥ったとき、彼女の所属事務所は、ニューヨーク州立精神医学研究所のシドニー・マリッツに助けを求めた。マリッツは研究所ではなくアッパー・イースト・サイドにある彼の診療所で彼女にECTによる治療を行うこと、そして、それをごく内密にしておくことに同意した。一連の治療ののち、その花形女優の具合はよくなった。「しかし、私は恐れおののいていた」とマリッツは言う。「彼女はブロードウェイで上演されるある劇に開演から登場することになっており、それには多くのことを暗記せねばならなかったのだ。彼女にECTを行う前に、私はまったくの偶然から、その劇のチケットを購入していた。そういうわけで劇が始まりカーテンが上がるとき、彼女は自分のセリフを忘れているのではないかと心配でたまらなかった。しかし大丈夫だった。うまくいったのだ」[28]

しかし、物事はいつもうまくいったわけではない。チェルレッティの患者の一人は一九四八年三月四日付けで次のような手紙を送っている。「親愛なるチェルレッティ教授。私のことを覚えておられるかと思います。あなたは一年半私が患ってきた神経性抑うつを電気ショックで治療してくださいました。私はあなたのクリニックで治療を六回受けて［…］その後、エジプトに帰国せねばなりませんでした」

（彼女は上位中流階級のエジプト人女性であり、カイロからフランス語で書いた手紙を彼に送ったのである）。「そのとき、最後に受けたＥＣＴから二〇日間が過ぎていたが、物事はうまく進んでいなかった。「残念ながら私は嫌な、とても嫌な気分です。明らかに私は健忘に悩まされています。とりわけ朝に目覚めたときにとても混乱してしまいます。それから、とてもいらいらするのです。とくに騒音や音楽には耐えられません。［…］映画やナイトクラブにはうんざりだし、一日中食欲がない日もあれば、食べすぎて胃が苦しくなる日もあります」[29]。その訴えのリストはまったく長大なものであるが、ここで重要なのはこの女性にみられた記憶喪失である。

記憶の障害はＥＣＴにおいて、克服できないものではないにしても、実際にある問題である。南アフリカの精神科医フレッド・フランケルは一九五〇年に次のように述べた。「ヨハネスブルクで私は大企業の重役やオーケストラの指揮者、学者たちを診療したが、ＥＣＴを受けた人々はそれを求めてやってきたのであり、無理に連れてこられたのではなかった。そして効果に喜んで診察室を後にした。彼らはＥＣＴを受けているあいだに起こったことを自分はほとんど憶えていないのだがと言ったが、それに対して私たちはみな、そうでしょうけれども、その後のことは思い出すでしょうし、それ以前に起こったことの記憶もゆっくりと戻ってきます、と答えた」[30]。ＥＣＴの記憶への影響について議論されるとき、それはたいしたことではないと見なされていた。

一九七六年、二人の精神科医が一六六名の入院患者に対して、王立エディンバラ病院でＥＣＴを受けて一年が経過したところでインタビューを行った。サンプルの五〇パーセントが記憶喪失を最悪の副作用として挙げた。また三分の二はなんらかの記憶障害があったと述べた。四分の一の患者は記憶障害が「重度」だったとした。しかし総じて、認められた副作用はたいして意欲を削ぐものではなかった。すなわち、五〇パーセントの患者が「ECTを受けるのに比べて、歯医者に行く方が気が動転したり怖かったりする」と語ったのである。[31]これらの統計はECTに反対する人々からも（三分の二が記憶を失うのである！）、賛成する人々からも（歯医者に行くよりもましである！）広く引用された。記憶喪失に関する統計は、あまりに主観的であるために泥沼の様相に陥っていた。はたして誰が数カ月あるいは数年前に何をしたかを正確に覚えているだろうか――そして覚えていないということが病的であるというのであれば、それについて細かく論じることにしよう（記憶喪失がどのようなものかについての詳細な議論は第9章参照）。

事情に通じた人々のなかでは、実際に重篤な記憶喪失があるとはあまり考えられていなかった。法廷は犯罪行為への弁明として持ち出されるECTによる記憶喪失には常に疑いの目を向けた。一九七二年、ニュージャージー州でのある控訴審は、被告の健忘（彼は精神科病院に引き渡されたのちにECTを受けた）が一年半前にまで及んでおり、そのなかに彼の犯行の時期も含まれているという答弁を退けた。「逆行性健忘は過渡的な現象としてよく知られている。しかし治療ののち、一年半にわたる記憶の喪失が生じたという被告の主張は尋常なものではないと思われる。[…]被告の主張は主観的なものであり、われわれはそれを認めない」[32]

草創期のけいれん療法家は、患者の記憶が障害されるかもしれないという問題についてほとんど気に留めていなかった。メドゥナはメトラゾール療法において健忘がみられた事例について、その健忘は大抵でっちあげであるか、当時の侵襲的なドイツ式問診に対する患者の抵抗の表れであるとした。おそらく一人の患者には純粋な健忘があっただろうとメドゥナは認めた。その患者は回復した後、病気でいたあいだの恥ずかしい、そして今では忘れた発言についてクスクスと笑ったのだった。[33]のちにメドゥナは、けいれん療法における副作用の問題全体を無視していた。シカゴの神経精神医学研究所におけるメドゥナの上司、フランシス・ガーティは「持続的な副作用」についての精神衛生国家委員会からの質問票をメドゥナに渡した。「けいれん療法に対して生じている患者の恐怖はたしかにもっとも好ましくないものである」とメドゥナは認めた。しかし後遺症は持続的なものだろうかと問われるなら、そうではない。「一過性の記憶障害、あるいは時に生じる骨折が「持続的」な後遺症と考えられるかどうかはわからない[34]」

一九四〇年にウーゴ・チェルレッティは、ECTには「神経系にダメージを与えるおそれのある」いかなる合併症も生じないというコンセンサスがあると明言した[35]。第二次世界大戦下のフランスにおけるECTの先駆者、ジャン・ドレーは、それまでに行った一二〇〇例の治療にもとづいて、記憶喪失が重大な副作用であるということを否定した。彼によれば、「これらの健忘症の予後は良好である。それらは二、三週間のうちに解消される」のである[36]。実際のところ、一九三〇年代後半から一九四〇年代におけるメトラゾール療法およびECTの議論の流れでは、記憶喪失と見当識障害はほとんど関心に値しない一過性の現象として軽く扱われた。振り返ってみると、これらの観察者はおおむね正しく、ほとんどの患者は過去の出来事についての自分の記憶を取り戻した。しかし彼らは、患者たちの感じ方の主観性を無視するという誤りをおかしたのである。

第一世代のECT専門家の一部は、患者が言っていることや感じていることをより綿密に調査した。それらの臨床家にとって、記憶喪失と見当識障害の問題は来たるべき批判の危険信号であった。一九四〇年においてすでに、ロサンゼルスの精神科医ユージン・ジスキンドとその同僚はメトラゾールけいれん療法が学習と記憶に及ぼす悪影響に注目していた。六名の患者群と六名の対照群を用いた研究では、メトラゾール療法が施行された患者たちの学習に関する検査の点数は対照群に比べて二八パーセント低かった。「このメトラゾールによる学習の障害は、記憶の障害によって出現したものかもしれない」とジスキンドは結論した。[37]

その翌年の一九四一年に、ジスキンドはメトラゾール療法を受けた三二名の患者における記憶の欠損について報告を行った。三二名のうち二〇名は記憶に関するなんらかの問題を経験しており、他の四名は「記憶の欠損があると訴えた」。その四名のなかの一人は六六歳女性で、彼女は重度の激越うつ病から治療により回復した。最初のけいれん療法から三日後、X婦人は「一昨日の夜は、初めて元の自分のような感じが少ししました。自分のひどい考えから、少しだけ自由になれました。ああ、なんてつらかったことか」と語った。しかしながら、X婦人は訴えた。「あの、記憶がちょっとおかしいようなのです。そうでもないのかもしれませんが。今朝に何があったかが考えづらくて。朝食をとったはずなのですが、何を食べたかわからないのです――考えようとはしているのですが」。その三日後、彼女のうつ病は消え去った。しかし彼女の夫は「妻は、具合はよさそうなのですが、ただ記憶がひどいのです。分刻みで物事を忘れてしまいます。また、時々何もしないでぼんやりしています」と語った。帰宅を祝う夕食のことも次の日には忘れてしまい、子どもがやってきたことも覚えていなかった。家族によれば、それから三カ月以上かけて彼女の記憶は正常に戻ったという。記憶の問題に関するジスキンドの総評は明快である。すなわち「通常、その欠損は小さくて一過性であり、探さなければ気づかれないことすらある。[…]それは回復するのが通例である」。[38]

メトラゾール療法に伴う記憶喪失のほうがECTに伴うものに比べて重度である、ということで専門家たちの見解は一致していた。しかし電気けいれん療法でも、記憶障害はたしかに課題であった。一九四一年、チェルレッティの助手のジョヴァンニ・フレシャーは『スイス神経学・精神医学雑誌』において「永続性」の記憶喪失と彼が呼ぶものに注意を促した。それはローマ大学精神科で治療された一部の患者にみられた重大な副作用であった。「逆行性健忘は緩やかに、四時間から七時間のあいだに消失する。この時間のあいだに自然に蘇らないもの［記憶］を、［…］その後に呼び覚ますことに成功したことはない。したがって、そうした場合には部分的な永続性の健忘と言うべきだろう」[39]

一九四四年までには、バーナード・パセラがニューヨーク州立精神医学研究所でECTを受けた五百名以上の患者について詳細な報告を行った。「通例では、記憶の欠損は二、三週間後には消失しているか著明に減少している。しかし時として、患者は治療後数カ月が経ってもなおわずかな記憶喪失を訴える」。患者のうち二名は「治療後一年ものあいだ、記憶障害について訴えた」[40]。その一方で一九四六年、フランスのECTの先駆者にしてボルドー大学の精神科教授であるポール・デルマ゠マルサレーは、記憶障害は実在はするが一過性のものであるという判断を下した。「それらの記憶障害は二、三週間のうちに解消される。もちろん治療継続の適応の妨げにはならない」[41]

記憶喪失に関するこれらの早期の見解には二つの主張が目立つ。一つは、ECTによって生じるのは生理学的な脳の変化であって永続的な損傷ではないという主張である。これらの脳活動の変化は記憶の障害を生じるかもしれないが、それはまた深刻な状態にある精神疾患を和らげるのである。二つめは、ECTはあらゆるタイプの精神科の患者に適しているわけではなく、とりわけ神経症の色合いの強い患者には向いていないという主張である。これらの患者は、その障害の本質からして一過性の記憶障害を永続的で圧倒的な喪失だと見なしてしまうのだ。

ECTは一過性に意識が不鮮明になることや、まれではあるが、せん妄を一時的にまねくことがある。

せん妄は当時「精神病」と呼ばれていた。ここでいう精神病はもともとの疾患とは何のかかわりもないと考えられた。それをザーケルは本性において治療的であるという意味で「産出性精神病」と呼び、マックス・ミューラーは外的要因によって生じたものという意味で「外因性精神病」と呼んだ。しかし、ドイツのエアランゲンにある大学病院精神科で一九四〇年に調査を行ったアドルフ・ビンゲルは、記憶喪失と見当識障害がＥＣＴによる一過性のせん妄の重要な要素であることを発見した。ビンゲルが診ていたメランコリーの患者の一人は九回目の治療の後、この患者元来の疾患を特徴づける、嘆いたり悲しんだりするという行いを止めた。それに代わって突然に「症状のあり方の著しい変化」を示した。「患者は困惑した様子であった。診療所の所長が私のことがわかりますかと尋ねると、患者は「もちろん。あなたは私たちの主任じゃないですか。知っていますよ」と答えた。自分がどこにいるかわかりますかという質問には「ええ、たぶんローテンブルグのあたりだと思いますが、どこにいるのかはわかりません。すべてが違っていて。ドアもぜんぶ変わりましたね」と応じた。ここにきてどのくらいになりますかと尋ねると、こう答えた。「少なくとも二、三日は経っていますね。一カ月か二カ月くらいでしょうか。わかりません〔患者は頭を掻いた〕。まったく何もかも忘れてしまいました」」。ビンゲルによれば、それらの患者全員には次のことが共通していた。「精神病が最初に明確に改善したのち、ひとたびＥＣＴが続けられると、思考緩慢〔明識困難状態〕、記憶喪失、集中力の低下、そして極端なケースでは時間および空間の見当識障害があらわれた。それらの症状はもとの疾患とは何の因果関係もなかった」。この症候群はまったく可逆的なものだとビンゲルは記している。[42]

一九四五年、カリノフスキーは米国での講演で、この状態を一過性器質脳症候群の一種であるとまとめた。彼によれば記憶喪失は「電気けいれん療法が行われているときにもっとも一般的にみられる器質性の精神症状であるが、しかし決して唯一のものではない」。それらの症状は「器質性の精神病性反応であり、患者が治療を受ける理由となった精神病に上乗せされたものであるので、これらの症状は最後の治療から一週間もしくは二週間以内には消失する」。初期には一種の「器質性神経衰弱」によって記憶と思考力は障害される。その後、コルサコフ症候群的な臨床像（極度の短期記憶の障害）が生じうる。このとき患者は見当識を失い、言動のまとまりがなくなり、思考の連続性が乏しくなる。カリノフスキーはこの「器質性精神病症候群」の短さを強調し、それが現れたとしても治療を中断すべきではないと述べている。[43] しかしなお、患者とその家族の懸念は認められるものだろう。こうして、ＥＣＴは実在する記憶の問題を刺激してきたのだった。

ＥＣＴの専門家は治療を行うべきではない患者、すなわち精神神経症の患者に治療を行うことを懸念していた。そうした患者は記憶が壊されてしまったという訴えに固執するだろう。ここには「抑うつ神経症」と診断された多くの患者も含まれていた。抑うつ神経症は、その名称にもかかわらずＥＣＴに反応するようなうつ病ではない。それはむしろ性格の障害と不安とが入り混じったものであり、その当時なら精神分析によって（そして今日ではプロザックのような「ＳＳＲＩ」に分類される薬剤によって）治療されるものである。[44] 一九五〇年、ウィーン出身の精神科医であり当時ロンドンのモーズレイ病院に勤めていたアーウィン・ステンゲルは、パリで開催された世界精神医学会議において、ＥＣＴを受けたのちに「全生活史健忘」を生じたある「ヒステリーの」患者について報告した。[45] カリノフスキーは神経症の患者にはＥＣＴによる治療をすべきでないと断固とした姿勢を取っていた。彼は一九四九年には次のように語った。「いくら強調しても強調しすぎることはないのだが、精神病とは対照的に、一部の神経症にとってＥＣＴは害を及ぼすだろう。不安は神経症ではもっとも頻繁にみられる症状であるが、不安は往々にしてさらに悪化する。多くの神経症患者は記憶障害にひどく反応して、心理検査によって実際には何の障害も残っていないことが示されてからも長いあいだ記憶の障害を訴える」[46]。その数年後、カリノフスキーは再びこの話題に触れ、「典型的な内因性うつ病に対してＥＣＴが行われた場合、回復した患者は記憶の問題を訴えはしない。それに対して神経症性抑うつの患者は（通常は治療的反応に乏しく）、記憶の問題を彼らがもつ他の不安に加えて訴える」[47]。長年にわたってカリノフスキーが強調したのは、不安の強い患者を電気ショックで治療すべきではない、ということだった。

ニューヨークの精神科医でＥＣＴの専門家のロバート・レヴィンはカリノフスキーに教えを受けた者の一人であるが、彼は二〇〇四年に、あるインタビューのなかで上記の見解を繰り返した。「性格障害のある患者にＥＣＴを行わないように」とレヴィンは言う。「もしも境界性パーソナリティや全般性不安障害の患者にＥＣＴをしたなら、患者たちは生涯にわたって記憶を失い、しつこい頭痛に悩まされることになるでしょう」[48]。ここで言われているのは要するに、不安をもつ患者は暗示を受けやすいだろうし、治療によって、実際以上に記憶が混乱したという印象が生み出されることになるということである。

一九四〇年代以降、ＥＣＴの専門家たちは、効果的な発作を誘発しつつ、脳を流れる電気の量を減らすことによって記憶障害を軽減しようと懸命に努力した[49]。かつては記憶喪失と治療効果とにはトレード・オフの関係があると考えられていた。すなわち、記憶に対する影響が少ないほど、疾患自体への治療の有効性が減るというわけである。これは集中的ＥＣＴの背景にある理論であった。それについては本章の後半で論じる。現在の見解では有効性と健忘とは無関係である。一九七九年にマックス・フィンクは自らのＥＣＴの手引書に「健忘をなくすことは治療効果の妨げにはならない」と記している[50]。

有効性と記憶との関係の問題を解決することは、袋小路だらけの科学的迷路に入り込むようなものだった。最初の袋小路は、患者にわずかな電気のみをあたえて、大発作ではなく小発作だけを起こすようにするというものだった。（小発作では、患者は意識を失い一部の筋肉がひきつるが、脳波（electroencephalograph : EEG）で測定可能な、もしくは臨床的に観察可能な、大脳全体を巻き込む発作は起こさない）。一九四一年にロタール・カリノフスキー、ユージン・バレラ、ウィリアム・ホーウィッツらがニューヨーク州立精神医学研究所で二七名の患者を小発作だけを生じさせて治療したところ、そのなかでもとの疾患から回復した者はおらず、有意な改善を示したのも三名だけだった。同じ二七名の患者に対して大発作を生じさせたところ、完全に回復したのは七名、大いに改善したのが四名という結果だった。「けいれん大発作が小発作よりも明確に治療的に優れているということは強調されるべきである」と彼らは結論した。けいれんがＥＣＴの根本的メカニズムであることは明らかだった[51]。

もとのチェルレッティの手法で用いられていたコンセントからの交流電流は、毎秒四五ヘルツで正負の向きを交互に変えながら流れた（米国の家庭用電流は六〇ヘルツである）。この電流の波形は「サイン波」と呼ばれる。チェルレッティはビーニに可変抵抗器を調整して、およそ一二五ボルトの電圧で〇・一六秒間、二五〇〇ミリアンペアから六〇〇ミリアンペアの電流が状態に応じて流れるよう頼んだ[52]。これは日常的には電灯のスイッチのオン・オフを切り替えるときの電力に相当する――ＥＣＴの専門家は「過不足なくこれで十分である」と見なす傾向にあった。

一九四二年、当時マサチューセッツ州ウォルサムのメトロポリタン州立病院のレジデントであったエメリック・フリードマンと若手スタッフのポール・ウィルコックスは、よりマイルドな電気刺激のために単方向性の波形という概念を導入した（フリードマンはすでに若きメトラゾール療法家として名を成していた）。この研究者たちは「半サイン波」すなわち底部のあるサイン波、あるいはサイン波から負の電流の部分を取り除いて半分にしたものだけを使えば、患者に流れる電流の大きさをかなり減らせるのではないかと考えた。これが「単方向性」の波形を持つパルス電流であった（「整流化されたサイン波」とも呼ばれた）。毎秒六〇回正から負へと方向を変えるような交流とは違い、単方向性の電流は「直流」の一つの形である。電撃療法において、普通の直流は一つの方向のみに安定して流れる。一方、単方向性の直流は正の方向に流れて止まることを繰り返す。フリードマン－ウィルコックスの波形では、電流の持続時間はわずかに長くなった。しかし三〇から五〇ボルトの電圧で単方向性の電流を一秒間流すという方法では、必要な電流はたった四〇ミリアンペアであった。スイッチの切り替えによって、フリードマンらはそれらの数値を調整できた。[53]ルーベン・ライター技師によって、単方向性ECTに使用できる治療器が作成され、一九四六年に発売された。

　フリードマンとウィルコックスは電極配置の領域に革新をもたらした。それは脳の非運動領域（たとえば感覚野や記憶に関する部位）が電流の直接の通り道になるのを避けるためのものだった。チェルレッティなどの初期のECT専門家は電極を患者の両側のこめかみ部分に置いていた。電極はゴムバンドもしくはピンセット状のつまみで固定された。フリードマンらの新しい手法では、陽極は頭蓋の頂点（「頭頂部」）に、陰極は片側のこめかみの部分につけられた。電流は運動皮質を通って直線的に通過し、それによって生じる「運動発作」は脳の他の部位には間接的にのみ影響するものと考えられた。（もちろん、電流は空間的に拡散するのであり、こうした考えは極度に単純化されたものだった）。「これまでの試行からわかったことだが、陰極をこめかみの、ちょうど耳の上の高さのところに置き、陽極を頭頂部のオブリオン〔訳注：両側の頭頂孔の中点にあたる矢状縫合上の部位〕の真んなかに置けば、けいれんを生じさせる電気量は、電極を他の場所に置いたときのけいれん誘発に必要な量と比べてもっとも小さくなるようである」[54]。

この「右片側」法の欠点は「両側側頭部」あるいは「両側前頭部」に電極をつけて行う、そうした脳の他の領域を直接に刺激するECTに比べて有効性が劣ることであった。

この研究の後まもなく、フリードマンはコネティカット州ノーウィッチのノーウィッチ州立病院に職を得て、ノーウィッチ病院の一七六名の患者を対象に、上述の「半サイン」波形を含むさまざまな波形の単方向性電流に関するさらなる研究を行った。これらの患者の三分の二において、五〇ミリアンペア以下の電流を一秒間流すことでけいれんが誘発された。これはチェルレッティが用いた量よりもかなり少ない。フリードマンは「単方向性の電気刺激によってけいれんを生じさせるための用量は、交流電流を用いた場合に必要な量よりも著明に少ない」と結論した[55]。

そのときフランスでは、ボルドー大学精神科教授のポール・デルマ゠マルサレーも直流電流に関する研究を行っていた。その研究はフリードマンおよびウィルコックスとはまったく独立に行われたものである。まず一九四一年三月に動物実験を行い、その後、五〇ヘルツの直流を五〇から一〇〇ミリアンペアで患者に用いる段階に進んでいた。患者数は明らかにされていないが、デルマ゠マルサレーによればそれを使用した「数百」例では問題なく施行できたという。その論文は一九四二年にフランスの精神医学雑誌で発表されたものの、ほとんど注目されなかった[56]。

単方向性（「直流」）の電流は、チェルレッティが用いた交流と同じくらい効果的だったのか。それに関する意見はさまざまである。カリノフスキーはチェルレッティ式の交流の使用から逸脱することには懐疑的で、チェルレッティのやり方に生涯を通じて忠実であった。一九四九年にチェルレッティが述べたことによれば、患者たちは小さい電流を用いる手法を不安がる。なぜならその電流は患者に大発作を起こすには足りないからだ。すなわち、患者がただちに意識を消失しないまま電流が流れてしまい、きわめて不快な体験をすることによって、ＥＣＴを繰り返し受けようという気をなくしてしまうのである。チェルレッティは「ＥＣＴは驚くほど危険の少ない処置であるという大きな利点を備えており、その単純性を込み入ったものにする提案については、その安全性が注意深く検証されるべきである」と結論している。[57]

電気を流すことに関するこの問題意識は、しばしば麻酔の使用にも向けられた。交流を用いるチェルレッティの方法では、患者は即座に無意識になるために麻酔は必要なかった。アンペアが小さくなるのと引き換えに刺激の持続時間が長くなったことにより、患者がすぐに意識を失わないまま刺激が加わることになる。いくつかの修正型ＥＣＴプロトコールでは、発作が全般化してゆくための時間を要し、そのあいだ患者はなお電気の刺激を感じているということもあっただろう。一九五四年、デイヴィッド・インパスタートは「［このような］技法を行うには、患者を十分に麻酔することが必須である。十分な麻酔なしにこれらの治療を行うことはできない。というのもこの治療は非常に苦痛に満ちているからだ。もし麻酔なしでそれらの治療を行おうとすれば、患者は治療を怖がるようになり、来なくなってしまうだろう」と説いた。[58]

しかしまた、単方向性電流を熱心に推奨する意見もあった。一九四三年にルイス・ヴェンダーはヒルサイド病院を去り、ジョゼフ・エプスタインと共同で、ニューヨーク州カトナにあるパインウッド精神科病院の院長となった。単方向性電流がＥＣＴにとってよい結果をもたらすことを大いに確信した彼らは、一九五六年にチェルレッティ式の交流電流による治療を受けた四三六名の患者と、単方向性パルス電流（pulsating unidirectional current : UDC）による治療を受けた三七〇名の患者とを比較検討した。有効性の点では結果はおおよそ等しかった。交流電流による治療では躁うつ病患者の七八パーセントが、単方向性電流では八一パーセントが回復した。しかし、単方向性電流では合併症は半分に減った。すなわち「二つのもっとも望ましくない合併症――重症の骨折や激しいせん妄、そして記憶喪失は、UDC法ではほとんどなかった」のである。「患者と家族は忘れっぽさや記憶の変化を訴え、それらの症状がずっと続くことを懸念するのが常であった。この病院においては、〔単方向性電流は〕患者および家族の不安と恐怖とを事実上、消し去ったのである」とヴェンダーらは結論している。[59]

単方向性パルス電流を用いるうえでの第二の革新が生じたのは一九四四年のことだった。コネティカット州ハートフォードの生活協会およびイェール大学薬学部のウラジミール(テッド)・リバーソンが「短刺激療法」(brief stimulus therapy : BST)を提唱したのである。リバーソンはキエフ出身の精神科医にして生理学者であり、パリおよびモントリオールで研鑽を積んだ人物である。彼もまた単方向性の直流で治療を受けているあいだの患者の不安に注目した。「刺激時間が長くなったことと記憶障害が少しか生じないことのせいで、患者は極度の不安を抱き、治療にとても抵抗するようになっている」。個々の刺激を六〇分の一秒から一二分の一ミリ秒にまで大幅に短縮したところ、大発作をより簡単に誘発することができた。これらのごく短い刺激は、持続時間はチェルレッティの交流電流における刺激の三〇分の一で、電流が流れない比較的長い間隙で隔てられており、「矩形波」と呼ばれる波形をしていた。リバーソンは一秒間に二五〇回までその刺激を打ち出すことのできる機器を開発した。刺激をミリ秒単位の断片へと短縮することで、けいれんを生み出すための一連の刺激に必要な電気量〔訳注:流れた電子の総量のことを指し、電荷とも言われる。単位はC(クーロン)が一般的である〕はとても小さくなった。BSTに関する初めての知見を発表した一九四四年および一九四五年には、リバーソンはウサギおよびモルモットについての研究しか行っていなかった。[60]

一九四七年までに、リバーソンはBSTを生活協会において八〇名の患者に施行することができた。患者のうち四六名はそれ以前にショック療法を受けたことがなかった。リバーソンはこのときすでに、シカゴにあるオフナー電子の社主であるフランクリン・オフナー技師が設計した治療器を使用していた。この装置ではパルス刺激の振幅はサイクルごとに徐々に増加した。[61] リバーソンはフリードマンとウィルコックスと同じ頭頂部－側頭部の電極配置を用いながら、一秒から一秒半で一四から四〇ミリアンペアの電流しか流さない技法を作り上げた（それに対し、フリードマンの方法では四〇から九〇ミリアンペアであった）。四六名のうつ病患者のうち八〇パーセントが良好に反応した。ほとんどすべての患者がチェルレッティ式のECTを受けた患者に比べてわずかな記憶障害しか生じず、脳波上の変化はより穏やかなものだったという。[62]

一九四九年には、オハイオ州シンシナティにあるロングビュー州立病院のダグラス・ゴールドマン――米国における最初期のECT療法家の一人（第4章参照）――は、その病院と彼のクリニックにおいて合計一一二名の患者にBSTを行い、そこで従来型のECTで治療した四三五名の患者と比較した。ゴールドマンはBSTを行う際、「重要な言語野に過剰な電流が流れるのを避けるため」に一方の電極を頭頂部に、もう一方の電極を右側頭部に置くと述べ、右片側法を普及させた。彼によれば、他の研究者は左側に電極を置くことを好んできたのは「精神障害の症状のいくつかはこれらの領域から生じているかもしれないという考えから」だった。[63] ゴールドマンのプロトコールでは、〇・五〜一・五秒の通電中、電流の増大するパルスが一秒間につき一二〇回の速さで与えられ、筋肉が一気に全収縮することを回避していた。彼によれば、BSTは少なくともチェルレッティの技法と同じくらい効果的であり「電気ショック療法に伴う意識障害は著明に減少し、ときにはまったく認めない」という結果になった。患者の不安が続くことは不都合なことではある。しかし、それらの不安は患者にバルビツール酸系薬の一種であるペントタールを治療前に投与することで和らげられたという[64]。

短刺激療法は記憶に影響を与えにくい手法の大流行をもたらした。その手法では実際の通電は二秒まで続けることができる（それに対してチェルレッティの手法では〇・二秒までである）が、四〇ミリアンペアの電流しか必要としない[65]。スウェーデンの精神科医ジャン゠オットー・オットソンは一九六〇年に、けいれんこそが治療的な成分であり、けいれんを発生させるのに必要なものを超えた余分な電気は患者の意識障害を助長するだけであることを発見した。ストックホルムのカロリンスカ研究所の精神医学および生理学部門の教授を併任したオットソンは、ＥＣＴにおける治療効果と記憶障害は異なるメカニズムから生じるのであり、「記憶障害は電流の副作用であり、治療効果はけいれんの効果である」と語った[66]。

チェルレッティが用いた交流電流ではかなりの量の電気が与えられていた。それに対して、見当識障害と記憶喪失を減らそうという努力の結果、直流電流の革新的な用法がいくつかもたらされた。こうした研究は交流電流のことを、原始的かつ危険なものであると、おそらくは公正さを欠くほどに貶めた。今日でもなお、短刺激療法がより優れた形の電気けいれん療法であるかどうかは明らかではない[67]。ＢＳＴの効果についてはいまだ疑われている（第11章参照）。

副作用を減らす要素としてのＥＣＴの電極配置に関する議論に戻ろう。一九五〇年代後半、片側配置（双方の電極を脳の同じ側に置く）を選択肢として確立するための一連の臨床試験がなされた。一九五四年、ニューヨーク神経学研究所のバーナード・パセラと、ベルヴュー病院のデイヴィッド・インパスタートは、片側性のけいれんが得られるまで直流電流による刺激を緩徐に漸増し、それから発作が対側に広がるまでさらに電流を増やす方法を試みた。彼らによれば、この技法は両側性の大発作を起こす方法よりも効果は劣っていたという。（元来のＥＣＴに対する重要な修正点であるが、直流電流の用量をゆっくりと増やされることが苦痛なものであることを考慮して患者には麻酔がかけられていた）

一九五八年には、ある比較試験によって印象的なエビデンスがもたらされた。ブリストルの精神科指導医のネヴィル・ランカスター、英国のチェスターにあるデヴァ病院の精神科レジデントのルーベン・スタイナート、および同院の精神科指導医であるアイザック・フロストは、彼らが当時「片側性」ＥＣＴと呼んでいたものに大いに関心をもって研究を行った。彼らの言う「片側性」とは、双方の電極を同じ側に、この場合は右側に近接して配置し、それによって左側の「優位」半球が守られるようにする、ということであった。被験者となった四三名のうつ病患者のうち、二一名が片側の配置によって全般発作あるいは焦点発作を生じた（この方法によって生じた発作の多くは「ジャクソン」発作という焦点発作だった。ジャクソン発作は英国の神経学者ジョン・ヒューリングス・ジャクソンにちなんで名づけられた発作で、身体の一側に始まり、それから対側へと広がってゆく。この発作は大発作ではない）。一五名が両側に電極を配置されて全般発作（すなわち大発作）を誘発された。そして片側性配置のうち七名は「発作不発」に終わった。治療的な観点では、両側配置と片側配置は実質的に同等だった（ただし、発作不発の場合の治療効果は劣っていた）。

とても興味深いのは「記憶想起検査」の結果であった。研究者たちは患者に四回のショック治療を行い、各施行の直後に検査を行った。標準的な両側性ＥＣＴを受けた患者の点数はもっとも低かった（一点すなわち最低点であった）。片側性ＥＣＴで全般発作を生じた患者では一九点、片側性ＥＣＴで焦点発作を起こした患者は二七点、片側性ＥＣＴで発作不発の患者では二四点だった（この最後のスコアはやや変則的であるが、サンプル数はとても少なかった）。双方の電極を同側に置いて行う片側性ＥＣＴは、治療的に有効であると同時に記憶に配慮したものに思えた。論文の著者たちは、片側性ＥＣＴを「抑うつ状態で食事摂取が困難な［…］高齢の患者」および「とても優秀な知性をもつ患者、とりわけ自分の持つ知識によって生計を立てている人々」に対して推奨した。傲慢にも、これらのエリート医師たちは平均以下の知能を持つ集団における記憶喪失の問題についての懸念を切り捨てた。彼らの勧告に従えば、守られるべきは「優秀な」精神の記憶だけである。彼らの見解では、両側性ＥＣＴが適応となるのは「平均的な知能を持つ退行期うつ病患者」とされ、その他に「活発な希死念慮のある」患者や「危険なまでに衝動的」として知られている緊張型統合失調症や、片側性の治療に反応しなかった者が挙げられた。[69]

一九六二年には、スタンレー・キャニコットがロンドンのホロウェイ・サナトリウムにおいて、片側性ＥＣＴと標準型ＥＣＴとの無作為対照試験を行った。その結果は、片側性ＥＣＴが有意に記憶喪失と見当識障害を減らす一方で、標準型の両側性ＥＣＴと同じ治療的有効性を保っていることを示していた。キャニコットは「片側性ＥＣＴはうつ病の治療において両側性ＥＣＴと同じく有効であり、さらに発作後の意識障害と健忘を有意に減少させる」と結論した。彼によれば片側性ＥＣＴは「すべての外来患者および自分の持つ知識により生計を立てなければならないすべての知的労働者のための治療選択肢であるべきだ」という。その試験に含まれる患者数はとても少なく、両側性ＥＣＴを受けたグループが二〇名、片側性のグループが三〇名であった。[70]

一九六六年、ベテランのＥＣＴ専門家となっていたデイヴィッド・インパスタートとウィリアム・カーライナーは完全な大発作を誘発する技法を提案した。それは頭部の片側（筋肉の動きを支配する大脳皮質の領域である「運動領」の付近）に二つの電極を離さずに配置するというものだった。インパスタートとパセラは一九五四年以来、片側法を試みてきたが、それによって生じたのは、発作が身体の両側に全般化するにせよそうでないにせよ、大発作ではない焦点発作が主だった。それらの技法は大発作を伴う両側性ＥＣＴほどには効果的ではなかった。そこでインパスタートはカーライナーとともに、右片側性ＥＣＴで大発作が確実に得られる新たな技法を提唱した。インパスタートらは可変抵抗器を一九〇ボルトから開始し、続く百分の一秒後に九七ボルトまで下げた。彼らの考えによれば、その結果は両側性ＥＣＴと同様に効果的なものであり、「両側性ＥＣＴを上回る大きな利点を一つ備えている。すなわち、治療後の意識障害と不穏を実際上なくすとともに、累積的な記憶の変化を著しく少なくする」ものであった。この技法により外来患者の治療は「より安全で容易な処置」となり、「両側性の治療の後に多くの患者で生じる恐怖は生じない」。看護師や付き添いの家族も「患者が意識清明かつ正常な状態であり、両側性の治療の後のようには意識がぼんやりとしたりうわごとを言ったりしていないのを見て」ほっとした。この技法はまた治療のペースを上げ、毎日行うことさえ可能にした。なぜなら見当識障害の問題がなくなったからである[71]。

この論文が投稿されたのち、片側性ＥＣＴへの熱意は広く行きわたり、州の議員たちはこの手法をけいれん療法の前提条件として法的に定めようとするほどだった。しかし、肝心の疾患の治療には両側性電極配置がより効果的であることが示された。片側性電極配置では、患者はかなり意識がはっきりした状態で麻酔から目覚める。両側性ＥＣＴを受けた患者では三〇分のうちにそれと同じくらいはっきりとしてくる。そして記憶障害は一日か二日で回復する。カリノフスキーが一九八四年に記しているように「私たちはみな片側性の治療を試みたが、多くの者は両側性ＥＣＴへと戻っていった。治療中および治療直後に患者の意識が不鮮明になるという、とても望ましくない副作用があったにもかかわらずである」。カリノフスキーの指摘によれば、ほとんどのうつ病は両側性ＥＣＴでは六回かそれ以下の治療によって解消した。片側性の電極配置では六回から一二回の治療が必要だった。「さらに、麻酔を二倍の回数かけるということ自体、患者にとって潜在的に危険であると言えよう」[72]

片側性ＥＣＴは一世を風靡したが、多くの病院では両側性電極配置の技法が選ばれ続けた。ウィリアム・カーライナーは自らが片側性ＥＣＴを支持したことを後に悔やんだ。カーライナーは一九七二年にはすでに、インパスタートとともに表明していた熱狂的支持を撤回し始めていた。それによれば、当時からさらに経験を積んだことで「わかったのは、急性の抑うつ反応や統合失調症的反応においては、両側性の電気ショックか、あるいはインドクロンが残された治療選択肢であるということだった」。それに匹敵する結果を得るためには、片側性の治療ではかなり多くの回数の治療が必要になった。[73] ずっと後のインタビューでは、カーライナーは「私は片側性の治療を試してみたが何の効果もなかった。[…]片側性ＥＣＴは記憶喪失をかなり減らしたが、効果も少なかった」と語るのみであった。[74]

## インドクロン──「非電撃」療法

一九三〇年代から一九四〇年代前半にかけて登場した三つの身体的治療のなかで、一九五〇年代まで何がしか通常のものとして行われていたのはＥＣＴだけだった。しかしＥＣＴに対する関心は、さらに別の、非電気的なけいれん療法の登場を促した。一九五七年、メリーランド大学薬学部のジョン・クランツ・ジュニアらは、フルオロチルという無臭性の麻酔ガスを実験動物に吸わせるとけいれんを誘発することを発見した。フルオロチルは一般には商品名のインドクロンという名で知られている。動物たちに（脳波で測定したところ）副作用がなかったことに勢いづいたクランツらは、フルオロチルを四名の患者に投与した。すると、そのうち三名が標準型ＥＣＴでみられるような発作を起こした。患者たちは記憶の混乱を伴わずに無事に回復した。「ヘキサフルロジエチルエーテルを吸入させるという、この比較的簡単な処置が、あるタイプの精神疾患患者の治療において有益であることが示されるかもしれない」とクランツらは結論した[75]。

翌年、クランツのグループは、メリーランド州ケートンズビルにあるスプリング・グローヴ州立病院の精神科医のアルバート・クーランドらと共同で七五名の患者を対象としてインドクロンと標準型ECTとを比較した無作為試験を行い、『米国医師会雑誌』（JAMA）に報告した。もっとも重要な結果は、インドクロンのほうが患者は恐怖を感じにくく、発作後意識障害もより少ないということだった[76]。ペンヴァルト化学は一九五九年に英国においてこの物質の製剤特許を獲得した。エアー・リダクション社は一九六二年に分離特許を獲得した（エアー・リダクション社員は当初から研究に関わっていた）。米国ではエアー・リダクション社が子会社のオハイオ化学を通じてインドクロンを市場で扱うことになったが、スミス・クライン・アンド・フレンチ社もこの薬剤を市場展開しようとしていた。

インドクロンが普及した背景にある真の原動力は、インドクロンが患者には「電気けいれん療法」に見えないことであった。ガスは電気よりもより害のないように思われたのである。そして「けいれん」という用語は、インドクロンについては売り文句から省かれるか、あるいは小さな文字で目立たないように表示されるかであった。インドクロンの米国でのもっとも目を引く早期の試験は、一九五七年から一九五八年にかけてニューヨーク州立精神医学研究所で行われたが、それはどちらかといえば幸先の悪いものであった。精神医学研究所の精神科臨床部長のウィリアム・ホーウィッツ、同研究所の精神科上級医アルヴィン・メスニコフおよびレジデントのデイヴィッド・ライオンズはスプリング・グローヴ病院で指導を受けたのち、一九五七年の一二月七日にインドクロンによる治療を精神医学研究所で開始した。「発作を誘発するのに電気を使わないことから、患者の「感電死への恐怖」という懸念は少なくなるだろうと思われた」とホーウィッツは後に精神医学研究所の年報に記している。しかし八名の患者に試した結果はがっかりさせるものだった。患者の一人は複数の椎骨を骨折し、他の患者のうち数名は初回の治療の後に恐怖を抱くようになった。翌年、このグループはインドクロンにはECTを上回る実質的な利点はないとして研究を放棄した。そしてスミス・クライン・アンド・フレンチ社はその研究の後援から手を引いた。[77]

一九五八年、インドクロン研究はECT専門家のウィリアム・カーライナーと、ブロンクスのリバーデイル地区のウエスト・ヒル・サナトリウムのルイス・パデュラの手に渡った。彼らは化学的けいれん療法に関する一九三四年のメドゥナの着想を根本から復活させた。スミス・クライン・アンド・フレンチ社の求めによって、さまざまな診断を受けた三三名の患者にインドクロンの投与を行ったところ、精神医学研究所のものよりも納得のゆく結果が得られた。カーライナーらは筋けいれんをなくすための筋弛緩薬サクシニルコリンに加え、患者の不安を抑えるためにバルビツール酸系薬を用いた。一九六〇年、インドクロンは「抑うつ障害群において電気ショックと同等に効果的」であり、そして「統合失調感情障害」では実際のところ電気ショックよりもまさっていたと彼らは語った。[78] この研究は、米国の精神医学において、カーライナーを主な唱道者とするインドクロン研究の幕開けとなった。カーライナーは協力者である麻酔科医サルヴァトーレ・デラリアに後押しされて、静脈注射によるインドクロン投与も開始した。そうしたのは一部にはその方がより早く効くと考えてのことだったと、後のインタビューにおいてカーライナーは語っている。[79] また一九六三年の論文では「患者は吸入よりも静脈注射による投与をより受け入れる傾向にあった。治療方法としてインドクロンの吸入ではなく静注が指示されていたときのほうが、不安と恐怖はより少なかった」と記していた。[80]

しばらくのあいだ、インドクロンは効果的な身体的治療としてECTに置き換わるだろうと思われた。インドクロン療法は必要な器具がより少なく、外来で行うにはうってつけであった。「私の患者の大半は下位中流階級の所得者層に分類される人々であり、私費で入院するための費用はとても払い難いものである。したがって、たとえ重度の障害があろうとも、これらの患者たちを外来で治療することが必要なのである」とカーライナーは語った。[81] 効果と安全性の面でインドクロンがECTに匹敵するのであれば、それを置き換えない理由はない。FDAは一九六四年にインドクロンの吸入を認可した。そして短いあいだではあるが、インドクロンは精神医学の主流に位置づけられた。[82]

しかし最終的にインドクロンは脇に追いやられた。スミス・クライン・アンド・フレンチはインドクロンへの関心を失ったと言われている。そしてインドクロンというガスは、必要な装置は少なかったものの、処置そのものには多くの過程と準備が必要であった。一九六一年にはすでに、ヒルサイド病院研究部のマックス・フィンクらによって以下のことが見出された。すなわち、電気的に誘発されたけいれんはインドクロンによるけいれんと有効性および記憶への影響の点において同等であり、簡便さと費用の点ではインドクロンに勝っていた。[83] 一九七二年、セントルイスにあるワシントン大学の精神医学分野に当時所属していたジョイス・スモールとアイヴァー・スモールは、インドクロンは第二選択の治療法として残されるべきではあるものの、「インドクロン吸入のための方法は煩雑であり、それによってインドクロンは日常的に用いるには」ECTに比べて「不便なものとなっている」と語った。[84] 煩雑であり、簡便さが劣るという言葉は、無害とはあまり言えないということを示す婉曲語法だったのかもしれない。しばらく後に、別の理由を指摘したのはマックス・フィンクであった。その理由は科学的な刊行物ではあまり言及されないことだっただろう。「フルオロチルにはジエチルエーテル特有の匂いがある。二人以上治療すると室内の空気はその匂いを帯び、スタッフはそれ以上患者を治療する気をなくしたものだった。患者が二、三回フルオロチルを吸い込むと発作が起こるのを見て、スタッフ自身が発作を起こす恐怖におびえた[85]」

### 骨折

骨折は非修正型ECTにとって悩みの種であった。大腿骨骨折と「背骨が折れる」ことは、きわめて望ましくない副作用の代表であり、それらを危険因子としてなくすことができなかったなら、ECTは主な精神医学のツールとして決して受け入れられなかっただろう。骨折の割合の高さはメトラゾールにとって命取りだった。第4章で述べたように、一九三九年にニューヨーク州立精神医学研究所のフィリップ・ポラティンらがメトラゾール療法を受けた五一名の患者をX線撮影で調べた結果、四三パーセントの患者の脊椎に圧迫骨折がみられた。骨折の多くは椎体上部の前方にわずかな亀裂があるというもので、これは明らかに、患者が間代性の筋収縮において突然前屈みになった結果だった[86]。椎体骨折の大半は無症候性で速やかに治癒したため、問題になることはなかった。これらの統計が明らかになったのち、多くのクリニックはメトラゾール療法を中止した。

ECTはメトラゾール療法に比べて外傷の発生率は低いのではないかと期待された。なぜならECTによるけいれんはあまり激しいものではないと考えられたからである。一九四〇年の後半、チェルレッティは、自らの大学精神科クリニックの経験では骨折はなく顎関節の脱臼が二例みられただけであると誇らしげに報告した[87]。アルマンジとインパスタートは自らの経験に関する最初の報告で、ECTを行った約百例中「合併症は一つもなかった」と述べた[88]。こうした報告に影を落としたのは、ＥＣＴは実際に骨折を生じるというその後のデータであった。一九四〇年一月にロンドンで行われた、王立医学協会のけいれん療法に関する会議において、ドナルド・ブレアはこう語った。「残念なことに、電気的に誘発されたけいれんにおいて骨折が生じることがわかった。当初はカルジアゾールで治療された症例にも椎体骨折は生じないと思われていた。しかし後になって、かなりの数のそうした骨折があることがわかったのである」[89]。エアランゲンのビンゲルは一九四〇年にＥＣＴについて報告した際、さまざまな骨折について警告を発した。「チェルレッティ、ビーニおよびソリアーニらのイタリア人の論者による初期の報告によれば、電気けいれん療法には合併症がないように思われるが、そうではない」[90]。フィラデルフィア州にあるペンシルヴェニア病院精神・神経病部門のローレン・スミスらによる統計的研究では、ＥＣＴを受けた一五六名の患者では五パーセントが骨折を経験した（骨折した八名のうち五名が脊椎を負傷していた）。彼らの研究では、メトラゾール療法で骨折がみられた割合は約二二パーセントだった[91]。英国の放射線科医のエリック・サミュエルが一九四三年に行った調査では、シャンリー精神科病院におけるＥＣＴによる骨折の割合は四二〇名の患者のうち二・八パーセントだった。サミュエルによればこの数字は実際のものよりも低いかもしれない。なぜなら患者がみな発作直後にエックス線撮影をされたわけではないからである[92]。このように骨折の割合は実際無視できないものであり、当然の関心事であった。

当のＥＣＴの専門家たちは、こうした統計的データは誇張されたものであり、患者にとっての危険はきわめて小さいと考えた。一九四〇年、カリノフスキーはビーニに異議を唱えて次のように論じた。カリノフスキー自身の施設で行われたメトラゾール療法による骨折についての研究では、害が非常に大きいという結果だった。「同じ放射線医学の技術によって私たちは電気ショック後にもそうした事例があることを見出したが、そのパーセンテージはとても少ないものだった。患者は何の痛みも訴えなかった。そしてこのことにより、あらゆるけいれん療法に対してとても大きな抵抗が生まれてしまった。まちがいなく、それには何の実際的な意味もない」[93]。椎体骨折への懸念に対してカリノフスキーはいらだちを持ち続け、それはまれなものだと主張した。一九四一年には次のように述べている。「[これらのX線写真による知見には]臨床的な意義はまるでないか、あったとしても限られていると言わねばならない。[…]しかしながら「背骨が折れる」という心理的因子によって、精神医学の治療におけるたしかな救いとなる手技の信用を相当に傷つけられてしまった」[94]。一九四八年にニューヨーク州立精神医学研究所のフィリップ・ポラティンとルイス・リンが一〇年前に椎体骨折を経験した人の予後調査をしたところ、事実上、なんの長期的な影響もみられなかった[95]。しかし何らかの対策はせねばならなかった。たとえ百人に一人しか起こらなかったとしても、歯が砕けたり、背骨が折れたり、大腿骨を骨折したりということは、医師にとっても患者にとっても同様に恐るべき副作用である。そして、治療を数百人、数千人の患者へと展開してゆくなかでは、百人に一人というのはなお由々しき統計的データであった。

患者が前方に跳ね上がって椎体を骨折するという問題に対するもっとも実践的な解決は、胴体がくびれたところの下に何かを置くことで脊柱を過伸展させる(後ろにそらす)というものだった。最初にそれを記したのはヴィクター・ゴンダであった。ゴンダは患者を樽板の上に置き、背骨を後ろに曲げて前に曲がりにくいようにしたのである。一九四一年のゴンダの記述によれば、「椎体の損傷を防ぐために、[患者を]寝台に乗せるときには背中の下に毛布でおおわれた木製の台を置く。この木の台は大樽から取られたただの樽板である。それを、もっとも凸になった箇所が背部中央にある背骨の下に来るように置く。この過伸展によって、圧迫による損傷にもっとも弱い場所である、椎体の前方の端を離しておくのである」[96]。その翌年の一九四二年には、カリノフスキーが同様に脊柱を過伸展させる処置について記している。その処置は彼らがロングアイランド州ブレントウッドのピルグリム州立病院において導入したものだった。すなわち「三つの大きなサンドバッグを患者の背部中央の背骨の下に置く。それから肩と臀部をいくらか力を加えて台に押しつけ、脊柱の比較的堅い部分が許すかぎりの過伸展を生じさせる」のである。カリノフスキーらはこの処置を導入した後、はじめの六〇症例をＸ線写真で調べたが、椎体骨折はみられなかった[97]。

サンドバッグ法はとても効果的だったと思われるが、しかし見た目はひどいものだった[98]。ボルチモアの精神科医フランク・アイドは次のように回想している。「私が初めて見たＥＣＴは親族の一人「アイドの父」に行われたものだった。このとき私はボルチモアのセント・ジョゼフ病院にいた。ＥＣＴは放射線科で行われ、親族の背中の下にはサンドバッグがあてがわれていた。今日みられるようなＥＣＴ治療器も、サクシニルコリン〔筋弛緩剤〕も、メトヘキシタール〔商品名ブレビタール〕〔バルビツール酸系麻酔薬〕も、何もなかった。目に飛び込んできたのは、本物の大発作と絶叫で、叫び声といっても実は痛みで叫んでいるのではなく、空気が吸い込まれる音だったのだ。すさまじい体験だった。私にとってはとても恐ろしいものだった」。しかし八回の治療によってアイドの父親は回復した[99]。

〔患者が前に跳ね上がるのを防ぐ方法はサンドバッグ法以外にもあった。一九四五年ごろ、ネイサン・サヴィツキーとカーライナーは、患者の胸のあたりにシーツを結びつけ、それを台につなぐようにし始めた。手足はひきつったりけいれんしたりするままにしておかれた。サヴィツキーらはそれを「修正型拘束衣」と呼んだ[100]〕

精神薬理学の進歩は、骨折の問題に決定的な解決をもたらした。それはＥＣＴの臨床にクラーレを導入することによるものだった。クラーレはアマゾン流域のツタ植物である「ストリクノス属」から抽出された植物性薬品であり、神経筋接合部をブロックして随意筋の運動を効果的に妨げる。クラーレは一九三〇年代に痙性障害の医療に使われ始めたばかりだったが、一九三九年にロンドンのセント・トーマス病院のハロルド・パーマーが、クラーレはメトラゾール療法のけいれんによる骨折を防ぐために利用できるかもしれないと提案した。[101] 一方そのころ、ネブラスカ州オマハでは、精神科医のエイブラム・ベネットがスクイブ社とともに、けいれん療法で用いるための安定したクラーレ製剤の開発を行っていた（エイブラムは一九三九年にはすでに、メトラゾール療法における脊椎骨折を防ぐための脊髄麻酔を試みていた）。[102] スクイブ社は開発のなかで、精製クラーレのジメチルエーテル抽出物をイントコストリンとして市場に出した。スクイブ社が使用した形態のクラーレはｄ－ツボクラリンと呼ばれる植物由来の主要アルカロイドの一つであった。クラーレは疑いようもなく危険な物質である。当時の標準的な薬理学書はこう忠告している。「クラーレの極端な効果の強さ、および呼吸筋麻痺の危険が常に存在することを鑑みると、[…] この薬剤を安全に用いることができるのは、一般に、気管挿管のような救命処置に完全に習熟している経験ある麻酔科医に限られる」。[103] 多くの精神科医はクラーレを用いることに懸念を抱いたと思われる。一九四〇年にベネットは、メトラゾールを用いた「けいれんによるショック療法における外傷の合併症を防ぐ」ためのクラーレの使用について述べた。「患者の頭部が後ろにガクンと落ちないように配慮せねばならない。というのも、患者の頸部筋の力がなくなるからである」。通常起こるよりもずっと穏やかなけいれんであるため、必要な予防措置は舌の保護具だけであった。[104] 事実上、この薬剤はすべての筋に弛緩性麻痺を起こすことができる。薬剤の影響下にある患者は、もはや外傷性の骨折を経験しないだろう。

クラーレの適用がメトラゾールからＥＣＴへと広がることは目に見えていたことであり、一九四二年六月にはすでに、カリフォルニアのコンプトン・サナトリウムのけいれん療法家、バイロン・スチュアートはECTを受ける患者全員にクラーレを用いていた[105]。一九五〇年までに、外科的な合併症をなくすうえでのクラーレの利益は明らかになっていた。ストックホルムのサウス病院ではクラーレが導入されたのち、椎体骨折が起こる割合は男性では三七パーセントからゼロに、女性では七パーセントから四パーセントに低下した（男性はより筋肉質であり、筋骨格系の損傷を被りやすかった）[106]。しかし、クラーレの使用には根底的な不安が伴った。クラーレは容易に致命的なものとなる。正確な治療的用量の計算は困難だった。すなわち、天然素材の用量は効用の点でさまざままであったし、同じ用量に対しても個人によって反応はさまざまだった。治療によって死ぬことがほとんどないという点でECTは非常に安全な処置である。しかし、一九四三年までには一万一〇〇〇例のうち八名が死亡しており、うち四名の死はクラーレによるものだった[107]。カリノフスキーは、クラーレは「それが防ぐと想定されている合併症よりも危険」だと考えた[108]。ニューヨーク州立精神医学研究所は決してクラーレを用いないことを誇りとしていた[109]。かなり後にアーサー・ガブリエルが語ったことによれば、クラーレは「潜在的に病的なものであった合併症と引き換えに、ときとして致命的な合併症にもたらすことがわかったときに、嫌われるようになってしまった」[110]。よりよい解決法はなかったのだろうか。

一九五一年、骨折の問題はサクシニルコリンの導入によって解決された。塩化サクシニルコリン、あるいは〝SUX〟として知られる筋弛緩薬は、ローマにある高等保健研究所の化学療法研究室長にしてノーベル賞受賞者であるダニエル・ボヴェが、一九四九年にとあるイタリアの科学雑誌で初めて発表したものである[111]。その特許を一九五二年にとあるオーストリアの会社が取得した。そしてバロウス・ウェルカム社により、米国においてアネクチンという商品名で発売された。一九五一年二月にはストックホルムにあるカロリンスカ研究所の精神医学部門のカール・グンナー・ホルムバーグと、同研究所の麻酔学および薬理学部門のステファン・テスレフとが、スウェーデン版のサクシニルコリン（ヨウ化サクシニルコリン）を神経筋接合部の短時間作動型遮断薬としてECTに導入した（それは筋に付属する運動終板を「脱分極」させるものだった）。

ホルムバーグとテスレフはまずバルビツール酸系薬（麻酔薬）を静脈注射によって投与した。「患者が入眠したところでサクシニルコリンを速やかに静注した。［…］最大の効果が現れるのは約八〇秒後であり、そこで通電が行われた。この処置によって「クラーレ処置」につきものの不快感を伴うことなく完全なる筋弛緩が得られた」。その後、彼らはサクシニルコリンとバルビツール酸系薬を、注射器のなかで混合して同時に投与し、その注入が終わっておよそ二〇秒後に通電を行うようになった。それと同時に酸素投与も行った。「呼吸が安定し、気道が塞がれていないことが明らかであれば、患者を病棟に帰してよい。このとき、それ以上の観察は［…］余分である」[112]。これは今日のECTで用いられる処置とおおむね一緒である。

ホルムバーグとテスレフの論文は、『米国精神医学雑誌』に一九五二年五月に発表された。彼らの論文はECTの臨床を、患者の手足が制御できずにばたばたしているという「残忍な」見世物と後に評される有様から静かな状景へと変えた。そこでは筋肉の動きはほとんどなく、脳で起きている発作の手がかりは患者の足の親指のぴくつきだけである。血圧計で用いられるような加圧帯がふくらはぎのところに巻かれ、親指を支配する筋肉にサクシニルコリンが達しないようにし、それによって発作の目に見える証拠が得られるようにしたのである（この加圧帯を用いた確認法はリーズのマックス・ハミルトンが導入したものであり、脳波によって発作を示す方法に置き換わる以前はこの方法が適切な発作が生じていることを裏づける簡便な手法であった)[113]。

サクシニルコリンの使用とともに、ECTでは麻酔が使われるようになった。以前のチェルレッティ式のECTでは、不安な患者を落ちつかせるか、けいれん後の興奮のエピソードに対処するために少量のバルビツール酸系薬が投与された(直流法のなかには計画的な麻酔が行われるものもあった)。サクシニルコリンの使用とともに、あらゆる形のECTにおいて大量のバルビツール酸系薬が本格的な麻酔薬として投与されるようになった[114]。なぜサクシニルコリンによって麻酔の施行がほとんど義務的なものになったのだろうか。それは、サクシニルコリンが効いてきたと感じるときの息ができないという一過性の感覚を多くの患者が嫌ったことによる。患者たちには窒息の危険は決してなかったが、それでもバルビツール酸系薬(メトヘキシタール(商品名ブレビタール)やチオペンタール(商品名ペントタール)など)が用いられたのは、このつかの間の感覚を意識から遮断するため、そして確実に患者がその後の治療を再び受けるようにするためであった。後にマックス・フィンクが語ったことによれば、一九五三年にヒルサイド病院でサクシニルコリンを導入したとき、当初フィンクらは患者に麻酔をかけずにサクシニルコリンを投与した。患者は「息ができない、息ができない」と叫び出し、フィンクはある人物から「患者には最初にバルビツール酸系薬を投与すべきだ。まず患者を眠らせて、それからサクシニルコリンを投与しよう」と言われた。「それで、麻酔が登場したわけだ」とフィンクは言う。「ECTのために麻酔をかけたかったわけではない。麻酔が登場したのは、サクシニルコリンのことを忘れさせたかったからだ[115]」

米国でもっとも早くサクシニルコリンを用いたのは、ジョージア医科大学の神経精神医学部門に属し、オーガスタにある大学病院で臨床を行っていたベンジャミン・モス、コーベット・シグペン(シグペンは映画『イヴの三つの顔』で知られる)、ウィリアム・ロビンソンであった。彼らはペントタールとサクシニルコリンを（二回目の穿刺を避けて）同じ注射器を使って矢継ぎ早に投与し、一〇〇パーセント酸素を発作のあいだ与えた。それによれば「三百例以上に対してECTを行ったが、厄介な副作用はいまだみられていない」とのことだった。[116] ECTにおける術中の骨折の問題は今や解決されたのである。英国の精神科医マックス・ハミルトンは一九七六年に、一九五二年に筋弛緩薬の投与を開始して以来、自分は脊椎骨折を一例も見ていないと語った。[117] ECTに対するこの修正は完璧なものだった。

しかし振り返ってみれば、次のように疑問をもつことも可能だろう。この修正の大半は本当に必要だったのだろうか。むしろ、それは治療上の進歩というよりも、主に見た目を取り繕うための改変だったのではないだろうか。もちろんサクシニルコリンの恩恵は明らかだった。そして時が経つとともに、事実上、すべての筋の運動が抑制されることになった。一九九九年、ワシントンに住む熟練のECT専門家、ジグモンド・レベンゾンは、実のところ「筋弛緩薬が使われすぎる主な理由は［…］看護師をなだめるためだった。看護師はそのままの大発作を見るとひるんでしまうだろう」と嘲笑した。[118] カリノフスキーは、サンドバッグを重ねたものの上に患者をおいて過伸展させれば椎体骨折はほぼゼロになると戦時中に述べていた。

処置の一部に麻酔とバルビツール酸系薬投与が含まれることで、ECTは今や病院で行われるべきものとなった。バルビツール酸系薬による麻酔は患者の呼吸中枢を抑制し（そもそも呼吸は通電そのものによって四〇秒ほど中断される）、蘇生が必要となったときに備えて麻酔科医の参加を必要とする。麻酔科医が加わる以前に、電流を投与する精神科医と、換気バッグを管理し、心電図と脳波計を監視する看護師が必要であった。心電図および脳波計は、けいれんが実際に生じており、患者のバイタルサインが正常であることを確認するためのものだった。片側性の治療は両側性の治療ほど効果的なものではなく、両側性の治療でみられる短期間の記憶喪失および見当識障害を最小化するために二倍の回数の施行を必要とした。

それでは、この多段階の介入によって実際のところ何が成し遂げられたのだろうか。この段階的な介入の影響によって、ＥＣＴは比較的アクセスの容易な外来でも受けられる治療から、世間から隔絶された病院のなかで限られた数の者だけが利用できる処置へと変わった。このことが公衆衛生にとってプラスであるかどうかについては、いまだに議論の余地がある。

## 「脳へのダメージ」

どんな新たな身体的治療にもつきまとう科学的不確実性として、その治療は脳を傷つけるのではないかという憶測があった。患者はけいれんを生じるが、それは通常はてんかんや、腫瘍や脳卒中、進行した梅毒といった脳の病変により生じるものである。発作の後、患者はしばしば脳の病変に関連する異常な反射を示す。たとえばバビンスキー反射が「陽性」になる（足底の外側を尖ったものでこすられたときに足の親指が反り返る。正常では親指が屈曲する）。つまり、インスリンショックやけいれん療法の治療上の利益は、脳の永続的で不可逆的な損傷を代償としていないだろうかと研究者たちは推論したのである。

チェルレッティとビーニは一九四〇年にＥＣＴは脳傷害を生じないことについて強力な証拠を提示した。チェレッティらは三四頭の犬の脳を三つの群に分けて検討した。すなわち、ヒトと同じ用量の電気刺激を受けた群（第一群）、一連のショック療法を受けた群（第二群）、大量の電気刺激を受けた群（第三群）である。また、さらに五頭の犬が電気刺激を受けない対照群として用意された。第一群のうち実験の直後に解剖された犬では、微小な解剖学的変化が見られた。それは主にわずかな浮腫であった。第一群のうち一カ月後に解剖された犬では、それらの変化は自然と回復していた。他の群でも同様に損傷は否定的な結果だった。このことから、初期のイタリアの研究者はヒトに行われている（サイン波）ＥＣＴはいかなる永続的な脳の病変も生じないと結論した。[119] しかし戦時中にイタリアで出版されたその論文は国際的なものとはならなかった。

したがって、最初のころの米国の研究者はスタートラインからはじめた。一九四〇年、フィリップ・ポラティン、ハンス・シュトラウス、レオン・アルトマンは精神医学研究所における、遷延性のインスリン昏睡が遷延した後やメトラゾール治療の後に「ひどく頭に霧がかかったようになり忘れっぽくなった」患者五名について報告している。その患者たちは何らかの傷害を被ったはずであるかのように見えた。そのうち三名に脳波検査が行われたところ、患者の脳機能はすぐに正常にまで回復した。にもかかわらず、著者らは「したがって、残存する脳のダメージがあり、それを明らかにできるのは［…］より細かな研究手段だけであると考えられよう」と推測している。[120] ロサンゼルスのユージン・ジスキンドにとって、彼が目にしたメトラゾール治療後の記憶障害は器質的な脳傷害を思わせるものだった。ジスキンドは一九四一年に「おそらく神経細胞に急性の傷害が生じており、その損傷は早期あるいはより軽症の段階では可逆的だが、より慢性期あるいはより著しい状態では不可逆的なものであるかもしれない」と論じ、「除皮質や除脳、ないし大規模な脳細胞の死など、患者も医師も明らかに受け入れがたく思うこと」さえも生じるかもしれないと推測した。[121]

インスリンショックとメトラゾールが臨床において用いられなくなると、脳の傷害をめぐる議論の大半はＥＣＴに集中した。マンフレート・ザーケルは彼が愛したインスリン療法に対する競争相手への妨害工作に熱心であり、ザーケルこそが最初に医療者以外の人々にけいれん療法が脳傷害の原因になるという考えを示した人物であった。一九四二年、ザーケルは『ニューヨーク・タイムズ』紙に、ECTの「無節操な使用」は「パーソナリティの障害につながる場合もあり、脳そのものに損傷を与える可能性もある」と語った。彼によれば、けいれんだけを起こすというのは恐ろしい考えである。インスリンこそが「素地を作るため」にまず用いられるべきであり「大半のケースにおいてけいれんはまったく必要がない」。ザーケルが記者に語ったところによれば、ECTで生じた記憶喪失は「私たちが二つの、いずれも悪性の脳の疾患でしか見ることのない症状」に似ている。その疾患とは「すなわち進行麻痺［中枢神経系の梅毒］および脳の進行性の動脈硬化症であり、そこでは重篤な脳傷害が生じるのである[122]」。

一九五〇年にパリで開催された世界精神医学会議において、ザーケルはメトラゾール療法とECTとをきわめて痛烈に非難し、けいれんは無益であり、統合失調症においては有害であるという主張を繰り返した。「与えられた損害は、とくに統合失調症の患者に対するものであり、［…］それはいまだに続いており、実際そのために私は再びこの問題を持ち出さざるをえなかった」。「けいれんは統合失調症では無益なだけではなく、多くの回数なされたならば有害ですらありうる」。ザーケルはこの問題について、一九三七年にはすでに個人的な書簡において「この思い違いを主に唱導している人の」注意を喚起したという（彼が実際にそうしたという証拠はない）。「しかし今、私はこのことを公に話さなければならない必要を感じる。統合失調症の患者に損害が与えられるのを見てきた私にはそうするよりほかなかったからだ[123]」。このとき初めて、「脳傷害」に関する告発が国際的な科学的会合の場に届いたのである。そしてその告発は広い反響を呼んだのである。すなわち、ECTは脳を傷つけるのだと。

その後、パリでの会議においてカリノフスキーはザーケルに異議を唱えた。彼の認識では、それまでの数年間に、ECTは脳傷害の原因にならないことを示す多くの研究がなされていた。一九四二年には、カリノフスキー自身が参加した精神医学研究所の研究チームによって、ECTを受けた患者の脳波と、ECTを施行されたアカゲザルの剖検による病理所見が調査された。ECTを受けた患者たちについては、研究グループはECTに続いて脳機能の一過性の変化は実際に生じるものの、それらは一過性であり脳機能は正常にまで回復すると結論した。すなわち「一般に、電気ショック治療に伴う脳波上の異常はほとんどの場合、次第に消失してゆくという意味で「可逆性」である」[124]。病理レベルの大脳皮質の変化について、著者たちはこれとは相反する見解を持っていた。ショック療法を受けた一二匹の実験で用いられたアカゲザルには脳の病理的変化がいくらかみられたが、ECTを受けていない対照群のアカゲザルでも同じ変化がみられたのであり、これらの変化はおそらく電気ショックによるものというよりも、捕われた状態にあったことによる変化であろうと考えられた[125]。

数年のうちに同じような動物実験がいくつか行われた。ECT後に小さな組織病理学的変化が生じることを示したものもあれば、そうでないものもあった。一九四四年、この問題に寄与する一連の研究の締めくくりとして、ペンシルヴェニア大学神経病理学研究室に属する精神科医のウィリアム・ウィンケルマンとマシュー・ムーアは標準的なヒトに対する用量のECTを受けたネコに関する入念な調査結果を報告した（そのネコたちにはいかなる組織上の変化もみられなかった）。著者たちによれば、従来の研究の一部は適切に行われたものではなかった。すなわち、処置中に動物の頭が乱暴に扱われていたり、食物摂取が適切に管理されていなかったりした（発作の後、動物たちは食事摂取を止めたかもしれない）という。いずれにせよウィンケルマンらはECTによって脳傷害が生じるという考え全体を退けた[126]。そしてカリフォルニアのジスキンドは考えを改めていた。一九四五年に彼が述べたことによれば、けいれん療法をうけ寛解状態にある六九名の患者には、脳傷害が生じた証拠はみられなかったという。「回復した私たちの患者の労働能力に関する報告は［…］その能力が、精神病様状態になる以前の期間におけるものと同じか、ときにはよりよいものですらあることを明らかにした。したがって、いかなる重篤な障害も脳に生じたはずがないという印象が得られるし、彼らの作業についての報告は、彼ら自身に関するものと同様に良好なものであった」[127]

これらの科学的知見にかかわらず、脳傷害の危険性に関する申し立ては解消しがたいものとなった。第9章で明確に述べるように、反精神医学運動およびサイエントロジー教会は、ＥＣＴは脳傷害をひき起こすという考えを一九六〇年代および一九七〇年代にわたって推し進め続けた。科学の主流派のほとんどはその年月のあいだにＥＣＴに対する関心を失った。一九八四年に「行動科学と脳科学」において発表されたとある科学的討論会だけが「電気けいれん療法は脳傷害をもたらすか」という疑問をとりあげ、そして神経科学者と臨床家はその主張全体を再び退けた。デューク大学の精神科医リチャード・ワイナーがそのメインとなる論文を執筆したが、その骨子は電気けいれん療法が脳傷害をもたらすという恐れは「現実的なものではない」という、いささか気弱なものであった。[128]

さまざまな権威筋がコメントを求められたが、彼らはより断固とした調子であった。ジョイス・スモールとアイヴァー・スモールは当時、インディアナポリスにあるインディアナ医科大学に所属していたが、彼らによれば一九七〇年代後半から一九八〇年代前半にかけてＥＣＴの使用は増加しており、それはまさしくＥＣＴが「薬剤その他の治療法に比べてより安全かつ効果的」だったからである。「長期にわたる、時に不可逆的な脳機能の障害が神経遮断薬［抗精神病薬］によって生じるのである。この場合、脳傷害の証拠は些細なものではなく、注意深くない観察者にとってすら、とても明らかなものである！」とスモールらは指摘している。[129] ヴァージニア州アーリントンの海軍研究所のスティーヴン・ゾーネッツァーは、興味関心をもつ臨床家および科学者が（このような貧弱な証拠に基づいて）ＥＣＴは脳の病理を生じるかもしれないという問題にとらわれるのを止めるように求めた。より興味深い問題は「脳へのダメージではなく脳における変化」であるという。ＥＣＴを施行する精神科医は「自らの患者に大きな危害を与えてしまう可能性について胸を痛める必要はもはやない」とゾーネッツァーは記した。[130]

マックス・フィンクはワイナーに対するいらだちを抑えることがほとんどできず、ワイナーがうっかり使った実質的という言葉をとらえて次のように述べた。「脳の障害についての実質的な証拠がないというのであれば、脳の障害に関する証拠はないのである。［…］かなりの研究において証拠は見つからなかったというのであれば、まれにしか生じないケースの可能性を述べるというのは理にかなった結論ではない。何事も可能性は常に存在するけれども、そのような八方美人の結論は決定的であろうとするレビューにおいては不適切である」。フィンクによれば、ワイナーがその留保を置くうえで依拠した主な研究はラリー・スクワイアとパメラ・スレーターが一九八三年に行ったものであった。[131]「これらの結論の要となった研究は、一〇名の患者および七名の対照群に対して行われたもので、その障害の最たるものは二つの項目――入院日に起こった出来事、およびウォーターゲート事件に関する質問――に関するものだった。永続的な脳傷害という結論の根拠としては、なんと些末であることか！」[132]

ＥＣＴの安全性に関するこれらの闘争的な意見表明に対して、おそらくワイナーは驚いたのだろう。コメントへの応答では、最初の報告と比べてワイナーはＥＣＴに関してかなり肯定的であった。それによれば、長い年月のあいだにワシントンの精神科医ピーター・ブレギンのようなＥＣＴへの批判者は、ＥＣＴは脳の変化を生じるという主張から、ＥＣＴは「急性の器質性脳症候群において見られるような重大な脳傷害をつねに生じる」という結論へと移行してきた。このようなおとり商法は、ワイナーに言わせれば「数杯のマティーニやビールがせん妄様の状態を生じることから、つねに重大な脳へのダメージをもたらすと示唆している」のである[133]。

一九九一年、デューク大学のエドワード・コフィらは脳傷害とECTとの問題に関する決定的な研究を報告した。（その初期段階の結果は米国精神医学会の一九八九年の学会において発表された）。彼らは三五名のうつ病患者に対して短パルス法（リバーソンによる）での両側性ECTを行い、術前および術後に核磁気共鳴画像（magnetic resonance imaging : MRI）による調査を行った。画像について精度の高い分析を行ったが、ECTの直後も、六カ月後も、脳の構造的変化は何もみられなかった。「既存の画像研究の結果もECTと脳傷害のあいだにはいかなる関係もないというものであったが、私たちの研究結果もそれを確認ならびに敷衍するものである」とコフィらは結論した[134]。

まるで脳傷害の亡霊が吸血鬼であって、その胸に杭の一打ちを必要としたかのように、アンドリュー・J・ドウォークが率いるニューヨーク州立精神医学研究所の生物学的精神医学部門および神経科学部門の研究者たちと、国際的に有名なECT研究者であるハロルド・A・サッカイムおよびサラ・H・リザンビーを含むチームによって研究が行われた。その研究では、一二匹のアカゲザルを、ECT、磁気によるけいれん療法、模擬治療（いかなる電気ないし磁気による刺激も加えられないが、治療に関する他の身体的あるいは準備上の条件は同じにされる）に無作為に割りつけた。『米国精神医学雑誌』の二〇〇四年三月の論文によれば、「私たちは以前の研究にみられた混乱を避けるために、全身麻酔、筋弛緩薬、酸素投与を用い、発作および生理学的イベントをモニターし、脳を切り離す前にホルマリン灌流を行った」という。どの群のアカゲザルにも解剖学的病変はみられなかったことから、彼らは「病理学的所見がなかったことにより、けいれん療法の通常の使用では脳の構造的な損傷は生じないということを示す経験的な証拠がもたらされた」と結論した[135]。

ＥＣＴと脳傷害に関する半世紀におよぶ神話は決定的に葬り去られた。しかしこの信用に値しない意見は米国の大衆の論調のなかに不滅のものとして存続している。一九七六年、カリフォルニア州控訴裁判所は、同州の悪名高き反ＥＣＴ法の主要部分について「永続的な脳傷害などの危険性がありうる」として、この法律の内容を支持する判決を下した[136]（このカリフォルニア州法のさらなる詳細については第9章を参照）。喜ばしくないものではあるにしても、このことは人々の想念が結果を左右するということの興味深い実例であった。

## やむを得ないことをよしとする？――当時のいくつかの治療

第二次世界大戦の少し後、あるヒンドゥー教徒の姫君の母親が、スイスのプランジャンにあるオスカー・フォレルの診療所に娘を連れてきた。

「わたくしは、英国の優れた神経学者や精神科医に相談いたしました」と母は語った。「誰も娘を治すことはできませんでした。そして娘の状態は今やあまりに深刻で、娘の夫は離婚を考えているのです。先生、あなたこそが、わたくしの最後の望みなのです」

フォレルは思案した。「奥さま、私も娘さんを助けたく存じます。しかし、重大な危険性がいくらかあることをご承知いただけますでしょうか。私たちに娘さんをお預けになって、三週間どこかへ旅行なさるのはいかがでしょう。よろしければ、娘さんに数セッションの電気ショックを行おうと思います。電気ショックは荒っぽい治療ではありますが、このような絶望的なケースでは、奏効する可能性がいくらかあります」

母親は長い沈黙のあとに尋ねた。「もしこれがあなたの娘さんであったなら、あなたはどうなさいますか?」

「私なら、ためらいはしません」とフォレルは答えた。

「わかりました」と母親は言った。「あなたにすべてをお任せします」

フォレルはすぐに治療を開始し、一連の連続的なショック療法を短い間隔をおいて行った。この処置によってあらゆる高次の精神機能は停止した。「数日のあいだ、患者の生命活動はそれによっていわゆる植物状態にまで落ち込んだ。それから少しずつ精神活動は回復した。記憶もまた同様だった。患者が最初に取り戻したのは遠い過去の記憶だった。それから徐々により最近の記憶が回復し、いくらかの自己洞察が得られた」。「彼女をまったく打ちのめした〔…〕夫婦生活による心的外傷は残ったものの」、最終的にその姫君は回復した[137]。

フォレルが述べたのは「集中的」あるいは「退行的」ECTとして知られるものである。それは顧みるに値しないという印象を与えるが、なかなかの成功をおさめたという記録もあり、ECTにおける最後の技術革新の一つだと考えられるかもしれない。この技法の目的は、記憶喪失を最小化するのではなく、むしろ最大化することにあった。その原理を一九四二年に最初に明確にしたのは、ドイツのある著明な脳科学研究所に学んだのち、亡命してデューク大学にやってきた精神科医のハンス・レーヴェンバッハである。「もし患者がほぼ即座にショックが与えられる前の自分に戻ってしまえば、治療的処置は無駄になってしまう」とレーヴェンバッハはいう。彼によれば、発作後の意識障害と見当識障害はEC

Tの効果にとって不可欠である。[138] 後の論文でレーヴェンバッハとエドワード・タイラーは、ショックを一日につき四回、「ときには数日間連続して」与えることを一九四二年一月に開始したと述べている。彼らの印象では「けいれん後の意識障害の期間が長い患者の方が、そうした影響が見られなかった患者よりもより迅速な改善がみられる傾向にあった」。[139] そして、このことが集中的ECTの原理であった。すなわち、標準型ECTに避けがたくつきまとう意識障害を活用し、まさにそれを最大化するのである。

一九三九年に集中的ECTをはじめて提案したのはイタリアのソンドリオにある県立精神科病院のジョルジョ・ソリアーニであった。彼はECTを「カルジアゾール療法で習慣的に行われているものよりも集中的に、たとえば毎日」施行した。[140] 他の論文では、数回のショックを患者が意識を回復しないうちに立て続けに行うこともあるかもしれない、と述べている。[141] 一九四四年にはルチオ・ビーニが、ローマの大学精神科診療所において彼が消滅療法と呼ぶ治療を実践し始めた。この名称は戦後の医学におけるもっとも残念な造語の一つである。実際には、それはECTを毎日行う治療だった。ビーニはその治療を神経衰弱、強迫性障害、「ヒステリー」といった「精神神経症」の患者に行った。[142]

ニューヨークのベルヴュー病院のロレッタ・ベンダーは、米国における小児統合失調症研究の基礎を築いた人物であるが、一九四七年に次のような報告をした。それに先立つ五年間にわたって、ベルヴュー病院精神科部門の小児病棟では四歳から一一歳までの九八名の児童に、典型的には約二〇回のECTを行った。基礎疾患は解消しなかったものの、毎日ECTを行った結果、子どもはとても社会的で、落ちついた様子となり、集団療法に入ることができるようになった。[143]

しかしながら、集中的ECTの初期の試みは、その後に登場したものに比べると弱腰なものに思われる。英国のポーツマスにあるセント・ジェイムズ病院の常勤の精神科医、W・リデル・ミリガンは、一九四一年に「集中的手法」を使い始めた。それは患者に一日四回までの電気けいれん治療を行うというものだった。「場合によっては、患者を乳児期の水準にまで戻すことが必要である。その水準では患者は完全に無力でいっそう自制の効かない状態となる」。ミリガンらは集中的ＥＣＴを少なくとも入院が妥当なほど重篤である「精神神経症」に対して用いて、持続的な記憶喪失を伴うことなく素晴らしい結果が得られたと主張した。[144] ミリガンは退行的ＥＣＴという用語を使わなかったが、その創始者と考えられている。

その後の数年間、集中的ＥＣＴはいくらかの信奉者を得た。[145] ニューヨーク州立精神医学研究所は米国精神医学の第一級の施設であるが、集中的ＥＣＴを適切に行うのに十分な看護師がいなかったにもかかわらず（患者に食事や排泄の介助を行わなければならないため、かなりの看護ケアを必要とする）、一九四七年にそれを試みた。[146] 二年後にカリノフスキーは「緊張状態」と診断された数名の女性患者に集中的治療を行ったが、その結果はうまくいかなかった。[147] 一九五〇年代半ばには、精神医学研究所実験精神医学部門のレジナルド・テイラーがシンシン刑務所［ニューヨーク州オシニングにある］の囚人を被験者として集中的かつ長時間の電気けいれん療法を受けているときの脳波を調べたが、その脳波は通常のＥＣＴにおけるものとほとんど変わらなかった。[148]

一九四八年、ニューヨーク州キングスパークのキングスパーク州立病院のシリル・ケネディとデイヴィッド・アンチェルは、ミリガンの手法を「退行的」ＥＣＴと正式に名づけ、細部をいくらか洗練させた。彼らにとって、この治療に好ましい患者集団は治療抵抗性の統合失調症患者であり、「精神神経症」の患者ではなかった。ケネディらは「望ましい程度の退行が得られるまで」一日につき二回から四回のけいれんを誘発させた。「私たちの考えでは、尿や便をもらしたり、四歳児のように振る舞ったり話したりするなら、患者が十分に退行している」。患者の意識が不鮮明になると、自らの身体的欲求を自分で満たすことができず、食事にも介助が必要だった。治療が終わるとすぐに患者は「自らの実年齢の水準に戻り」、その行動は「本質的に正常で症状から解き放たれたもの」であった。[149] 言い換えると、そのすべての状況は恐ろしいものだったが、しかし集中的ECTという治療は、さもなければロボトミーの対象となっていたかもしれない患者に効果があるように思われた。

ちょうどその数年のあいだに、臨床研究においては対照試験がエビデンスのゴールドスタンダードになりつつあった。一九五二年、エフライム・S・ギャレットとチャールズ・W・モックビーは、オハイオ州チリコシーの退役軍人庁病院において、三〇名の慢性統合失調症患者に退行的ECTを行った。そして同数の患者を条件を合わせた対照群とした。実験群に含まれる患者は全員それ以前のインスリン療法およびECTを受けたが効果が見られず、実際、非常に重篤な患者が含まれていた。「患者たちは一人を除いてみな現実から完全に引きこもっていた。一六名では弄便が、六名では食糞行為がみられた。一二名は盛んに攻撃的である一方、三名では自殺衝動に駆られる状態であった。すべての患者が幻聴に活発に反応していた」。患者は一日三回の大発作を週五日、「三歳から四歳の子どものように反応し」、便をもらし食事介助が必要になるまでひき起こされた。「哺乳瓶で栄養を与えられる者たちもいた。そして多くの患者が人形遊びや他の幼稚な遊びを楽しみとした」。一年後にはその利得は明らかであった。それは退院というよりも主に病棟での行動におけるものではあるが、治療前に弄便行為をしていた一六名のうち、治療後に日常的にそのような行動をするのは二名だけだった（「さらに一名いたが、それはまれな機会においてのみであった」）。「食糞行為については今や六名のうち一人がまれに行うだけだった」[150]。対照群は何の変化も示さなかった。退行的ECTは根底にある精神病に太刀打ちできなかったが、疾患にはいくらか影響を及ぼし、その力で奇異な徴候を和らげたのだった。

一九五四年に抗精神病薬が米国の市場に導入されたのち、退行的ECTは下火になった。しかし多くの慢性の統合失調症患者は薬剤には反応しなかった。一九七七年、ロングアイランド大学の心理学者ジョン・エクスナーとオシニングのストーニー・ロッジ病院のルイス・G・ムリリョは、ストーニー・ロッジ病院の患者二八名に退行的ECTを、それに対して一六名には抗精神病薬による薬物療法を行い、追跡調査を実施した。その患者数はとても少なく、結果は統計学的にほとんど意味のないものだったが、興味深いことにこの二つの治療は結果の点では同等であったし、治療から完全に離れるという最終的な結果の点では退行的ECTは実のところ実質的に薬物療法を打ち負かしていた。すなわち、二四カ月および三〇カ月の追跡調査において、「あらゆる形の治療を終えていた」のは、薬物療法群では四分の一に過ぎなかったのに対してECT群では三分の二だったのである[151]。

一九七〇年代までに、退行的ECTは結局のところ実施不可能なものとなった。それは、乱用が広がっているという申し立てによってかきたてられた政治的理由による。マッギル大学精神科教授のユエン・キャメロンは、退行的ECTを持続睡眠療法と一緒に用いるという、彼が「脱パタニング」と呼ぶ方法のために診療の場を追われた[152]。ふり返ってみれば、退行的ECTという技法には慢性の精神病性疾患に改善をもたらすためのある種の手がかりがおそらくある——その疾患は、今日でさえ周知のように治療に抵抗する領域であり、与えられている手がかりは不足しているのだ。退行的ECTは残忍で非人道的なものだったのか。多くの精神科医はそう考えたし、二人の英国の精神科医が退行的ECTの初期の報告に対して『ランセット』誌に出した以下の見解は、のちにECT全体を襲うことになる巨大な非難の流れの見本を示していた。「そのように外傷的なまでに記憶を曖昧にすることが治療的に価値あることである［…］という意見に対しては、なにか戦慄にも似た気持ちでいっぱいになる」[153]

集中的ECTの第三の方法は、一九六六年にオレゴン州ポートランドの精神科医ポール・ブラックリーによって概略が述べられた。ブラックリーの関心は退行ではなく副作用の改善にあった。彼はECTコース全体を、退行的ECTのように日をまたいで間隔をあけて行うのではなく、基本的に一気にまとめて施行することを提案した。この方法は患者の心臓の活動を心電図で、脳の活動を脳波で同時にモニターすることを必要としたことから、ブラックリーは「多重モニタリング電気けいれん療法」（multiple monitored electroconvulsive treatment）と呼んだ。それは一般にはMMECTと略され、一回のセッションで行われる治療の数が続けて記された。典型的には、前の発作が終わってから三分後、患者が麻酔から覚めるまえにもう一度刺激を加えるようにして、術者は一回のセッションにつき三回から八回の電気刺激を行った。[154] この方法の支持者によれば、記憶面の副作用は標準型ECTのそれと同等であり（甚大な記憶喪失をもたらす退行的ECTとは異なる）、当然ながら治療期間はとても短い。ブラックリーは悲劇的にも一九七七年のカヌー事故で息子を助けようとして水死し、自らの方法を明確化して唱えることは一度もなかった。リチャード・エイブラムスとマックス・フィンクは一九七二年に、単一セッション式のECTには多くの副作用があり、現実的な治療的な利点は何もないとして退けた。[155]

これらの学説には恐ろしいように聞こえるものもある。その臨床家たちには当時、それが悪い考えだとはわからなかったのだろうか。そのようなことは、物事の渦中にいるときには人には決してわかるまい。フィンクは後にこう語った。「はじめの問題は、効果を得るためには何が必要なのかということだった。発作を起こすことはとても簡単だった。しかし何が重要なことなのかはわからなかった。そこで彼らは、部分的なけいれんに完全なけいれん、複数回の発作、異なる電極の組み合わせ、薬剤の併用あるいは不使用、連日の治療や一日二回の治療を試みたのである」[156]。当時は倫理評価のための施設の審査会や、前もって細かく定められた実験計画というものはなかった。初期の研究者は、歴史が後に彼らの努力を「乱用」であると判決を下すとは――そして、この治療法全体を断罪することになろうとは知る由もなかった。

ＥＣＴという試みが後にメディアの知識人から非難されるようになったとき、複数回の治療を集中的に施行することについてのこれらの試みは――その当時には試みる価値のあるものと考えられていたのだが――身の毛のよだつほど非道なものとして引き合いに出された。その判断は科学的ではなく、哲学的なものだった。マックス・フィンクが多重モニタリング電気けいれん療法を研究するためにＮＩＭＨに助成金を申し込んだところ、ＮＩＭＨは職員のてんかん学者を現場の査察のために派遣した。フィンクが研究計画を伝えたところ、彼女は「マックス、こんなことはできません。だって、あなたのしていることはロボトミーではありませんか！」と答えた。一日かかると思われていた現場視察は一〇分で終了した[157]。

ＥＣＴ研究における進歩は止まった。注目すべきことに、ＥＣＴの技術的発展のほとんどは一九五〇年代前半の、ホルムバーグによるサクシニルコリンおよびそれに必要な麻酔と酸素投与の導入によって基本的には終わっている。その後の変更は小さなもので、それは主に脳波計によるけいれんモニタリングの採用であった。このモニタリングを一九四〇年代に米国のＥＣＴ臨床に導入したのはニューヨーク市のコロンバス病院のレナート・アルマンジとデイヴィッド・Ｊ・インパスタートである[158]。（彼らは亡命してきた神経学者のハンス・シュトラウスに脳波研究を指導してもらった。シュトラウスはすでにメトラゾール療法の脳波研究を発表していた[159]。）ヨーロッパでは、脳波モニタリングは一九四一年に二名のドイツ人研究者が導入し、それからジャン・ドレーが一九四四年にフランスに導入した[160]。チェルレッティとビーニは、発作の閾値を超えすぎないように患者に発作を起こすための電流の用量の調整を開始し、これもまた一般的なものとなった。その後の他のあらゆる革新は、集中的ECTのようにうまくいかないか、電極配置は片側性の方が両側性よりも優れているという主張のように異論が多く証明されないままである。（そのほか、唯一広く受け入れられている革新としては、正弦波から短パルス刺激にいたる波形の変化がある）。このような進歩の欠如が明らかに示しているのは、新たな治療方法につながったり、新たな作用メカニズムを提示したりするような研究が失敗に終わったということである。これは一九六〇年代以降、スティグマの結果として、精神医学がECTから大きく撤退した結果なのである。

# 第7章　「脳を焼かれる！」

一九八三年一〇月、東海岸の有名大学のある国際的に高名な科学者が、コペンハーゲンでサバティカル休暇〔訳注：長期勤務者に与えられる長期休暇〕をとっていた。そこで彼は不調を感じ始めていた。気分は落ち込み、学生たちについていくことができないという恐れを感じていた。家族の記した病状の記録を入手したミッシェル・グリーンウォルドの話によれば、そのころから新たな兆候が出現してきた[1]。彼は永遠に続くとも思えるような不眠、罪業感、意欲の減退、そして希死念慮に苦しんでいた。その後コペンハーゲンで国際学会が開催された際、彼は躁転し、飛び跳ね「身を踊らせるような勢いで、演者がちょうど言おうとしていることを先回りして説明してしまうような状態だった」。論文に取り組みながら、彼の思考は高速回転していた。

そして彼は再びうつに転じ、一二月の終わりには死が近づいているという考えにとらわれて意気消沈していた。真菌が自分の皮膚のなかで成長し、臀部にまで広がるという体感幻覚もあった。グリーンウォルドの説明では、「一九八四年二月までに彼の体重は一八〇ポンド〔八一・六八キログラム〕から一五〇ポンド〔六八・三八キログラム〕まで減ってしまった。彼はこのままでは餓死するとわかっていたが、十分に食べることはできなかったようだ。真菌による発疹のほかにも、毎晩入浴しているにもかかわらず、自分が強烈な体臭を発していると思い込んでいた」。不安を募らせた彼の妻は、以前に面識のあったコペンハーゲンの精神分析家に連絡した。その精神分析家は大学病院で電気けいれん療法（ＥＣＴ）を行っていたトム・ボルウィグ教授の予約を取った。

このときの話をボルウィグは次のように語っている。

その科学者、まぁ彼をＸとでも呼びましょうか、彼が入院してきたとき、私は病院にいて、彼のために開放病棟の病室を用意していました。しかし、彼に入院を受け入れてもらうことは容易ではありませんでした。精神科で看護師として勤務していた彼の妻も、治療の選択肢の話しになる前から、夫にＥＣＴを行うことに対して、非常にはっきりと反対していました。看護師が病棟に電話をかけてきて、この夫婦と話しをするよう私に求めました。きわめて困難な状況でした。Ｘは本当にひどい状態で、私は彼を閉鎖病棟に移しました。翌日、私とシニアレジデントはＥＣＴを行うことについて協議した後、その日の夜に、私たちが検討したことについてシニアレジデントから家族へ説明を行いました。

これに先立ってＸの息子と彼の前妻はこの状況について何時間にもわたって話し合っていましたが、家族全員がＥＣＴに猛反対でした。息子はかなり興奮して私の家へ電話をかけてきました。そのときのＸは閉鎖病棟での観察下では、入院時に比べると落ち着いており、食事もたっぷりと摂っていました。そういった背景があり、私たちはＥＣＴをキャンセルし、翌日まで状況を見守ることにしました。

私の考えとしては、ただちに生命を脅かす状況ではない場合、家族が断固反対しているなかＥＣＴを行うことは、患者の治療に有害な可能性があります。Ｘの場合、家族からの抵抗は実に顕著で、彼に必要なサポートが得られなかったかもしれないし、病院スタッフへの不信を招いたかもしれない。その上、誰も精神科での入院の継続については反対していませんでした。それで私は結局その夜ECTをキャンセルしたのでした。[2]

翌朝、XはECTを受けるかもしれないと聞いてしまった。グリーンウォルド研究員の説明では、「彼はECTに対してほとんど何も知らなかったため、まるで処刑の宣告のように受け取った。彼が病室の外で革紐の付いた空のベッドを見たとき、患者がその革紐で縛りつけられて大量の電流が体中に流されるのだと思い込んだ。彼はどのようにして肉が焼け焦げた臭いを消臭するのかが不思議でならなかった」。Xの状態はさらに悪化した。彼は他患者に対し、病院食に真菌が群がっており、自分の前妻が入院中の自分の様子を撮影するためにテレビクルーを雇ったと警告した。彼は一時退院したが、まもなく再入院となった。

このとき同室になったのは、以前に妄想性うつ病を経験したことのある男性患者で、今回は再治療を受けるためにギリシャでの仕事から戻ってきたところだった。この男性が、肉を焼くような臭いなんかしないことを彼に話していた。ボルウィグは、X本人や、彼の妻、そしてXと研究するためにコペンハーゲンに来ていた彼の同僚を交えた話し合いの場で、再びECTを提案した。科学者は自身で決断を下せる状態ではなかったが、別の同僚が科学者にECTが唯一の手段であるように思うと伝えると、これに同意した。XへのECTは一九八四年六月四日に始まった。彼は週三回、三週間の治療を受けて驚くほどよくなった。「八回目の治療が終わった後」、うつ状態のあいだに一時的に失われていた記憶の多くを取り戻して、「彼はまるで新しく生まれ変わったかのような感覚で退院した」。

これは精神病性うつ病に対してECTが良好な治療反応を示したというごくありきたりな話であるが、一つだけ謎がある。なぜ家族はノーと言ったのだろうか?

## ECTの奇妙な衰退

この科学者の話からわずか二五年前の一九五九年、ECTはとても単純な手技と考えられていたため、ニューヨーク市の団体健康保険組合は、毎年の加入者に対して「入院・外来を問わず、一〇回の電気ショック治療」を保障内容に含めることを公表した。[3] 一九五〇年代後半でさえ、ECTは数ある精神科治療の単なる一つにすぎず、決して物騒なものではなかった。

その後風向きが変わり始め、ECTは三〇年にもわたる暗黒時代に直面することになった。ECTは精神疾患に対してすばらしい治療成績をあげていたため、社会がECTに対して突然嫌悪を強めたことの背景にある理由を突き止めることは難しい。それはまるで、ペニシリンが客観的な証拠もないまま突然評価を落とし、内科医がペニシリンを処方しづらくなり、患者もそれを受けつけないというような状況だった。一九六〇年代からECTが冷遇されるようになった理由についてはさまざまな説明がある。たとえば、精神薬理学の進歩である。加えて、反精神医学運動が登場し、ゲイをストレートに変えるといった抑圧的な目的でのECT使用(パンクロッカーのルー・リードのケースで失敗に終わったことは特に有名である)を激しく非難していた。[4] さらに、心理学者のあいだでECTに対する敵意が強まっていたことも挙げられる。こうした個別の要因が組み合わさり、ECTの先行きには全体的に暗い雰囲気が漂っていた。一九六〇年代に米国社会を激しく揺り動かし始めた文化とライフスタイルの大変動によって、旧世代の制度はあらゆるところで激しく攻撃されていたのである。こうした変化のなかには、アフリカ系米国人や女性の教育や権利を向上させる重要な改革につながったものもあるが、それ以外は風変わりな考えや制度的衰退を招いただけだった。一九六〇年代のヒッピーたちにとっては、電気を流して脳にショックを与えるということはまったく受け入れられるものではなかった。ECTは臨床医学における残忍さや非人道性を象徴するものとして重い烙印を押されるようになったのである。

全国的なECTの登録制度はなかったため、ECTの凋落がどれほど大きいものであったかを調べることは難しい。しかし、あちこちに散らばった断片的なデータを見ると、ECTの使用が急激に減少していたことがわかる。ニューヨーク州モンロー郡（ロチェスター市を含む地域）では、ECTは一九六三年には一〇万人あたり五〇・四人に施行されていたが、一九六八年には三二・八人、一九七三年には二四・六人まで減少していた。（その減少は女性において特に顕著であり一九六三年には一〇万人あたり六七・七人だったものが一九七三年には二九・五人であった）[5]。ミズーリ州では一九七一年には七〇症例にECTが施行されたが、一九七五年にはわずか一八症例に施行されたのみだった。ミズーリ州の他の二つの州立病院では、それらの年には実質上ECTを行っていなかった[6]。マックス・フィンクは、一九六〇年代初期にセントルイスのミズーリ精神医学研究所を率いていたが、そのときでさえ「ECTは死んだ。バーンズ病院のようないくつかの学術機関を除いて」と述べている。彼はミズーリ州でけいれん療法部門を開くことは考えることもせず、代わりに精神薬理学部門の立ち上げに注力した[7]。米国国立精神衛生研究所(National Institute of Mental Health : NIMH）の一九七五年から一九八〇年にかけてのデータでは、米国全体でECTの依頼件数は五四パーセント減少しており、総合病院や私立精神科病院では継続して行われていたものの、入院患者の大部分を収容している公立精神科病院では、一九八〇年までにECTは実質的に消滅していた。この分析の著者らは「ECTが治療として広く用いられている対象は、白人で、自発的な意思を持ち、私立病院の入院費用を自己負担できるような患者である」と書き記している。[8] 国際精神医学協会（International Psychiatric Association）がＥＣＴの発展のために行った調査によれば、一九七九年から一九八四年のあいだでＥＣＴを行っていた医師の数は全大学病院の三分の一まで減少し、そのうち四一パーセントはＥＣＴのトレーニングを一切受けていなかった。[9] 一九八六年まで、太平洋岸北西部でＥＣＴを行える州立病院は存在しなかった。[10]

ＥＣＴは貧しい人間は受けることができない特権階級だけの治療となっていた。ロングアイランドにあるヒルサイド病院とその近隣にあるロングアイランド・ジューイッシュ病院の二つの病院の対比を見てみよう。ＥＣＴの著名な専門家であるサミュエル・ベイリンは双方の病院でけいれん療法を行っていた。ロングアイランド・ジューイッシュ病院には、二〇床のＥＣＴユニットがあったが、彼は一九七〇年代半ばに入院させた自分の患者（中産階級が大部分）の一二パーセントがここでＥＣＴを受けたと述べている。一方ヒルサイド病院では、ＥＣＴを受けたのはわずか一パーセントの患者（ほとんどが貧困者）にすぎず、その他の患者は主に精神療法や薬物療法で治療されていた。[11]（州立病院の患者はおそらく精神療法を受けていなかっただろうが、ヒルサイド病院は治療の選択肢として精神分析の長きに渡る伝統があった。）[12] 一九七九年、ニューヨーク州精神衛生局の研究グループはいくつかのＥＣＴ使用実態調査を検討した結果、以下のように結論している。「ＥＣＴは、州立精神科病院に入れられた貧困者、無力者、あるいは人種的マイノリティーなどに対する社会統制の手段」とはまったく異なり、「大部分は民間病院で実施されており、治療費用が個人医療保険から支払われるような比較的恵まれた階層の白人中流階級の女性が主な対象である」。[13]

同様に英国でもＥＣＴは下火であった。ロンドンのモーズレイ病院では一九五六年には全入院患者の三四パーセントにECTが使用されていたが、一九六八年には二一パーセント、一九八七年には五パーセントまで落ち込んだ[14]。王立ベスレム病院（元「ベドラム」病院。モーズレイ病院と経営統合された）は、多くの困難と制約に直面し、ECTの施行頻度は大幅に落ち込んだ。ベスレムの歴史に詳しいある専門家によれば、「若手のスタッフはECTの重要性を理解せず、治療の場に立ち会わないこともしばしばだった。まれにうまくいくことがあったとしても、ECTは煩わしいものだったことがわかる」[15]。一九八八年にマックス・フィンクが、ロンドンの神経科医オリバー・サックス（『レナードの朝』の著者）にECTについてどう思うかを尋ねたとき、彼はそのような治療は「恐ろしいもの」と答えた。「私たちは同じテーブルに座っていたが、私がオリバー・サックスになぜECTを考慮してこなかったのかと尋ねると、彼は身震いをしていたよ[16]」

当時の人々がECTを避けていたことには疑いの余地がない。かつて、ECTを専門とする精神科医マイケル・テイラーがモンタナ州で休暇を過ごしていたとき、二人の来客があり、自分たちの母親のことを話し始めたが、「彼女は明らかにメランコリーで、薬物療法に反応していなかった」。テイラーが「今の話しだと、おそらくECTが必要です。私がECTをやりますし、彼女はよくなるでしょう。しかし、誰か彼女を知っている人に見守ってもらう必要があります」と伝えると、二人のうちの一人がテーブル越しに彼を恐怖の表情で見つめ、「まさか、あなたはそんな恐ろしいことはしませんよね？」と言うのだった[17]。

ボストンで精神科医をしていたエリッサ・イーリーは、裁判所にECTを受ける許可を求めた患者の弁護士と話し合いの機会を持った。イーリーは、患者が話しをすることや、飲み食いすることもできないことを説明し、「もし彼が八〇歳だったら、眼の光が失われていても認知症で無表情になっているのだと片づけるかもしれません。しかし、彼はまだ四〇歳なんです」と言った。患者の宣言供述書を書き終えた弁護士は、イーリーに「あなたは彼にＥＣＴを行いたいのですね？」と尋ねた。イーリーが「もちろん」と答えると、弁護士は、不信感を込めた口調でイーリーにこう言った。「ここだけの話し、ショック療法なんかやるくらいなら、残りの人生、自分の胃に胃管を入れていた方がましなんじゃないですか？[18]」

患者にとって、スティグマは恐ろしいものだった。心理学者のマーサ・マニングは、うつ状態になってＥＣＴを受けた経験があったが、一九九一年の自分の日記には以下のように記している。これは、後に病気の体験談として出版されたものである。「自分がＥＣＴを受けたことを人に話すと、本当に会話が台無しになってしまう。近ごろでは、人々はうつ病の話しをすることに抵抗が少なくなっているように見える。たとえ薬の話しでも自由に話せるようになってきている……でもＥＣＴはまた別の次元の問題だ。何カ月ものあいだ、私は会話をしたほとんどの人に対し、自分がＥＣＴのおかげでうつ状態から抜け出せたことをごまかしてきた」。しかし、最近では彼女は自身のＥＣＴの経験を話すようになった。「私が入院の話しをすると、気まずい沈黙のあと、急に別の話題に変わってしまうのが通例なのです」。パーティーで彼女と会った知人は「あなたがそんなことをされたなんて！」と憤慨した。マニングはむっとして答えた。「私はされたんじゃなくて、頼んでしてもらったのです[19]」

さらに悪いことに、深いうつ状態にある患者たち自身がＥＣＴを避けるようになった。小説家のウィリアム・スタイロンは、六〇歳のときに人生で初めてうつ状態になった。それは本格的なメランコリー型うつ病で、ある種の心気的な前触れから始まり、それはやがて「自分の肉体の何もかもがちぐはぐに感じる」という症状を呈するようになっていった。そして彼はついにコネティカット州の農場で「私は狂気の翼の風を感じた」というボードレールの一節を理解した。彼は木々の上にいた雁の群れを見て恐怖で釘づけになった。「私はそこで立ち尽くし、自分ではどうすることもできないまま震えていた。そのとき初めて自分が重い病いに［…］かかってしまったことに気づいた。そして、ようやくこの病気の名前と現実を受け入れることができた」。深い病いのなかで、彼は自殺を考えるようになった。「不思議なことに、普通の体験ではまったくありえないような形で、絶望から生じた激しい不快感が灰色の霧雨のように立ち込め、やがて身体的苦痛の性質を帯びはじめることに私は気づきつつあった」。これはまさしく精神病性うつ病であり、ECTに対する反応は非常に良好である。しかし、彼は苦しみからの解放としてECTを受け入れたのだろうか？　答えは否である。彼はECTを運よく避けられたことを喜んでいた。かつて彼が入院した際、スタッフはECTを受けることが適切だと考えたことがあった。しかし、スタイロンは「どう見ても過激な処置なのだから、誰でも避けたいと思うだろう」と考えた。[20]彼は一歩間違えば自殺してしまうところまできていたが、それでもうつ病の最適な治療法を避けていた。

マサチューセッツ州在住の三九歳女性カルメラ・Xは、ECTを受けようとしていた矢先に、実際に自殺に及んだ。一九七五年、彼女はがんと診断されて乳房切除を受けた。彼女はニューイングランド・デコネス病院に入院したときには、自殺の考えにとらわれていて、今にも自殺しかねない状態だった。スタッフの精神科医は彼女にECTを勧め、彼女は夜に夫が来院した際に相談することになっていた。しかし夫がやってきたとき、彼女がその場所が「精神科病院」であることを伝えると、夫は彼女に愛想を尽かし、さっさと帰ってしまった。その日の夜遅く、二日後に始まるECTの心配で頭がいっぱいになってしまったのか、彼女は自室の浴槽に身を沈めた。[21]こうした悲劇が起こったのは、ECTのイメージが「脳を焼かれる！」といった恐ろしい考えにまで膨らんでしまったからにほかならない。

それまでECTを進んで行ってきた病院がECTをやめてしまったのは、ECTに対する大衆感情のためである。『ニューヨーク・タイムズ』紙がロングアイランド島オーシャンサイドにあるサウス・ナッソー・コミュニティーズ病院ホン・チョウ精神科部長にECTの成績についてインタビューを行った。彼は「中年期以降に初発の重症うつ病患者にECTを行った場合、その治療効果は目覚ましいものです」と述べ、別の同僚はECTによるうつ状態への治療反応率が九〇パーセントにものぼることも付け加えた。「それでも私たちがECTをやらないのは大衆の抗議があるからです」[22]

その当時、大衆のECTへの反発は凄まじいものであった。このことはアフリカ系米国人で特にあてはまった。一九八〇年の調査によれば、非白人系の精神科入院患者は、白人系よりもECTが行われることがずっと少ない傾向にあった。これは白人と非白人の入院患者数を統計的にコントロールした場合でも同様だった。調査の対象になった病院のなかには、黒人はほぼECTを受けていないところもあった。一九八〇年に州立病院でECTを受けた一二二一名のなかに、非白人系は一人として含まれていなかった。[23] 一九九三年から二〇〇二年にかけてボルチモアのジョンズ・ホプキンス大学精神科(アフリカ系米国人の受診が大部分を占める病院)に入院した成人患者約一万八千名を対象に行った調査では、感情障害患者のうち、白人では二一・九パーセントがECTを受けていたのに対し、アフリカ系米国人ではたった五・六パーセントにすぎなかった。[24] 調査を行った研究者たちにとって、このような格差が生じた理由は謎だった。[25] アフリカ系米国人のあいだに「うつ病」という診断に対するスティグマがあった可能性はある。しかし、これらのホプキンス大学病院の黒人患者は、すでにうつ病の診断を受け入れていたはずである。そうでなければ、精神科医療を受けていなかったはずだろう。こうした人種層において、最大のスティグマはうつ病のレッテルではなく、ECTを受けることだったのである。

一九七九年、ユダヤ人コミュニティと関わりの深いシカゴ医科大学は、大学病院と地域の提携を模索していた。精神科においても同じように臨床での連携が求められていた。当時精神科部長だったマイケル（「ミッキー」）・テイラーによれば「協定を結んだ提携病院の一つに、シカゴ南東部のアフリカ系米国人コミュニティで診療を行っているジャクソン・パーク病院があり」、その病院の著名な黒人精神科医が連携に非常に興味を持っていた。

テイラーは次のように述べた。「すべて順調に行っていました。彼と私は定期的に会って私たちが行いたいことについて話し合っていました。私が病棟を見てまわったところ、うつ病患者さんがたくさんおられました。ＥＣＴユニットがないのはわかっていましたから、立ち上げてみるのはどうかと提案したのです」

ジャクソン・パーク病院の精神科医は「それはいいアイデアですね。私がトレーニングを受けていたころは、当院でもＥＣＴ治療を行っていました。病院の理事会で話してみますから、それでどうなるか確かめてみます。また連絡します」と答えた。

数週間後、ジャクソン・パーク病院の精神科医は決まりが悪そうにテイラーのオフィスを訪れた。「ミッキー、無理でした。あなたのためにＥＣＴユニットを作ることはできません。とにかくできないのです」

「どういうことですか？」テイラーが尋ねた。

「地域住民の支持が得られませんでした。住民たちがいきり立ってしまって、まったく支持が得られないのです」

「彼らはECTがよい治療であることを知らないのですか？」

「彼らにとって、そんなことはどうだっていいのです」

「周りにうつ病患者がこんなにいっぱいいるというのに？」

「彼らはそんなことを気にかけません」

テイラーは「問題は何なのか」と尋ねた。

ジャクソン・パーク病院の精神科医は言った。「彼らはユダヤ人の医者が黒人の脳に電気を流すということを望んでいません。それは人種差別だと言うのです。私自身はそんなふうには思いませんが、私はそれに対応しなければならないのです。あなたのことを考えても、ECTはできないのです[26]」

興味深いことに、ECTを専門とする精神科医のコンラッド・シュワルツが一九九二年にノースカロライナ州グリーンヴィルに赴任したときも、現地の黒人社会は同じような態度を取った。彼は多くの協力者を作った。「私たちは数人の黒人看護師を味方につけた。彼女たちは本当によくやってくれて、ECTを受ける黒人患者も出てきました。そのなかの一人に、数百マイルも離れた大都市出身の法科学生がいました。彼女はもうすでに自分は死んだものと信じきっており、それを周囲に証明しようとしていました。彼女はチェーンソーで自分の頭を切断してもなお話し続けることができると考えていました。結果、彼女は首に傷跡を作った状態で私のところにやってきました。そのような状態であったものの、ECT施行後は、彼女はいかにECTが素晴らしいかについて夢中で話し、経過観察のために数百マイルも離れたところから診察に来てくれました。彼女の経過は良好でした[27]」

しかし、この法科学生の件はあくまでも例外であった。一九九五年から一九九六年にテキサスで行われた調査では、ＥＣＴを受けた人数は圧倒的に白人が多く、ＥＣＴを受けた全症例のうち白人は八七パーセントを占めていた。これに対して黒人は三パーセント、ラテン系が九パーセントであった。[28]（二〇〇〇年の米国国勢調査によると、テキサス州は白人が五二パーセント、ラテン系が三二パーセント、黒人が一一パーセントとなっている。[29]）米国では一九九〇年代まで、貧困層や社会の主流から取り残された人々のあいだにＥＣＴに対する強い抵抗があったが、このことが意味するのは、ＥＣＴがかつての精神分析と同じ社会的評価を得たということである。ＥＣＴを受ける患者は高学歴、中流階級、都市部在住というのが典型的であった。[30]これまで精神科医が用いてきたどの治療よりも効果的で、かつ安全なこの手法は、どうしてこのように奇妙な衰退の一途をたどったのだろうか？　なぜ富裕層や支配層だけにとっておかれる治療となり、州立精神科病院にいた貧困層や社会から見放された人々が受けられないものになってしまったのだろうか？　一九四〇年代や一九五〇年代には、ＥＣＴは数ある治療のなかの一つとして比較的中立的に受け入れられていたが、一九六〇年代になってひどい汚名を着せられるようになった。このことは、多くの人々が治療を探し求めようとする希望を失わせ、医師がＥＣＴを施行したいと思うかどうかにかかわらず、この治療自体を一般に受けられないものにしてしまったのだった。

## 映画に描かれたＥＣＴ

問題は、ＥＣＴそのものが映画の脚色にうってつけであることだ。患者はストレッチャーに横たわっており、奇妙な音楽とともに治療者がボタンに指をかけると、焼けつくような電流が体を駆けめぐる。患者は電気ショックでのたうちまわった後、表情は虚ろで死んだ魚のような眼をしている。筋弛緩薬や麻酔薬を用いたＥＣＴを描いた映画は一つとしてなかった。ニューヨークの精神科医ルイス・リンの言葉では「ハリウッドはあらゆる人にECTに対する恐怖を嫌というほど植えつけた」[31]。最初からハリウッドはECTを恐怖シーンとして描写していた。ECTを取り上げた最初の映画は、メアリー・ジェーン・ウォードによって一九四六年に書かれた『蛇の穴』（原題：*The Snake Pit*）という作品である。映画は一九四九年初めに公開され、主人公役の女優オリヴィア・デ・ハヴィランドの演技が光っていた。ウォードはニューヨーク州オレンジバーグ郡にあるロックランド州立病院に入院したことがあった。彼女はそこで受けた電気ショック療法に対して激しい怒りを持っており、彼女に精神療法を試みたジェラルド・シュルザノスキーという常勤精神科医を小説のなかで「ドクター・キック」という深い思いやりを持つヒーローとして登場させた。その映画でのECTの描写は決して共感的なものではなかった。狂気に支配された表情を背後にしたデ・ハヴィランドの肖像が一九四八年一二月二〇日号の『タイム』誌の表紙を飾ったが、これがメディアによるけいれん療法に対する非難の最初のものとなった[32]。

一九四八年以後、ECTはちらほらと映画に登場するようになったが、常にどれも同じような手法で描かれていた。ストレッチャーや恐ろしい音楽など、ECTを表すときに『蛇の穴』はまるで考えうる唯一の紋切型のようであった[33]。たとえば一九六四年の作品の『残虐療法』（原題：*Shock Treatment*）において、俳優のスチュワート・ホイットマンは精神科病院の入院患者がどこに大金を隠したのかを探るために精神異常者を装って、ECTの恐怖に耐えていた。しかしながら、映画を観る多くの大衆にECTの恐怖を吹き込んだ映画は、『カッコーの巣の上で』（原題：*One Flew over the Cuckoo's Nest*）である。これはケン・キージー原作の一九六二年の小説を、一九七五年にミロス・フォアマン監督が映画化したものだった。『カッコーの巣の上で』は当時のアメリカ映画史上最大のヒット作であり、その年のアカデミー賞でオスカー主要五部門をすべて席巻した。ジャック・ニコルソン演じる「ランドル・P・マクマー

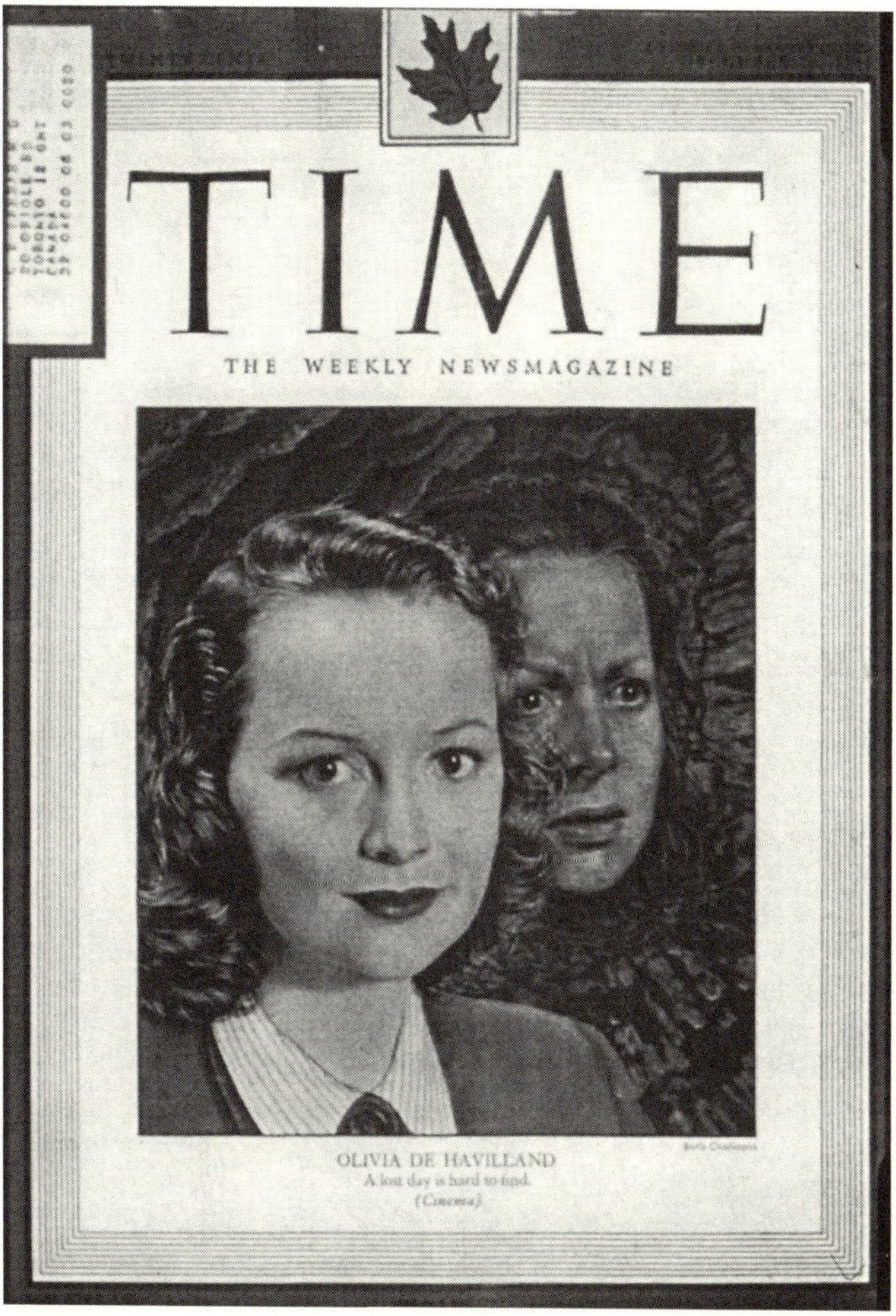


女優のオリビア・デ・ハヴィランドが表紙を飾った1948年12月20日号の『タイム』誌．彼女は『蛇の穴』（1949年公開）で主役を演じたが，映画での ECT に対する描写は理解のないものだった．TIME Magazine © 1948 Time Inc. 許可を得て転載．

フィー」は、どうにか刑務所から逃れようとして精神科病院に入り込んだが、そこで統制の手段としてECTを受けさせられる。そしてマクマーフィーは、ショック療法とロボトミーによってゾンビのような姿となって現れるのだ。この映画は大衆の目に印象深く焼きつき、けいれん療法によってどんなことが起こるのかについて語る上で一般的な基準となってしまった。

患者とその家族はその映画を見たことによってECTを拒否するようになった。英国マンチェスター大学の優等生であったジェイソン・ペグラーは、ある日の晩に急性精神病を発症し、迫りくる核戦争から自分が世界を救うことができるという妄想を着想した。彼は言った。「午前四時にスヌープ・ドッグ〔訳注：米国のラップ歌手〕を呼んで助けてもらおうと思って、『ドギースタイル』〔訳注：スヌープ・ドッグのデビュー・アルバム〕のCDカバーの後ろに書いてある緊急番号に電話したんだ」。彼は入院したが、その後も躁状態になって再入院し、ECTを受けた。ロンドンの『サンデー・タイムズ』誌は「ペグラーは『カッコーの巣の上で』でジャック・ニコルソンが電気ショック治療をされるところを見て、断固としてこれを拒否した」と報じた。[34]

エリッサ・イーリーは、抗うつ薬治療が無効だったある高齢の男性患者に対してECTを勧め、患者の法的保護者である娘に話をした。イーリーは「電気けいれん療法」という言葉を使ったが、彼女の耳には「電気ショック療法」としか聞こえなかった。イーリーによれば「彼女は私が強制労働収容所行きを宣告したと思ったのだろう」。娘は「絶対に嫌。彼は老人で骨も折れやすいし、脳にダメージを負うかもしれないし、記憶を失うことだってありえる。あの映画みたいに」ときっぱりと言い切った。[35] そのように言われてどう言葉を返せるだろうか。ハリウッドが想像で思い描いた一本の映画が、医学的治療に対する一般向けの指針となってしまったのである。

医療関係の記者たち自身が『カッコーの巣の上で』をＥＣＴの信頼できる情報源として引用し始めるようになってからは、この空想にもとづく世論の支配は頂点に達した。一九九九年、ミネアポリスの『スター・トリビューン』紙記者だったジョセフィン・マルコティーは、ＥＣＴの恐ろしい歴史についての概説を記事にした。「この治療法は当時恐怖と苦痛に満ちた手技であり、乱用や誤用が絶えなかった。高電圧の電流が体を流れるため、しばしば骨折や火傷を招き、死ぬことさえあった。『カッコーの巣の上で』で生々しく描かれているように、精神科病院の患者に対して懲罰や統制を目的として使用されることもあった[36]」。このように、一部のジャーナリストにとっては科学的エビデンスなど時間の無駄であり、映画のエビデンスがもっとも信頼できる情報源とされていた。

その後ミッキー・テイラーは、ＥＣＴが汚名を着せられた原因を真剣に考えていた。あるインタビュアーが「なぜ世間は、あなたが理解しているように（すなわち治療に効果があることについて）考えないのか」と尋ねた。テイラーは「なぜなら、世間はＥＣＴを治療と考えていないからだ。また患者を見てもいない。世間はハリウッド映画を観て［…］部屋に引きずりこまれ、抵抗虚しく金切り声を上げながらＥＣＴを受けるジャック・ニコルソンの過剰な演技しか知らない[37]」。現実離れしたＥＣＴの描写によって、映画産業はこの治療法に汚名を着せることにおけるきわめて重大な役割を演じ、公衆衛生の観点から非常に無責任な立場を取っていたことは疑いようがない。

## ＥＣＴに背を向ける知識階級

ベテランのＥＣＴ専門家であるノースカロライナ州デューク大学のリチャード・ワイナーは、『20／20』というテレビ番組のプロデューサーがやってきたときのことを回想して次のように述べている。

「彼らは患者とECTについて話しをしたがっていました。記憶のことについて話せる人物と話しがしたいということだったので、私たちは「話しをしましょう」と言ってくれたある患者さんを紹介しました。彼は大学教授でした。彼らは患者に「ECTはあなたの記憶力に影響を及ぼしましたか?」と聞きましたが、患者は「もちろんです、ECTは私の記憶力をよくしてくれました」と言っていました(笑)。それは彼らが本当に聞きたかった答えではなかったわけですが[38]」

一九六〇年代のある時期から、知識階級はECTのことを完全に不適切なものだと決めつけるようになっていた。学者やジャーナリスト、文学者たちは、それまで精神分析以外のほとんどの精神科治療について話題にすることはなかったにもかかわらず、突如として目につき始めた特定の医学的治療に対して牙を剝くようになった。なぜけいれん療法が世に出てから三〇年の時を経た後に知的階級層のレーダーに察知されるはめになったのかはやや不可解である。しかし、ECTがこのように言葉を失うような形で取り沙汰されるようになったことが、一九六〇年代の知的階級全体の混乱と関係していることはほぼ確実である。最初の戦後世代が成人し、保守的で抑圧的な過去と袂を分かとうとしていた。性的モラルや、快楽そして権威に対する態度、そして服装のスタイルなどにおいて、その決裂は明白だった。ヒッピーによる新たな時代の幕開けである。ECTは明らかに医学的権威を背負っており、理論に基づいて物理的エネルギーが用いられる治療であることから、ひときわ嫌悪の対象とされた。そしてキージーの一九六二年の小説『カッコーの巣の上で』によって、ECTはロボトミーとひとくくりにして世の知識人たちの論点に押し上げられた。それは時代精神と純文学のきわめて致命的な融合であった。

もちろん、ECTに関連した装置や生体の反応は、特に映画では風刺されやすいものである。新しい文化的感受性にとって、電極、マウスガード、手足のばたつき、拘束帯、強力な抑制補助具といった要素は、控えめに言って不愉快、悪く言うなら恐ろしく残忍で、サディスティックだと見なされた。カリフォルニア州では、鉗子分娩や下肢切断術といった手術は、実質的にＥＣＴと同じように非合法化されていたため、こうした批判者たちはこうした手術を見たことがないのは明らかだった。しかし、彼らは書物や映画から情報を得ていた。大部分の進歩主義的な知識層にとって、キージーの描写がＥＣＴについて最初の情報源となった。身悶えをして激しく手足をばたつかせるという非常におぞましいイメージから、ＥＣＴは絶対悪だと彼らは考えた。一九五〇年代中盤からは標準的なＥＣＴでは麻酔薬や筋弛緩薬が広く用いられるようになり、体を激しく揺らしながらＥＣＴをする時代は終わっていたが、彼らにとってそれはほとんど重要ではなかった。こうして、大学のキャンパスや有力紙の編集室などの反精神医学的な集団のなかでＥＣＴに反対する大きな運動が始まった。この運動は、価値ある医療手技をほとんど存在しないも同然のところにまで追い込むことに成功した。エリート知識人層から出てくる話しが、大衆にとってまったく重要性を持たないというのはよくあることである。それでも情報の経路は、知識人たちの「サロン」のようなところから、有力紙の編集室を経て、米国でもっとも見識と影響力のあるお茶の間に向けて、直接つながっているのだ。このことは、ＥＣＴが悪魔の所業として汚名を着せられるうえで決定的だった。

一九六一年、小説家アーネスト・ヘミングウェイの死によって、知識階級層はＥＣＴに対する危険信号を受け取った。一九六〇年の夏、ヘミングウェイは精神病性うつ病に罹患しており、ニューヨークの自分のアパートを離れることを渋っていた。彼の妻メアリーに話した内容によれば、その理由は「私は尾行されていて、すでにここをつきとめられて、誰かがそこで待ち構えているんだ」と訴えたからである。彼は何度か自殺予告もしていた。一九六〇年一一月三〇日、彼はミネソタ州ロチェスター市にあるメイヨークリニックに入院し、分院の一つであるセント・メアリー病院の精神科で治療を受けた。一九六〇年一二月に彼はECTを受けた。その他にどんな治療が行われたのかはわからない。しかし、ECTはヘミングウェイには効果がなく、彼の妄想は残存した。それにもかかわらず、一九六一年一月二二日に彼はクリニックを退院した。もしかすると、抗精神病薬による治療を受けていたかもしれない(彼の伝記作家であるA・E・ホッチナーは次のように記している「筆跡は判読できなくなり、手紙は小さく窮屈な字で埋め尽くされ、単語を読み取ることは困難だった」――これはクロルプロマジンなどの抗精神病薬によるパーキンソン症候群の副作用の明らかな兆候である)。[39]

四月二五日、ヘミングウェイは再入院し再びECTを受けた。信じられないことに、薬は処方されていなかった。明らかに彼は薬物療法に反応を見せなかったし、強い拒否も示していた。彼は六月二六日に退院すると、自宅のあるアイダホ州ケッチャム市に戻り、二日後に自ら頭を銃で撃ち抜いた。ヘミングウェイの死は大変な個人的悲劇であり、世界的な文学者の喪失でもあったが、それだけにとどまらず、それはほぼ即座に彼が受けたECTと関連づけられた。知的階級層はECTを「殺人的」と見なした。一九六一年七月一四日の『タイム』誌の死亡記事には、彼のうつ病のことやメイヨークリニックでのショック療法の話が掲載された。この記事は、ヘミングウェイの死は事故によるものだったという彼の妻の主張を覆すものだった。[40] 一九六六年に出版されたホッチナーによる伝記では、ヘミングウェイを死に追いやったうつ病と自殺の話がさらに詳しく明らかにされている。これらの内容は人々の意識のなかにすりこまれた。

しかし、心に留めておかなければならないのは、ヘミングウェイが慢性的なアルコール依存症だったことである。アルコール依存症者はけいれん閾値が高いため、ECTに反応しないことがよくある。彼にはバルビツール酸系麻酔薬が使用されたと思われるが、このことも発作が不十分になる可能性を高める。彼が経験した記憶障害（それは十中八九すぐに改善しただろうが）により失意を深めた可能性はあるにせよ、ＥＣＴが彼の死に関与したかどうかは不明である。ＥＣＴに敵対的な記述をしているヘミングウェイの伝記作家の一人は「ヘミングウェイは記憶が実質的に破壊されていることを悟った」[41]と推論立てた。これは考えにくい話であり、うつ病の影響によってヘミングウェイが自身の記憶をあやふやに感じていたという可能性の方が高い。ヘミングウェイがＥＣＴによって殺されたという議論は、とてもではないが擁護できるものではない。

もう一人自殺で有名なのは、小説家のシルヴィア・プラスである。彼女は一九六三年の三一歳時に自ら命を絶ったが、多くの読者は彼女の作品を読んでＥＣＴのイメージを固めた。プラスは一九五〇年代初めにボストン郊外のマクリーン病院でＥＣＴを受けたが、抗うつ薬のフェネルジンによる治療が始まった次の週に彼女は自殺を試みた。[42]彼女の自殺の真相が知られるようになったのは、彼女の半自伝的小説『ベル・ジャー』（原題：*The Bell Jar*）が一九七一年に米国で出版されてからである。これに先立って、彼女は一九六三年に筆名を使って英国版を書いていた。この小説には、明らかに自伝的なＥＣＴの場面が描かれている。彼女は半分意識がぼやけたまま、機械が「ウィィイイー」と甲高い音を立て、「青い光とともに空気がパチパチと音を立て、閃光が光るごとに私はとてつもない電撃で打ちのめされた。それは、骨が折れるのではないか、張り裂けるようにして生気が飛び散ってしまうのではないかと思うほどだった（一九五〇年代のＥＣＴは麻酔や筋弛緩薬を使用しない非修正型であった）〔…〕私は何という恐ろしい治療を受けたのだろう」と作中で語られている。[43]『ベル・ジャー』でのＥＣＴの描写には、読む者すべてを震えあがらせる効果があった。しかし、この本は厳密とはいえない伝記作品であり、創作上の効果を上げるために事実から逸脱していることが正しく認識されていなかった上、ＥＣＴの技法に変化があったこともまったく理解されていなかった。

プラス、ヘミングウェイ、キージー――知的階級は公然とＥＣＴを批判し始めた。ワシントンＤＣの弁護士で文芸家としての顔を持つエドワード・デ・グラツィアは、一九六四年の『ニューヨーク・タイムズ』紙に掲載されたトーマス・サスの著書『法、自由、精神医学』への書評のなかで「電気ショックやロボトミーといった「治療」〔皮肉たっぷりに引用符を用いているのは彼自身である〕は「明確ではない（刑の）宣告」であり、同様に「野蛮な旧世代の懲罰」である」と述べている。[44] これは新しい論調だった。一九五〇年代には知的階級はこの手の非難を浴びせるようなことはなかった。

小説家で作詞家のミレン・ブランドは、一九四八年の映画『蛇の穴』の脚本を共同執筆した人物だが、一九六八年に『残忍な眠り』（原題：*Savage Sleep*）という小説を出版した。この小説は、精神医学の悲運について、ＥＣＴに特に焦点を当てた小説である。「看護師が軟膏を彼女のこめかみに塗った〔…〕ウェルマン医師が電極を手に取ると、彼女は顔を横に向けた。こめかみに電極が締め金で固定されると、パチンとスイッチが入った。彼女は呻き声を上げた。それは、あるいは彼女の息がひとりでに吹き出る音だったかもしれない。彼女の眼球は上転した。けいれんが始まると、彼女の体幹は突っ張って浮き上がった」。[45]『残忍な眠り』はベストセラーになった。書評家のトーマス・ラスクは「ショック療法を受けたことのある人、特に身近にそのような人を知っている人であれば、きっとこの本を読みたいだろう――もし手始めにということならば」と述べた。[46] 誰がこんな治療を望むだろうか？　誰が愛する人にこの治療の使用を考慮することができるだろうか？

一九七〇年代になるとＥＣＴへの批判はますます強くなった。ドリス・レッシングは、一九七一年に出版した『地獄に堕ちるということ』（原題：*Briefing for a Descent into Hell*）という小説でＥＣＴを激しく批難した。『ニューヨーク・タイムズ』紙の書評で、ジョーン・ディディオンはこの小説を好意的に評して、ＥＣＴが主人公の記憶を「跡形もなく消し去った」と述べた。[47]この二人は文学界のビッグネームだったが、ＥＣＴは突如として彼らの標的となったのである。翌年、心理学者でフェミニストのフィリス・チェスラーは、『女性と狂気』（原題：*Women and Madness*）において、ＥＣＴが女性に対する男性の陰謀であるという印象を与えた。この本は急成長するフェミニスト運動のなかで広く受け入れられた。

評論家で詩人でもあるエイドリアン・リッチは、ＥＣＴの「恩恵」を享受した女性は「ますます父権的な脚本に縛られることになり、そのことによって女性が受ける困難は一層増している」と述べた。[48]このほかにも個人的な暴露が噴出し始めた。一九四五年に映画『哀愁の湖』（原題：*Leave Her to Heaven*）でアカデミー賞にノミネートされた女優ジーン・ティアニーは、長年にわたって精神科病院に入退院を繰り返していた。一九七九年に出版された『自画像』（原題：*Self-Portrait*）のなかで、彼女が受けた電気けいれん療法の「野蛮な」性質について詳しく述べている。この本を読みそこねた人々も『ニューヨーク・タイムズ』紙の文化部編集者だったシーモア・ペックによる長大な書評を読んで、その残虐さについて知ることになった。[49]

ジャーナリストたち自身もＥＣＴを否定的に取り上げるようになった。一九七〇年より前はＥＣＴに関するメディアの受け止め方はおおむね好意的なものだった。いくつか批判的な話題があっても、マンフレート・ザーケルが自分のインスリンショック療法と競合するからという理由でＥＣＴを批判しているという話が大部分だった。[50]しかし一九七〇年代になると、他の言論の場でも敵対的な風が吹き始め、それはニュース編集室でも同じことだった。一九七〇年の『ニューヨーク・タイムズ』紙に「電気ショック療法における多くの副作用」についての記事が掲載され、記憶喪失が特に取り上げられた[51]。ジャーナリストのエリザベス・ワーツは、彼女自身が一九五〇年代にECTを受けた経験を持っていたが、一九七二年になって『ワシントン・ポスト』にECTに反対する立場を表明し、被害について痛ましい報告をしている[52]。彼女はワシントンの精神科医ジグモンド・レベンゾンにインタビューを行ったが、彼は後に驚愕したという内容の手紙を『ワシントン・ポスト』紙に送り、彼女が述べたような方法でECTを行っている精神科病院は国内には存在しないと述べた[53]。恐怖の連鎖は激しさを増していった。一九七四年の『ニューヨーカー』誌で、ベテラン医療ジャーナリストであるバートン・ルーシェは、ECTの被害者として「ナタリー・パーカー」という人物を特集した。この人物は、後に反精神医学活動家のマリリン・ライスと同一人物であることが後に判明したが、ECTによって、すべての記憶が消し去られたと訴えていた[54]。彼女はその後、反ECT運動の揺るぎない信奉者となった（第9章参照）。

そんなときに、イーグルトンのスキャンダルが起こった。ECTが異様かつ過激なものとしてメディアの注目を集める状況のなかで、民主党公認候補一覧から副大統領指名候補の名が消えたのである。大統領候補のジョージ・マクガヴァンのもとで副大統領候補だったのは、トーマス・イーグルトンという名のミズーリ州の上院議員である。イーグルトンは一九六〇年から六六年のあいだに何度かうつ状態になっていたことをマクガヴァンに対して伏せていた。彼にはECTの治療歴が二回あり、一回目はセントルイスのバーンズ病院、二回目はメイヨークリニックで治療を受けていた[55]。彼は木曜日の夕方にワシントンから飛行機でミズーリ州に戻り、金曜日と日曜日にバーンズ病院で治療を受け、それが終わると月曜日の議会までにワシントンDCに戻っていた。

その情報が広まると、国民の激しい抗議のあまり、イーグルトンは民主党の公認候補から退かざるをえなくなった。マスコミはまるでＥＣＴが常軌を逸した存在であるかのようにはやし立てた。ＥＣＴを受けた者が官公庁で働くのは明らかに不適格だというのだ。イーグルトンは、なぜもっと早くにＥＣＴを受けていたことを明かさなかったのかと尋ねられた際、「電気ショックはあなた方がカクテルパーティーで話しているようなものとは全然違うのです」と答えた。[56]

一九七七年、『ニューヨーク・タイムズ』紙は社説面で連邦政府に対してＥＣＴを規制するように呼びかけた。数百万の「無防備な」米国人が「電極やゴキブリ、レイプといったものから組織的に保護されていない」のはどういうことかと同紙は問いかけた。米国を代表する国民的新聞がＥＣＴをゴキブリやレイプに匹敵する脅威だと断言したのである。[57] 一九七七年六月二六日、ＡＢＣはハワード・Ｋ・スミスのナレーションで『狂気と医学』という特集番組を放送した。身体的治療反対の姿勢に強く偏ったこの番組には、ピーター・ブレギンや『カリガリ博士の精神科治療薬』（原題：*Dr. Caligari's Psychiatric Drugs*）を書いたデイヴィッド・リッチマンといった反精神医学の活動家たちへのインタビューが含まれていた。たとえば、リッチマンはＥＣＴについて「完全に野蛮でゾッとするような電気の悪用です。脳を焼き焦がされた哀れな人々のことは言うに及びません……。そう、電気ショックでいわゆる精神異常から抜け出すことはできても、その人を本来の健全な精神状態に戻しているのではなく、「ショック人間」にしているだけなのです」という立場を表明している。番組ではバランスを取るために、オレゴン州の精神科医であり、ＥＣＴにおける重要な革新者であるポール・ブラックリーを登場させた。彼はその治療がきわめて安全かつ有効なものであると主張していた。しかし、スミスの語り口や映像の大半は声高に反精神医学について唱えられたものだった。インタビューを受けた患者には、ＥＣＴによって助かったという者は一人もおらず、全員が記憶を失ったと訴えていた。

米国精神医学会（APA）はその番組が公平さを欠くことに立腹し、ABCに対して訴訟を起こした[58]。法廷での争いの材料を集めるなかで、APAはその番組のプロデューサーであるフィル・ルイスがはじめから偏った内容を思い描いていたことを知った。ルイスが撮影を行ったカリフォルニア州イモラのナパ州立病院で保安官をしていたドウェイン・デロングは宣誓供述書のなかで、ルイスが「精神医療のスキャンダルを暴露するつもりだと言う」のを聞いたことがあると述べており、「私が見た彼の他の言動からも、精神医療を否定的な観点から描こうとする意図がはっきりと伝わってきた」という[59]。実際にナパ州立病院においてABCの取材班は最重度の患者だけに関心を示しており、彼らの映像からは、病院に対してまったく好意的でないことは明らかだった。

ABCの取材班がマサチューセッツ総合病院の臨床精神薬理部門を訪れた際、ルイスが「精神科医療を廃業に追いやろうとしている」ことはすでに知られていたため、病院は撮影許可を出さなかった[60]。ABCの取材班は、ニューヨークの精神科医レナード・キャマーのもとで、ECTが実際に奏効した症例を目にする機会があった。キャマーはその後にルイスに次のような手紙を書いている。「あなたは私のところでありのままの劇的な事例を目撃したはずです――ある弁護士の男性は激しく興奮しており、苦しみから逃れようとして自殺するかもしれないと奥さんは心配していました。治療後の彼の精神状態を見て、この治療がいかに刺激の少ないものであるか、そして錯乱も恐怖もないことがわかってもらえたはずです」。それでも、ルイスはこれらの題材を一つとして放送に使用しなかった。なぜなら、キャマーが考えたように、そうすることは「番組の意図とは矛盾した」からだ。キャマーが手紙の最後に記した申し立ては、一九七〇年代の高度に政治的になったメディアに対する精神医学全体からの嘆きを表していた。「変化のために私は反精神医学、反生物学、反ECTの姿勢で始まるのではないドキュメンタリーを見たいと思う。これまでの私の経験では、こうした主張は現在の風潮では実現しそうにない」[61]
その後何年も経ってから、一九七〇年代にECTが汚名を着せられたことを振り返って、リチャード・ワイナーは「電気、けいれん、記憶喪失という邪悪な三位一体にとどまらず、ECTに浴びせられてきたあらゆる悪評がありながら、なぜECTが容認され続けているのかが一部の人々にとっては不思議なのかもしれません」とからかい半分に述べている。ワイナーの結論では、国民はおそらくメディアよりもいくらか賢明だった。「ECTによって苦しめられたというよりも、むしろ助けられたと感じる患者の「声なき声」が、ECTに対してより寛容な態度を静かに後押しする役目を果たしている」[62]。あとで見るように、事実ワイナーは正しかった。

## ECTを放棄した精神医学

一九六〇年代中ごろのことだった。アンソニー・ダゴスティーノはシカゴのイリノイ大学医学部を卒業したばかりだった。彼はインターンのため一年間実家から離れていたが、帰郷したときに父親の精神状態に「極端な変化」が生じていることに気がついた[63]。外見が劇変していたのだ。父親は五二歳だったがその容姿は七〇歳を越えているように見えた。体重は二〇ポンド〔約九キロ〕以上減り、不安で落ち着かない様子だった。ダゴスティーノはちょうど精神科レジデントになったばかりの年だったが、彼は父親をうつ病と診断し、救いの手を求めた。最初にかかった病院では「慢性脳症候群」と診断され（その医師たちが何を考えていたのかは不明である）、父親が心理療法を拒否したため退院となった。父親は「ほぼどん底の状態から変化がなかった」ため、息子は自分が勤務していた病院にコンタクトを取った。彼は恥を忍んで父を入院させた――当時多くの精神科医は家族力動の欠如が病気の原因とみなしていた。

薬物療法中の父親の病状は悪くはなかったが、母親は主治医が自分の質問に対して答えようとしなかったことに不信感を抱き、父親を転院させた。三つ目は地域保健活動の理論に基づく病院だったため、主治医は入院よりも「デイホスピタル〔訳注：精神保健や老人医療の分野で、在宅で介護されている患者に、昼間のあいだだけ治療やリハビリテーションを行う医療施設〕」を勧めてきた。アンソニーは悲嘆に暮れ、病院を探し続けた。

「結局、母は自分でなんとかしようとした。母は、下流中産階級のちいさな郊外の街に住んでいたが、自分の街の精神科医のところに父を連れて行った。その医師は、父親を何分か診て、入院して電気けいれん療法を行うよう勧めた」。アンソニーの父は四つ目の病院でこの治療を受けたが、この治療の「評判はあまりよいものではなかった」。しかし、六週間後にはアンソニーの父は仕事に復帰していた。二番目に父親が助けを求めたアンソニー・ダゴスティーノ自身が勤務していた病院では、彼はECTで患者を治療したことのある唯一のレジデントだった。「患者は黒人男性だったので、スタッフはすでに十分虐げられている市民を拷問しているのではなかろうかと考えて、治療は三回のセッションで中止された」。

一九六〇年代後半までに、ECTは精神分析や地域精神医学、そして黎明期の精神薬理学によって取ってかわられた。多くの精神科医はきちんとしたECTのトレーニングを受けることはなくなった。ある老齢の医師が一九五九年に述べたように「若い世代の精神科医にとっては、ショック療法の登場が現場の精神科医の士気と先行きの展望に与えた影響を想像することはほとんど不可能」だった。彼の弁によれば、かつて精神科医は「肘掛け椅子に腰掛け、哲学について議論したり患者の話を聞いたりすることを好む、瞑想的な人種」だった。しかし「電気ショックが登場したことによって、良心的な精神科医ならば、生理学や麻酔科学、物理学そして内科の知識を持たねばならなくなった。当時の精神科医たちの反応はまるで、患者の問題の九〇パーセントは精神的な要因だから全員精神分析家にならなくてはいけないと言われた心臓専門医のようだった[64]」。そのため、社会的な偏見によってECTが排除されても、精神科医たちは悲しみにくれながらECTに別れを告げたわけではなかった。むしろ、多くの者は喜々として見送ったのだった。

そして、トレーニング・プログラムからECTは消滅した。ECTは一九六〇年から一九八〇年のあいだに大学の精神科研修から事実上姿を消し、その期間に訓練を受けた精神科医でECTに精通する者は皆無であった[65]。マックス・フィンクが一九九三年のインタビューで指摘したように、精神科研修を襲った変化のなかで「ECTは大部分が精神医学から追い出されてしまい、この国で教えられることはほとんどなくなった。一九五五年ごろから一九七〇年代後半まで、教科書にECTを推奨する記載はまったくなかった。大部分の医学部と精神科研修施設で、ECTは完全に無視されていたのである[66]」

一九六〇年代には、精神分析家たちは、精神薬理学という急行列車が自分たちに迫りつつあることもまだ知らずに、自分たちは勝利したものと信じていた。親ECTの立場に立っていたワシントンの精神科医ジグモンド・レベンゾンは、精神分析家たちのECTへの態度は「あからさまな敵意から独り善がりな蔑視に」変わったと言い、「いまだにECTを行っている精神科医は、かつて産婦人科医が合法化前に中絶手術を行った同僚たちに向けていたのと同じような眼で見られていた」と述べている[67]。

しかし、懐疑的だったのは伝統的な精神分析家だけではなかった。新しいタイプの生物学的精神科医たちも、同じようにECTの有用性について懐疑的だった（第8章参照）。一九八五年の米国神経精神薬理学会（American College of Neuropsychopharmacology: ACNP）でベテランのECT専門家であったアラバマ大学のロバート・フリーデルは、ひるむことなく論文を発表した。[68] フリーデルは、抗精神病薬に反応しなかった九例の統合失調症患者のうち八例がＥＣＴに反応したと報告した。フリーデルが着席すると、マックス・フィンクの隣に座っていた米国神経生理学会の会長シーモア・ケティは、フィンクに寄りかかって「ありえないよ」と言った。ほかの誰かが手を上げて「それであなたは実際には何をしたんですか？」と尋ねた。[69] 若い精神科医たちにはＥＣＴの知識も経験もなかった。それはまるでペニシリンがどういうわけか医療現場から消えさり、存在そのものがその世代の記憶から消去されてしまったようなものだった。

国立精神衛生研究所（ＮＩＭＨ）——精神医学における米国最高峰の研究機関——で一九七〇年代の一〇年間にＥＣＴが行われた患者は九人しかいなかった。すべて外部からのコンサルタントである精神科医のジョン・ナルディーニが持ち運びできる機器を持参して行ったものだった。九名はいずれも重症うつ病だった。ＮＩＭＨの臨床精神生物学部門のスティーブ・ポールは、それらのうち八人が回復し、治療後少なくとも一年間は良好な経過を保っていたと驚きを隠せない様子で報告した。記憶喪失を訴えたものはいなかった。ポールは「最後の手段としてＥＣＴに救いを求めるよりも、適切な症例に早期にＥＣＴで治療を行うことによって、気分障害の高い罹患率と死亡率を減らせるだろう」と結論づけた。[70]

一九八一年にマット・ルドルファーがＮＩＭＨに赴任し、ＥＣＴを定期的に行うようになった。彼がセントルイスのワシントン大学でレジデントとしてＥＣＴを学んでいたというだけの理由からだった。赴任した際、彼は一度も使用されないまま「埃を被った」治療器があることを知った。ルドルファーは、ナルディーニが病気で引退を余儀なくされ、ＥＣＴが行われなくなった後をうけて、ＥＣＴを再開するために抜擢されたのだった。ルドルファーの最初のころの患者は、複数の薬物療法に反応しなかった症例ばかりだった。なぜなら、彼がインタビューで語っているように「周りでただ一人、ECTについて多少とも知識を持っていた」からである。NIMHは、ECTをさまざまな薬物と比較する多群間比較試験に着手した。研究結果は論文化され『アーカイブス・オブ・ジェネラルサイキアトリー』誌に投稿された。しかし、一九九三年に編集者のダニー・フリードマンが亡くなった後は、その論文が出版されることはなかった。ルドルファーは一九九〇年ごろに「渉外」部門（外部からの助成金を監督する）に出るまでは、NIMHでECTを行っていたが、ルドルファーの後、NIMHでECTを行う者はいなかった。[71]

このようにして、ECTは多くの施設で衰退していった。ニューヨークのベルヴュー病院でECTが行われなくなったのは、一九六二年に麻酔科のトップが、今後アモバルビタールを用いた麻酔は麻酔部門から近い手術室で行わなければならないと命じてからだった。手術室は精神科病棟から三ブロックも離れていた。そのため、患者はストレッチャーに固定され、治療を行う精神科医と看護師が付き添って手術室まで搬送し、回復室で患者の意識が戻るまで待ってから精神科病棟に戻っていた。手術室に着いても緊急手術で手術室が使えず、病棟に戻って時間を再調整しなければならないこともしばしばだった。こうした業務全体が重荷となってECTは取り止められた。もう一つ別の例がある。[72]精神療法や治療環境としての病院を熱心に信奉していたアルフレッド・スタントンが一九五五年にマサチューセッツ州ベルモントのマクリーン病院に赴任すると、彼はECT部門を縮小する許可を出した。患者は年に二、三人だけになり、実質的にほとんどいなくなってしまった。ECTがマクリーン病院にやってきたのは第二次世界大戦中であり、以来いくつもの素晴らしい成果を上げてきたのだが、こうしてECTは消え去ったのである。[73]

一九七〇年代にはじまる脱施設化の流れのなか、米国全土で多くの精神科病院が閉鎖され始め、大量の精神科患者が入院治療から「地域社会」へ退院する勢いが増した。患者が個人診療所を利用できないかぎり、地域によってはこれらの精神科病院が唯一ECTを行える場所であった。一九六三年の地域精神保健センター法により米国連邦議会が委託した地域精神保健クリニックのほとんどはECTを行っていなかった。そのため精神科病院の閉鎖は、その地域の人々にとってけいれん療法へのアクセスが絶たれることを意味した。ハーバードの精神科医マンデル・コーエンはボストン地域のことを次のように回想している。「かつて、うつ病患者がいて入院が必要な場合、患者を州立病院に送ればECTが受けられるという時代があった。しかし、今となってはこれらの病院は閉鎖されていて患者を送る場所がない」。コーエンは「精神分析家のあいだや州の［精神保健］部門のなかにうずまいていたECTを使用させまいとする強い反対運動を」非難した。「そして、こうした精神分析家が運営する診療所や精神保健センターが作られたが、そこではソーシャルワーカーなどもみな入院治療とECTに反対していた。問題は患者が治療を受けられないことだった。この治療に反対する人が多すぎたのだ」[74]

ECTが死に絶えつつあったのは、主に一九七〇年代の精神医学を支配する上層部においてだった。精神薬理学と精神分析に浸っていた研究機関からECTは消えていった。しかし、こうした時代においてさえ、地域の精神科医のあいだでは、各地の現場でECTはかなりの支持を保っていた。一九七七年に米国精神医学会が行った精神科医の全国調査では、二九七三人の回答者の六一パーセントが「おおむね」もしく「明らかに」ECTが有用であると回答した。七二パーセントは多くの患者にとって「もっとも効果的な治療法」であるという意見に同意し、大多数は（たとえ多くの精神科病院から急速にECTが失われていたとしても）、精神科病院はECTを行うべきだと感じていた。六人に一人が過去半年間に個人的にＥＣＴを行って治療したことがあり、そして一一パーセントはＥＣＴ目的で患者を紹介したことがあった。[75] この領域の指導者たちが考えていたことがどうであれ、この統計を見ると、かなり多くの医師が、ＥＣＴに対して好意的な印象を持ち続けていたことがわかる。なぜなら、これらの現場の医師たちにとって、患者を再び改善させる必要性は切実なものであり、そのためにどれほどＥＣＴが有用かを知っていたからである。

# 第8章　「ベドラム」の終焉と精神薬理学の時代

　電気けいれん療法（ＥＣＴ）を社会の片隅に追いやったのはスティグマだけではない。医師は重症患者に対して強い責任感を持っているため、明らかな効果のある治療を捨てるようなことは通常しない。何年ものあいだ、電気けいれん療法はうつ病や精神病にとって実質的に唯一の有効な治療だった。臨床医は、ジャック・ニコルソンが映画で演じた主人公「マクマーフィー」のイメージだけで患者の救済が阻まれることを許さなかった。しかし、明らかに優れた治療が開発されると、臨床医は既存の治療をたやすく放棄してしまう。これが医学においてＥＣＴに起こったことの本質だった。すなわち薬物療法が支持され、ＥＣＴは用済みとされたのだ。精神科医たちは後になってはじめて、実際には限られた精神疾患にしか効果のない薬物療法のためにＥＣＴを打ち捨ててしまったことに気がついたのである。

　一九五四年、精神科治療を根本的に変えた二つの薬剤が登場し、それまで精神分析と電気ショックによって行われていた治療を錠剤と注射剤によるものにした。最初のフェノチアジン系抗精神病薬であるクロルプロマジンは、一九五四年三月に米国食品医薬品局（ＦＤＡ）によって認可された。[1] そして、その一カ月後の同年四月、精神科医ネーサン・クラインはインドジャボクから生成される植物由来の合成物レセルピンを、精神病性の疾患に対する治療薬として発表した[2]。なおクラインは、メアリー・ジェーン・ウォードの小説『蛇の穴』で有名な、ニューヨーク州ロックランド郡オレンジバーグにある精神科病院の研究責任者であった。

同年一二月にクラインが主催した学会において、ワシントンDCのセント・エリザベス病院の院長であるウィンフレッド・オーバーホルザーは、この二つの薬剤を「新しい時代の到来を告げるもの」と評した。彼によれば、以前の精神科治療薬は満足できる類いのものではなかった。というのも「それらは患者を静かにするのと引き換えに、意識を曇らせ、無意識状態にさえしてしまうものだった」からだ。けれどもクロルプロマジンとレセルピンは「鎮静作用、過活動減弱作用、不安軽減作用という点でこれまでにない性質を持ち」、それでいて患者は意識を保ち、精神療法を受けることができた[3](当時、精神科領域における究極の治療は精神療法であると考えられていた)。こうしたことは当時だけでなく今日においても注目すべき業績である。すなわちこの治療は不安の軽減、睡眠の回復、興奮の抑制をもたらし、その一方で患者が仕事し、良好な社会関係を持ち、普通の人生を送ることを可能にしたのだった。

## 抗精神病薬とECT

レセルピンはその副作用のために精神科臨床では比較的早くから用いられなくなった。一方、クロルプロマジンは、一九五〇年代中ごろに生まれた新たな学問である生物学的精神医学の基礎になった。一般的に、抗精神病薬と抗うつ薬は、互いに重複する作用を持ってはいるものの、明確に別のものと見なされる。それに倣いここからの考察では、電気けいれん療法に対する抗精神病薬および抗うつ薬の影響を追うにあたって、これらの薬剤を分けて考えることとする。しかしそれにあたって私たちは読者の許しを請わざるを得ない。というのも、少なからぬ専門家が、これら二種類の薬剤のあいだに設けられた区別は偽物であり、ちょうど重症うつ病と精神病性障害との区別が議論の的になるのと同様に、実のところマーケティングのための方便にすぎないと考えているからだ。しかしこれらの二つの新薬はともにECTの足元をすくうものだった。

クロルプロマジンの効果が認められたのは一九五二年のパリでのことだった。新たな抗ヒスタミン薬としてこの開発を成功させたローヌ・プーラン社は「中枢」作用、すなわち脳や精神に影響を及ぼす作用を持った化合物を世に送り出した。一九五二年、パリのヴァル・ド・グラース陸軍病院に勤務する三人の精神科医は、躁病患者に対するこの新薬の効果を発見した。当時、ECTの専門家であり、精神科教授の地位にあったジャン・ドレーと助手のピエール・ドニケルは、クロルプロマジンを精神科の患者に試し、その結果を同年六月に報告した[4]。三カ月のうちに、クロルプロマジンはドレーが院長を務めるサンタンヌ病院の風景を一変させた。ドレーとドニケルはのちに次のように述べている。「もっとも著明な効果は、間違いなく、病棟全体の雰囲気における変化であった。数時間、あるいはせいぜい数日のうちに、患者は眠気を催すことなく落ち着いた状態になった[5]」

サンタンヌ病院の通りに面した窓は春と夏には開け放たれており、患者たちの喧騒はいつも第一四区のアレジア通りまで響いていた。同年六月以降、地元の小売商はドレーの助手の一人であったジャン・テュイリエの袖を引き、驚いた顔で尋ねるようになった。「先生、あそこで患者に何をしたんですか？誰の声も聞こえないじゃありませんか」。テュイリエはそれに対して「患者を殺したりなどしていないよ」と答えていた。彼は幻聴を呈したある精神病患者のことを以下のように回想している。「彼女は、お前は悪い女だと語りかける幻聴に苦しんでいました。彼女は私がクロルプロマジンを投与した最初の患者たちの一人でしたが、はっきりとした変化が見られました。今は調子がよいし、家に帰って仕事にいかなければ、と語ったのです」[6]

一九五三年、クロルプロマジンを開発したローヌ・プーラン社のリヨン代理店であるスペシア社で薬剤師として勤務していたポール・ブイヨは、クロルプロマジンによる副作用の証拠を探すためヴィナティエ病院に向かった。彼に対応した精神科医は「副作用だって？　誰にもそんなものは出ていませんよ」と言った（これは明らかに時期尚早な答えだった）。代わりに、その精神科医はブイヨを連れて病棟をまわった。ブイヨはその際に会ったある精神病患者のことを思い出して語った。その患者が入院してから五、六年が過ぎていた。「彼は農夫で、治療が奏効したため、現在は妻に会い農場を見るために家に帰りたいと希望していた。まさに復活といえる状態であった。不意に目覚めた人が、「私はここで何をしているのだ？」と言うようなものだった」[7]

一九五五年、ドレーと彼の助手たちはクロルプロマジンに関する学術集会において、躁状態の治療に関してはＥＣＴよりもクロルプロマジンによる薬物療法の方が優れているというデータを発表した。すなわち、ＥＣＴが使用される前の躁状態患者の平均入院期間は一二二日であったのに対して、ＥＣＴを使用した場合は九五日間、クロルプロマジンを投与した場合は五九日間であった。[8] これらの結果を聞いて、ＥＣＴ専門家であるポール・デルマ＝マルサレーのもとで学んでいたボルドー出身の二人の精神科医は話し合った。「インスリン療法はおしまいだな」「そうだな。神に感謝せねば」[9]

ドレーが「神経遮断」と名づけたクロルプロマジンの治療効果に関する説明は、電気けいれん療法とは異なっており、興味深いものである。ドレーの考えでは、ＥＣＴは中枢神経系を活性化する。すなわち、「警戒反応」を引き起こす。「それに対して、神経遮断薬で生じるのは防衛体制の全体的な活性化ではなく、一種の鎮静化である。すなわち、神経系の警戒反応ではなく、緊張を緩和する反応が」生じるのであり、中枢神経の「休戦状態」が生み出されるのだ。[10] クロルプロマジンおよびECTの作用機序は今日でさえ理解されていない。「モノアミン説」というまったくの思弁があるだけである。ドレーの考えは、ECTが臨床の場からしりぞく以前の時代における、中枢神経系に関する身体の一大総合学説を打ち立てる試みであったと考えられる。

スイスでは、一九五三年に初めてクロルプロマジンが使用された。バーゼル大学精神科の医局員であったレイモンド・バッテガイは、自分が陸軍大佐であるという妄想を持った統合失調症の女性を担当した。クロルプロマジンによる四週間の治療の後、彼女は「先生、もう私を大佐と呼ばないでください。自分が病気だったということはすでにわかっています」と語った。[11] 英国の精神科医療機関にクロルプロマジンの製剤見本が配布されたのは一九五二年から一九五三年にかけての冬のことだった。それはローヌ・プーラン社の子会社であるメイ・アンド・ベーカー社で医療部門責任者を務めていたW・R・スローワーの手によるものだった。バーミンガム大学に新設された実験精神医学教室のジョエル・エルクスを訪ねた彼が、ジョエルとその妻で精神科医でもあるシャーミアンに働きかけたことで、クロルプロマジンのプラセボ対照二重盲検無作為比較試験が行われることになった。これは精神科領域における同様の臨床試験の先駆けとなった。実際にこの試験を主導したのは妻のシャーミアンであった。[12] ダムフリースにおいてスコットランドの精神科病院におけるECT部門の組織化に尽力したドイツからの亡命精神科医、マイヤー゠グロスもこの研究に参加した。一九五五年にパリで行われた国際学会で、マイヤー゠グロスは比較対照試験の理論について一般的な講演を行ったが、これは精神科領域における治療効果の系統的評価の嚆矢となった。[13] クロルプロマジンとECTとではどちらの効果が優れているのかという臨床疑問を解決する上では、本来はこのような臨床試験がゴールドスタンダードとなるべきであった。しかし実際にこのような試験が行われることはほとんどなかった。

ドイツから米国にクロルプロマジンがやってきたのは一九五三年のことだった。ニューヨーク州精神医学研究所のポール・ホッヘとシドニー・マリッツはどうやら対象外の患者にクロルプロマジンを投与したようであり、よい結果が得られなかったことでクロルプロマジンへの関心を失った。しかし、他の精神科医たちはすぐにこの薬剤を使い始めた。スミス・クライン・アンド・フレンチ社からソラジンという商品名で販売されたものだった。一九五三年、ニューヨーク州精神科病院機構の会長であったヘンリー・ブリルは、クリードモア病院に州内の精神科医を集めて会議を行った。マックス・フィンクはヒルサイド病院を代表して会議に出席していた。「長くエキサイティングなその一日では発表が次々になされ、州立病院の医師たちは興奮や攻撃性、精神病症状を改善させるクロルプロマジンの目覚ましい効果を語った。[…]その内容はあまりに一致しており、聴衆は皆こぞってスミス・クライン・アンド・フレンチ社の営業担当者から製剤見本をもらおうと必死だった」[14]

一九五四年、フィラデルフィアで病院ならびに診療所における臨床に携わっていたウィリアム・ウィンケルマンは、外来患者および入院患者からなる被験者群を対象とした米国初の臨床試験の結果を発表した。彼によれば、クロルプロマジンは不安や恐怖症、強迫観念、精神病、躁状態の度合いを弱め、「敵意や焦燥が強い老年期患者を落ち着かせ、扱いやすい患者にすることができる」とのことだった。[15]同じ年、モントリオールのハインツ・レーマンは、多数の入院患者を対象にした北米初の臨床試験の結果を発表した。クロルプロマジンに対するレーマンの評価は、彼がひどく嫌っていたECTに比べて好意的なものだった。「近年、私たちの多くは患者を理解するというもっとも本質的な仕事を見失いつつある。私たちは患者を昏睡あるいはショック、けいれん、意識障害、健忘という一連の流れで扱い、それによって患者は精神科医とまとまりのとれた有意義な関わりを持てなくなっている」。対照的に、クロルプロマジンは「精神運動興奮の制御においてもっとも信頼できる薬剤である。[…]クロルプロマジンにみられる不快な副作用はわずかである。[…]この薬の最大の長所は、患者の意識が不鮮明になって疎通不良となるようなことなしに、激しい興奮を鎮める効力にあると言えよう」[16]。

こうしてクロルプロマジンは、そしてそれによって精神薬理学は、米国精神医学において支配的なものになっていった。アカデミアの中心は、依然としてフロイト学説に固執していたが、州立病院や開業医の診療所のような臨床現場ではすぐにこの新薬が受け入れられた。当時、米国の精神科病院には約三〇万人の重症精神病患者(そのすべてに「統合失調症」というレッテルが貼られていた)が入院しており、米国の全精神科病床の半分にも及んでいた。患者たちを病気から少なくとも部分的に解き放ち、地域社会に戻す力のある薬があるということは、保健行政にとって大きな衝撃だっただろう。医療においてクロルプロマジンを推奨する動きには、信仰復興運動めいた性質があった。一九五〇年代中ごろ、ドナルド・クラインは、ケンタッキー州レキシントン市の公衆衛生局病院において、第一次世界大戦の復員軍人のための病棟を担当していた。彼は当時の体験を次のように語った。「その病棟の患者たちは三〇年にもわたって精神病状態にあった。彼らは完全に心ここにあらずの状態だった。私たちは彼らのうち数名にクロルプロマジンを投与した。すると数週間後、三〇年のあいだ何も話さなかった患者が私のところへやってきて、『先生、私はいつここから帰れるのですか?』と尋ねた。それはリップ・ヴァン・ヴィンクル〔訳注:日本で言うところの浦島太郎〕そのものだった。それまでの入院生活を彼は何も覚えていなかった。彼のもっとも新しい記憶は第一次世界大戦中の一九一六年に、塹壕から出撃しようとしていたことだった。まさに神の奇跡だった[17]」

サウスダコタ州にあるヤンクトン州立病院の通称「裏病棟」には、テレビや「さらには鉢植え、ガラス製品など、これまで患者の手の届く範囲には決して置かれなかった物が置かれるようになった。そして実際に、何一つ傷つけられはしなかった。すべての患者を隔離室から出して服を着せることができたし、病棟スタッフが暴力的な患者によってシャツを破られたり殴られたりすることはなくなった。暴力的な患者はもはやいなくなったのだ[18]」

カリフォルニア州パロアルトの退役軍人病院（『カッコーの巣の上で』の作者ケン・キージーが夜間用務員の仕事をした病院でもある）で勤務するレオ・ホリスターにとって、クロルプロマジンの効果を証明する比較試験は不要なものだった。「患者をみるだけで、改善は明らかだった。それまで緘黙状態にあった患者は話すようになり、病棟スタッフに暴力を振るっていた患者は、誰にも手をあげなくなった」。ホリスターは同僚の一人にこう尋ねた。「もっと多くの患者にクロルプロマジンを投与したいと思うかい？」。「レオ、今では私は本当に多くの患者と話をしている。その患者たちはクロルプロマジンが投与される前はまったく話せなかったんだ。彼らとの関係を保つために私にできるのは、クロルプロマジンの投与だけだよ」というのがその答えだった[19]。

多くの統合失調症患者がクロルプロマジンの内服で生き返ったことで、電気けいれん療法は片隅に追いやられた。一九五七年のヒルサイド病院において、マックス・フィンクらはクロルプロマジンとインスリン療法とのランダム化比較対照試験を実施した[20]。効果に関しては二つの治療は同等であったが、クロルプロマジンはインスリン療法に比べてとても安全で使用が容易であったため、それから半年のうちにヒルサイド病院のインスリン療法専門病床は閉鎖された。ＥＣＴもまた行われなくなった。ウィルミントンにあるデラウェア州立病院で一九五〇年代に臨床部門責任者を務めたドイツからの亡命精神科医フリッツ・フレイハンは、新薬が登場するとすぐにECTを脇に追いやった。フレイハンは「ベスレリズム」は終わりだと語った[21]〔訳注：ベスレリズムは躁病や躁状態を示す俗語。ベスレム病院の名前に由来する〕。ボルチモアのフランク・アイドは、かつては高名なECTの専門医であったが、精神科治療薬が高らかに賛美された一九六八年の学会において意見を表明したときには、完全にECTに背を向けて、ECTは患者に対して「改善をほとんど、あるいはまったくもたらさなかった」と語った[22]。

統合失調症治療のためのECTが中止されなかった施設においても、ECTが単独の治療選択肢として用いられることはほぼなくなった。むしろ、ECTは薬物療法と併用もしくは連続して使用することで、薬物療法の効果を高めるために用いられた。UCLA神経精神医学研究所のフィリップ・メイは、一九六七年の米国神経精神薬理学会の年次総会において、ECTが薬物療法よりもよい結果を示したという内容の報告は「疑いの目で見なければならない」と提言した。それでも彼は、ECTを行わざるを得ないケースがあることを認めたが、その場合は「薬物療法と併用するよりも薬物療法に続けて行ったほうが一般的に賢明だろう」と語った[23]。

一九五〇年代と一九六〇年代は創薬の黄金期だった。一九六九年までに、ハロペリドール、ペルフェナジン、チオリダジンを含む少なくとも一九種類の重要な統合失調症治療薬が米国の市場に登場した[24]。学会や研究会、シンポジウム、見本市がめまぐるしく開催され、その報告書で国中の医療関係者の郵便ポストは一杯になった。精神医学のなかに精神薬理学という下位領域が形成され、そこでは薬物療法以外の治療法は臨床医の目の届く範囲から消え去った。それは精神薬理学者がECTと薬物療法の効果を自分で比較検討した結果ではなかった。彼らは単純にECTという手技を忘れ去ったのである。この領域において、ＥＣＴは治療選択肢としては存在しなくなった。

ＮＩＭＨやジョンズ・ホプキンス大学、ハーバード大学に在籍し、一九六〇年代および一九七〇年代の米国生物学的精神医学においてもっとも活動的で影響力のあった科学者の一人、シーモア・ケティにとって、ＥＣＴはまったく眼中にない存在だった。マックス・フィンクは彼についてこう語った。「ケティはＥＣＴをあまりに汚れた治療法と考えており、彼の弟子たちは誰もＥＣＴとは一切関わりを持たなかった。彼が米国の精神医学研究を支配していたとき――それは二〇年以上にわたって続いたし、彼は精神疾患における神経液性因子［すなわち神経伝達物質］の父として崇められたわけだが――ＥＣＴはまったく認められなかった[25]」

また、精神薬理学は精神疾患の根本的な病態に対する新たな見解をもたらした。各薬剤の化学的性質に関する知見は薬効の臨床像と結びつき、疾患の原因となる脳内化学システムについての考察を促した。じきに、精神疾患を解き明かす鍵は神経伝達物質と受容体との関係のなかにあると考えられるようになった。ドパミン代謝系の機能不全は統合失調症をもたらし、クロルプロマジンやハロペリドールといったドパミン受容体遮断薬の投与によって患者は回復への道をたどりはじめる。抑うつと不安について言えば、それは脳内セロトニンレベルの障害であり、フルオキセチン（商品名プロザック）のようなＳＳＲＩ（選択的セロトニン再取り込み阻害薬）によって治すことができるだろう。（以後、精神薬理学は細胞内「セカンドメッセンジャー」、受容体サブクラス、その他のニューロン内およびニューロン間の神経化学的シグナル伝達作用といったメカニズムに関する、より精巧な学問となっていった）

多くのＥＣＴ専門家はこうした神経液性因子による説明に対して懐疑的であり、疾患の根底にある病態に関する科学的な意見の相違によって、ＥＣＴ業界のメンバーは精神薬理学者と袂を分かっていた。

ECTがとても効果を持つ治療であることは明らかだったが、神経伝達物質による説明だけではその作用を説明するには十分ではないと思う者もいた。マックス・フィンクは精神薬理の専門家たちがECTに無関心なことを遺憾に思い、「残念なことに、われわれの業界のリーダーは、脳内の神経伝達物質が精神疾患とその治療の場であるという信念に囚われてしまっている」と語った。[26] フィンクとジャン＝オットー・オットソンは、視床下部や下垂体から分泌される何らかの液性因子（「神経ペプチド」）がECTの作用の鍵かもしれないと感じていた。[27] 換言すれば、古典的な精神薬理学はECTの作用機序については的を外していたのかもしれない。

脳のなかでの物事のはたらきを考えるうえで、ECTの専門家と精神薬理学者とは異なる方言を話しているかのようであった。しかし、いわば完全に異なる言語を話している精神分析家と比べた場合、ECT専門家と精神薬理学者はともに基礎科学の言葉を話し、疾患を攻略する道は幾重もの研究のなかにあると考える点で一致していた。錬金術と薬理学のちょうど合間の時代であった一六世紀に、スイスの医師パラケルススは「化学の目的とは黄金を作り出すことではなく、基本的な諸科学を研究し、病に対してそれを用いることである」と語った。この精神薬理学という領域において、スペインの精神科医フエリックス・マルティ＝イバニエスと彼の同僚は一九五六年に、クロルプロマジンは「パラケルススの夢の結晶」だと述べた。[28] 実際、ハートフォードの精神科医ベンジャミン・ウィーゼルは一九五〇年代を振り返り次のように語った。「当時、［自分のことを］妄想を追い払う中世の聖職者のように感じていたよ。この新薬で統合失調症の妄想を改善させることができたし、一般の病院で彼らを治療することができたのだから。［…］戦いはまったく新たなものとなった」[29]

## 抗うつ薬とECT

抗精神病薬は統合失調症治療からECTを閉め出した。しかし、抗うつ薬においては同様の様相が呈されたわけではない。ECTはうつ病に対しては明らかに有効であり、薬物療法が完全に優位に立つことはできなかった。ある文献レビューにおいて、デンマークのヒレレズにあるフレデリックスボルグ総合病院のペル・ベックは、うつ病の重症度の標準的な評価尺度であるハミルトンうつ病評価尺度（Hamilton Depression Scale: HDS）を用いてさまざまな治療法を比較し、どの治療法がどれだけ症状を改善させるかを調査した。その結果、四週間の治療の後、プラセボがHDSを一〇ポイントのみ低下させたのに対し、三環系抗うつ薬は一六ポイント、ECTは二〇ポイント低下させた。[30] 臨床医の疑問は、うつ病に対して薬物療法が使えるのなら、ECTの副作用はそのメリットを打ち消して余りあるのではないか、というものだった。そして、次第にその通りだと考えられるようになっていった。

「抗うつ薬」という概念は一九四〇年代のアンフェタミンすなわち覚醒剤に起源がある。当時、医師はうつ病治療のために精神刺激薬をおびただしく処方していた。アンフェタミンはとても高い依存性をもつため、今日では処方されることはまずないが、軽症うつ病や肥満には効果があった。アンフェタミンは、ECTが必要となるような重症うつ病にはほとんど適さなかった。一九五七年には二種類の新しい抗うつ薬が登場した。バーゼルのガイギー社が発売した「三環系抗うつ薬」と、ネーサン・クラインが率いるロックランド州立病院チームによって「精神賦活薬」と銘打たれたモノアミンオキシダーゼ阻害剤である。なおクラインはこの研究で二度目のラスカー医学研究賞を受賞した。

「うつ病」は統合失調症と同じようにいくつかの異なる臨床的疾患を内包した診断名である。一九五〇年代中ごろ、ガイギー社はクロルプロマジンと同様の成功をねらって、抗ヒスタミン剤の臨床試験を、

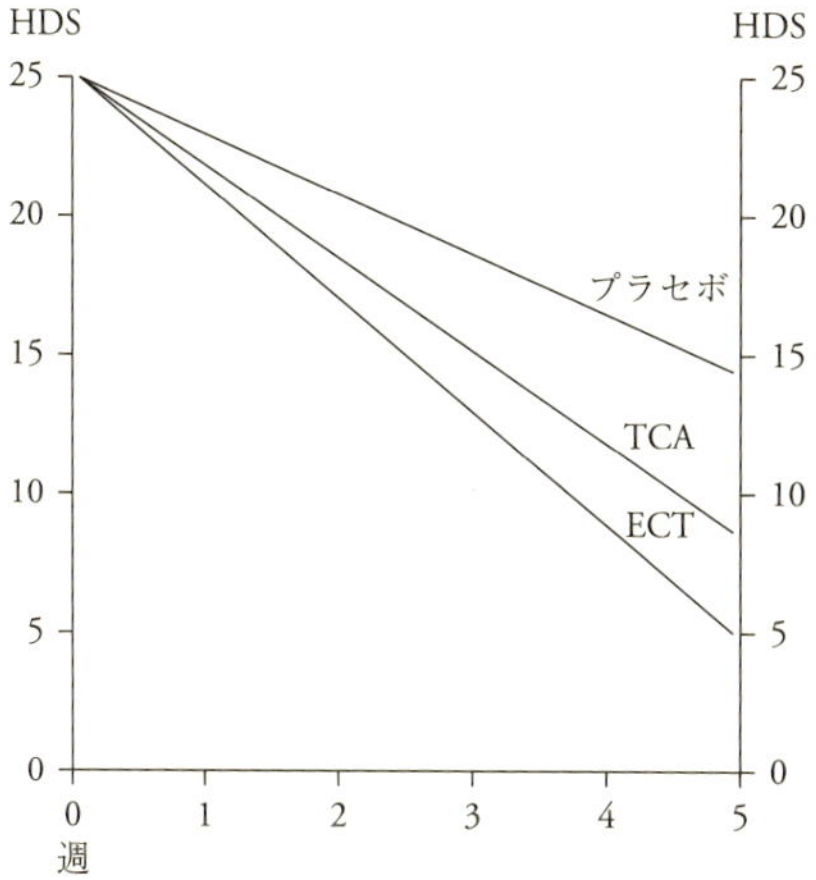


上の図が示すように，うつ病に対する電気けいれん療法（ECT）の治療効果は，三環系抗うつ薬（TCA）およびプラセボの治療効果をかなり上回っている．上の図では，ハミルトンうつ病評価尺度（HDS）の点数がより低いほど，治療効果がより優れているということである．（Per Bech, A Review of the Antidepressant Properties of Serotonin Reuptake Inhibitor. *Advances in Biological Psychiatry* 17（1989）:58–69. figure 1）．ペル・ベックはデンマーク，ヒレレズのフレデリックスボルグ総合病院の教授である．カルガー出版（バーゼル）のご厚意により転載．

スイスのミュンステルリンゲン精神科病院の精神科医ローランド・クーンに依頼した。クーンたちはさまざまな疾患の患者に抗ヒスタミン剤を投与したが、特に効果はなかった。試験の終盤、クーンは仕上げとして、ドイツの精神科医クルト・シュナイダーが一九二〇年に「生気的」抑うつとして記述した状態にある患者数名にその薬剤を投与した。シュナイダーは、生気的抑うつはただ気分の落ち込みをもたらすだけではなく、全身に影響を与え、身体レベルで患者を蝕む病態であると考えていた。[31]生気的抑うつは気分だけでなくすべての自律的な身体機能にも影響を及ぼす「内因性」うつ病としても知られている。生気的抑うつがみられる患者の新薬への反応が明らかとなるころには、クーンはドイツ精神病理学の伝統にすっかり染まり、生気的抑うつの存在を認めるようになった。一九五六年一月二一日のポーラ（仮名）のカルテにはこのような記載がされている。「ここ三日間、患者はまるで生まれ変わったかのようである。激越と焦燥はまったく消失した。昨日、彼女は、自分がまったくの混乱状態にあった、人生のなかでこれほどまでに呆けたことはなかった、などと振り返った。彼女自身、なぜそんな振る舞いをしたのかわからなかったのだが、回復したことをただ喜んでいた[32]」。ガイギー社はこの薬剤をイミプラミン（商品名トフラニール）という名前で一九五七年一一月にスイスで発売した。米国の市場に登場したのは一九五九年のことである。これは最初の三環系抗うつ薬であった。ガイギー社は当初この薬剤を「感情遮断薬」と呼称したが、それはその薬剤の本質を理解せずに付けられた名前だった。同社はその翌年には、マーケティング戦略を変えて「うつ病患者の八〇パーセントを回復へ導く希望の光」という広告を出した[33]。

一方、一九五七年四月にニューヨーク州シラキュースで行われた米国精神医学会の地方会で、クラインと二人の同僚は、一九五二年に合成されイプロニアジドと名づけられたヒドラジン誘導体が精神状態に影響するという報告を発表した（イプロニアジドはロシュ社によってマルシリードとして発売された）。それは脳内モノアミン（セロトニンなど）の分解を阻害することで作用する最初の抗うつ薬であり、後にこの種類の薬剤はモノアミンオキシダーゼ阻害剤（monoamine oxidase inhibitor）またはＭＡＯＩとして知られることになった。この種の薬剤がうつ病に有効であること、結核の治療薬としてイプロニアジドの処方を受けた患者に気分高揚が見られたことから発見された。続く一九五八年に、クラインはそれらの臨床試験結果を論文として発表した[34]。三環系抗うつ薬とＭＡＯＩが登場するまで、内因性うつ病の治療においてＥＣＴには本当の意味での競争相手は存在しなかった。早い時期にイミプラミンの臨床試験を主導したニューヨーク州ロチェスター州立病院のベンジャミン・ポロックは、「これまで、典型的な抑うつ状態に対して満足のいく治療は電気ショック療法以外に存在しなかった」[35]と一九五九年に述べている。

クロルプロマジンと同様、新しい抗うつ薬に対する当初の反応は、驚きのあまり信じられないというものであった。抗マラリア薬の研究とアセトアミノフェンの開発に携わった米国国立衛生研究所の薬理学者バーナード（スティーヴ）・ブロディは、当初、全面的に懐疑的であった。「親しい友人であるバーゼルのガイギー社の［ウィリー・］ヘフリガー博士は、数年にわたって私にイミプラミンの抗うつ作用に関する研究を行うよう勧めてきた。率直に言って、私はとりたてて興味を惹かれなかった。［…］抗うつ効果に関する臨床報告を私は信じていなかった。内因性うつ病の症状について（ドイツ語から）翻訳されたものをみたとき、私にはそれを治療できる薬物などありえないとしか考えられなかった」[36]

初期の報告は、イミプラミンはECTより有益で、精神療法と両立できることを支持するものだった。一九五九年にケンブリッジで行われたシンポジウムにおいて、ある英国の精神科医はこう語った。「たとえば、うつ病患者をイミプラミンで治療すれば、回復までのすべての過程において患者と寄り添うことができる。なぜなら、患者は起こったことのすべてを憶えており、［ECTによる治療のように］急激な変化を被らないからだ」[37]。一九五九年六月、ニューヨーク州マーシー州立病院の研究責任者であったアンソニー・サインツは『ニューヨーク・タイムズ』紙で、MAOIのフェネルジン（商品名ナーディル〈ワーナー・チルコット社〉）は「電気ショックに取って代わりうるかもしれない」と語った。記事の見出しには「抗うつ薬はうつ病を改善させ、電気ショックの必要性を減らすようだ」という内容のまとめが記された[38]。

ECTがまさに放棄されようとしていた時期にデラウェア州で精神科医として勤務していたフリッツ

ツ・フレイハンは一九五九年、ベルリン精神科協会での講演のためにドイツに赴いた。フレイハンは講演において、一九五七年秋にデラウェア州で行われたイミプラミンの臨床試験について述べ、「イミプラミンは「抗うつ剤」である可能性がある。もしイミプラミン（商品名トフラニール）を鍵に例えるなら、この鍵は循環病［すなわち躁うつ病］という鍵穴にもっともよく嵌まるだろう」[39]と語った。ニュージャージー精神科病院ではJ・リチャード・ウィッテンボーンによってイミプラミンの小規模臨床試験が行われた。その結果は、イミプラミンは「効果発現までの時間がずっと短い」という点でECTよりも一般に好ましいというものだった[40]。

それでも、重症うつ病に対してはどの薬剤よりもECTが圧倒的に優れていた。一九六〇年、リンフォード・リースはロンドンのベスレム王立病院とモーズレイ病院でイプロニアジドの臨床試験を行った。その結果、イプロニアジドはECTに完敗した。「イプロニアジドで改善しなかった一八例の患者は落雷療法（electroplexy）［すなわちECTのこと］を受けた。このうち一六例では速やかに完全寛解が得られ、一例では完全寛解ではなかったものの改善が見られた。一名の患者だけは落雷療法でも改善が見られなかった。落雷療法への反応は回復の程度や質、速さにおいて瞠目すべきものであり、イプロニアジドに対する優位性に疑いの余地はなかった」[41]

一九六三年に発表された四つのMAOIの臨床試験の後、ブリストル近郊のハロー病院に勤務する二人の英国人精神科医はこう結論した。「［重症うつ病］患者の回復率からすると、現在の薬物療法はECTに代わる治療と言えるほど十分に満足ゆくものではない」[42]。一九六五年、NIMH主導の大規模研究の一部として、ボストンにあるマサチューセッツ精神保健センターでは、六種類の新しい抗うつ薬に関する文献調査が行われた。その結果、ミルトン・グリーンブラットらによれば「電気ショック療法はプラセボどころかすべての薬物療法より大きな改善をもたらすと思われた」[43]。すべての新薬はプラセボに劣ることはなかったが、一九三八年にチェルレッティが開発した手技であるＥＣＴに勝ることはできなかった。一九七四年、マギル大学の精神薬理学者トーマス・バンはどのグループの抗うつ薬がより優れているのかという問題に取り組んだ。あらゆる点を考慮すれば、三環系抗うつ薬がＭＡＯＩに勝るが、「その一方、ＥＣＴは三環系抗うつ薬より迅速かつ根本的な効果を及ぼすと思われる」[44]と語った。

ボストンのベテラン精神薬理学者にして精神科医であるジョナサン・コールがうつ病研究の最新動向について、コロンビア大学主催の一九七〇年の学会で話をしたとき、レイクサイド研究所〔訳注：当時三環系抗うつ薬の一つであるデシプラミンを販売していた製薬会社〕の広報関係者たちは歯噛みして悔しがったにちがいない。「私の考えでは、抗不安薬と抗うつ薬には過剰宣伝がなされています」とコールは語った。彼は三環系抗うつ薬にはいくらか効果があることを認めたが、「他方で、多くのうつ病、特に神経症性うつ病は治療しなくても自然に改善します。そして制止を伴う重症の内因性うつ病には抗うつ薬が登場するはるか以前からＥＣＴによる治療が奏効してきました。皮肉屋であれば、抗うつ薬によって精神科医は、うつ病が自然に治癒するまでのあいだに患者に与えられるものを手にした、などと言うかもしれません」と述べた。またコールは、もしＦＤＡが突然すべての既存薬に対して忍容性の問題から使用中止を勧告したらどんなことになるだろうかと考えた。「それらは本当に必要なのでしょうか？」。クロルプロマジンのような薬剤はそうかもしれないが、「一方、抗うつ薬や抗不安薬はＥＣＴやバルビツール酸系の薬剤によって十分代替できるでしょう」[45]。コールが一九七〇年にこう語ってから現在にいたるまで、状況は実際のところ変わっていない。フルオキセチン〔プロザック〔訳注：本邦未発売〕〕やパロキセチン〔パキシル〕、セルトラリン〔ゾロフト〔訳注：日本ではジェイゾロフトとして販売〕〕などのＳＳ

RIが一九八〇年代に利用できるようになったが、これらの種類の薬剤にもECTに勝る治療実績はないのである。

## 精神薬理学の地平にたちこめる暗雲

一九五三年のクロルプロマジンに関するバーゼル・シンポジウムは全体的に歓呼の声に満ちたものであったが、警鐘を鳴らすような報告も散見された。すなわち、患者の一部には筋固縮や動作緩徐といったパーキンソン病症状が生じていたのである。パリのドレーらの病院からクロルプロマジンをスイスに持ち込んだバーゼル大学病院のフェリックス・ラパートは、シンポジウムにおいて「患者の多くでは、投与開始後数週間のうちに独特の硬直や動作の緩慢化、そして顔の表情変化の乏しさが見られた。これは緊張病のような基礎疾患によるものである可能性も否定できないが、このような状況では常に軽度のパーキンソン症候群が考えられる」[46]と報告した。さらに他のスイスの精神科医数名もクロルプロマジンが投与された患者に見られた類似のパーキンソン様症状について言及していた。たとえば、ツーク州オーバーヴィルにある私立精神科病院に勤務していたリチャード・アヴェナリウスはある三三歳の患者について報告した。その患者では治療開始三週目から「表情の硬さ、歯車様固縮［他動的に関節を動かしたときの断続的な抵抗］、小字症」[47]が見られた。翌年、クロルプロマジン投与と関連したパーキンソン症候群についての正式な報告が二つ、二人のスイス人医師によって発表された。その医師とは、ローザンヌ近郊のセリーにあるプリイ精神科病院の精神医学教授であったハンス・シュテックと、アヴェナリウスと同じくオーバーヴィル精神科病院で働いていた若い精神科医ハンス゠ヨアヒム・ハッセである。[48]これらの報告はその後の膨大な文献報告につながる最初の論文だと考えられている。

パーキンソン様症状がクロルプロマジンなどのフェノチアジン系抗精神病薬に伴う深刻な問題であることはすぐに理解された（他のいくつかの系統の抗精神病薬も同様であった）。フランス語やドイツ語になじみのない多くの臨床医たちも、同様の副作用が出現することにそれぞれ気がついた。一九五五年にフィラデルフィアで催されたスミス・クライン社後援のシンポジウムでは、ウォーターベリーにあるヴァーモント州立病院のジョージ・ブルックスが次のように発言した。「私たちの感覚では、投与期間によらずクロルプロマジン（商品名ソラジン）が高用量投与されているいずれの患者にも、いくらかは大脳基底核の機能不全の徴候が認められる。完全なパーキンソン症候群ではないものの、連合運動の消失や表情変化の消失といった徴候が見られる。ほとんどの場合において、十分な改善はこれらの症状と表裏一体であると私たちは感じている」[49]。これは換言すれば、患者がパーキンソン症候群を呈して初めて、臨床医は薬剤が実際に効果を及ぼしているということであった。

パーキンソン症候群が現れるまで抗精神病薬の用量を上げなければならないというある種の哲学は、米国式の薬物療法の特徴だった。一九五四年、ベイラー大学のヴァーノン・キンロス゠ライトは、米国における「クロルプロマジンの平均最大用量は一日あたり約二千から二千四百ミリグラムである」と述べた[50]。一方、ヨーロッパでは一日あたり二百ミリグラムの投与でさえ多すぎるとみなされた。米国とヨーロッパの両方で臨床経験のあったハイ・デンバーは「これが米国だ！　米国ではすべてが巨大なのだ。巨大高層ビルに巨大自動車。クロルプロマジンでも同じことだ」と語った[51]。クロルプロマジンの投与量とパーキンソン症候群の出現には直接的な関係があった。少ない量を投与された患者でもある程度の筋固縮と動作の緩慢化は出現したが、その頻度ははるかに低かった。一九五二年にパリでクロルプロマジンによる外来治療を開始したジャン・ジークヴァルトは通常一日あたり一五〇ミリグラム未満の投与量で治療を行っていたが、彼によれば患者に錐体外路症状（パーキンソン症状）が見られたことはなかったという。[52]

統合失調症患者は不快な症状——遅発性ジスキネジアによる舌突出や筋攣縮も含む——を引き起こす薬物療法にほどなく嫌悪感をおぼえ、しばしば薬物療法の継続を拒否するようになった。強調すべきなのは、ほとんどの患者は精神症状をコントロールするために、長期間薬物療法を継続しなければならないということだ。薬物療法を中断することは再発が起こることを意味する。薬物療法に伴う苦痛のために、再発リスクにもかかわらず、薬物療法に対する統合失調症患者のコンプライアンスはとてもよくない傾向にあった。フランク・アイドによれば、入院患者でさえ治療薬をしばしば服用しなかった。一九六九年には「近ごろある病院で、入院中の患者がクロルプロマジン錠をチップにしてポーカーをやっているのを見た」と語っている。[53]

薬物療法、とくにクロルプロマジンによる薬物療法はECTに匹敵する可能性はあったが、それは患者が薬を内服してくれるかぎりにおいてのことであった。ECTを好む患者はほとんどいなかった。それは意識の喪失を恐れたためであった。しかし同様に、抗精神病薬による治療を好む患者もほとんどいなかった。そして薬剤性パーキンソン症候群は他の多くの症状を含む副作用という氷山の一角にすぎなかった。早々と登場したパーキンソン症候群は、いわば抗精神病薬療法の地平にたちこめる暗雲であり、それは時が経つにつれますます大きくなっていった。今日では、統合失調症患者のおよそ五分の一に薬物療法へのコンプライアンスの悪さがみられる。[54] そして服薬を継続している患者でさえ処方薬をしばしば嫌っており、ある研究によれば、一年のあいだ同じ薬剤で治療を受け続けた患者はわずか一二パーセントだったという。[55] ECTはこのような人たちの一部にとっては理にかなった治療選択肢になりうるが、現在ではＥＣＴを行うことができる施設は限られている。

### ＥＣＴと製薬業界

製薬業界とＥＣＴがともに勃興期にあったころ、製薬会社が今日のような君主然としたやり方でＥＣＴを度外視することはなかった。このことは鎬を削る商業競争が製薬業界をどれほど変化させたのかを推し量る判断材料である。現在、製薬会社が後援する学会でＥＣＴに関するセッションを探しても無駄である。巨大な陰謀があるわけではない。製薬会社には潜在的な力のある競争相手の存在を公表する気がまるでないというだけの話である。初めのころ、状況はまったく異なっていた。一つには、どの会社も精神薬理学がこれほどまでに巨大な産業になるとは考えてもいなかった。この分野は「はえ縄式」に化学物質を商う家族経営的な事業から石油会社に匹敵する富と権力が集中する業界へと変貌を遂げた。薬によって精神疾患を治療できるなどとは誰も考えておらず、精神療法が唯一の治療法だと考えられていた。ポール・ヤンセンはベルギーにある自らの名を冠した会社の創業者であるが、「私が若いころ、精神病の定義の一つには治療不可能であることが含まれていた。もし精神病状態が解消されたとすれば、それは誤診を示唆していた。まして、薬で治せるかもしれないなどという考えは、あまりに子どもじみた発想として嘲笑されたものだ」と語った。[56]

同様に、うつ病については身体的治療が成功するという発想そのものが想像もつかないことだった。うつ病は環境依存的なものであり、喪失体験に対する反応と考えられていた。悲嘆や感情的苦痛に対して薬に何ができるというのだろうか。不安に対する薬物療法というのならまだわかる。というのはバルビツール系薬剤の半世紀におよぶ成功の歴史があったからだ。しかし抑うつに対する薬物療法については、クーンがガイギー社に働きかけるまで業界の注意を惹くことはなかったし、ガイギー社にしても積極的にクーンの要望に応じたわけではなかった。ガイギー社のある重役の妻がうつ病に罹患した際、クーンが彼女にイミプラミンを投与して、初めて同社はこの薬剤に注目するようになったのである。

また、ローヌ・プーラン社が米国にクロルプロマジンを紹介したとき、その反応は冷ややかなものであった。スミス・クライン社が最終的に食いつくまで、いくつかの米国の製薬会社はローヌ・プーラン社の提案に乗ることはなかった。ヤンセンが説明したように、それは「彼らがそれを信じなかった、そして市場があることがわからなかったためであった。統合失調症は彼らにとってまったく未知の疾患だったのだ」[57]。このように向精神薬の黎明期はその商業的可能性が明らかではなかったため、製薬会社はECTのような競争相手に対して鷹揚に構えていた。

しかし、スミス・クライン社は一九五五年にクロルプロマジンの最初の広告を出したときに、主な競争相手としてECTに言及した。スミス・クライン社は『神経系の疾患』誌において、「ソラジン〔訳注：同社によるクロルプロマジン製剤の商品名〕はECTの必要性を減らす！」と謳い、ソラジンの登場によってロチェスター州立病院ではECTが事実上中止されたことを引き合いに出した。この広告には両側型ECTによって側頭部に通電を受けている患者を描いた大きな画像がECT治療器と共に掲載されていた[58]。これはECTを無視することとはまるで異なる。同年、スミス・クライン社の後援により行われたクロルプロマジンのシンポジウムにおいて、同社のある重役は「私たちは電気ショックやインスリンショックとともに、クロルプロマジンの使い方について、もっと知る必要があります」と盛んに訴えた[59]。

三環系抗うつ薬であるアミトリプチリン（商品名エラヴィル）を販売していたメルク社は一九六五年の

ある広告において「(電極を頭につけた老女を示し) 一部のうつ病患者は、EST〔訳注：電気ショック療法の略語。当時のECTの呼称の一つ〕をまだ必要としている。〔老女より若い女性を示し〕エラヴィルを使うと、一部の患者ではESTの必要性が低下し、〔…〕そして、〔かなり若い女性を示し〕多くの患者はまったくESTを必要としない」と銘打った。[60] 一方、ロシュ社はMAOIであるイソカルボキサジド〔商品名マルプラン〕を市場に出す際に「ESTと両立する薬」として売り込んだ。[61] ガイギー社は入院しているうつ病患者に対しては「ECTがもっとも有効な治療」であるとさえ認めていた。[62]

しかし一九六〇年代の中ごろ以降、製薬会社はECTを競争相手として大っぴらに言及しなくなった。おそらく臨床家がECTを自ずと信頼しなくなったために、企業としては下火になりつつあるECTにわざわざ言及をする必要もなくなったのだろう。ことによると、そのころには向精神薬の売り上げは圧倒的なドル箱になっていたため、こんな標語が掲げられていたのかもしれない。「医者に薬物療法に代わる存在を思い出させて、何百万ドルもの売り上げをドブに捨てることなかれ」。一九六一年までに、ソラジンとコンパジン〔プロクロルペラジン〕〔訳注：コンパジンは商品名。クロルプロマジンと類似した構造を持つ薬剤〕は、スミス・クライン社の総売上高の三九パーセントを占めることになった。[63] 一九六〇年のクロルプロマジンの売上高は約二一〇〇万ドルであり、それは最初のブロックバスター〔訳注：すなわち一剤で年商約一〇〇〇億円を超える新薬〕の一つとなった。[64]

とてつもない成功を収めた薬剤を生み出したこの時代、その薬剤に賭けられている金銭は企業にとって莫大なものとなった。企業が薬剤の市場シェアに左右される状態にあるとき、薬剤の科学的な誠実さを保証するものとしての企業の役割は疑わしくなる。二一世紀初頭におけるいくつかの出来事がこの問題を明らかにした。抗うつ薬がなにがしかの脆弱性のある人々の自殺を引き起こした可能性があるというエビデンスは四〇年にわたって積み重ねられてきた。当初から、この領域におけるエキスパートたちはこのリスクを承知していた。しかし、二〇〇四年まではこのような問題が世間に知られることも、FDAがその危険性を認めることもなかった。情報開示に四〇年を要した理由の一つには、企業がその薬剤の莫大な売り上げを積極的に守ろうとしたことが挙げられるだろう[65]。

医師が処方箋を書き、薬剤の売り上げが増すにつれて、ECTは巨大企業が生み出した沈黙のうちに語られざる対象となった。ECTは対照試験や比較研究の対象から外されていった。FDAの精神薬理学薬物諮問委員会の会議において「この薬はECTと比べてどうなのか」などと質問する者はいなかった[66]。ECT専門家はうつ病について多くの知識と経験を有していたにもかかわらず、製薬会社主催のうつ病に関する学術集会に招待されることはほとんどなかった。オレゴン州の精神科医にしてECTの先駆者であるポール・ブラックリーは一九七六年に、いくらかの憂いをこめて「精神薬理学への過剰な期待のために、ECTで救えるはずの多くの病態に対してもECTが行われなくなっている。今やそういった状態の患者の前にあるのは、明らかに終わりのない薬物療法という亡霊である」と述べた[67]。

およそ一九六〇年から一九八〇年にかけては、大衆紙における否定的でステレオタイプな記事を目にするときを除けば、ECTは大部分の医師の認識から消え失せていた。薬物療法は精神科疾患の主な治療法となり、精神療法とともに用いられることもあったが、基本的にはそれが唯一の方法であった。ニューヨークの精神科医アーサー・シトリンは後に、感慨を込めて語った。「処方箋を書くことに比べれば、ECTはまさに一大事だ。しかし一大事が必要な場合もあるのだ[68]」

# 第9章　揺れる振り子
## ——政治・法律・医療文化の変化がＥＣＴに与えた影響

精神医学の歴史にはしばしば改革運動が登場してきた。一七九〇年代のパリのビセートル病院においてフィリップ・ピネルが入院患者を鎖から解き放ったという名高い出来事から、一九世紀半ばの非拘束療法という方策へ、そして二〇世紀における強制入院に関する法律の改訂にいたるまで、精神疾患に関する治療的実践と理論はより広い社会的変化の文脈に応じて変化してきた。こうした改革と、一九六〇年代の精神医学における反精神医学と名づけられた変動はしばしばひとまとめにされる。しかし一九六〇年代の「反精神医学」はそれ以前になされた変革とは根本的に異なるものだった。[1]

### 反精神医学

以前の改革運動は精神科病院における患者の処遇に関するものであった。そして、治療の対象とされる状態は精神疾患であるという医学の主張を脅かすものではなかった。それどころか改革運動は、以前には社会的問題と見なされていた物事を医療の問題にすることを本質的に含んでいた。しかし、一九六〇年代の反精神医学は、精神疾患は存在しない——少なくとも精神科医が主張する形では精神疾患は存在しないという見解に基づくものだった。反精神医学派によれば、実際は社会そのものが狂っているのであり、精神疾患に苦しむ人々は社会のもっとも明らかな犠牲者であるとされた。

二一世紀の私たちの視点からすると、反精神医学者たちのこの議論は的を外していたように思われる。今日では、ますます多くの人々がなんらかの向精神薬を内服している。メチルフェニデート〔商品名リタリン〕、ジアゼパム〔商品名ヴァリウム〕、セルトラリン〔商品名ゾロフト〕はその一角にすぎない。ますます多くの病気が他と区別されるようになり、『精神疾患の診断・統計マニュアル』第四版（DSM-Ⅳ）のような手引書にリストアップされている。近年、マスメディアは精神疾患についてありとあらゆる話題を取り上げ、向精神薬の広告は爆発的に増加している。明らかに、一般の人々は精神疾患という観念に何らかの実在性を認めている。こうした展開は反精神医学の主張の誤りではなく正しさを示してきたと言えるだろう。一九六〇年代の反精神医学が掲げていた主張は、精神科病院に収容される重篤な精神疾患の患者に焦点を当てていた。しかし実は、本当に問題とすべきなのはそれ以外の人々だった。その人々は集団として初めて精神医学から眼を向けられ、その対象とされたのである。

一九五〇年代、クロルプロマジンの開発などの精神薬理学的革命に伴い、精神科病院からの患者の脱施設化が始まった。それにもかかわらず、入院患者の数は五〇年前に比べて減ってはいない。第二次世界大戦以前には、精神科病院に収容されるおそれのある人はほとんどいなかったし、大半の人は精神疾患の専門的治療を受けている人がいるということを知らなかった。今や多くの一般人がプロザックやパキシル、ゾロフトによる治療を受けていることは周知のことであり、これらの薬剤は幼い子どもを含むあらゆる年代の人々に処方されている。一九五〇年代に比べて精神科病棟への強制入院の割合は三倍になり、二〇世紀初期に比較すると英国の僻地においてでさえ——精神疾患に対する医療サービスは米国に比べて供給不十分であるにもかかわらず——精神科病床への入院患者数は一五倍に増えている。[2] おそらく、本当に脱施設化されたのは患者ではなく、精神科医をはじめとする精神医療従事者たちだったのだろう。

精神医学の射程圏がこのように拡がっているという認識こそ、一九六〇年代の反精神医学者たちを突き動かしたものだった。しかし反精神医学派はECTと重篤な精神疾患の患者に注目したことで、標的を見失ってしまったのである。かつて、精神科医は精神科病院を運営し（すなわち「精神病をみる医者」であり）、病院の壁のなかで社会から隔絶された状態で働いていた。しかし一九六〇年代以降は地域のクリニックを経営する開業医として働くようになってきている。新薬を手に入れるためには処方してもらうしかない。人々は助けを得るために、それまでにない仕方で精神科医と関わりを持たねばならなかった。精神科医は個人の私生活の問題を扱うようになった。しかし、個人の生活の諸側面について倫理的判断を行うのは精神科医のあるべき姿なのだろうか。しかじかの行動は心理的な障害の兆候であって政治的関心や社会への不満から生じたものではないという精神科医の見解が正しいか否かは、どうすればわかるのだろうか。

あらためてランドル・マクマーフィーの事例に立ち戻ろう。マクマーフィーは映画『カッコーの巣の上で』の主人公である。この映画はケン・キージーの一九六二年の著作を元に一九七五年に製作された。主演はジャック・ニコルソンであった（第7章参照）。キージーは精神科病院での生活を、私たちの生をとりまく政治的状況になぞらえている。すなわち、統治者はますますすべてをコントロールし、圧政的で巨大なものとなっており、生き延びるためにはそれに抗わなくてはならない。そして、マクマーフィーは体制に逆らったことで処罰される。彼はECTを、さらにはロボトミーを受けたが、それらは反乱を抑え込み、体制に順応させるための手段であった。そのメッセージとはつまり、ランドル・マクマーフィーのような人物にこうしたことが起こりうるのであれば、あなたの身にだって起こりうる、ということである。キージーが初めからとても明快に述べているように、マクマーフィーは伝統的な意味での精神疾患を患っていなかった。彼は刑務所送りを逃れるために精神疾患を装ったのである。これは、一九六〇年代後半に社会学者のデイヴィッド・ローゼンハンが行った有名な実験を先取りしたものだった。ローゼンハンの実験では、数人のボランティアが精神疾患の患者のふりをして精神科病院に入院した。それは精神病理学という色眼鏡を通してみられた生がどのようなものかを体験するためだった。そこで明らかになったのは、医療従事者を欺いて入院することは恐ろしいほど簡単だということであり、それどころか、場合によってはその後で退院することが困難だった[3]。精神科医たちは自分がしていることをわかっていないのであり、精神科医の手にかかると、ほとんど誰でも精神疾患患者にされてしまうというのがその映画および実験のメッセージであった。

一九六〇年代から一九七〇年代初頭にかけての反精神医学運動は西側諸国における文化革命の流れに連なるものだった。アフリカ系アメリカ人の市民権や女性の権利の平等のような、民主主義のプロセスの意味が一段と深く、新たな強さをもって確立された。以前の民主主義が人々の投票権のことを問題にしていたのに対して、今度は女性たちが団結して男性による精神の植民地化に抵抗し、政治や聖職、職業の機会、および法律において平等な位置を占めることを求めた。当時、各民族集団は西側諸国の白人エリートの支配に挑戦し、既存の見解を受け入れることは白人帝国主義の考えに染まることにつながる恐れがあると主張した。一〇代の若者の反抗は、年長者によって心を操られることに対する抵抗だとみなされた。第二次世界大戦、冷戦、そしてベトナム戦争を背景として、旧世代の「知識人」への抵抗は、たんに意味があるというだけではなく、生き残るために必要な闘争であると思われていた。

過熱する抗議と暴動のクライマックスは多くの場合、大学でみられた。パリと東京では学生たちが大学で、とくに精神医学教室においてデモを行った。パリでは、クロルプロマジンの発見者であり若いころにはショック療法に関して目覚ましい仕事を行ったジャン・ドレーの教授室は学生たちに乗り込まれ、三カ月のあいだ占拠された。ヨーロッパにおいてドレーは精神医学の新しい身体的治療の比類なきシンボルであったが、退職を余儀なくされた。東京大学の精神医学教室は一〇年のあいだ占拠され、あらゆる研究が停止した。科長の臺弘は身体的治療を用いた研究に密接に携わっていたが、彼もまた辞職を余儀なくされた[4]。

ヨーロッパや日本に比べて米国では、キージーの小説で描かれているように、反精神医学運動は国家への抗議という要素をより多く含んでおり、学生のデモはベトナム戦争に対する積極行動主義に結びついていた。国家は不正や腐敗、利益相反の根源であった。実際、利益相反という概念は一九六〇年代に生まれた。今日、この用語は私的利益による研究の腐敗を指すために使われる。しかし一九六〇年代および一九七〇年代においては、もっとも明白かつ恐るべき利益相反は、研究および教育に対する国家の資金提供だとされていた[5]。緊密に統合された軍事・産業複合体というアイゼンハワーの構想は、利益相反があり、自由が脅かされるのではないかという懸念の源泉であった。

精神科医と哲学者たちは、精神医学を社会のその他の部分に関するメタファーとして用いて、この社会変動に関する公的見解を提示した。影響力のある思想家の中核に位置したのは、英国のロナルド（ロニー）・レインとデイヴィッド・クーパー、米国のトーマス・サス、アーヴィング・ゴッフマン、ヘルベルト・マルクーゼ、フランスのミシェル・フーコーとフランツ・ファノンであった。彼らは、逸脱者はメンタルヘルスの体制に閉じ込められており、個人はその真の自己と調和した状態を保持するために治療に抵抗せねばならないのであり、抑圧された人々には革命をもたらす潜在力があるのだという構想をさまざまな仕方で提示した。東京での反精神医学派による精神科病棟の占拠は、サスとレインが一九六八年に東京大学を訪問したのちに勃発したものであった。

一九六九年、サスはサイエントロジー教会とともに市民の人権擁護の会（Citizens Commission on Human Rights : CCHR）を設立した。この設立にあたって鍵となったのはヴィクター・ジョリーを中心とするある出来事だった。彼はハンガリーから来て日の浅い移民であり、ペンシルヴェニア州のハバフォード州立病院に収容され、そこで隔離処遇を受け、強制的に薬剤を投与され、さらにＥＣＴを施行された。サスは彼にハンガリー語で面接を行い、彼は病気ではなく英語でのコミュニケーションができなかっただけだということを法廷で証言しようとした。病院は強制入院に関するペンシルヴェニア州法について争うのを避け、ジョリーを退院させた。それ以来、ＣＣＨＲとサイエントロジー教会は、精神医学、とくにＥＣＴに関して、米国においてもっとも支持される批判者でありつづけてきた。

精神疾患は存在しないというサスの見解、特に精神病の患者とされた人々に必要なのは基本的人権を主張することだという考えは、米国では反精神医学の主な動機であったが、ヨーロッパではそうではなかった。[6]これらの主張からインスピレーションをうけ、一九七〇年に精神病者解放戦線がオレゴン州のポートランドで設立され、続く一九七一年には、ボストンでは精神疾患患者解放戦線が、ニューヨークでは精神疾患患者解放プロジェクトが設立された。数々の理由によって、ＥＣＴはこれらの団体すべてから狙い撃ちされた。それは一つには、ＥＣＴが治療として端的に目立っていたことによる。ＥＣＴに

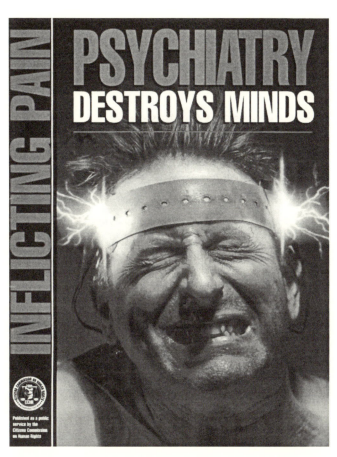


「精神医学は心を破壊する」：サイエントロジー教会およびその関連組織，たとえば市民の人権擁護の会――この会はサイエントロジー教会と反精神医学者のトーマス・サスによって1969年に設立されたものである――は，ECT に反対する組織的なキャンペーンを行った．そこでは上に示すような広告が用いられた．写真は市民の人権擁護の会インターナショナルのご厚意による．

は象徴的な価値があった。さらに、一貫して精神医学に批判的な患者たちのなかにはＥＣＴを受けたことのある人々がいた。しかし、ＥＣＴに争いを挑むことは、重症患者にとって明らかな効果があると考えられる治療だということに反論することを意味していた。これは、そうした治療実績のない精神分析のような治療や、今日ＳＳＲＩがあちこちで見境なく使用されていることに対して戦うこととは戦略的にまったく異なることだった。とはいうものの、精神分析やゾロフトに比べると、ＥＣＴはそこから「生き延びた survived」と語られやすい治療であった。

## サバイバー

最初の精神科医療「サバイバー」の一人はレナード・ロイ・フランクであった。フランクは一九六二年にサンフランシスコにやってきた。そこで彼は、一九六〇年代にありがちなことであるが、ヒッピー思想に夢中になり、菜食主義者になり、宗教に関心をもつようになった。マンハッタンに住むフランクの両親はこのことを懸念して、彼をカリフォルニア州ベルモントのツイン・パインズ病院に一九六二年から一九六三年にかけての八カ月間、強制入院させた。折しもキージーの著書が出版されたころのことだった。その病院でフランクは妄想型統合失調症だとされ、初めての治療をうけた。それは五〇回のインスリンショック療法だった。それから、ノーマン・ライダーおよびロバート・ジェイムズという二人の医師によって電気ショック療法を三五回施行された。フランクによれば、このころから記憶がまばらになり、ショック療法によって破壊されたと思われる知識を取り戻すために五年の歳月を費やしたという。フランクはあらためて精神医学も学び、そこでサスの初期の論文に出会った。[7] そして彼は、当時姿を現しつつあった新たなサバイバー・ネットワークへと引き寄せられていった。

一九七二年にフランクは、シェリー・ハーシュとデイヴィッド・リッチマンが一九七一年に創始したマッドネス・ネットワーク・ニュースに加わった。二〇世紀から二一世紀への変わり目においてはインターネット・フォーラムに精神科の患者が集ったが、マッドネス・ネットワーク・ニュースはネット文化が生まれる前のインターネット・フォーラムのようなものだった。一九七四年にフランクとウェイド・ハドソンは、精神医学の暴行に対抗するネットワーク（Network against Psychiatric Assault：NAPA）をサンフランシスコで立ち上げた。彼らはラングレー・ポーター神経精神医学研究所における反ECTキャンペーンに深く関わった。そのキャンペーンは強制的なショック療法、精神外科および薬物治療をカリフォルニア州において禁止することを目指したものだった。このキャンペーンによって最終的に、ECTの使用を大きく規制する条文がカリフォルニア州法に加えられることになった（第10章参照）。

この一連の法的な抗議行動のなかで、フランクは自分に関わる診療録を入手し、事の顚末を書き上げ、ショック療法に関する一冊の本として上梓した[8]。フランクの診療録のなかに、妄想型統合失調症という診断の十分な根拠となるものは何もなかった。診療録およびフランクのその後の人生からわかるのは、彼には浅はかにもマリファナを使ったことがあるということだけだった。怒りに燃えるフランクは、『ショック療法の歴史』第一版の編纂をはじめた。それはショック療法と生物学的精神医学の多様な側面に関して、専門家による論文と非専門家による記事との双方を集めたものだった[9]。サスはこの本の書評において、「制度的な精神医学にとっての精神科病院と電気ショックは、かつての異端審問にとっての拷問台と火刑柱であり、国家社会主義にとっての強制収容所とガス室なのである。『ショック療法の歴史』は精神医学版絶滅計画に関する、入念な調査にもとづいた証拠文書である[10]」と述べた。

レオナルド・フランクのケースはより大きな流れを象徴していた。一九六〇年代後半から一九八〇年代にかけて、数多くの患者団体が成立した。まず第一に自助グループである。これは一九三五年に設立されたアルコホーリック・アノニマスに着想を得たものだった。第二に、消費者団体である。これは他の医療分野における消費者団体と同様に、まっとうな施設と最新の治療が公正に手に入れられるようになることを目指すものであった。[11] 後者の団体は、ドロテア・ディックスやクリフォード・ビアーズといった人物を含む、精神保健ならびにケアの改善を目指す伝統に連なるものである。[12] しかし第三のカテゴリーに属する団体もあった。その集まりはサスおよび反精神医学運動に着想を得た、より政治的なものであり、精神医学の臨床実践にはびこっているであろう人権侵害に対する抗議をその使命としていた。

もう一人の有力なサバイバーは、ジュディ・チェンバリンであった。一九六〇年代半ば、二〇歳代前半であった彼女はうつ病のために入院させられて過ごした。精神科の患者となった彼女は、自分が何の法的権利も持っていないことに気づいた。そこでチェンバリンは他の人々とともに一九七一年のボストンの精神疾患患者解放戦線を立ち上げた。そしてのちに、ボストン大学精神科リハビリテーションセンターに加わった。そのセンターはルビー・ロジャーズ権利擁護相談センターの一連の活動を支援した。[13] これらのセンターによる患者の権利のあらましを述べた冊子には、一九九四年においてもなお次のように記されていた。「犯罪を行っていないのに投獄されてしまう場所、保釈制度なしに拘留され裁判も受けられない場所、権利を奪われ人間的価値を引き剝がされる場所、一人きりで閉じ込められ身体的に虐待され否応なく薬を投与される場所、それはどこにあるのでしょう。一八五〇年代の米国南部でしょうか。一九三〇年代のドイツでしょうか。それとも、一九九〇年代の米国の精神科病院でしょうか[14]」

その少し後の一九八〇年に、ある患者権利擁護団体によって全米権利保護擁護協会（National Association for Rights Protection and Advocacy：NARPA）が設立された。そのメンバーには法律家が含まれ、精神科患者の権利を促進するために活動していた。今では、この協会は法律家や、それ以外の擁護者、元患者から構成されている。ＮＡＲＰＡの見解によれば、連邦資金提供プログラムは医療サービスを受ける者だけに提供されており、それによってメンタルヘルスに関わる擁護者は医療を受ける側と精神科医療サバイバー側とに意図的に引き裂かれ、それがサバイバー運動を実質的に消し去ることにつながったのである。[15]

同じような運動は他の国でも生じた。英国では一九四六年に全英メンタルヘルス協会（National Association for Mental Health : NAMH）が既存のいくつかの団体をもとに設立された。[16] その当初の設立理念はビアーズとディックスのそれに近いものであり、より多くの精神科医の供給を強く求め、退院した患者の地域支援に関わるソーシャルワーカーを援助するというものだった。精神疾患に対するＮＡＭＨのアプローチは、知的障害に対するものとほとんど同じだった。一九六九年、ＮＡＭＨは自分たちが組織的な精神医学の道具となっているとサイエントロジー教会から批判されていることを知った。ＮＡＭＨはサイエントロジー会員の潜入工作と思われるものは退けながらも、その性質を変化させ始めた。そして一九七二年、ＮＡＭＨはＭＩＮＤという団体に生まれ変わった。その信条は明らかに患者の擁護を謳ったものだった。ＮＡＲＰＡなどの団体と同様に、ＭＩＮＤにとってＥＣＴは主戦場でありつづけた（第10章参照）。

反精神医学は誕生したときからＥＣＴに敵対してきた。一九七五年の『英国医学雑誌』（ＢＭＪ）のある論説は、この敵意には何らかの効果があったかもしれないと述べている。その論説は反精神医学とＥＣＴとを明白に結びつけていた。「現在の精神医学の治療手段に対する「反精神医学者たち」による批判が広く知れわたった影響により、電気けいれん療法すなわちＥＣＴのような身体的治療の価値を認めることへの抵抗感が増している。〔…〕医学以外の専門職は治療においてますます重要な地位を占めつつある。〔…〕その当否はさておき、それらの専門職は、自分たちの仕事は疾患をもつ患者を治療することではなく問題をかかえた人々を援助することであり、自分たちの武器は精神療法、集団療法、そして社会的状況の変革であると見なしている」[17]

## インフォームド・コンセント

一九六〇年代における反精神医学を、それ以前の精神医学に対する組織的反対運動とは異なるものとしたもう一つの要素は――そして、この要素ゆえに反精神医学は他の分野の医学にとっての教訓になるのであるが――それと並行して、インフォームド・コンセントの概念が発展したことにある。

医師は数世紀にわたって患者に治療上の選択肢に関する情報を与えてきたし、百年以上のあいだ、文書による患者の同意を求めてきた。それゆえ、スタンフォード大学に対してマーティン・サルゴが起こした訴訟に対する一九五七年の判決は、一見したところでは、根本的な新しさ、あるいは広範な影響を医療界に与えるとは思われていなかった。スタンフォード大学病院で腰部からの大動脈造影検査を受けたのち、サルゴには永続的な麻痺が生じた。サルゴは大学側に過失があったとして訴訟を起こした[18]。判決のなかで、裁判所はインフォームド・コンセントの要件を作り上げた。それは医師に「提案された治療に対して、患者が知的な判断によって同意するための土台を作るために必要なあらゆる事実」[19]を開示するよう義務づけるものだった。この判決はインフォームド・コンセントの概念をはじめて正式に記したものであり、医療のあり方を根本的に変化させた。

サルゴ事件での出来事には法的な先例がいくつかあった。暴行罪を認めたことで有名なシュレンドルフ事件への一九一四年の判決はのちの議論において重視された。すなわち「成人年齢で、健全な精神をもつ人間はみな、自らの身体に対してなされるべきことについて決定権をもつ。外科医が患者の同意なしに手術を行うなら、その外科医は暴行を犯しているのである」[20]。暴行という不法行為には、ある人の同意なしにその人が触れられる、あるいはそのプライバシーが侵害されるということが含まれる。過失とは通常であれば払われるであろう注意の怠慢によるものであり、それは医師が一般に誠意をもって振る舞うこと、傷害は意図的にではなく偶発的に生じるものであることを想定している。過失があったと言う場合、法的に確立された義務への違反によって損害として計ることのできる傷害が生じていること、そしてその傷害に対して義務違反が原因かつ主因として関与していることが求められる。しかし一九五七年までは、患者に十分な情報を与えなかっただけで義務違反になろうとは誰一人として考えなかったのである。

インフォームド・コンセントの展開に関する歴史家の立場には主に二つのものがある。マーティン・パーニックは、インフォームド・コンセントは新しいものではなく、同意を求める枠組みは以前から存在しており、治療に伴う危険を誠実に述べようと医師が配慮していたことを示す多くの証拠があると主張してきた[21]。しかしながら、ジェイ・カッツなどの論者は、それらの枠組みや誠実さのなかにインフォームド・コンセントが含まれていたという主張に対して異議を唱えた。というのも、一九六〇年以前には、患者は現在行っているのと同じように医師に許可を与えることは端的になかったからである[22]。主な違いは、一九六〇年以前、リスクを知らされた患者が治療の受け入れを拒否した場合に何が生じたかということにある。それ以前の一八世紀および一九世紀においても、医師は患者に情報を与えていたし、その情報はしばしば細部にまで及んだ。しかしそれはなによりも、医師が推奨する治療について患者を教育するためであり、それによって、治療に従うように患者を動機づけるためであった。それを知った患者が治療に従わないことを選びかねない処置や選択肢に関しては情報を与えられなかった。患者教育の提唱者であるベンジャミン・ラッシュは、一八一一年の『医師に対する患者の義務』において次のように述べている。「患者が医師の処方を遵守するように奨励し、それを厳密かつ全般的なものにすべきである。医師の助言に対して患者が自らの好みや判断を持ち出すことなどあってはならない[23]」

この見解こそ、患者は込み入った複雑な情報を扱うことができないかもしれないと医者が考えた場合に、患者自身の利益のために患者を欺くこともいとわないという医療者の気持ちの土台にあるものだった。患者の知識が乏しく、十分な教養がなく、心をかき乱す情報がもたらすかもしれない感情的な脅威に対処できるほど安定していないときに、そのような気持ちが生じうる。これがすなわち善行モデルであり、このモデルのもとでは情報を開示し同意を求めるという医師の責任は第一の医療上の義務と結びついていた。その義務とは、患者をよくすることであった。患者を助けるという第一の義務は、今日で言うところの患者の自律を尊重するという義務を超えたものだった。真実が患者にとって善いことにならないのであれば、真実を伝えることは倫理に反することになる。当時の医療とは、医師が深刻な疾患をかかえた患者に、できるかぎりの最善を尽くせるように患者に医師への信頼と感謝、そして敬意を教え込むことにあった。それは、患者を対等なパートナーとして扱うことではなかった。近年まで医療の場には、選択肢を考える時間と自由をもつ慢性疾患の患者がほとんどいなかったこともその理由の一部だった。

インフォームド・コンセントに関する議論の内で、患者に伝えられる一般的に認められた科学的知識というものは近年までなかったということを認識しているものはほとんどない。一九五〇年代まで、医師が用いる情報もしくはエビデンスの基盤は主にその医師の経験であった。患者などの指針となりうる、医師以外を念頭に記された客観的なエビデンスの集まりは存在しなかった。一人の医師が一生をかけて習得する知識の基盤に、患者が追いつくことができるという考えは奇想天外なものであった。それとは対照的に現在、患者と共有すべきだと考える知識はまったく違って、公に入手可能なものである。そのもとにあるのは公表された臨床試験である。さらに近年ではインターネットが医学知識に対する患者の欲求をより一層満たしてきた。

裁判所による指示は、多くの医師にとって青天の霹靂であっただろう。その指示を突きつけられた医療専門職は、精神科医に限らず、敵意と困惑の入り混じった反応をした。[24] 同意を得ることを怠っていることによって、ナチスドイツにおける医学の乱用と、米国での研究や臨床実践における医学の乱用との違いはほとんどなくなっているという指摘は、医療者をとても傷つけた。医療者側の反応の好例は、カール・フェルナーとジョン・マーシャルによるものである。彼らは、どうして誰も腎臓を提供しようとしないのかといったことを研究した。その結論は、臓器提供は「不合理」なプロセスであり、インフォームド・コンセントの要件を満たせないというものだった。[25] そこには、こうした文脈では医療実践のほとんどが同様に不条理なのだという意味合いが含まれていた。一九八二年の時点では、米国の医師の七〇パーセントが、インフォームド・コンセントとは患者に情報を与えることであり、すべての情報を開示したうえで明確な許可を求めよという命令を指すものではないと考え続けていた。一九五七年、法廷はそれまでの伝統に根本的な変化をもたらしたが、それが日々の臨床実践に行きわたるには数十年を要することになった。

## ミッチェルとインフォームド・コンセント

営利的関心を持った現代の病院が施設を巨大化し、これまで以上にテクノロジーが医療のプロセスに浸透するにつれて、患者と医師との関係が変化し始めたことは広く注目されている。この過程において、医師が患者に相談することなく患者のための決定を行うことは一層受け入れがたいものとなった。しかし、この新たな関係は、病院と医療技術とがより大がかりなものになったことだけによるものではなく、ランダム化比較対照試験（randomized controlled trials : RCT）による研究のエビデンスが新たに一般に公開されたかたちで利用できるようになったことによる。

この問題が顕在化したのは、一九六六年に『ニュー・イングランド医学雑誌』に掲載された、ハーバード大学麻酔科学教授のヘンリー・ビーチャーによるインフォームド・コンセントに関する論文においてである。[26] ビーチャーは、全米有数の有名病院で、著名な臨床家や研究者が行った研究で用いられた方法をまとめた。二二個の研究調査において、患者自身は通常の治療を受けていると思っているにもかかわらず、実際には試験の被験者にされて、効果の有無がまったくわからない臨床的介入を受けていた。それらの研究はいずれもそれ自体としては劣悪な臨床実践を伴うものではなかったが、こうした影響が組み合わさることで、場合によっては治療に関連した損害がそのリスクを知らない患者に与えられたことが示唆された。患者たちは主治医を信頼していたのに、知らないうちに臨床試験の被験者になっていたのだ。これに対して激しい抗議がなされた。それから一年のうちにＦＤＡやＮＩＨなどの連邦機関は、試験の被験者に対しては、彼らが受ける可能性のある治療の性質と、その治療の研究的な要素がもたらすリスクについて情報が与えられなければならないと要請した。[27]

ビーチャーの論文はサルゴ事件よりも一層大きなインパクトをもたらした。ひとたび外に出してしまった後には、インフォームド・コンセントという精霊を研究という名の瓶のなかに封じ込めることはできなかった。このことが何よりも明らかだったのは、乳がんの治療とECTの処置であった。乳がんの場合、女性は四分の三世紀にわたって、がんを根絶すべしという使命を帯びた医師の手によって身体を切り刻まれるような手術を受けてきた。[28] 己の使命に熱心なあまり、外科医はますます多くの量の組織を切除した。そのなかにはリンパ節や残りの健康な乳房、そして、しばしば胸壁の筋肉が含まれていた。一九六〇年代になって女性たちは、一九五〇年代からそうした臨床実践に疑問を呈している外科医もおり、低侵襲の手術も同じくらい成功することを数多くのエビデンスが示していることに気がついた。折しも現代のフェミニズムが登場してきた時代でもあり、男性の外科医が女性の身体に彼らの意志を押しつけて苦しめている、という闘争のスローガンが立てられた。代替案となる処置と最良のアウトカムに関する知識を得た女性たちは、自分たちが単純な奥さん連中として軽蔑と侮りをもってあしらわれていたことに気づいたのだ。

サルゴ事件に続く、インフォームド・コンセントについての重大な訴訟事件はアーマ・ナタンソンに関するものだった。ナタンソンは一九六〇年に、乳がん手術後の新しい放射線治療――コバルト療法――に伴うリスクを彼女に伝えなかったということで主治医を訴えた。[29] 一九五五年において、コバルト療法は新しい未試験の治療法であり、アーマ・ナタンソンはこの治療を米国で初めて受けた女性の一人だった。それまで、過失事件は同業者たちの行為と照らし合わせることによって判決を下していた。それに対して、ナタンソン事件では新たな基準が導入されたのである――それは、医師は「その患者にわかりやすい言葉で病気の性質や治療がうまくゆく見込みや別の治療の可能性、さらに、ことによると残念な結果となる危険性を［…］説明」したか否か、という基準であった。[30] ナタンソン事件の判決の二日後に下されたのが、ECTとインスリンショックに関する第二の判決、すなわちウィリアム・ミッチェル対ウィルス・ロビンソン訴訟に対する判決であり、それはナタンソン判決と同じ原則を支持し、さらにより影響力のある結果を伴うものだった。[31] しかしミッチェル事件を論じる前に、英国の医学においてもっとも有名であろう判決について考えよう——すなわち、ボラム事件の判例である。[32]

一九五四年、ジョン・ヘクター・ボラムは、ロンドンのフライアーン病院の精神科医C・アルフライ医師にECTを受けるよう勧められた。ボラムは治療への同意文書に署名をした。当時、ECTについて同意文書を取得することは一般的なことではなかった。しかしボラムは骨折の危険性については知らされておらず、そしてECTの処置において筋弛緩薬が使用されなかった。筋弛緩薬の投与は当時広く行われてはいたものの、例外なくなされていたわけではなかった。一九五四年には多くの精神科医は、筋弛緩薬と全身麻酔の使用はそれぞれ固有の危険性を伴うものであり、したがってそれらの使用は骨折の危険性が特に高い患者だけに限られるべきである、と考えていた。

患者——ときに抑うつ状態にある——に、あらかじめそのリスクを警告しておくべきだろうか。ロンドン近郊の何人もの名だたる臨床家がこの事件について証言するために召喚された。バンステッド病院の副院長、アレックス・アンソニー・ベーカー医師は次のように述べた。「私自身の判断を申し上げるなら、詳細をすべて伝えることは、患者を治療から遠ざけかねません。関連するあらゆるリスクを指摘していなかったからといって、その臨床家が適切な臨床の水準を下回っていたとは言えないでしょう」。ベドフォードシャーにあるスリーカウンティーズ病院の副医長であるページ医師はこう語った。「あらゆる患者は一人の人間として考えられるべきです。私は彼らに治療について知っているかどうかを尋ねますが、彼らが過度に神経質であればあまり多くのことは言いません。彼らが質問してくれれば真実を伝えます。危険性は少なくても生じればそれは重大なものです。しかし、恐怖のために治療から得られる恩恵を受けようとしないのは大きな過ちでしょう。抑うつが強く希死念慮のある患者の場合、状態を悪化させるかもしれないようなことを伝えるのは難しいことです」

ネザン病院のジョン・B・ランダル医師は、「あなたが医師として［…］それがこの病気をよくする唯一の望みだと思う場合に、重篤な骨折の危険性があることを説明することで患者を尻込みさせることは賢明だと考えるだろうか」と問われて次のように答えた。「そのことで患者が影響されうるかどうかを考えるべきだと思います。抑うつ状態の患者はしばしば自分の身体の健康について誤った考えをもち、頑なにその気持ちは変わりません。この判断の歪みを考慮すると、骨折の危険性があることを患者に知らせることは、治療または病気に対する患者の気持ちにたいして影響しないでしょう」

陪審はアルフライ医師が骨折の危険性について黙っていたことは過失ではなかったと判断した。この見解は、臨床上、筋弛緩薬を投与しないことが当時はまれではなかったこと（一九五七年の時点では非常にまれであったとしても）を考慮したものだった。しかし、この決定には二つの側面があった。第一に、医療者が他の同業者（たとえそれが少数派であったとしても）と同じように医療行為を行っているかぎり、結果が有害なものであってもその医療者に過失の罪は問えないということ。第二に、抑うつ状態にある人に対して、与えられた情報を誤解するおそれが大きい場合には、すべての危険性が伝えられなくてもよいと考えるのが合理的だということである。

ボラム事件が提起している問題は、今なお多くの人がインフォームド・コンセントにおける障害だと考えていることである。すなわち、患者が合理的ではない場合にどうするべきかという問題である。これはしかし氷山の一角にすぎない。患者が合理的でない場合にはインフォームド・コンセントを適用しないことを認めるのであれば、患者が感情的になっているときにはどこで線引きをするのだろうか。アーマ・ナタンソンが連邦裁判所に提示した訴訟事件は、ボラムのそれとはほとんど異なる領域に属するもので、ボラム事件のような訴訟事件とは関係がないように思われる。ナタンソンの受けた治療はとても実験的なものであり、一方で、ＥＣＴは確立され、広く用いられている処置だった。米国においてコバルト療法を受けたことのある女性はほとんどいなかった。しかし彼女はそのことを知らされていなかった――情報が開示されていなかったのである。放射線熱傷を負った彼女の胸壁は、骨までも蝕まれ、心臓が拍動しているのが見えるほどだった。それにもかかわらず、裁判所は患者の権利を医師の権利よりも上位に置くことをためらった。結局のところ法律家は、ある専門職で生じたことはすぐに他の専門職においても生じるだろうし、その専門職のなかには法律家自身も含まれるということを考慮せねばならなかったのである。

ボラム事件に象徴される世界とナタンソン事件に象徴される世界との大きな隔たりを橋渡ししたのが、ミッチェル対ロビンソン訴訟であった。それはミズーリ州における、電気ショック治療に関する訴訟事件であった。一九五三年当時、米国では、外来ＥＣＴを行う際の標準として、患者の家族に対して「治療中に骨折が生じる場合があること［…］、そして多くの患者は一過性の記憶障害を生じること」を知らせた上で書面による同意を得ることがはっきりと提唱されていた。しかしこの同意の目的は、治療のメリットについて議論するというよりも、対処すべき問題について家族に知らせておくことであった。[33]

このような背景のなかで、ウィリアム・ミッチェルは一九五一年に、旧い学友であるジャック・デモットによる治療を受けた。デモットはミズーリ州カンザスシティーにある神経科病院の医師であり、その病院の管理者はウィルス・ロビンソンであった。ミッチェルはうつ病性障害とアルコール乱用および結婚生活の破綻に苦しんでいた。それに対してデモットはＥＣＴとインスリンショック療法を組み合わせた治療を勧めた。インスリンによる七回目の昏睡のあいだに患者はけいれんを起こし、それによって椎体を骨折した。ミッチェルは一九五二年に訴状を提出したが、この事件の審理が始まったのは一九五八年になってのことだった。ミッチェルが提訴したのは「［自分に］施行されたインスリンショック療法が必要とされる基準に達していなかった」ということではなかった。ミッチェルは「インスリンショック療法の技術への疑問を呈することも、それが行われるべきであったことを否定することも」なかった。記録はこうつづく。

> さらに、原告が治療に同意したことについての疑問もないし、同意から予期されることを超えた範囲での処置がなされたと主張するわけでもない。［…］本件での原告の主な主張は次のものである。「過失の証拠は、原告にインスリン治療の危険性が開示されなかった点にある」のであり、［…］原告はその危険を知っていれば、治療には同意しなかっただろう。［…］したがって問題は、重大な危険が認められる場合に、この記録の状況において、患者に治療の危険性について情報を与え、疾患とともに生きるか、それとも治療をその危険性を認めたうえで受けるかという選択肢を患者に残すという義務は医師にあったかどうか、ということである。[34]

ミッチェル事件の評決は原告の訴えを認めるものだった。この訴訟事件は一九六〇年と一九六二年にさらに争われたが、それは少なくとも、米国において、医師に不利な判断がなされることはまずありえなかったぬるま湯のような時代は永遠に過ぎ去ったということを意味していた。この先、医師が守ることなる基準は、ある程度の数の同業者がするのと同じようにしていれば許されるだろうというものではなかった。そうではなく、以前は医師とその患者とのプライベートな契約だったものは、ますます増えてゆく素人の関係者にわかるようなものにすべきだと思わねばならない、そういう基準であった。この意味でのインフォームド・コンセントは、病気あるいは医者が課す重荷になんでも耐える者としての患者という存在を、消費者へと変えるものであった。

## 「公的な医療費補助」を受けている人にはインフォームド・コンセントに対していかなる権利があるのか？

ＥＣＴの訴訟事件のなかでこれらの問題がもっとも明らかに出てきたのは乳がんの訴訟事件と同じくマサチューセッツ州においてのことだった。フレッド・フランケルは南アフリカ共和国に生まれ、その地で教育を受けた。一九五二年に彼はマサチューセッツ総合病院のスタンリー・コブのもとで一年間の研修を受けた。コブはかつて病理学者であり、当時は研究部門を創設するための監督役として任命されていた。その後、フランケルは南アフリカに戻って精神医学の臨床に従事したが、そのやり方はほとんど英国式のもの——支持的に患者に接し、実践志向の治療と薬物療法、そしてＥＣＴを折衷的に組み合わせたものだった。南アフリカにおける彼と近しい同時代人に、後の行動療法の立役者であるアイザック・マークスがいる[35]。

南アフリカにおいて民族集団間の政治的争議がシャープヴィルで爆発するという情勢のなか、一九六二年にフランケルは家族とともに南アフリカを離れた。マサチューセッツ総合病院は彼を喜んで迎えた。しかし臨床精神医学における一〇年間の変化を経て、ボストンおよびマサチューセッツ総合病院の様子はいくらか異なるものとなっていた。コブに代わって彼の地位にあったのはエリック・リンダマンであった。リンダマンは米国でもっとも高名な分析家の一人にしてコミュニティメンタルヘルス運動の創始者の一人でもあった。リンダマンのもとではマサチューセッツ総合病院においてECTを行う者はいなかった。ハーバード大学の関連教育病院の大半でも、もはやECTを施行していなかった。そこは精神分析が完全に支配権を握った世界であった。統合失調症の患者さえもが、エルヴィン・セムラッドのような米国でもっとも高名な分析家による治療を受けていた[36]。

しかし、ハーバードが分析の側に立って手を汚さずにいる一方、ボーンウッド、グレンサイド、チャールズ・リバー、ボールドペイトといった私立病院では、患者の六〇パーセントまでもがECTを受けていた[37]。統合失調症、不安障害、物質およびアルコール乱用、パーソナリティ障害とされる患者たちはみなECTの適応とされた。したがってボストンでは、患者が受ける治療はどの病院の扉を叩くかによって決まっていた。分裂は徹底的なもので、いずれの側も他方との対話や共同フォーラムの開催、同じ雑誌への投稿や同じ会合への出席を行うことはなかった。板挟みになった州立病院は、おそるおそるハーバード大学の新たな規範に従うことがしばしばであった。一九六〇年代の終わりまでのボストンにおける風潮は、その数年後にECT禁止令が出るまでに至った北カリフォルニアと似たようなものだった。フランケルはこの対立のイデオロギー的な性質に悩まされた——その性質は英国や北アフリカにおいてみられるものと特に対照的であった。彼は次のように思った。米国人の心理には、どこか、論争において相手を締め出し、結束することによってたしかだという感覚を強く求めようとするところがある。そこには曖昧さへの不耐性がある[38]。米国の精神医学が中間に位置するようにみえるのは、揺れる振り子のように、一方から他方へと移行するときだけなのである。

一九六七年にユタ州がECTの使用を取り締まる法案を可決したときに警鐘を鳴らすものはほとんど

いなかった。しかし一九七一年にアラバマ州においてECTに制限が課せられるようになったときには、本格的に警鐘が打ち鳴らされることになった[39]。リッキー・ワイアット対ストーンウォール・スティックニー医師訴訟において——スティックニー医師はアラバマ州のメンタルヘルスの責任者であった——フランク・ジョンソン裁判官はECTによる治療に一連の制限を設けた。当時、アラバマ州立病院ではECTを依然として非修正型で行っていた。それらの制限を多くの精神科医はECTを効率よく非合法化するものとして受け取った。ジョンソンの判決が目指していたのは、州立病院の体制における身の毛のよだつ状況を改善することだったとするほうがよりよく理解されるだろう。患者はECTの前後に必要な臨床的ケアを受けることがほとんどなく、そのためECTそのものが治療的な選択肢だとは考えられていなかったのである。ECTの制限をジョンソンが認定し報告したことは、多くの治療について、以前には欠けていた準備をしかるべく行うことを強いるものだった。ジョンソンが制限を設けたことは、サバイバー運動とまではいかないまでも、後の精神医学消費者運動の信条を先取りしていた。「利他的な理論によって市民から自由を奪い、人道的および治療上の理由で監禁し、それでいて適切な治療を怠るということは、〔個人の権利・自由を奪うことに関する〕法の適正な手続きのまさに根幹を侵している」[40]

これらの展開に対して、一九七一年、マサチューセッツ州のメンタルヘルスの責任者であったミルトン・グリーンブラットはフランケルにある提案をした。二人とも、すぐ後にカリフォルニア州でみられたような、ECTの非合法化を強力に推し進める動きがマサチューセッツ州精神医学協会とマサチューセッツ州議会にあることに気づいていた。グリーンブラットは先んじて一手を打つことにしたが、それは他の州の責任者が行わなかったことだった。彼はマサチューセッツ州におけるECTの使用に関する作業委員会を組織し、その委員長にフランケルを据えた。このときフランケルは、ECTに反対の立場ではないとはいえ、もっぱら精神療法家であった。これはフランケルの経歴にとって不利益になると考えた多くの同僚からの忠告に反して、フランケルはその役割を引き受けた。

次のような一連の疑問を扱わなければならなかった。たとえば、統合失調症の患者にECTを施行することは適正なのか。向精神薬と組み合わせて用いるべきか。ECTによって記憶の問題や脳傷害までもが生じるのではないか。子どもに施行すべきかなどの疑問である。さらに的を射たものとしては、ECTを行うにはいかなる技法と装置を用いるべきかという疑問もあった。ECTを施行してきた精神科医として、フランケルは標準的な助言を行った。たとえばECT後には記憶の問題がみられるかもしれないが、それは一般に数週間から数カ月で改善するという助言である。彼にもまた、オーケストラの指揮者や学者、実業家や、職場からECTを受けに外来を受診し処置を受けてすぐ職場に戻る人にECTを施行した経験があった。患者によっては他の人よりも深刻な影響を受けない人がいるだろうということは、一般に認められた知見ではあるものの——ランダム化比較試験が注意深くデザインされ施行されたにもかかわらず——誰もたしかなことは知らなかった。

ここにみられる潜在的な分離はその時代を象徴していた。ある日、無言の昏迷状態で椅子に座っていた患者が次の日にはクロスワードパズルをしているといった、認知機能の劇的な改善を精神科医は目にした。ECTには利益が、とりわけ認知面での利益があることは、ほとんど疑いようがなかった。しかし患者は治療が終わって数カ月後に、その人だけにわかるような記憶機能の微細な障害に苦しむことがあるかもしれない。

子どもに対するECTも議論の的であった。グリーンブラットが後に述べたように、争点の一つは、「以下に述べるような複数回のショック療法を年少者に施行することで彼らに意識障害や見当識障害を引き起こしている」[41]という児童精神科医たちからの訴えであった。三歳や四歳という幼い子どもに対するECTを主に推進していたのはニューヨークのロレッタ・ベンダーであった。彼女の見解によれば、子どもは統合失調症の前駆期に特徴的なさまざまな症状を経験する可能性があり、そのため、子どもをECTで熱心に治療する臨床家もいたのである。ちょうど同じように、今の子どもにはメチルフェニデートや他の精神刺激薬が、極端と思われる仕方でその後の数十年間投与されるかもしれない。

州におけるECTの使用実地調査のため、質問紙が作成され、マサチューセッツ州の精神科医六五〇名に送付され、六六名から回答が得られた。データを分析し、問題に取り組むためにフランケルは委員会を組織した。[42]作業委員会が最初に召集されたその少し後に、一九七二年の大統領選に出馬したジョージ・マクガヴァン候補のもとで副大統領候補であったトーマス・イーグルトン上院議員がECTを受けたことが二回あるということが報じられた（第7章参照）。イーグルトンは副大統領候補からの身を引くことを余儀なくされた。これまでにECTを受けたことがある人物を、ミサイルのボタンに手をかける人物とするだなんて、どういうことになるかわかったものではない、というわけだ。[43]イーグルトンの栄光とその後の没落によって、ECTはかつてないほどに注目された。

その後の作業委員会報告書の導入部においてフランケルは、この調査がなされたのは公民権運動の一般的な影響と、ECTの適切な使用および記憶に対する影響の不明確さによると指摘した。[44]のちの作業委員会にとってと同様に、この作業委員会にとっての課題は、エビデンスが欠如しているなかで意見の違いをすり合わせることであった——というのも、大半の問題については単純にエビデンスが存在しなかったからである。最終的に、複数の患者に対して一年間に百回以上のECTを行っている病院がある一方で、ECTをまったく行わない病院もあるというマサチューセッツ州におけるデータによって、委員会は第一の原則に立ち返らざるをえなかった。その基本原則とは診断であり、診断によって治療はなされるべきである、というものである。委員会は以下のコンセンサスに至った。重症うつ病や精神病性うつ病という診断であれば、ECTを行うことは理にかなっているだろう。これはマサチューセッツ総合病院においてもあてはまる。それに対して、物質乱用という診断や、他の診断における抑うつ症状、あるいは心的外傷に対してのECTは施行すべきではない。私立病院の体制ではこれらの診断に対するECTもしばしば行われていると委員会のメンバーは考えていた。この原則については、作業委員会のメンバーすべての意見が一致した。しかし、たとえば統合失調症に対するECTに関する意見は一致しなかった。治療は診断によるという原則からすれば、ECTを子どもに対して用いることは、たとえあったとしてもまれなことであるべきだと彼らは考えた[45]。

フランケルが導入した第二の原則は、インフォームド・コンセントの原則だった。この問題に関して、彼の質問紙に対する回答の一つは率直にこう述べていた。「公費による医療費支払いを受けている人については、いかなる権利があって彼らのインフォームド・コンセントを取らなければならないというのか」。インフォームド・コンセントはフランケルにとっては間違いなく重要なことだった。というのも、フランケルはヘンリー・ビーチャーが一九六六年に設立した、調査研究のなかにインフォームド・コンセントを取り入れるための委員会の一員だったからである。しかし多くの精神科医にとっては、インフォームド・コンセントは初めて耳にする概念であった。なんと奇妙な世界で彼らは働いていたことだろう。それに気がついている者はほとんどいなかった。精神医学が患者を閉じ込めておくことを許容していることをよしとしている者は誰一人いないようだったが、それと同時に、患者たちは犯罪を犯した人にも認められるような権利を剝奪されていた。精神科病院における拘留には、刑法制度における収監よりも、より広範囲の自由の喪失が伴った。治療を受けている患者はいかなる犯罪にも手を染めていなかったにもかかわらず。

一九六〇年代においてさえ、精神医学的ケアとは患者に何をすべきかを指示することを意味していた。患者はクロルプロマジン〔商品名：ソラジン〕や安定剤を、勧められるままに内服していた。一九七〇年代になってもなお、薬物療法へのコンプライアンスを高めるために持効性抗精神病薬の筋肉注射を導入するという考えに関していかなる倫理的な議論もなされなかった。患者が抗精神病薬を拒否する「権利」を勝ち得るまでにはさらに一〇年を要することになる。[46] それ以前には、患者は概して何の相談もなしにロボトミーを受けさせられたし、ＥＣＴについては、知らされはしただろうけれども、拒否するという選択肢はなかった。

一九七三年にフランケルの報告書が公表されたのに続いて、マサチューセッツ州はＥＣＴに対する一群の行政的な規制（法的規制ではなく）がなされた最初の州となった。州内の病院は、毎月のＥＣＴ施行数の報告と同意手続きの厳密な遵守、そして一人の患者が受けられる治療回数は一年につき三五回以下に制限することが求められた。この規制によってＥＣＴを受ける患者数は五〇パーセントに減少し、その平均年齢は上昇した。一九八三年までに、五〇の州のうち二六州においてＥＣＴに関する法令が承認され、マサチューセッツ州で採用されたような規制が他の六つの州において成立していた。

しかし、決定的な展開が生じたのはカリフォルニア州でのことだった。一九六〇年代後半、カリフォルニア州では同意に関する要件が厳しくなり、後にはさらに締めつけが強くなった。[47] 一九七四年四月、州議会議員のジョン・ヴァスコンセロスはＡＢ４８１１法案を提出した。この法案はランターマン・ペトリス・ショート法の一部として、ＥＣＴにさらなる規制を課すものであった。[48] 法案ではＥＣＴの施行は以下の場合に限ることが求められた。「(a) 書面による患者のインフォームド・コンセントがある。(b) 患者には同意能力がある。(c) 少なくとも一名の家族が[…]完全な説明を口頭でうけている。(d)[…]他のあらゆる治療が試みられたうえで、どうしてもECTが必要である。(e) 患者の同意能力について、指定された医師三名が検討し、治療を行う医師と意見が一致している」[49]。AB4481は州知事のロナルド・レーガンによって州法として承認された。一九七四年九月二四日のことだった。

それと同じころ、一九七四年の四月から一二月にかけて、NAPAはカリフォルニア大学の医療センターの一つ、ラングレー・ポーター神経精神医学研究所にメディアの注目を集中させた。そこではデモ隊による警戒線が張られ、人々はそこでECTに関する討議に参加するよう職員に呼びかけ、ラングレー・ポーター研究所および有名なECT治療家の診察室に向かって行進した。一連の動きは一九七五年一月のサンフランシスコ精神保健諮問委員会の会合において頂点に達した。この意見聴取においてNAPAが主要な争点としたのは、ECTの有効性もしくは安全性を支持する臨床的な比較対照試験がないという問題だった[50]。

AB4481の合憲性については精神科医のゲーリー・エイデンが異議を唱え、発効予定日の前日である一九七四年一二月三一日にAB4481法令は保留された。その後の審議の結果、修正のなされた法案AB1032が一九七六年に発効されたが、法案のもともとの精神が残され、結果としてカリフォルニア州でのECTの使用は厳しく制限された。サンフランシスコではECTは完全に禁止され、それが前例として世に知られるようになったことは、世界的に大きな影響をもたらした。

「ちきしょう！　早く息をしやがれ」

ジョン・ピッパードは英国国立健康局において、精神療法家としてその全職業人生を過ごした。彼の医療経験は第二次世界大戦中の陸軍で始まった。そこで彼はECTが行われるのを初めて目にした。それは救護所に担ぎ込まれた若い兵士に対するものだった。その若者は床に寝かされ、頭には電極があてがわれた。そして通電ボタンが押されると、若者の体はけいれんし弓なりになった。ピッパードにとってこの経験は異様かつ気の滅入るものであった。[51] 戦地から戻ってきたのち、ピッパードは米国および英国の多くの従軍医師とともに精神医学へと転じた。ほとんどの人は、医療ケアとは心臓発作や腫瘍をあつかうものだと考えているが、従軍経験はピッパードらに、疾患、診断、治療に関するもう一つの領域を開いたのである。彼らは、兵士たちの多くに生じるあるパターンを目撃した。兵士たちは軍隊を離れることが保証されている場合は疾患を否定する一方、軍隊を離れたり除隊になったりする見込みがない場合には数々の症状を強固に訴え、それらの症状には身体的な基盤がほとんどなかった。その体制において、医師は自由へのパスポートであり、意識的にせよそうでないにせよ最初に騙される必要がある人であった。戦争から帰ってきた医師は、それとまさに同じ、曖昧で整合性のない症状が、彼らの元を訪れる患者の多くにみられることに気づいた。そして医師たちはそれらの症状を心身症という観点から考え始めた。当時の精神医学が本質的に精神科病院を基盤としていたにもかかわらず、このことはそれらの医師の多くを精神医学へと導いた。

はじめはECTに不快感を抱いていたものの、ECTはほかの治療法では得られないような効果をもたらすことをピッパードは理解するようになった。戦後、彼は非修正型のショック療法の施行法を誰に教わることもなく身につけた。クラーレを使った修正型ショック療法が最初に報告されたとき、彼は同僚とともに、その新たなアプローチの「実験」を行った。修正には効果があったが、それらの新しい方法が麻酔を要することは明らかだった。そこで、ピッパードらは麻酔を使い始めた——が、それは麻酔科医のいないなか、彼ら自身によって行われた。ピッパードは身体的治療に対して敵対的だったわけでは決してない。しかし戦争での彼の経験は、その治療がたとえ身体的治療であったとしても、心理的要因が疾患の表現と治療への反応にどれだけ影響を与えるかを理解することにつながった。その経歴の大半をピッパードは精神療法家として働いた。定年を間近に控えた一九七九年、なすべきことを探していたピッパードは『英国精神医学雑誌』に掲載されたある広告に眼をつけた。それは英国におけるECTの使用の調査に関するものだった。英国王立精神医学協会の面接者は、そのプロジェクトに興味をもつであろう若手の医師に混ざって、この引退したばかりの年老いた顧問医がいることに驚愕した。しかしピッパードのバランスのとれた合理性と、かつてのECTの経験が勝利を収めた。

ピッパードが見つけたのは次のような状況だった。ECTを受ける患者は治療のために、ベッドを仕切るカーテンの有無はともかくとして、みな同じ部屋に入れられる。そして、治療を行う若手医師と麻酔科医は、台車をごろごろと動かして部屋中をすすんでゆく。彼らの後ろには鎮静された患者が列をなし、彼らの前にいる患者はますます不安を抱くことになる。それらの患者たちは、麻酔科医が「ちきしょう！　早く息をしやがれ」と毒づくのに至るまで、ECTの暗部を目撃したのだった。次に順番を控えた患者が、単純にECTは治療のためのものだと思っており恐れを抱いていなかったのだとすれば、こうした筋書きは恐怖をかきたてるために意図されたも同然のものだった。

この状況は、一九五〇年代半ばから一九八〇年代半ばにかけての英国や米国、その他の国々におけるECTの実践に関して、標準的なものでありつづけた。だが、治療が効果を発揮するのであれば何も問題はないのではなかろうか。とはいえ、そのような弛んだ状況では、治療はしばしば効果を発揮しなかった。それは患者が意図されたとおりのECTを受けなかったことによる。通電ボタンを押すために呼び出されるのはたいてい夜のオンコール明けの若手医師であり、彼らはしばしばECTの正式なトレーニングを受けたことのない研修医だった。患者にピクつきや小さな攣縮がみられれば、それが大発作であると受け取られた。修正型ECTがけいれんをほとんどなくしたと思われる一方、英国の一九八〇年代のECT治療器に脳波記録装置がなかったことは、患者が実際に発作を起こしたか否かを知るために経験を要するということを意味していた。こうした状況は、実際には行われていないECTによって患者がよくなるかもしれないということを示唆しており、治療としてのECTに危機感を生じさせるものだった。ECTは作用しているのだろうか、それとも、ECTには効果があると思うように人が自らを欺いているだけなのだろうか。

ピッパードは次のように結論した。彼が訪れた英国の病院のうち、四〇パーセントの病院では彼はよろこんで患者となりECTを受けるだろう。三〇パーセントの病院では基準は満たしておらず、ECTを受けるとしても嫌々ながらでしかないだろう。そして残りの三〇パーセントの病院では、何の説明もなしに治療を受けることになるだろう。ピッパードは、時代遅れの装置、不適切な設備、ケアの水準の低さ、ECTに関する科学的な基礎とはほとんど関係のないその病院特有の手順、問題があると看護スタッフがはっきりと伝えているときでさえ自分のやり方を変えない医師について細かく記録した。[52] それに加えて、ECTの使用には場所によってさまざまなバリエーションがあり、ある病院では頻繁に施行されている一方で、他の病院では決して行われていなかった。そうした違いはひとつの医療機関のなかにさえ存在した。すなわち、ECTを頻繁に依頼する医師がいる一方、決してそうしない医師もいた。

このピッパードの調査では、ＥＣＴがあらゆる医療のなかで施設や施行者による違いがもっとも大きい治療だということが強調された。医療専門職が「エビデンス・ベイスド・メディシン」の時代に向かいつつあった当時、そのような不一致は支持できないように思われた。ＥＣＴは役に立つのであり、いかなる病院であっても「ＥＣＴからの解放区」であることは望ましくないのか、それともＥＣＴは役に立たないのであり、ＥＣＴを熱心に用いている人の臨床実践は取り調べを受けるべきなのか。そして、誰に対してＥＣＴを施行すべきなのか。パーソナリティ障害の患者か。一〇代後半から二〇代前半の若い女性にみられる、性的虐待と関連している可能性のある、ある種の治療抵抗性のうつ病に対してか。仮にそうだとすれば、ＥＣＴをそのような状況で施行することは、さらなる虐待をもたらすことにならないか。

ピッパードの調査結果からある作業部会が立ち上がり、それによって時代遅れのＥＣＴ治療器は交換するように勧告された。英国王立精神医学協会は、ＥＣＴについてのトレーニングの要件を定めて地域の指導者を任命することを考慮したが、最終的には米国のＡＰＡが行ったのと同様に、標準化は求めず、ＥＣＴ部門の監督は個々の病院の責任であるとした。英国の行政は、個人的なコンサルタントを指名してＥＣＴに関する責任を引き受けるものとし、患者には情報提供のための小冊子を配布する方向で動いた。しかし本質的にはほとんど何も起こらなかった。

ＡＰＡはピッパードのもとでなされた英国の例にならって、同様の監査を行うことを考えた。しかし、似たような調査をさまざまな私的および公的施設にわたって五〇もの州で実施できるかといえば、その見通しはあまりに暗いものに思われた。監査が行われることはなかったが、非公式見解として、米国にはさらに大きなバリエーションがあると考えられた。ピッパードの調査が行われたころの米国と英国の精神医学の状態を比べてみればその著しい違いは明らかだった。英国の精神科医のなかで専門医資格をもつ医師の割合は米国に比べてとても高いが、それらの専門医のうち個人の診療所での臨床を主に行っているのは、英国では五パーセントだけであり、それに対して米国では五〇パーセントになる。しかしながら、米国の精神科医の七一パーセントは自分が指示したECTを自ら施行するが、英国ではそのような状況は個人の診療所でしかありえない。公立病院において治療を実施するのは若手医師なのである。当時は、米国の精神科医の二二パーセントがECTを使用していた。それに対して、英国では少なくとも精神科医の四五パーセントが患者にECTを行うよう依頼をしていた[53]。

スウェーデンとカナダで行われた同様の調査のように、ECTに関する全国レベルでの広範な調査の必要性があることは明らかであった。スウェーデンでは質問紙が七四カ所の病院に送られ、一〇〇パーセントの回答が得られた。英国や米国と同様に、ECTの使用には病院そして医師ごとに顕著なばらつきがあった。スウェーデンと英国および米国とのもっとも重要な違いは、スウェーデンでは施行されたECTの四分の三が片側型だったことである[54]。

カナダでの報告書は、ECTに関するオンタリオ州での公的な論争を受けて提示されたものだった。報告書を記した委員会のメンバーは、一人の例外を除いて、ECTが使用可能な選択として留まりつづけることを支持した。それは、ECTを禁止することは、自由にECTを受けることを選択している人々にとって、その生活をよりよくより有益なものにする機会を否定することに等しいだろうという見解にもとづくものであった。カナダの委員会はまた、治療のためにはインフォームド・コンセントがあらかじめ必要であること、患者に決定能力がない場合には、治療が適切か否かを決定するための公正な手続きがなされるべきであることを強調した。委員会は医療の専門家に対して、ECT治療器の品質と同様に、ＥＣＴの標準的実践についても見直すよう促し、すべてのＥＣＴの結果を国のデータベースに報告することを推奨した。それは実践におけるばらつきを監視できるようにするためであった[55]。

英国王立精神医学協会のような組織にとって、ピッパードが一九八〇年に記したような報告書に接しても、その方策は簡単なものだった。協会がなすべきことはほとんどなかった。これらの施設の状況を監査し続けるということは決して考えられなかった。しかしピッパードが行ったのはＥＣＴに関する事実をはっきりさせたことだけではない。すなわち、彼の助力によって監査の概念が作り出されたのである。ピッパードによる一九九一年の追跡調査は、専門家がある特定の治療に関する具体的な事実を収集し、臨床家が目指すべき基準を定めた最初の事例であった。ＥＣＴは専用の部屋で行うようにという彼の勧告は実行に移されていた。もはや、ＥＣＴは開け放たれた共同スペースでは行われていなかった。全身麻酔および回復室も広く標準的なものとされていた。しかし、発作は見誤られることがしばしばで、ＥＣＴ装置に接続した脳波計をもつクリニックはなかった。大半のＥＣＴを施行しているのは訓練を受けていない若手医師であった。ピッパードは彼が監査を行ったクリニックの半分に関して、そこでのＥＣＴの施行に懸念を表した。なぜなら、治療器がたしかにけいれんを生じさせるということはあてにできず、さらに、治療を行う職員は訓練を受けていない上に、不測の事態が起こったときに何をすべきかがわかっていなかったからである。最初の報告書の語調が控えめなものであったのに対して、第二の報告書では、臨床家が問題を認識して慣行を改めることができないでいるのをより強く非難していた。それは今や明らかに監査であった[56]。彼の見たところでは、ＥＣＴが専門家を駄目にしているのではなく、専門家がＥＣＴを駄目にしているというのが実情であった。

ピッパードによる最初の監査と二回目の監査とのあいだに、英国におけるＥＣＴの使用は三分の一に落ち込んでいた。しかし、それでもなお大きな違いがあり、いくつかの地域ではＥＣＴの施行数が半分以下に減少した一方で、施行数が増えた地域もあった。彼が調べた二つの地域のあいだには総じて一二倍の格差があった。たとえば、ロンドン市を中心とする首都圏では、ＥＣＴを使用する医療機関があまりにまれになったことでＥＣＴを行うことに管理上の困難が生じ、一九八〇年代後半にはＥＣＴはほとんど完全に放棄されることになった。一九九六年に行われた三回目の監査ではいくつかの改善がみられた。[57] ＥＣＴのための専用の特別個室はより一般的なものになり、治療器を患者から患者へと使い回することは止められた。古いＥＣＴ治療器の大半は交換され、クリニックでの診療にたずさわる精神科上級医の割合はわずかながら上昇した。しかし、大部分のＥＣＴは、訓練をうけていない若手医師が、相談できる上級医がそばにいない状況で行っているままだった。

### 記憶戦争

これまで見てきたように、ＥＣＴ後に記憶の問題が訴えられることは早くから一般的だった。それらの問題は長いあいだ認識されてはいたが、記憶についての関心が広がったのは一九六〇年代になってのことだった。臨床家は記憶の問題を、発作の過程で生じた酸素欠乏によるものだと考えた。麻酔の使用と酸素投与がより一般的になり、記憶の欠損への懸念は和らいだ。もはや、患者が治療中に顔面蒼白となることはなかった。

発作そのものがＥＣＴにおける治療的因子であるというジャン＝オットー・オットソンの説が出てきたことで、臨床家は余分な電流が記憶障害の原因ではないかと考えた。このことから、一九七〇年代から一九八〇年代にかけてサイン波治療器は短パルス波治療器へと広く置き換えられることになった（第

6章参照)。一九八〇年代後半には、コロンビア精神医学研究所の精神医学教授であるハロルド・サッカイムの影響を受け、使用電気量をけいれん閾値をわずかに超える程度に抑えることが標準的となった(第10章参照)。こうした展開につれて臨床的なストーリーも変化し、ECTによる記憶の問題は、過剰な量の電気を投与する旧型の装置を用いたことによるとされるようになった。またそれとは別に、疾患そのもの——うつ病——が記憶の問題の原因だと主張する臨床家もいた。うつ病はたしかにいくらかの記憶障害および注意障害に関連しているが、[58] 回復した患者は治療者や専門家から、遷延する記憶関連の問題は、潜在的な仕方で抑うつが現れているためだという説明を受けていた。

ここにはとても幅広い問題がある。なによりもまず、患者は失われた記憶の中身を気にかけた。記憶力が求められる職に就き、ECTを受ける以前には記憶を想起する手順を徹底的に学んで活用していた人々は、それらの手順が頼りにならなくなっており、しばしば学び直さねばならないことに気づくこともあった。しかし、患者はそれよりも個人的・自伝的記憶の喪失を大いに心配した。たとえば、消費者の視点からの電気けいれん療法の批評において、その指導的な著者であるダイアナ・ローズは、休暇中に夫と二人の思い出の場所に出かけたとき、夫が語るその場所での思い出について何の記憶もないことに気づいたという体験を報告している。[59]

この現象のもっとも生々しい描写の一つは、後に州選出の下院議員となるヴァーモント州のアンナ・ドナヒューが二〇〇〇年に述べたものである。[60] ドナヒューは一九九五年秋から一九九六年春にかけて彼女が受けた三三回のECTによる治療の様子を描写した。その治療は彼女の生命を救うものだったことをドナヒューは認めている。しかし、治療の数週間後、彼女は自分の人生の大部分について記憶が失われていることに気づいた。人生のある部分については完全な記憶があったが、記憶がまったく失われている部分もあり、それ以外の領域についても外部の情報から記憶を作り上げてしまったように思われた。ドナヒューの報告によれば、いくつかの重要な出来事に関する記憶が永続的に失われた。そこには一九八九年のある日、マザー・テレサの訪問を迎えたことや、一九九〇年のナショナル・ジェファーソン・アワードの授賞式において、ともに賞を受けたコリン・パウエルの隣に座っていたことなどの出来事も含まれた。彼女はこうした出来事の記憶を失ったことで、この副作用に関する「不誠実な雰囲気」を嘆かわしく思うようになった。この報告がなされたのは、記憶戦争がはじまって二五年後のことだった。

一九七四年九月九日、『ニューヨーカー』誌にバートン・ルーシェによる「イヴのように空っぽの」という題の特別記事が掲載された[61]。記事で紹介されたのはマリリン・ライスの事例であり、そこではナタリー・パーカーという仮名が用いられた。ライスは四四歳の経済専門家で、米国商務省で働いていた。一九七二年六月、彼女は歯科矯正医に前歯の矯正を依頼した。治療はうまくゆかず、彼女はうつ状態になった。抗うつ薬を処方されたものの薬は合わず、彼女は入院した。ライスは精神療法を受けることを強く望んだが提示されたものはECTであり、彼女はそれを断って担当医のジョン・ナルディーニ（NIMHのECT療法家）とは別の医師に診てもらうことにした。新たな担当医のピーター・メンデリスは、彼女が芸術家の夫を金銭的に支えていることを知って、長期におよび費用のかかる選択肢である精神療法は彼女に適した治療ではなく、ECTのほうがよりよい選択肢であろうと主張し、彼女をナルディーニ医師のもとに差し戻した。ライスは一過性の記憶喪失は生じるかもしれないが、ショックが与えられる直前から直後にかけての期間のものを除けば、三週間ほどで完全に回復するだろうと説明をうけた。自分の人生史を順序立てて物語れば記憶はよみがえった。しかし最初に出てくる記憶は彼女が思い出そうとしていない物事に関するものだった。一九七三年六月に仕事に復帰した彼女は、記憶に関する本当

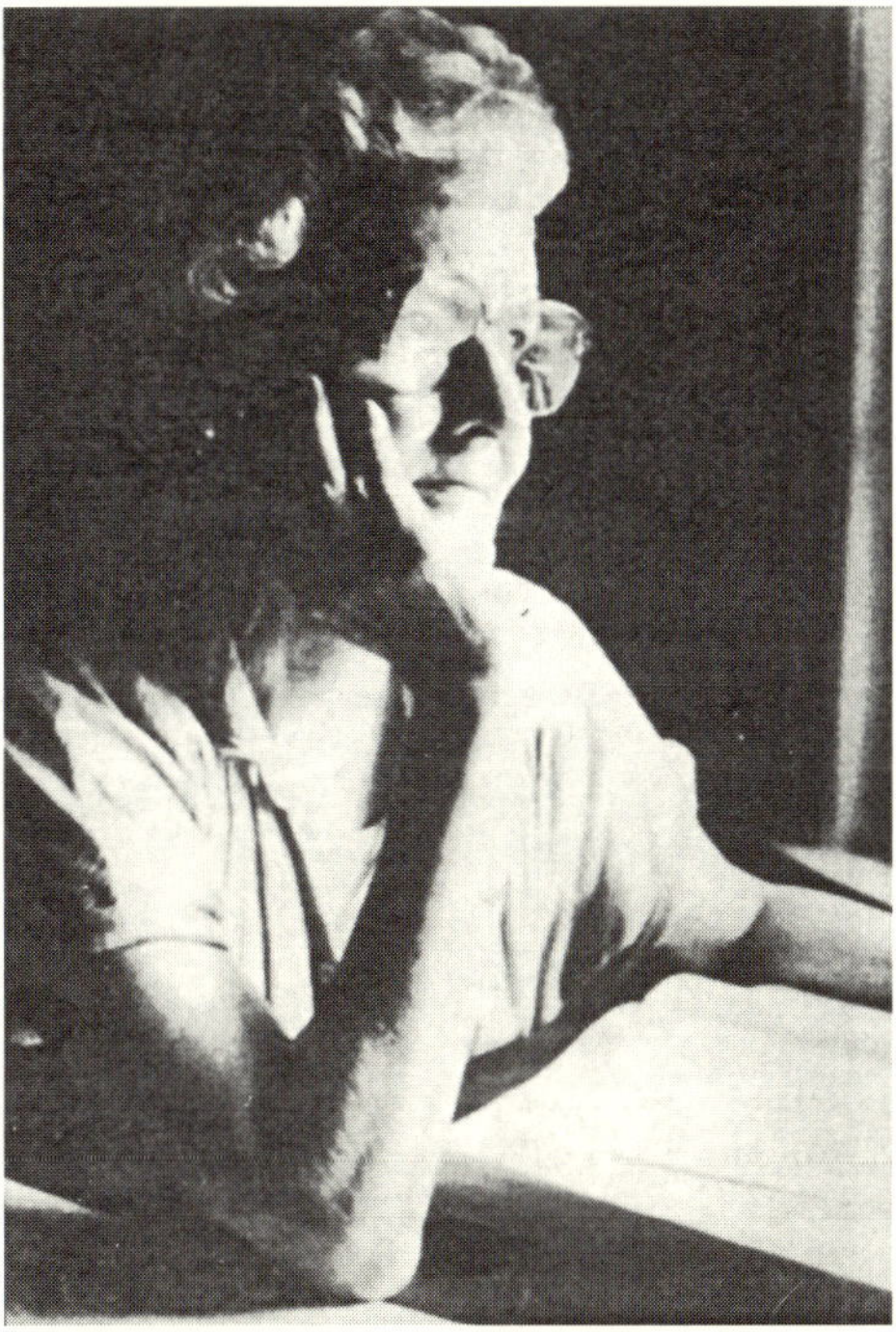

マリリン・ライスは，ECT が自分のすべての記憶を消し去ってしまったと考えた．彼女は反 ECT 運動を象徴する人物となった．
*San Francisco Bay Guardian*, April 18, 1990.

の問題に気づいた。「漠然と感じることはできました。しっかりと考えられるように思いました。しかし、思考のエネルギーがなかったのです。そして、そのエネルギーは戻ってきませんでした[62]」

一九七三年九月までに彼女は障害認定を申し立てた。一九七四年二月には治療を行った精神科医に対する医療過誤訴訟を起こした[63]。訴訟事件に関する質問に答えて、ライスは次のように述べた。「私は大人になってからほぼ毎日積み上げてきた、膨大で体系だった専門知識のほとんどを失いました。私はプライドと自信、そしてその分野の専門家としての収入を失いました。自分の精神的な資本を活用する知的な喜びを失いました。社会にとっての価値も失いました。私が従事していた仕事は、私の独自の知識の組み立てにもとづくものだったのです。一般的な教養のほとんどを失いました。手放そうなどと決して思わないだろう個人的な記憶――出会った人々、訪れた場所、これまで読んできた書物、見たことのある歌劇――そうした個人的な記憶も失いました」

「あなたの専門分野は?」と尋ねられて彼女は答えた。

私の専門分野はみんなを協力させることでした。[…]二十数年間、私は数々の領域で仕事をしてきました。私はとても広い知識をもっていました。ある特定のことに関して仕事をしている人はそのことについては私よりも知っていましたが、私はさまざまな人々の仕事のあいだにあるつながりを知っていたのです。[…]私は連邦政府で働き、個人所得、消費者支出、貯蓄と投機、投入と産出の分析をしてきました。[…]私は、証券業界の構造の調査と、企業収益の評価において証券取引に関する統計をどのように用いるかという仕事をしていました。[…][私がいた立場で今、働いている人は]誰もいません。これは私の職場にとって不都合なことです。上司の一人は夏に状況を伝えたときに「しかし君だけが、その知識と忍耐強さをもっているのだよ」と言いました。「わかっていただきたいのですが、かつて私が知っていたことについて、今の私はほんとうに真っ白なんです」

一九七七年一月、ワシントンDCにおける一二日間の公開審理ののち、陪審員はライスの訴えについてジョン・ナルディーニに有利な評決を下した。ライスはそののちに、ECTに関して適切なインフォームド・コンセントを推進することを目的として精神医学の真理のための委員会（Committee for Truth in Psychiatry : CTIP）を設立した。ライスが一九九二年に亡くなったのち、リンダ・アンドレがCTIPの最有力人物となった。[64] アンドレは二〇代にECTを受けた結果、自分の認知機能は大きく傷つけられてしまったと主張してきた。

それから二五年のあいだ、患者にとって不利で、治療にあたった医師に有利な評決が続いた。ところが二〇〇五年、ソルターズ対パルメット健康共済会社の訴訟が大きなニュースとなった。[65] 元看護師のペギー・ソルターズはECTによるうつ病治療を受けた。治療は成功したものの、さらに一クールの治療を連日外来で受けなければならなかった。記憶障害を被った彼女は訴訟を起こした。評決の結果は彼女に有利なものであり、ECT批判者はそれを初の反ECT的な評決として歓迎した。それはいくつかの点で特別なものだった。評決は彼女にECTを施行した医師ではなく、その医師に彼女を紹介した医師に対してなされた。そして評決の主な原動力となったのは、ソルターズほどの積極的な自殺衝動のある女性が毎日外来でECTを受けるというのはおかしいのではないかという陪審の懸念であった。二一世紀初頭の多くの米国人にとっては、マネージド・ケアの体制により、ソルターズのような患者が治療目的で入院することは実質的に不可能になっていた。

ライス、アンドレ、そしてソルターズは、精神医学の専門家としてピーター・ブレギンを彼女らの訴訟に引き込んだ。ブレギンはかつてトーマス・サスのもとで学んだ人物である。ライスの訴訟事件に関わりを持ったこと、そしてAPAの作業委員会にECTの批判者として招かれたこともあり、ブレギンはECTにみられる脳機能障害について一冊の本を記した。その本は新たな戦場を明確に示したものだった。[66] ECTは脳の損傷を、副作用としてだけではなく、その中心的な作用として引き起こす。もしも患者がその情報を適切な形で得たなら、臨床精神医学におけるECTの使用は終わりを迎えるだろう。それをたしかなものにするために、ブレギンはそのメッセージを声高に広く公的な場で唱えた。

## 恐怖から損傷へ

ECTが治療効果をもたらすメカニズムはいまだ十分には理解されていない。ECTにおいて生じていることに関する最初期の理論は精神分析的なものだった。そうした理論はけいれんとECT後のせん妄および健忘に注目し、それらを抑圧の過程の現れだとした[67][68]（第5章参照）。しかし精神分析家のなかには、けいれんにおける強直－間代の運動は子宮内における運動の表現であり、患者の機能が文字通り胎児の水準まで退行していることを示すものだと考える者もいた。喘ぎや吸啜運動、ときに弄便行為がECTの後にみられるが、ある者はそこにさえフロイト的な性器体制の発達を見出し、エディプス的な葛藤が再び活性化されているのだとした。こうしたことを背景とすれば、実際の治療的因子は患者と治療者あるいは主たる介護者との関係の質だった[69]。もう一つの理論でも言われるように、ECTは患者を生まれ変わらせるという意味において母なのであった[70]。

行動主義はジョン・B・ワトソンとB・F・スキナーらによって推進された心理学の流派であるが、行動主義にもECTに関する独自の理論があった[71]。ECTという治療が患者に生じさせることができるのはある水準の恐怖だけであり、それこそが実質的な治療的因子であると行動主義者は論じた[72]。おそらく、ECTではなくメトラゾールがけいれんを引き起こすのに用いられていたときにもそう思われていただろう。しかしながら、けいれんなしに恐怖を引き起こそうとする試みや、改善の度合いと恐怖の要素との相関を検証する試みは、その後、否定的な結果となった[73]。この恐怖仮説を分析的に考えなおしたものが、ＥＣＴは罰であり、ＥＣＴが行われたときに償いと罪悪からの解放が精神的に認められるのだとする見解であった[74]。

行動主義者は、動物に与えられる電気けいれんショック（electroconvulsive shock : ECS）が刺激－反応という行動主義のパラダイムを介して行動を研究するための新たな道具であることも認識していた[75]。その研究によって学習および記憶に対する関心が生まれ、恐怖にもとづく理論は脇に追いやられた[76]。記憶の喪失について言えば、ＥＣＴの直前の期間における記憶の喪失がもっとも大きいと予想される。人間に関していえば、記憶は精神病がもっとも顕著な時期にもっとも忘れ去られやすいと思われる。一つの可能性として、患者は実際には保護的な健忘を学習するのであり、治療によって健忘が直接生じるわけではないのかもしれない[77]。この見解は、脱パターン化のためにＥＣＴを用いるという着想、もしくは、のちの退行的ＥＣＴを導く第一歩であった（第6章参照[78]）。この考えから、ＥＣＴは一日に一回以上のペースで、患者が完全な健忘をきたし、せん妄状態となり、さらには便失禁を生じるまで施行されることとなった。そこから患者が回復したときに、新たな、より適切な行動パターンが確立されると考えられた。

行動主義の立場から提示されたもう一つの考えは競合反応説である。この仮説によれば、発作後の昏睡によって保護的抑制が生じ、その抑制が周囲の刺激によって条件づけられることになる。この説が正しければ、もともとの学習が生じたのと同じ場所でなされるＥＣＳは、元の学習とは異なる状況で行われた治療のように学習を妨げないはずである。ここで学習は、一過性の記憶痕跡をより永続的な形態へと変換することによって新しい記憶が形成されるという、神経における固定化の過程を伴うものとして想定されている。ＥＣＳはこの固定化の過程を妨害し、したがって逆向性もしくは逆行性の健忘をもたらすものと思われた[79]。しかし、この仮説を動物で検証した結果は驚くべきものだった。ＥＣＳは順向効果をもたらしうるものと思われた。すなわち、治療後に学習したことは通常の場合よりもよりよく保存されるのである。[80]さらに一九五四年、指導的な行動主義的心理学者であるジョゼフ・ブラディたちは、ECTを受ける前に学習したことが、治療後に失われたように見える場合でも、ときに回復されうることを示した。この発見は当時、ECTに関する多くの理論のみならず、記憶一般に関する理論にいくつかの問題を引き起こした。[81]

ECTの機序に関するまったく異なった仮説が一九七〇年代および一九八〇年代における議論の焦点になった。一九五〇年代、マックス・フィンクらはECT後の一連の器質的変化について概観した。ECTの作用機序に関するフィンクの理論は、神経生理学的な順応を機序として考えるというものだった。この見解は、脳機能の相互作用の研究やパーソナリティ研究、そしてエドウィン・ワインスタインとロバート・カーンによって提唱された脳傷害の患者に対するバルビツール酸系薬の使用経験から生まれた。[82]ECTの後には脳波における徐波活動がそれぞれの発作ごとに増え、それらの脳波変化は発作間欠期のあいだも続くことが確認されていた。この徐波は器質的な状態変化の印だった。すなわち、けいれんの結果、神経活動のパターンが変化していたのである。一つの解釈方法としては、脳が傷つけられたと考えられることだが、この見解は必ずしも正しいとは限らない。フィンクにとって、この脳波上の反応の興味深い点は、この効果がスコポラミンやプロサイクリジンといった抗コリン薬によって抑制され、そしてバルビツール酸系薬によって増強されることであった。抗コリン薬はアセチルコリンという神経伝達物質の作用をブロックするが、脳傷害の原因にはならないし、それを回復させるわけでもないと考えられる。同様に、バルビツール酸は中枢神経系を抑制する働きをもつが、脳傷害を悪化させることも、改善することもない。

フィンクによる記述は、向精神薬およびECTの双方にみられる効果を脳波によって計測する最初の試みの一部だった。[83] 脳波とは基本的に、脳活動の総合的なパターンを体表面から定量的に記録したものであり、抗精神病薬や抗うつ薬も含めたあらゆる身体的治療は、特徴的な脳波を示すことが明らかになった。これは別の言い方をすれば、独特の器質的変化とも呼べるかもしれない。脳波上にみられる抗うつ薬の器質的影響は、実際、薬剤を最後に内服してから数カ月後にもみられる可能性がある。しかし脳波が脳画像技術に取って代わられて以降、この事実はほとんど忘れ去られてしまった。この効果は脳画像では明らかにならないのであり、したがって、脳の表面全体にわたってみられる総合的な電気的活動に関する重要な測定法が無視されてしまっているのである。

ECTによる器質的変化という表現と、ECTによる脳傷害という表現のあいだには修辞的に大きな違いがあるが、にもかかわらず、ECTを受けた後の患者にみられる器質的変化を示すこうした早期の知見は、[84] 後になって、脳傷害の証拠として取り上げられた。[85] それとは別に、器質的変化にしても脳傷害にしても、そのことを患者自身は否認するという特徴がみられる。自らの問題の存在もしくはその程度を患者が認めないであろうということは、一九八〇年代のECT批判者の手によって、それ自体が治療を受けた人に脳傷害があることを示すものだとされた。つまるところ、治療への同意は、決して情報を得たうえでなされたものではなかったのである。ブレギンは一九七九年の著書において、ECTは脳を無力化する治療という点で（明らかに脳を傷つけることが自明な）ロボトミーの効果に匹敵するものであり、いわば電気的ロボトミーであるという批判を提示した。ブレギンなどの批判者によれば、ロタール・カリノフスキーや後のマックス・フィンクといったECTの権威は、一九五〇年代の無邪気だった時代にはECTによって損傷が生じることをまったく大っぴらかつ率直に認めていたが、一九七〇年代のEC

T批判の後には、これらの同じ権威はより用心深い言葉づかいをするようになったという。この新たな用心深さは、ECT推進派やAPAのような専門的組織が批判からECTを守ろうと目論んでいる証拠であるとされた。

脳を無力化するので止めるべきだという仮説に厳密に従うのなら、ECTだけではなく抗うつ薬や精神安定剤、抗精神病薬もまた排除されることになるだろう。なぜなら、これらの薬品はみな脳における変化を引き起こすからである。多くの精神医学批判者は、ECTと一緒に医薬品もためらうことなく捨て去るだろうけれども、その立場をさらに一歩、同じ論理で推し進めれば、アルコールや、お茶やコーヒーも同様に制限されるべきということになる。抽象的に考えたときには脳を無力化することはよいことではないとする大半の人々は、より実際的な場面では、危機に際して無力化をはかることを容認する。皮肉なことに、反精神医学をより燃え上がらせた一九六〇年代の全面的な意識改革運動は、健忘のためであれ啓蒙のためであれ、いずれにしても脳の無力化に明らかに狙いを定めていたと言えるだろう。しかしながら、私たちのなすべきことは脳を無力化する治療ではなく、人間性を提供することだという考えは説得力のある態度であり、矛盾を含むとしてもなお力を持った立場ではある。

ECTには立証されうる神経学的な後遺症は何もない。それに対して、抗精神病薬による治療ではパーキンソニズムやジストニア、ジスキネジアといった神経学的症候群が生じることは容易にわかることだ。さらに、遅発性ジスキネジアなどの永続的な神経学的症状が患者に生じることもまれではない。実際、脳画像研究は、ある抗精神病薬を一回内服するだけで脳に永続的な変化が生じる可能性があることを示している。SSRIと呼ばれる薬剤が、たとえば子どもの成長を抑制し、骨密度を下げ、消化管や子宮、皮膚そして脳における出血の原因となることはほぼ確実である。このリスクは、SSRIがアスピリンや他の抗炎症薬などの一般的に使用される医薬品とともに用いられた場合には大きく増加する。SSRIと、おそらくは抗精神病薬によって精巣の縮小が生じうるという証拠もある。このことは思春期の少年の場合、取るに足らないことではないのは明らかである。ECTに比べて、これらの薬剤はあらゆる身体器官に作用し、重大かつ永続的な器質的変化を残す。

しかしプロザックやゾロフトなどのSSRIとECTとのあいだには大きな違いがある。それは、これらの薬剤が馴染み深いものとされているのに対して、ECTは大半の人にとってまったくもって馴染みのないものであるということだ。いわばECTは異邦人であり、それに対してプロザックは隣人なのである。ある治療は脳を無力化するという批判は、周知の治療にも馴染みのない治療にもあてはまるが、人々にとって馴染みのあるプロザックのような治療に批判が向けられた場合、その批判のインパクトはとても弱いものになるだろう。プロザックにはいくつかの危険がある。しかしその正誤はともあれ、私たちはそうした危険を理解できる範囲のように感じて、プロザックが広く用いられていることは支持し続けるのである。この論点は同意に関する問題に直結する。インフォームド・コンセントに関するルイ・ラザーニャの早期の研究によれば、新しい薬剤の臨床試験に参加したボランティアは副作用の一覧を提示されると同意を撤回することがよくある。しかしその後、それらはアスピリンの副作用だったと知らされたときには、アスピリンの内服に関する彼らの気持ちは変わらなかったのである。[86]

陰謀論に関してさらなる視点を提示しよう。それは、意味は変化するというものである。そして、それが歴史を記述するということの一つの理由である。たとえば、ほとんどの人にとって、一九世紀初めの精神科医が書いたものを読み、彼らが書いたとおりにそれを理解することは、今では端的に不可能である。「神経症」のような言葉の意味は完全に変化しており、かつて意味したこととはまったく反対のことを今では指すようになっているのだ。そうした領域に携わる臨床家などは、古い文献を読んでもそこでなされる主張に共感できないだろうが、その人たちは資料の文言を額面通りに受け取ってはならないことをわかっていないことが多い。

それとほとんど同じことだが、クロルプロマジンなどの抗精神病薬が用いられ始めたころには、抗精神病薬は事実上化学的ロボトミーをしてくれるのだという支持者からの意見があった。彼らは、薬剤に対し異議をとなえる立場から薬剤の効果をこのように言い表したのではなかった。当時の臨床家にとって馴染みのあった考え方によれば、医学においては、原因となる疾患がもたらした変化を（治すというよりもむしろ）別の効果によって拮抗させてバランスを取ることはよくあることだった。この世代の臨床家は、神経梅毒を治療するために患者をマラリアに感染させたり、結核を抑えこむために肺を虚脱させたり、潰瘍の治療のために胃の大半を切除したりしていた。彼らにとって、このたぐいのトレード・オフは医療における普通のことだった。抗精神病薬がそれを用いられるような障害に対する真の治療だと考える必要はなかった――それらの薬剤は患者の生活の質をある程度改善するとだけ考えられていた。代償のない治療を供給すべしという圧力が生じたのは一九七〇年代から一九八〇年代にかけてのことであり、それは抗精神病薬の作用に関するもっと初期の見解よりも合理的でなく、より神話的な見解だったと言ってよい。

そこで生じていたのは考え方の変遷であり、似たことはその他の物事に関する歴史にもみられる。西洋において、洗練された庭園は自然美の極みであるとかつては考えられており、原野は見苦しく馴致されねばならないものだとされていた。ロマン主義によって推し進められた集団的な意識の変化によって、今の私たちは原野を、なかでもその野生の状態を美しいものとしてとらえる。それと同様の文化的な変化が医療にも見受けられる。それは、疾病という災いと戦う英雄的な努力を重視する見解から、身体にそなわる知恵を強調し、その知恵と協調した介入を賞揚する見解への変化である――後者は、医療に関するロマン主義的な見解だと言えよう。このような考え方にはいいところもあるが、破壊的な疾患について実践的に考えることの妨げになりうる。春のそよ風にはロマンもいいだろう。しかしハリケーンに対してはいかがなものか。

皮肉なことに、こうした情勢の変化の象徴の最たるものの一つは、後にECTに多くの問題を引き起こした書物である『カッコーの巣の上で』のなかにみられる。この小説に関するキージーの構想は退役軍人病院における夜間用務員の仕事から得られたものだが、しかしその発想のもとには、LSDなどの幻覚剤を用いたレオ・ホリスターの実験においてキージーが出会った多様な精神世界があった[87]。キージーはECTを、LSDとそう違わないものとして――意識を変容させるもう一つの手段として考えていたと思われる。ECT「サバイバー」や、『カッコーの巣の上で』からECTに関する見解を形成した人々にはある意味信じがたいであろうが、その本のなかであのECTが出てくる場面を書く前に、キージーはある友人にけいれんを起こすための電気的装置を家で組み立ててもらい、そして何が起こるかを知るために「治療を受けた」のである[88]。

## しかしなぜ記憶が?

ECTの治療直後に比較的短期間の記憶障害が起こる患者がいることについては誰もが同意するが、ECTによってその範囲を超えた記憶の問題が起こるのかどうか。本書は歴史書であり、作業委員会による報告書の一章ではないので、この問題をはっきりさせることは私たちの目的ではない。しかし治療後の記憶喪失が問題として登場したのはＥＣＴが医学に導入されてから三〇年後のことであった。そして、この問題は精神医学における主要な争点の一つとなった。なぜそうなったのかを考えることは私たちにとって重要な課題である。

第一の論点は、ＥＣＴに存在するかもしれない問題に焦点を当てるのがきわめて難しいことである。ハロルド・サッカイムは、この問題について誰よりも豊富な研究資金を持ち、そして彼の基盤であるコロンビア精神医学研究所の情報源を活かして、二〇年におよぶ研究を行ってきた。その彼が「私たちの多くはそこに問題があると考えているけれども、問題をそれ以上に特定することはできない」と的確に要約している。[89] 評価が難しいことには、多くの原因がある。ＥＣＴの適応となる病状の重篤さからすると、患者は経過のなかでベンゾジアゼピンなどの薬剤による治療を受けることになるだろう。ＥＣＴとともに薬剤が日常的に投与されているし、ＥＣＴそれ自体においても麻酔が使用される。

生物学的治療と記憶という領域においてもっとも確実なことの一つは、ベンゾジアゼピン（たとえばジアゼパム）およびバルビツール酸系薬が前向性健忘に関係しているということである。前向性健忘とは、治療の後でその人に生じた出来事の記憶を思い出せないというものだが、古典的な例としては、飛行機での移動の不安を和らげるためなどで薬を内服した人が、目的地に着いて親しい人々に会ったはずなのに、次の日には彼らと会った記憶がないというものがある。これは飲酒後の記憶がなくなることに似た現象である。ベンゾジアゼピンをＥＣＴに先立って数週間ないし数カ月間内服した場合、その期間全体において、記憶が長期記憶に変換されない可能性が十分にある。こうした影響に特に敏感な人の場合、どれほど少量のベンゾジアゼピンであっても、とても重要な個人的な出来事に関する記憶の喪失に苦しむことになる。さらに、手術麻酔をうけた患者では麻酔と関連した記憶の問題が生じることがほぼすべての調査で明らかになっている。患者がＥＣＴ後に記憶の問題を訴えることは珍しいことではないが、調べてみると、そうした問題は他の目的で麻酔を受けたのちに経験される記憶の問題とほとんど変わらないのである。

そして、自伝的記憶に関してはその他たくさんの変化があるが、そうした変化について私たちはほとんど理解していない。そのよい例の一つは一九九八年に刊行されたティモシー・ガートン＝アッシュの著書『ファイル』にみられる。[90] ガートン＝アッシュはベルリンの壁の崩壊以前の東ヨーロッパでジャーナリストとして働き、ポーランドの自主管理労働組合全国組織である連帯のような社会運動の隆盛を追っていた。彼は東ドイツにかなり長いあいだ住んでいたが、そこでは秘密警察あるいはシュタージが彼を密に監視していた。東ドイツが崩壊したのち、他の多くの人と同様にガートン＝アッシュは自分についての秘密警察のファイルを閲覧する機会を得た。彼の著書における多くのドラマは、彼が自分自身について発見したことのなかにあった。たとえば、シュタージは彼がある東ドイツの女性と関係をもったことを記録していたが、彼女について彼は完全に忘れていたのである。ＥＣＴや精神薬理学の歴史の調査をしていると、古参の人物が、二〇年や三〇年あるいは四〇年前に彼らが出席していた会議のプログラムを見せられたときに、その集まりについて何も覚えていないということは往々にしてある。

これは記憶とは何かということの核心に関わっている。記憶には過ぎ去った出来事に関する写真のような記録の再生が必要なのか、そのような出来事の再生ができない場合、それはなんらかの貯蔵庫の破壊や記録内容の物理的な劣化が生じたということなのかどうかに関しては、大きな論争が続いている。それに代わるものとして、記憶とはより構成的な手続きであり、私たちが再生する出来事は構成物であって過去のビデオテープではないという見方がある。それらの構成物がかなりの歪曲を受けうること、そしてたとえば、人はもしかすると、エリザベス・ロフタスの研究が示したように[91]、決して起こらなかった虐待を思い出すことがありうることを、今では多くの研究が示している。実際、この意味で記憶を構成することはわりと容易であるだろう。そして虐待の記憶は、構成されたものであれ実在のものであれ、前世紀の精神医学における主要なテーマに密接にかかわる。構成されたものか否かによらず、記憶は精神療法にとって絶対的な中心に位置する。したがって、記憶に関する問題は、たんにある認知機能が治療によって影響を受けるかどうかという問題ではない。私たちが生きる時代において、記憶はさまざまな理由から決定的な人間的能力、すなわち私たちを人間たらしめるものだと見なされており、かつては持っていなかった求心力を備えている。記憶の求心力はさまざまな力から形成されており、われわれの記憶を劣化させるかもしれないECTという治療はほとんど最後の治療手段になり果てている。とりわけ、自らの障害に対してより精神療法的アプローチを期待する患者にとってそうである。

さまざまな精神疾患のなかで重篤なものには、たとえば強迫性障害や精神病性うつ病、統合失調症など、明らかに病気と見なしうるものがあるが、精神医学ではそういった疾患の治療に加えて、パーソナリティの偏りも扱わざるを得ない。人のパーソナリティにはたくさんの構成要素があり、その反応行動様式は自分が持っている記憶とはあまり関係がない。大抵の人々は、大きな記憶の障害があったとしても、彼らの本来のパーソナリティは明らかに変わっていないことがすぐにわかるだろう。しかし、パーソナリティにみられるこのような傾向性の側面は今では予算のついた研究や文化における関心事ではない。私たちが全員プロザックで管理された満ち足りた外向的人物であったとして、それはよいことだろうかといった議論がたまにあるくらいである[92]。かつての時代のように、育児において子どもの心性をコントロールしようとするようなことはほとんどない。理由はどうあれ、今の時代では記憶に高い価値が置かれている。このことによって、記憶の領域における困難は、他の時代において生じたかもしれない程度よりもより大きな程度まで問題化されている。ＥＣＴが掘り起こした記憶の問題に関する疑問は、このような背景に照らし合わせて考えられる必要がある。

冠動脈バイパス術による認知機能への影響について考えよう。[93] 開心術は一九五〇年代後半から一九六〇年代前半にかけて開始されたが、このとき多くの患者が術後に明らかにせん妄状態を呈した。せん妄は数週間から数カ月におよぶこともあり、術後精神病と一般的に呼ばれた（しかし一九八〇年代以後の疾病分類においてこの用語は不適切とされた[94]）。心臓手術後の認知機能の障害はかなりのものであり、ＥＣＴに関連して起こるものよりもとても重大だった。医師や他の医療スタッフは認知面の問題はこうした手術においてやむを得ないことだと認識していたが、この問題について患者が知らされることはほとんどなかった。こうした術後の障害に対して広くなされた説明は、ＥＣＴ後の認知障害に対してなされたものによく似たものであった。そういった患者たちはしばしばうつ病であるとされ、そしてあらゆる認知障害は術後の抑うつ症状であると説明された。しかし、認知機能と抑うつの水準を術前と術後でそれぞれ検査して比較対照する試みが行われると、抑うつの水準は術前のほうが高い一方で、認知障害は術後の方が明らかに重篤であることがわかったのである。[95]

うつ病の問題が解決したからといって、手術あるいは麻酔が問題の根源であるということを外科医に認めさせたわけではなかった。それに代わる仮説は、進行した心疾患を来しうる心臓血管系の問題は脳への血管を含む血管系全体を冒しているため、冠動脈の梗塞に加えて初期の脳障害も生じているというものだった。すなわち、外科医によれば、術後せん妄はこの脳の障害を反映しているとされた。そのような要因も一部には作用しているのかもしれない。しかしここにおいて次のような動機が作用していることは明らかである。何であれ、ある治療の提唱者――心疾患を治療する外科医やECTを行う精神科医、催眠療法を行う精神療法家、SSRIを処方する薬物療法家――は、自分たちがしていることの危険性がなかなかわからない、もしくはその危険に対する責任があることをなかなか認めないのである。

とはいえより重要なのは、心臓手術のこうした問題がある程度まで覆い隠されていたことである。それに悩まされる者の多くは医療関係者であり、問題を調査するすべがあったにもかかわらず。誰も心臓手術を禁じようとしなかったという事実は、治療選択肢としての心臓手術を組織的に支持する動きについて多くのことを物語る。心疾患の典型的な患者は、白人の恵まれた中産階級であった。しかしECTを受けた人々の大半も、少なくとも米国においては似たような属性を備えていた――彼らはヨーロッパ系の先祖をもち、私立病院で治療を受けた患者だった。

また、患者視点からのECTの有効性と副作用に関する研究は、すべてのヘルスケアにとって重要な問題を明るみに出す。二〇〇三年、『ランセット』誌にECTの有効性に関するレビューが掲載された。そのレビューではECTはうつ病に対して薬物療法よりも有効であるとされた[96]。それに対して患者団体のMINDは、この結果はレビューの対象となったエビデンスの偏りを示すものにすぎないと反論した[97]。そのすぐ後に、ECTの効果とECTの後に生じるかもしれない問題に関する患者の見解のレビューが出された[98]。このレビューは臨床家と患者との認識の隔たりを明示していた。治療を受けた者は医師に比べて、数カ月後にはECTに効果があったとは考えず、認知障害が続いていると感じる傾向にあった。どちらが正しかったのか？

おそらく鍵となる問題は、どちらが正しかったかということではなく、治療の受け手が研究の場の一角を占め、医学の方向性とプロセスの決定に関与すべきかどうかということであろう。そして、この問題に対する答えは一つしかありえない。医学および精神医学には患者集団を直接巻き込んだ研究が必要であるということは、一〇年以上前から明らかである。[99] 患者のなかにはECTを受けたのちに持続的な問題を経験する者もいるが、心臓手術後の合併症に比べると、そうした問題の影響はわずかなものである。患者の参加によってこそ、麻酔を必要とする治療一般において生じた記憶障害からECTに特異的な問題を取り出すことができるだろうし、ECTの期間中に使用された併用薬が問題に関与するかどうかを決定することができるだろう。

より一般的にいえば、医師から見て有効に思える治療に関して、医療を行うべきかどうかについては外科医や内科医、精神科医などによる議論に委ねられているのかもしれない。しかし、彼らが情熱を注いでいる介入についてそれを受ける側がその結果を享受しているのか、あるいは苦痛に感じているのかを検討することによって、医療費の使いみちは違ったものになるかもしれない。ECTの効果を患者が評価した場合には、臨床家よりも評価は低いようだとはいえ、それでもなお効果があると考えられた。それとは対照的に、患者評価によるQOL尺度では、プロザック、パキシル、ゾロフトなどといったSSRIの有効性は示されなかった。[100] ECTに関する研究の場合、研究の発表が差し止められているという証拠はない。それに対して精神薬理学の研究では、患者による評価がまったく公表されていないという証拠は山のようにある。[101]

よい医療のためには、両者の視点からの良質な研究が必要であることはほとんど自明である。現在の精神医学では、一九七〇年代に起こった「サバイバー」運動の多くがその元来の使命から逸脱してしまっている。しかし、かつて主張されたように、彼らは公的な資金提供によって——偶然にせよそうでないにせよ——消費者団体になってしまったわけではおそらくない。それよりも、彼らに浸透しているのは製薬会社からの資金提供なのである。企業からの資金提供を拒んでいる場合には、企業はその団体を避けて自らの患者団体を立ち上げ、治療費の償還の陳情やメディアとの接触を行わせる。なにか問題が起これば、企業はＦＤＡの討論会や他の聴聞会の会場前で患者団体の代表をねり歩かせることができる。ＥＣＴには少なくともこうしたことは起こっていない。ＥＣＴに対しては依然として血気盛んな批判者がいる。しかしＥＣＴの擁護者にも他からの支援を受けない優れた人々がおり、そのなかにはアイヴィー・リーグの有名大学の学部長ら[102]やＥＣＴを受けなかったならキャリアを保てなかっただろうと主張する指導的な外科医たち[103]、さらには成功した治療によって先入見を覆された心理学者さえもいる[104]。

# 第10章　エレクトロガールと新しいECT

法廷の記録によれば、患者「W・S」は自傷他害のおそれを理由として一九六五年にニュージャージー州リオンの退役軍人病院に入院している。

それから一二年後に彼の病状は再び悪化して重篤な精神病症状が出現した。積極的な抗精神病薬治療の効果も乏しく、実際のところ、病状は悪化の一途を辿るばかりだった。一九七七年五月一二日、W・Sは「声を追い払う」ためECTを受けることに同意したが、病院側は彼に同意能力がないと判断し、代理人からの意見聴取を求めた。その期間中ずっと、W・Sは終日一対一の管理下におかれ、他の患者やスタッフを脅かしていた。ECTが推奨される状況であったとしてもなお、代理人の同意がなくては彼の治療を受ける権利は認められないのだろうか？　四日後の五月一六日、病院で意見聴取が行われた。そこにはW・Sの代理を務める公選弁護士、病院のための事務弁護士二名、（病院の所在地である）エセックス郡の事務弁護士、少年・家事裁判所の判事、患者本人、患者の両親、W・Sのために弁護士が選任した院外の精神科医、病院の精神科部長、法廷速記官を含む大勢の人々が出席した。そして、裁判所はW・Sを ECTで治療すべきであるとの結論を下した。[1]

一九七〇年代の後半には、ＥＣＴはペニシリンと同じくらい気軽に使用できる一般的な医療行為ではなくなり、特殊な条件ときわめて入念な法規制のもとでのみ行われる恐ろしげな最終手段となっていた。かつては外来でも受けることができた救命のための処置が、施設の壁の内側にいる患者に対して、絶望的な緊急事態にしか使用できなくなっていたのである。これらの規制は善意によるものではあるが本末転倒であり、それは完全に法で禁じられる一歩手前の状況にあった。こういった手続きが行われていたことは、おそらく近い将来、二〇世紀医療の歴史的逸話として扱われることになるだろう。

そしてＥＣＴに復活の時が訪れた。二一世紀の訪れを前にして、けいれん療法は特殊な環境だけで行われている悪名高い治療から、数多くの医療機関で施行される有益な治療へと変化し、かつて英国の研究者たちがたとえていたように、多くの患者にとっては歯医者通いとおなじく警戒されるものではなくなった。メディケア〔訳注：六五歳以上の低所得者を対象にした医療保障制度〕受給者におけるＥＣＴの使用率は、一九八七年には一万人中四・二人であったが一九九二年には五・一人まで増加した[2]。このあいだに精神科病院は再びＥＣＴを提供するようになったが、とはいえ一九八八年の米国精神医学会の調査によれば、米国の都市の三分の一ではまだＥＣＴを受けることができなかった[3]。ニューヨーク州、オレンジバーグにあるロックランド州立病院——現在はロックランド精神科医療センターと呼ばれている——は二〇〇〇年にＥＣＴを復活させた。そこのけいれん療法部門の部長であるシュリニヴァーサ・レッディは、患者たちにおける態度の変化についてこう記している。「患者たちが薬物療法よりもＥＣＴを評価し、自分の家族にもＥＣＴを受けることを勧める様子を私は目にしてきました[4]」

## 「治療抵抗性」の症例

二〇〇三年、『米国医療助手協会雑誌』は「治療抵抗性うつ病」という記事を掲載した。記事は一六ページあり、そこで紹介された「治療アルゴリズム」〔最初の治療薬に患者が反応しなかったときにどうすべきか〕は、あらゆる段階においてSSRI系の薬剤を重視するものだった。医療助手たちへのアドバイスは要するに、患者がフルオキセチンに反応しなければセルトラリンを投与せよというものだった。ECTはそのアルゴリズム内にまったく登場しなかったが、最後の短いパラグラフではけいれん療法が「うつ病にもっとも効果の高い治療」として言及されていた。[5] まず間違いなく、米国の医療助手の多くはこの取ってつけたようなパラグラフを読みとばしただろう。というのもECTは単に彼らの念頭にはなかったからである。〔訳注：英米において、医療助手資格を持つ者は医師の指導のもとで薬物療法など一部の医療行為が可能であるが、ECTの施行は認められていない〕

ECTは米国の医療助手にとっての治療選択肢に含まれていなかったが、精神科医たちの視界のなかでは光を放ち続けていた。その理由はまさしく治療抵抗性うつ病という課題が存在したからである。法規制や精神薬理学的な懐疑論に晒されながらも、この治療抵抗性うつ病というものによってECTは存続していた。新規薬剤の効かない多くの患者が存在し、この一群に対してはけいれん療法だけが臨床的な効果を発揮できることが知られていた。もし薬物療法が精神薬理学者たちが当初想定していたくらいの有効性を示していたならば、ECTは不要だっただろう。しかしそうはいかなかった。全体でみると、抗うつ薬と抗精神病薬で治療を受けた患者の三分の一はよくならない。これらの患者が薬剤に不応性を示す理由はいくつかある。すなわち、単に薬剤が効かない、効果が出る前に副作用によって服薬が中断される、もしくは診断が誤っている〔たとえば、精神病性うつ病を非精神病性うつ病向きの薬剤で治療するなど〕といった理由である。治療不応性という現象によりECTの再評価は始まった。とはいえこの当時、

ECTはまだ最後に選択される治療であった。

歴史的にみると、薬物治療に反応しない特別な精神病患者の集団に関する最初の記載は、東ドイツの精神科医カール・レオンハルトによる「系統性」と「非系統性」という統合失調症の区分にみられる。この区分を彼は長い時間をかけて作り上げてきたが、学術的にしっかり統合された形で世に送り出したのは一九五七年に東ベルリンのシャリテ病院で精神科の科長となってからのことであった。[6] レオンハルトが「系統性」という言葉で表現したのは、障害されているのは一つの神経システムだけであるが、しかしあまりにひどく障害されているために、脳全体に悪影響を及ぼしているという意味合いからだった。これらの患者は予後不良で、通常は治療に反応しなかった。一方、非系統性の統合失調症は多彩な症状を示し、それらの症状はしばしば変化しうる（それは、系統性群にみられる深く刻まれた銅版画のような症状像とは対照的である）。非系統性群の患者は治療に反応し、予後は比較的良好であった。レオンハルトの診断分類における治療反応性の違いがECTに関して検証されたことはない。しかしながら、レオンハルトとその弟子たちは、治療反応性が異なる明確に定義された患者群が存在するという考えを精神医学にもたらしたのである。

レオンハルトのアイデアは薬理学革命の黎明期に発表された。オスロにあるガウスタッド病院のクリスチャン・アストルプによる最初の臨床試験は、レオンハルトによる一九五九年の診断図式の改訂版を用いて行われ、そこでは治療反応性に大きな差異が発見された。クロルプロマジンによる治療を受けた一八五名の慢性統合失調症患者のなかで、レオンハルトの非系統性精神病の特徴を有する群は治療によく反応した。「軽度妄想型欠陥」は四八例中四〇例が改善し、「周期性緊張病」は一六例中一〇例が改善した。対照的に、アストルプの臨床試験において「系統性」統合失調症はほとんど薬物療法に反応しなかった。六七例の「系統性緊張病」のなかには改善した患者は一人もおらず、「破瓜型欠陥」ではそれなりの改善を示したのは三一例中たった三例だった[7]。明らかに、これらのカテゴリーは薬剤への反応が異なる統合失調症のグループを区別するものだった。

それから五年後の一九六四年、当時エディンバラ大学にいたフランク・フィッシュはアストルプが一九五九年に対象にしたのと同じグループに数名の患者を加えて解析を行った。このとき、フィッシュは実際のレオンハルトのカテゴリーを使用した。二八五名の慢性統合失調症患者のなかで、非系統性の病型を示すものはフェノチアジン系薬剤によく反応した。「感情負荷パラフレニー」の八四パーセント、「カタファジア」の七八パーセント（共にレオンハルトの大分類）は有意な改善を示した。一方で「系統性統合失調症」の一群は反応に乏しかった。「系統性緊張病」の一群は一人も改善と呼べる改善を示さず、系統性群に含まれる他の二つのカテゴリーの結果もほんのわずかだけましという程度にすぎなかった[8]。これはきわめて重要な知見である。なぜなら統合失調症の薬物反応性は予測しうるということを示すものだからだ。さらにフィッシュとアストルプの研究は、薬剤に反応しないが、もしかすると別の治療でよくなるかもしれない一群の存在も明確に示した。

アストルプとフィッシュの研究は米国ではまったくといってよいほど知られることはなく、欧州でもほとんど影響を及ぼさなかった。一九六二年、サウスダコタ州フォートミードの退役軍人病院に勤める亡命精神科医のクルト・ウィットンは、抗精神病薬に反応しなかった患者の思考障害をＥＣＴが劇的に改善させることを発見した。ウィットンによれば「薬剤に反応を示さないにもかかわらず漫然とフェノチアジン系薬剤で治療されていた多くの患者に対して、一クールのＥＣＴ（通常二〇回の治療からなる）を行うと、過程統合失調症（訳注：進行性に経過して欠陥に至る病型を示し、統合失調症の中核群と考えられた）

を主とする激しい精神病症状を示す患者であっても、思いもよらぬ目覚ましい改善あるいは寛解が得られることに気づいた」という。[9]

薬物治療に反応しない精神病患者にはどのような特徴があるのだろうか。一九五〇年代の後半、ドイツのエアランゲン大学のフリッツ・フリューゲルと彼に学んだトゥラン・イティルらは治療抵抗性の精神病という概念に関心を寄せていた。マックス・フィンクは脳波に関する業績を通してイティルを知っており、一九六二年にミズーリ州精神医学研究所の所長に就任したフィンクは彼をエアランゲンから招いた。一九六六年、イティル、アリー・ケスキナー、マックス・フィンクらは「治療抵抗性」統合失調症の特徴を突き止めようと試みた。一般的なフェノチアジン系薬剤に反応しなかった三〇名の女性患者のうち、二二名をフェノチアジン系薬剤の一種であるブタペラジン（商品名レポイズ）で治療し、八名は一般的なフェノチアジン系薬剤のまま維持したところ、ブタペラジン治療群の三二パーセント、対照群の二五パーセントが退院可能な程度まで治療に反応した。[10]この臨床試験は重要な役割を果たした。それはブタペラジンの素晴らしさを際立たせたことではなく、マックス・フィンクに疑問を抱かせたことである。ニューヨークに戻ったフィンクは再びECTに興味を持ち、先述のような治療抵抗性の患者たちにECTが有効なのかどうかを知りたいと考えるようになった。後にフィンクは「精神病症状、躁症状、うつ症状が強固で、目が離せないような患者たちに対して、私たちは何をしたらいいのだろうか」と問いかけている。「ECTを行った経験があるのなら思い出せ、というのがその答えだ」[11]

そのあいだ、治療抵抗性うつ病に関しても論文が報告されていた。一九六五年、オスロ大学精神科のオレ・ブラトフォスとジョン・オットー・ハーグは、抗うつ薬に反応しなかった患者に対して、ECTが有効であることを発見した。三環系抗うつ薬が登場する以前の一九五二年から一九五七年にかけて、彼らは躁うつ病の患者をECTで治療していた。その結果一二七名の患者のうち、六一パーセントの患者が回復し退院した。しかし一九五八年から一九六三年にかけて、抗うつ薬で治療された一七〇例の患者のうち、回復して退院できたのはわずか二五パーセントのみだった。薬剤に反応しなかった群に対し、引き続いてECTが行われた。その結果、ECTを受けた患者の五六パーセントが回復して退院した。ECT反応群と抗うつ薬反応群の再発率はほぼ同等であった[12]。うつ病患者の大部分が抗精神病薬に反応を示さないことは明らかだった。ジョージア州の精神科医コルベット・シグペンは一九六三年に同様の所感を述べている。「正直なところ、日常臨床においてはトランキライザー（フェノチアジン系薬剤）も抗うつ薬もそうたいしたものとは思えない。これらの薬はたまにしか役に立たない。一般に、急性に増悪した患者には［…］入院か、電気けいれん療法か、あるいはその両方が行われるべきである」[13]

一九七五年、ちょうどECTがほとんどの病院で段階的に中止されていたころ、ニューヨーク州精神医学研究所のアレクサンダー・グラスマンは、抗うつ薬に反応しなかった精神病性うつ病の患者のほとんどにECTが奏効したと記している。グラスマンは薬物血中濃度がより高い患者ほど治療効果がよくなるかどうかを調べるため、三環系抗うつ薬のイミプラミン（商品名トフラニール）の血中濃度を測定していた。イミプラミンで改善しない患者たちを調査しているうちに、彼は患者のほとんどが精神病的な思考（すなわち妄想）をもつことに気づいた。精神病性うつ病は臨床上珍しいものではない。うつ病の治療のために入院している患者の三分の一は、抑うつが重篤であるあまりに妄想的思考と希死念慮をもつ。そういった患者をなんとかできないかと考え、グラスマンはその患者たちにECTを行った――すると、患者はみな速やかに改善したのである[14]（これが、精神病性うつ病は他のうつ病から区別される疾患なのではないかという認識の草分けであった）。グラスマンはのちに次のように語っている。「抗うつ薬では改善

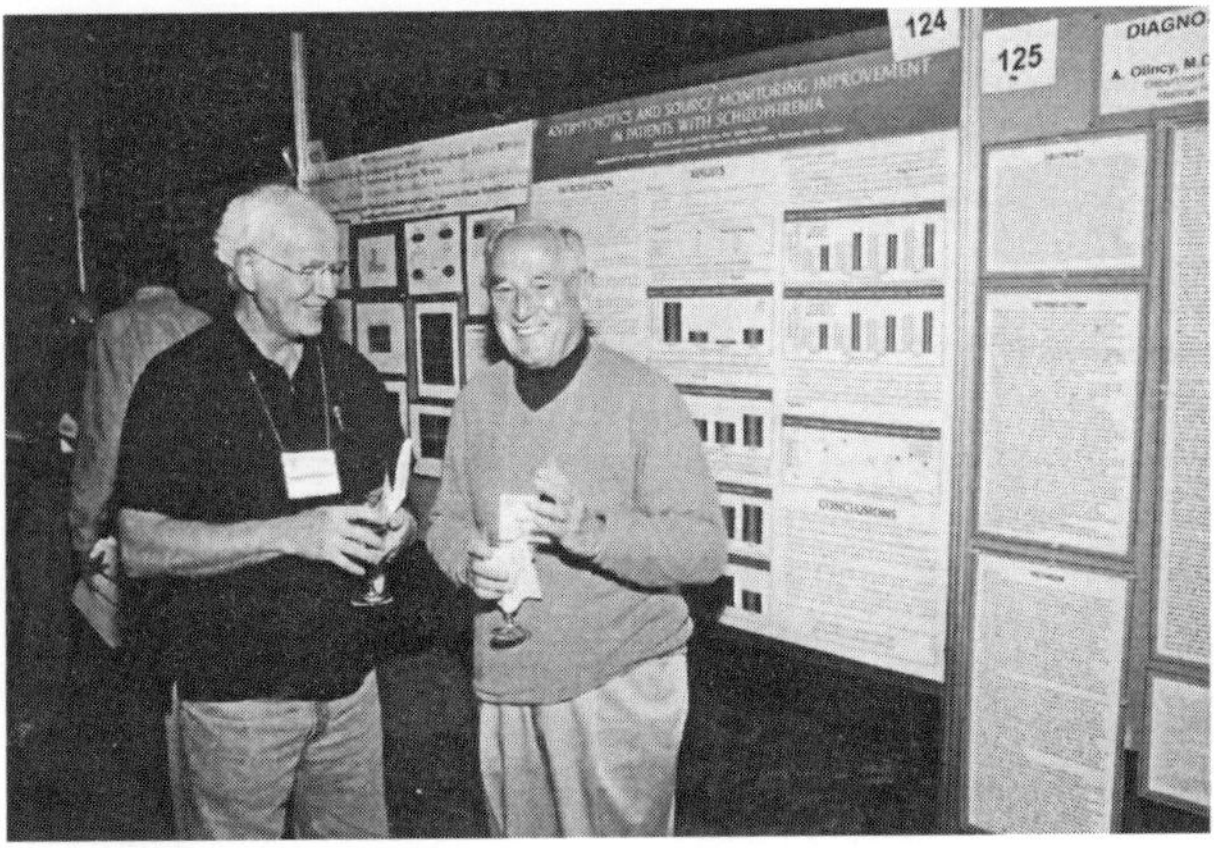


2003年の国際精神薬理学会（CINP）会議でのアレクサンダー・グラスマンとマックス・フィンク．1975年，コロンビア大学の精神科医であるグラスマンはECTが高い有効性を示す病態として精神病性うつ病を強調した．写真はマックス・フィンク氏のご厚意による．

しないけれどもＥＣＴによって改善する患者たちは明らかに存在する。ＥＣＴではよくならずに気が狂ったような多剤併用療法によって改善する患者も少しはいるかもしれないが、多くはない[15]」

こうして、統合失調症とうつ病双方の群において治療不応性の存在が広く知られるようになった。一九八四年、ある学術雑誌がデューク大学のリチャード（リッチ）・ワイナーに記憶とＥＣＴに関する論文を書くよう持ちかけた。それは多くの権威たちにコメントを求めたことで、事実上、ＥＣＴの「シンポジウム」のようなものとなった。その時期には、抗精神病薬や抗うつ薬が患者の改善をもたらすことができずに激しい副作用を引き起こしている問題について語ろうとする雰囲気が色濃くなっていた。そのシンポジウムのなかでシカゴ医科大学精神科のコンラッド・シュワルツは、抗精神病薬の「鎮静作用」は「自発性、情動的な反応性、熱意、性的魅力、鋭敏さや洞察といった、パーソナリティの微妙な特徴を鈍くする。このような作用についてほとんどの専門家は手の打ちようがない」と語った。シュワルツは、精神病性うつ病や躁的焦燥といった徴候にはＥＣＴが妥当な選択肢だと述べている。[16] ニューハンプシャー州ハノーバーにあるダートマス医科大学の精神科医、トレバー・プライスは次のように述べた。「非常に大きな比率である。薬物治療抵抗性のうつ病患者の五〇—九〇パーセントにはＥＣＴが著効する」。このことは妄想を伴う症例にとりわけあてはまった。「大半の患者に対してＥＣＴは劇的な臨床症状の改善をもたらす。それは治療抵抗性で広汎に機能が低下した感情障害に限られるわけではない」[17]

実際、年月が経つとともに、治療不応性に関する認識は臨床家たちのあいだにどんどん広まっていった。二〇〇四年、カリフォルニア州サンタモニカのランド研究所の研究者たちは、プライマリケアの場においてうつ病と診断された患者の少なくとも半数は、二クールの薬物療法を受けた後にもまだ抑うつ症状が残存するということを発見した。[18] 彼らはＥＣＴには言及しなかったが、このような統計的データは医療者たちの関心を引きよせた。この半数の患者たちに医療者はどのような選択をとることができるだろうか？　薬物治療に対する不応性への関心の高まりを背景に、ＥＣＴへの道は再び開かれた。

### 回帰のはじまり

ＥＣＴの再興は二通りのルートより起こった。ひとつはＥＣＴをがんじがらめにする法規制との戦いであり、カリフォルニア州とマサチューセッツ州がその中心となった。もうひとつは規制に対する組織的活動よりも科学に的を絞ったもので、ニューヨークから始まった。後者の戦いの先頭に立ったマックス・フィンクやリチャード・エイブラムスらは、ＥＣＴは安全で効果的であるというエビデンスの新たな基準を示そうとして努力を続けていた。彼らはうつ病治療の最後の手段からさまざまな精神疾患の治療手段へと、ＥＣＴの適応を拡大することも目指していた。

第9章で論じた一九七〇年代初頭のＥＣＴに対する訴訟事件に立ち返ると、ＥＣＴの主導者たちはカリフォルニア州で一九七四年に制定された反ＥＣＴ法に一致団結して戦いを挑んだ。しかし、一九七六年に制定された改正法も依然として制限の大きなものであった。判断能力のある患者が自発的にＥＣＴを希望しても、精神科のセカンドオピニオンを受けることを強いられ、治療を受けるまでの時間は否が応にも遅くなった。もっと病状が悪く、判断能力が十分とは言えない患者の場合、その家族は弁護士を雇い、追加の診察のための費用を支払わなければならなかった。患者が望んでいない場合であっても公選弁護人が割り当てられ、法廷審問が開かれた。ある医学ジャーナリストは一九八七年にこう記している。「法的手続のために治療が数週から数カ月ほど遅れることもよくあった。家族が重病を患った患者本人に代わって同意を行うことは許されず、深刻な拒食や繰り返される自殺企図といった生命に関わる緊急事態が生じている状況であっても法に例外は認められなかった[19]」。一九七四年の反ＥＣＴ法によって治療に遅れが生じた結果、複数の死者が発生していた。

この状況に対して、サンディエゴの精神科医であるゲーリー・エイデンは法の執行を中断させるために訴訟を起こし、米国精神医学会（ＡＰＡ）に支援を求めた。ＡＰＡがけいれん療法に興味を示した時期は、少なくとも一九四〇年代後半の、精神医学の進歩のためのグループ（Group for the Advancement of Psychiatry : GAP）がありウィリアム・メニンガーが会長を務めた時代にまでさかのぼる（第5章参照）。ＡＰＡは一九五三年に電気療法の実践のためのガイドラインを出版した（第6章参照）が、それは一九五九年に取り下げられた。一九七二年のイーグルトン事件のときにＡＰＡが行った意見表明はＥＣＴを支持するものだった[20]。

エイデンが起こした訴訟により一九七五年に最初の判決取り消しが行われ、APAは訴訟摘要書をまとめた。多くの州議会に迫りくる反ECT法の波に対して、APAは一九七五年にECTを調査するための作業委員会を組織した。作業委員会による一九七八年の報告書はECTが返り咲くきっかけとなる主要な出来事の一つではあったが、エイデンとその賛同者にとって、その動きはやや緩慢に映っただろう。一九七五年にカリフォルニア州アナハイムで開かれたAPAの年次総会では、ECTへのさらなる取り締まりに対して組織的に対抗してゆくという決議がなされた。そのグループは「電気療法発展のための国際精神医学協会」(the International Psychiatric Association for the Advancement of Electrotherapy : IPAAE)と名づけられ、一九七六年にマイアミで最初の会議が開かれた。[21]

APAの学術研究評議会を運営していたボストンの精神科医、レスター・グリンスポーンによって、APAの作業委員会を立ち上げる試みが始められた。彼はこの新たな作業委員会の責任者として、マサチューセッツ州におけるECT論争(第9章参照)に関わった精神科医であるフレッド・フランケルを招いた。フランケルはマックス・フィンクと協議を行った。フィンクは一九七二年にニューヨーク医科大学を離れニューヨーク州立大学ストーニー・ブルック校に赴任していた。同じ年にフィンクはECTの作用機序に関するシンポジウムを開催しており、この分野では著名な人物だった。フランケルはこの時点ではECTの専門家ではなかった。彼はのちに「本当はマックスが責任者になるべきだったと思うが、なぜ彼が選ばれなかったのかはわかるよ」と語り、暗にフィンクの非中立性をほのめかした。[22] 実際、フィンクは一九七〇年代以降、ECTのための戦いに全身全霊を捧げてきた。

フランケルはまた、ハーバード大学のマイケル・マンデルとインディアナ大学のアイヴァー・スモールにも作業委員会に加わるよう要請した。ハーバード大学の精神医学および法学の教授であったアラン・ストーンは初期に顧問を務めたが、そののち委員会から離れている。[23] 一九七五年一〇月までに、さらに二人のメンバーが加わった。ロサンゼルスの精神分析家であるジョージ・J・ウェインと、カリフォルニア州セプルベダの退役軍人病院に勤めるECT専門家、T・ジョージ・ビッダーである。それからさらにカリフォルニア大学サンディエゴ校の神経心理学者で記憶に関する専門家であるラリー・スクワイア、オレゴン大学のECT研究者であるポール・ブラックリーも作業委員会に加わった（ブラックリーは報告書が発行される前の一九七七年に死去した）。

作業委員会は仕事に取りかかり、一九七六年には全米のAPA会員の五分の一に質問票を配布し、約三千名分の返答を受け取った。そして一九七六年五月にマイアミで行われたAPAの総会で意見聴取を行った。カーライナーとカリノフスキーは二人とも出席していた。マックス・フィンクはその会議を振り返って次のように語った。「人々は立ち上がって委員たちに詰め寄り、ECTはこの世でもっともおぞましいものだと言った。私も出席していたが、当時まだ若かった私は、それらの人々が私のような〔ECTを支持する〕人物についてどんなことを言うのか耳を傾けていた。彼らは罵詈雑言を浴びせてきた。本当におぞましいものだった」[24]。それでもなお作業委員会は計画を押し進め、限られたメンバー内で回覧するための報告書原案を一九七七年の終わりまでに完成させた。

その当時の社会におけるECTへの轟々たる非難を考慮して、作業委員会はきわめて慎重なスタンスをとった。委員たちは同意に関する現行の倫理勧告のすべてを確実に満たそうと懸命になるあまり、インフォームド・コンセントについては相当に頭を悩ませた。原案では、自分の意志で治療を希望した同意能力のある患者に対しても、同意の場面をなるべく法律家の同席のうえでビデオテープに録画することが求められていた。[25] 原案を回覧した際にこの文面を見て、ニューヨークの精神科医レナード・キャマーは怒りを爆発させた。「同意の場面を録画もしくは録音するようにとか、同意を得る際に事務弁護士を同席させるようにとかいう勧告は、医師‐患者関係の意味づけや枠組み全体を踏みにじるものだ。[…]おまけに、それらのビデオテープをどこに保管するというのだ。オフィスの賃料は一平方フィートあたり一一ドルかかるというのに」[26]。この勧告は最終版において削除されたが、そこには委員たちが反ECT勢力の様子をうかがいながら身をかがめている防衛的な態度が描き出されていた。

規制を支持しようとする他の委員たちの態度に対してマックス・フィンクがみせる苛立ちを別にすれば、作業委員会の議論は比較的穏便に進んだ。それが剣呑なものとなったのは一九七七年の一二月九日、フランケルがAPAの評議員会に接触した際のことだった。評議員会は総じて、作業委員会はECTに関して過度に防衛的で、その仕事の進め方は慎重すぎると批判した。議論の口火を切ったのはルイス・リンであったが、フランケルによれば「その剣幕たるや〔『不思議の国のアリス』の〕赤の女王が出てきて「首をはねよ」と叫ぶのではないかと思われるほどのものだった」という。リンはフランケルに、「カリフォルニアの規制がECTを痛めつけるものだとすれば、この報告書はECTを葬り去るものとなるだろう」と語った。リンは高齢患者へのECTをより強く肯定する方向へと議論を進めようとしていた。インフォームド・コンセントに関する作業委員会の手の込んだ予防策は、総じて激しい非難を浴びた。評議員会によれば、作業委員会は治療技法に関してあまりにも細部にこだわりすぎており、ガイドラインに正しく従わない精神科医を訴訟の脅威にさらそうとしているとのことだった[27]。

ECT作業委員会の最終的な報告書は一九七八年九月に発行された。それはやりすぎというほどではないものの、初期の草案に比べるとずっと大胆なものだった。ECTはどのような病態に対して推奨されるのだろうか。報告書によれば以下の通りである。すなわち「重症うつ病」で自殺の危険のあるもの、

「重度の精神病状態」で患者自身あるいは他者が危険にさらされるもの、「重度の緊張病」で薬物に反応しないもの、そして「重症の躁病」で同様に薬物療法が奏効しないか不適切だと考えられるもの、である。それとは対照的に、内因性うつ病に対するECTは薬物療法が奏効しない場合には「おそらく有効」としか記されず（内因性うつ病は四〇年にわたってECTの伝統的な適応症であったにもかかわらず）、薬物療法が効かない精神病状態における有効性は疑わしいと記されたのみだった。作業委員会では、統合失調症に対する有用性についてはわかっていないとされた。[28]

フランケル自身がECTになじみが薄かったことは、間違いなくこの報告書に保守的な色合いを与えていた（もっとも、ヨハネスブルグの若手医師であったころには彼もECTを行っていたのであるが）。彼の主な研究分野は催眠であり、毎月新たに裁判所の承認を求めるといった反ECT的な提案にもかなり好意的であった。[29] 作業委員会の会議では、フィンクは常にフランケルらと衝突した。フィンクは後に、コンセンサスによって科学的指針を作ろうとするこのやり方全般に対して憤りを表明した。「私は作業委員会において科学的な問題を投票で決めるということが好きになれなかった。RULかBTか、アトロピンかグリコピロレートか、あるいはトレーニングをどうするのかといった問題について投票で決めるなんて頭がおかしくなりそうだった。だからこそ私は一年かけて一九七九年の教科書を執筆したのだ」[30]〔訳注：RULは右片側電極配置、BTは両側頭電極配置のこと。また、アトロピンとグリコピロレートはECTが引き起こす自律神経作用を軽減するために用いられる薬剤〕。フィンクの『けいれん療法――理論と実践』は、ロタール・カリノフスキーとポール・ホッへによる一九四六年の教科書以来、初めてのECTの教科書であった。そしてフィンクの教科書は四〇年間以上にわたって発行された大量の文献からもっとも有用な情報だけを蒸留することによって、この分野が現代的かつ科学的な土台によって立つための助けとなった。[31] リチャード・エイブラムスはこの教科書を評してこう語った。「マックスのマグナム級の大著は［…］実際、とても強い影響を及ぼした［…］［それは］客観的な科学的評価の先駆けであった」[32]

作業委員会がもたらした好ましい影響の一つは、ECTを理解しその臨床実践をうまく行うための、より科学的なアプローチに向かうきっかけとなったことである。そしてさらに重要なのは、その報告書が、強い影響力を持つ米国精神医学会をECT支持の側にしっかりと位置づけたことである。科学的精神医学の公式団体は「脳が焼かれる」だとか「一生残る記憶喪失」だとかいう懸念を一切考慮することはなかった。報告書は病院にECT部門を立ち上げようとする医師たちを後押しした。作業委員会のメンバーはECT部門の立ち上げに着手した医局や管理部門へのアドバイスのために病院に招かれた。

否定的側面は、この報告書が診療所や外来でのECTに明確な終止符を打ったことである。入院する経済的余裕がなかったり、「精神科病院」につきもののスティグマを避けたいと思う多くの人々にとって、診療所や外来でのECTは安全で効果的な方法として長年確立されていた。報告書にはこう明記されている。「ECTは予想外に生じうる合併症に速やか（すなわち二、三分以内）に対処できる場所および状況においてのみ行われる［べき］である。［…］このことから、一般的には治療は病院内で行われる必要があるだろう」[33]。報告書への一つの批判として、サウスカロライナ州グリーンヴィル病院機構で精神科部長を務めていたイヴァーソン・ブロウネルはAPAの評議員会に次のように訴えた。「［ECTは］あらゆる救命医療機器による十分な支援体制を備えた病院においてのみ行われるべきであると、さも当然のように記されている。このこと自体が、この治療を実際よりもかなり危険なものに見せていると思われる」。このことによって患者の負担も増すことになるとブロウネルは感じていた。「これまでの三〇年間、電気ショック療法は診療所において、わずかな合併症しか引き起こさずに行われてきた。治療のこうした柔軟性が融通の利かないガイドラインによって失われることは残念でならない」[34]。これらのガイドラインは今後、ガイドラインに従わなかった精神科医に対して法廷で処罰が下される際にその裏づけを与えるものとなるかもしれない。ウィリアム・カーライナーのような精神科医の診療所は、土曜の午前中には仕事をもつ患者たちでいっぱいであった。そうした精神科医はもはやいなくなるだろう[35]。

## 回帰――ニューヨークの状況

ＥＣＴの復活において、ＡＰＡの活動と対になったのはマックス・フィンクのような臨床研究者たちの奮闘だった。一九七〇年代初頭、フィンクは米国における主要なＥＣＴの研究資金を獲得しており、一九七一年には国立精神衛生研究所の要請を受けてＥＣＴに関する協議会を立ち上げた。彼は一九七〇年代の終わりにはＥＣＴに関するもっとも信頼のおける教科書を書き上げていた。フィンクはウィーンで一九二三年に生まれた。両親はオーストリア＝ハンガリー人で、ともに医療に携わっていた。父のユリウスは家庭医であり、母のブロニスワヴァ（ブロニア）・ローウェンタールは一九二〇年にウィーン医学校で初めての女子医学生の一人として入学した人物だった（彼女は妊娠したために医学課程は修了しなかったものの、後にコロンビア大学社会福祉学部の大学院を修了している）。一九二四年に一家は米国に移住し、フィンクはブロンクス区で育った。一九四五年、フィンクはニューヨーク大学医学部の医学課程をクラス中最年少で卒業し、ブロンクス区のモリサニア市立病院で臨床研修を受けた。研修医時代に高名な精神科医や神経科医のもとで学んだフィンクは、そのことに刺激されて医学研究の道に進んだ。

研修終了後、フィンクは二年間の軍務に服し、一九四六年の春からテキサス州フォート・サム・ヒューストンの陸軍神経精神医学校で修練を積んだ。精神医学はフィンクにとって魅力的であった。ニューヨークで過ごした少年時代、彼の家はいつも医学関係者の来客でいっぱいだった。多くはヒトラーから逃れてきたオーストリアからの移民仲間であり、そのなかにはポール・シルダー、ベルナルト・ダットナー、ヨーゼフ・ゲルストマンといった著名な精神科医も含まれていた。彼らはウィーン大学精神科の国際的有名人であり、当時高校生であったフィンクは畏敬の念を抱きつつ彼らと接していた。フィンクはフォート・サム・ヒューストンにおいて身体的治療、とりわけインスリン昏睡療法とECTを学んだが、当時はそれらにとりたてて興味を抱くことはなかった。彼はケンタッキー州フォート・ノックス陸軍病院で三つの精神科病棟を担当し、そういった治療を日常的に行っていた。一九四八年の軍務修了後、フィンクはニューヨークのモンテフィオーレ病院とベルヴュー精神科病院で神経精神医学の研修を受け、一九五二年に神経科医の資格を得た。それと同じ年に、彼は幾人かの精神分析の大家が所属しているヒルサイド病院で精神科専門研修を開始した。フィンクがヒルサイド病院を選んだのは自らの精神分析の知識を深めるためだった（彼は軍務修了後から精神分析の研修プログラムを開始しており、ウィリアム・アランソン・ホワイト精神分析研究所から一九五三年に〔精神分析家としての〕認定を受けた）。しかし、ヒルサイド病院はフィンクをECT－インスリン昏睡療法部門へと配置した。その部署を統括していたサイモン・クウォルワッサーは精神分析に対してほとんど関心のない、昔ながらの精神科医だった。

フィンクはマウント・サイナイ病院の全米小児麻痺財団において神経精神医学のトレーニングを進め、当時コロンビア大学で神経学を教えていたハンス・ストラウスのもとで脳波を学んだ。米国でもっとも偉大な神経学者の一人であるモーリス・ベンダーや、バルビツール酸の研究で知られる精神科医エドウィン・ワインスタインの指導を受けて、フィンクは臨床研究の基礎を吸収していった。一九五四年、フィンクは新たに開設された国立精神衛生研究所（NIMH）から、けいれん療法における脳波波形の業績によって研究費を獲得し、病院は実験精神医学の部署を設立してフィンクをその責任者とした。

精神分析の道に進むことを望んでいたにもかかわらず、フィンクは早くから身体的治療の実践に引きつけられた。のちに彼は次のように語った。「ＥＣＴの有効性は、インスリン昏睡療法や精神療法では手間がかかるわりに効果が限られていることと比べれば、ずば抜けていた。このことは、こんな乱暴な処置がどうして効くのかという私の関心に火をつけた」。その改善は脳波でも認められた。「脳波において徐波が増えるほど、患者はよくなったのだ！　治療者によって生み出された異常が患者にとって「よい」働きをするというのは理屈に合わない。ＥＣＴのこの不合理性は挑むべき課題となった」[36]。ＮＩＭＨからの資金提供に勢いを得て、ヒルサイド病院の実験精神医学部門は急激に成長し、フィンクは一九五六年にＥＣＴに関する最初の論文を発表した[37]。

一九五〇年代に精神薬理学が優勢になるにつれ、ＥＣＴの研究に対する助成は減っていった。フィンクもまたＥＣＴへの興味関心を失った。一九六二年、彼はセントルイスにあるワシントン大学生物学的精神医学部門との兼任で、同市のミズーリ州精神医学研究所の所長に就任した。そこで彼はＥＣＴではなく精神薬理学の研究に打ち込んだ。しかし予想外のことから、ミズーリでの状況はフィンクにとってまずいものとなった。セントルイスにあるワシントン大学精神科科長であるイーライ・ロビンスが、周辺病院と大学精神科教室との連携を取りやめる決定を下したのである。これによって、最寄りの大学精神科ははるか遠くのミズーリ州の州都ジェファーソンシティになったために、臨床において大学と協働することが実質的にできなくなってしまった。こうして、フィンクは突然孤立することになった。

この切り離しは精神医学における情勢の変化を象徴していた。イーライ・ロビンスはロバート・シュピッツァーと協力して「ファイナー診断基準」を発展させた。これは精神医学における診断が精神分析からもぎ取られ、最終的に精神薬理学者の手に渡る過程の始まりであった[38]。ロビンスらの仕事は一九七八年の「研究診断基準」[39]に結実し、その診断基準はDSM‐Ⅲとそれによる精神科診断の目覚ましい再編の基本的枠組みとなった[40]。それらの出来事にフィンクはまったく関与していなかった。ミズーリ州での経験は彼に、セントルイスからやってくるものと「DSM」式精神医学への敵対心を植えつけた。そしてフィンクは生物学的治療において、精神薬理学モデルの基礎であるセロトニンのような神経伝達物質ではなく、コルチゾールのような神経内分泌に注目する道を進み始めた。神経内分泌的アプローチは精神薬理学とDSMによるアプローチに対する唯一の確固たる代替的選択肢となった。

一九六六年、フィンクはミズーリ州における知的に孤立した状況にうんざりし、アルフレッド・フリードマンが統括するニューヨーク医科大学精神医学講座の生物学的精神医学部門の責任者としてニューヨークに戻った。そこはフリードマンが一九六〇年にカリノフスキーを精神医学研究所から招くまで静かに眠り続けていた講座であった。ニューヨーク医科大学において、フィンクはメトロポリタン病院の臨床上の役職を得て、そこで依存症部門の運営と幻覚誘発薬の研究を行った。

依存症部門の二階下のフロアは一般精神科病棟であり、その病棟のレジデントのなかにいたのがリチャード・エイブラムスとマイケル・テイラーであった。当時、フェロー・レジデントであったロバート・レヴィンは後にこう語った。「メトロポリタン病院は本当に三流の場所だった。しかしわずかなあいだだけ、そこにはアル・フリードマンのもと、この驚くべき精神科部門が存在していたのだ[41]」。マイケル（ミッキー）・テイラーは当時の同僚について次のように語った。「私たちが属する集団は精神分析に非常に批判的で、私たちが気にかけるのは何が効くのか、科学的な根拠はあるのかということについての［…］「データ」だけだった」。回診においてレヴィンは「膝の上にいくつかの論文を置いていたが、

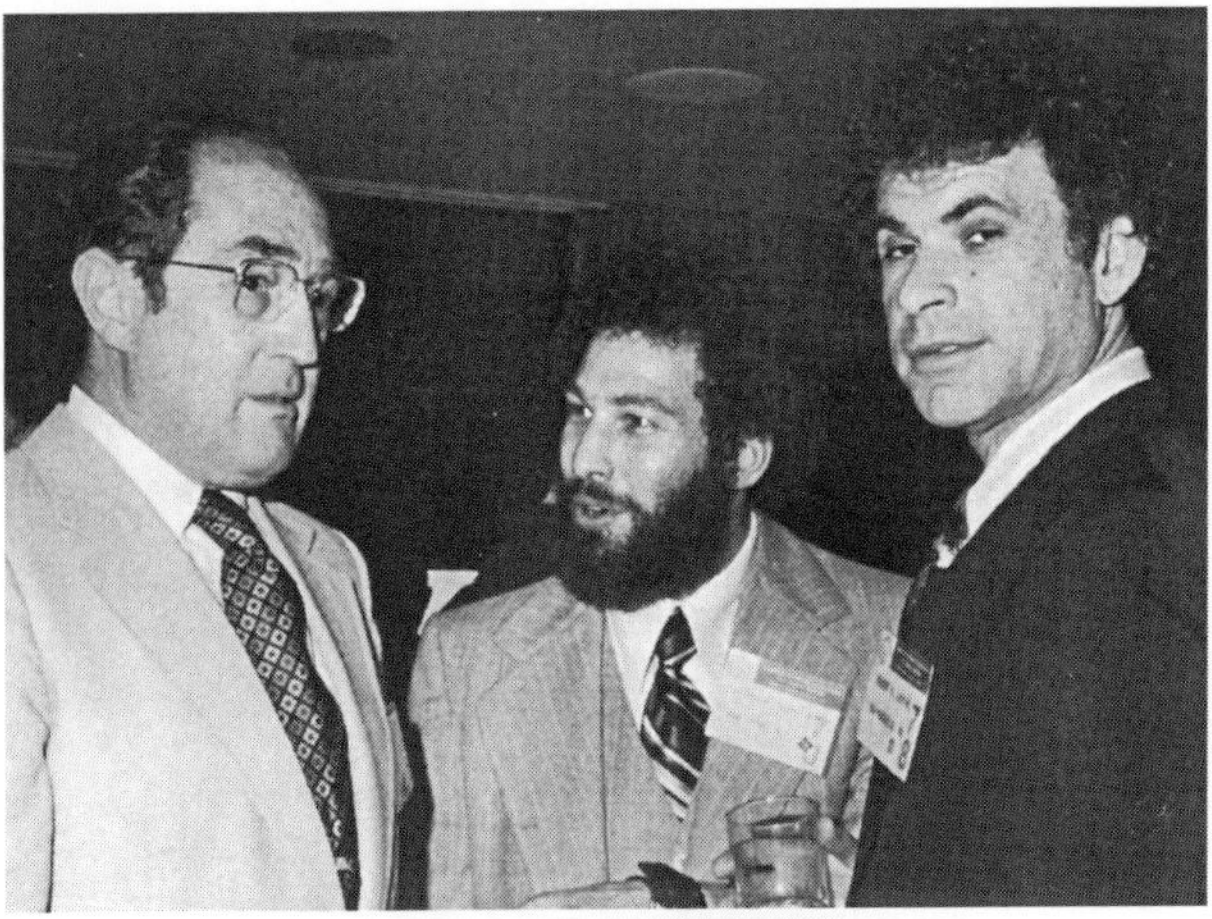

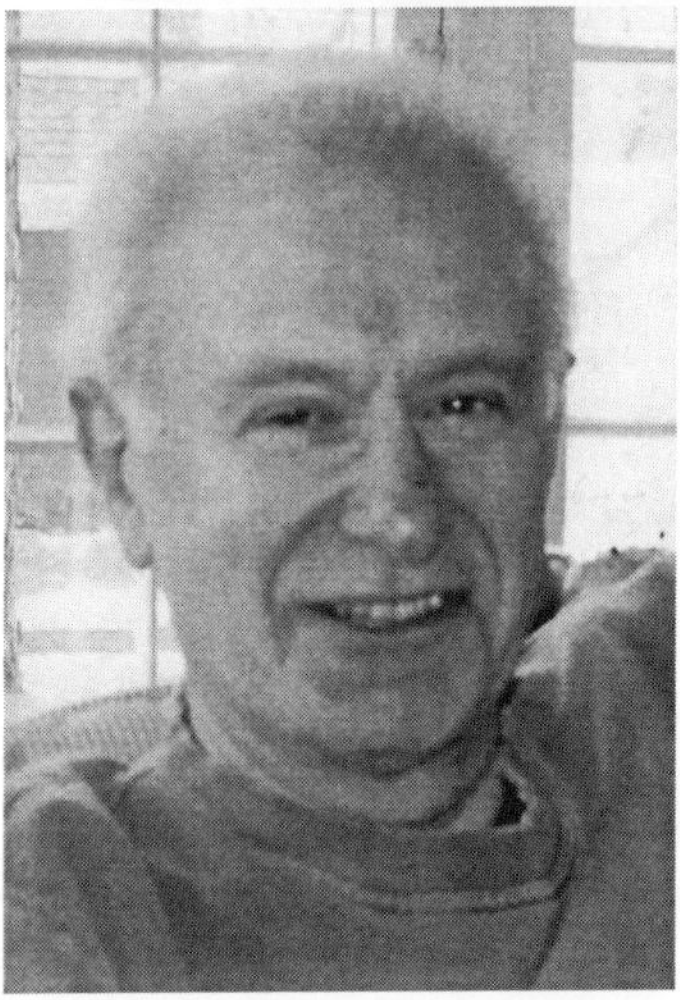

（上）1978年，米国精神医学会の会合におけるマックス・フィンク，バリー・ライスバーグ，ロバート・レヴィン．ニューヨークのメトロポリタン病院においてレヴィンとフィンクは，精神分析とは対照的な，重症の病態に対するECTの有効性を支持した．（下）マイケル・アラン・テイラー．彼はリチャード・エイブラムスとともにメトロポリタン病院のECTに携わった．写真はマックス・フィンク氏のご厚意による．

精神療法が効かないことを示したある論文を読み切ったのだろう。彼は精神分析家の目の前でその論文を床に投げ出した――軽蔑的な仕草で床に放り投げたのだ。回診時間の終わりまでに、彼は「精神分析の」有効性について完全に論破してしまった。それが私たちのスタンスだった」[42]。

リチャード（ディック）・エイブラムスは現在第四版となる権威あるECTの教科書の著者としてよく知られている。[43] 彼はブルックリンのマイモニデス病院で精神医学の修練を積んでいるあいだにECTに興味を持つようになり、一九六四年には同院でカリノフスキーが主催していた論文抄読会に参加するようになった。一九六五年に空軍に入隊したことでエイブラムスの研修は中断した。テキサス州ウィチタ・フォールズの基地にある三〇床の精神科病棟で、彼はECTの研究を開始した。彼の最初の論文は一九六七年に『米国精神医学雑誌』に掲載された。[44] 第二の論文における統計解析に関する疑問から彼はフィンクとやり取りするようになり、兵役が終了した一九六七年、フィンクとともに研究を進められるように精神医学研修をメトロポリタン病院において再開した。[45] メトロポリタン病院でフィンクとともに働いたこと、そして最初はマイモニデス病院で、のちにはマンハッタンのグレイシー・スクエア病院においてカリノフスキーとともに働いたことで、エイブラムスは米国におけるもっとも活動的な二人のECT臨床家から影響を受けた。

東七六番通りに位置するグレイシー・スクエア病院は、精神科を主とする二二〇床の私立病院として一九六九年に開院した。そこはベルヴュー病院の規模を大きくしたような病院であり、重篤な精神疾患の患者の診療がなされていた。その広大なECT部門を監督していたのはカリノフスキーであり、彼は病院のオーナーであるローレンス・ジリンスキーおよびリチャード・ジリンスキーから尊敬されていた。アルフレッド・フリードマンは、ニューヨーク医科大学のスタッフがグレイシー・スクエア病院で研究を行うことができるよう調整を行った。一九七〇年代中盤に常勤精神科医を勤めていたハーバート・フォックスは「グレイシー・スクエア病院はたくさんの研究資金を提供してくれた」と語った。[46] エイブラムスはグレイシー・スクエア病院に一九六八年から一九七四年にかけて在籍した。マイケル（ミッキー）・テイラーが在籍していたのは一九七一年から一九七六年にかけてであった（それに先立ち、テイラーはカリフォルニア州オークランドの海軍病院でECTユニットを統括していた）。

エイブラムスとフィンク、そしてカリノフスキーは刺激電極配置に関する研究に取り組むことで合意し、フィンクとエイブラムスはカリノフスキーを顧問としてNIMHに研究助成金を申請した。これはグレイシー・スクエア病院にとって初めてのNIMHによる助成金だった。一九七〇年代初頭、病院は熱心な学術研究活動の中心となり、フィンクとエイブラムスによって一つの研究計画が、テイラーとエイブラムスによってもう一つの研究計画がすすめられた。[47] カーライナーとカリノフスキーは被験者となる患者を集めた。フィンクとエイブラムスの〈研究〉計画から、一九七二年に出版の話しが持ち上がった。ミルトン・グリーンブラットがフィンクに対して、雑誌『精神医学講義』の「けいれん療法」特別号の責任編集を依頼したのである。この特別号においてフィンクとエイブラムスは連名で「ECTにまつわる疑問への回答」と題した論文を発表し、それとは別にフィンクは「誘発されたけいれん（ECT）における治療的過程」という論文を記した。[48] その号にはニューヨーク医科大学の他の教室員の名も見受けられた。ジャン・ヴォラヴカはけいれん療法における脳波について、リア・ドーンブッシュは記憶についての論文を寄稿した。[49] 研究を通して両側頭電極配置は右片側配置（RUL）よりも優れていること、多重モニタリングECT（MMECT）は標準的ECTに比べて劣っていることが示された（フィンクは後に「RULはそのまま死にゆくべきであったが、［ハロルド・］サッカイムと［リチャード・］ワイナーが不必要に復活させてしまった」と語った)[50]。この『精神医学講義』特別号の出版は、学術研究の対象としてECTが再び登場したしるしであり、ECTという治療手段はあらゆる薬物療法が無効に終わった自殺企図症例にとっての最後の望みなどではないということを示していた。ECTの作用機序はいまだ解明されないままであったが、研究者たちは新たな脳科学と生物学的精神医学にもとづくいくつかの論点を提示していた。

ストーニー・ブルック病院でもフィンクはエイブラムスおよびテイラーと協力して仕事をすすめ、ともに一九七〇年代半ばまで勤め上げた。このことは、DSM式の疾病分類は信頼性に乏しいと考える、反DSM学派とも呼べる動きを引き起こした。また、まったく新たな適応症をECTにもたらすこととなった。すなわち、緊張病の治療手段としてのECTの使用である。一九六六年にはすでに、フィンクはエイブラムスおよびテイラーの緊張病への関心と、真の精神科疾患の境界を明確にしたいという想いに引き込まれるようになっていた[51]。それまで米国の精神科医は緊張病を統合失調症の一症状としてのみ考えていた。フィンクは次のように語っている。「彼ら〔エイブラムスとテイラー〕の米国精神病理学への挑戦に刺激されて、私はDSMを疑いの目で見るようになった。緊張病はそれ固有の位置づけをもつという議論[52]や、メランコリーについて現在行っている仕事によって、私たちはDSM-Ⅲに戦いを挑んだ。この挑戦には、〔イーライ・〕ロビンスとセントルイス学派はかつての精神分析家たちと同様に精神医学を誤った方向に導いているというメッセージが含まれていた」[53]。さまざまな型の緊張病がECTに高い反応性を示したことによって、ECTの適応は自殺の恐れのある症例への最後の希望という路線を越えて広がりはじめた。

## 支援の波

一九七一年、国立精神衛生研究所（ＮＩＭＨ）は再びＥＣＴに興味を持ち、ＮＩＭＨ臨床研究部の「うつ病部門」の長であるトーマス・ウィリアムスは「うつ病患者の治療におけるＥＣＴの使用について」という会議を企画した。[54] 彼はけいれん療法に関するＮＩＭＨの研究助成金の筆頭保持者であったフィンクに計画委員会をとりまとめるよう助けを求めた。その委員会にはハーバード大学のシーモア・ケティやカリフォルニア大学アーバイン校のジェームス・マクゴーらが含まれていた。この会議は一九七二年の四月中旬、プエルトリコのドラドにあるドラドビーチホテルで開催された。ここでの発表は一九七四年に『けいれん療法の精神生物学』という書籍の形で出版された。一九七二年の『精神医学講義』の特別号とあわせたこの二つの仕事によって、ＥＣＴは科学的基盤を備え、統計学的に裏付けられた有効性があり、副作用はごくわずかであるということが確立された。リチャード（ディック）・エイブラムス、ジャン・ヴォラヴカ、ジョイスならびにアイヴァー・スモールの夫妻などがカンファレンスに出席して論文を寄稿した。スウェーデンからはジャコモ・デリアとジャン＝オットー・オットソンが出席し、ミラノからはイタリア精神薬理学会会長であるシルヴィオ・ガラッティーニがマウスとラットにおける電気ショックと神経伝達物質について話すためにやってきた。[55]

ＮＩＭＨはこの会議とその報告論集の出版に対して資金提供を行ったものの、けいれん療法に対して継続的な関心を寄せることはなかった。二〇世紀の終わりまでに、ＮＩＭＨはうつ病に対する薬剤臨床試験を一七一件、鍼治療の研究を二一件支援したが、ＥＣＴ研究への支援はたった四件だけであった。[56]一九七五年、臨床研究部門の責任者であるマーティン・カッツはドラドビーチ会議に続く集まりを企画しようと考えた。[57] 彼はフィンクに次の会議への公的資金提供のために計画書を書くよう非公式な形でもちかけた。しかし、一九七六年一月三〇日にメリーランド州ロックヴィルのＮＩＭＨ本部で行われた激しい会議において、上司たちがもっと穏当な人物を責任者に求めたため、カッツはその誘いを取り下げることになった。憤ったフィンクは計画委員会を辞し、その後会議が開かれることはなかった。[58] これはＮＩＭＨが一九七〇年代後半を通してフィンクのさらなる提案を受け入れなかったことを物語っている。

ＮＩＭＨの臨床家自身はＥＣＴにほとんど興味を持っておらず、かつて政府が購入したＥＣＴ治療器のありかを誰一人として知らないというありさまだった（第7章参照）。ジグモンド・レベンゾンは一九七七年にこう語った。「私は顧問医として、ＥＣＴがなんとしても必要な患者をＮＩＭＨ臨床センターで何名か見てきました。ＥＣＴを行うための機器がＮＩＭＨには何もありませんでした。何年も前にＮＩＭＨが開設されたときにＥＣＴ装置があったということをかすかに覚えている者もいました。しかし誰もそのありかを突き止められなかったので、私たちは治療のために自らの治療器を持ち込む必要があったのです[59]」

こういった臨床上の対立と官僚的な冷淡さに満ちた情勢のなか、一九八一年にＮＩＭＨに着任したマシュー・ルドルファーは、所内では自分がＥＣＴの熟練者であることに気づくと、ＥＣＴに関する論争をなんとか和解に至らせようとして「コンセンサス会議」の開催を提案した。[60] 一九八五年の六月一〇日から一二日にかけて、国立衛生研究所〔ＮＩＨ〕の研究医療応用室とＮＩＭＨとの共催で電気けいれん療法コンセンサス形成会議が開催された。この合意形成という考え方はＮＩＨが得意とする類いのものであった。すなわち、みなで集まって論じあおうという考え方である。そしてこれがマックス・フィンクを苛立たせた。科学は管理運営されるものではないと彼は考えていた。「科学の本質とは折衷案が存在しないことだ。正しい根拠というものがあって――それは自然そのものに示される事実なのだ。光の速度は秒速一八万六〇〇〇メートルだと言う者と、秒速一八万七〇〇〇メートルだと言う者がいたとして、両者を一八万六五〇〇メートルで折り合わせることはできないのだ」[61]。〔コンセンサス形成会議の〕討論者自体は精神薬理学者、心理学者および非専門家に大きく比重が置かれており、その決議は次のようにかなり保守的なものであった。「ECTは、限られた数の診断カテゴリーにおける狭い範囲の重篤な精神科障害に対して、すなわち、妄想性かつ重症の内因性うつ病、そして躁病およびある一定の統合失調症様症候群に対して明らかに有効である」[62]。オークランド州の精神科医でIPAAEの常任理事であるグレン・ピーターソンは次のようにコメントした。「ECTの実臨床にとっての比較的「部外者」からすると期待通りではあろうが、声明の論調は、臨床上適切な場面で提案されたときでさえECTの適用にはかなりの気づかいと危険への備えが張り巡らされているべきだというものだった」[63]。とはいえ、討論者たちはすべての精神科医の基礎研修にECTが組み込まれ、資格試験にECTに関する設問を含めるよう推奨した。

討論者たちはさらに多くの追加研究が必要であるとも結論づけており、米国精神医学会はこのことをECTへの関与を深める根拠とした。作業委員会の一九七八年の報告書以来、APAはECT治療器の安全性および有効性基準作成のための作業委員会を存続させており、リチャード・ワイナーがその責任者を務めていた。ワイナーはニューヨークの出身で、マサチューセッツ工科大学の大学生として電気技術を、ペンシルヴェニア大学の博士課程でシステムエンジニアリングを学び、一九七三年にはデューク大学で生理学の学位と医師資格を取得した。彼は脳波研究に従事した経歴をもちながらECTの分野に行き着いたが、それは後に自ら語ったように、レジデント時代に「見る、手がける、教える」という古典的な仕方でECTを学んだことによる。「私は人間の脳に電気刺激を与えることに関して知識が欠如

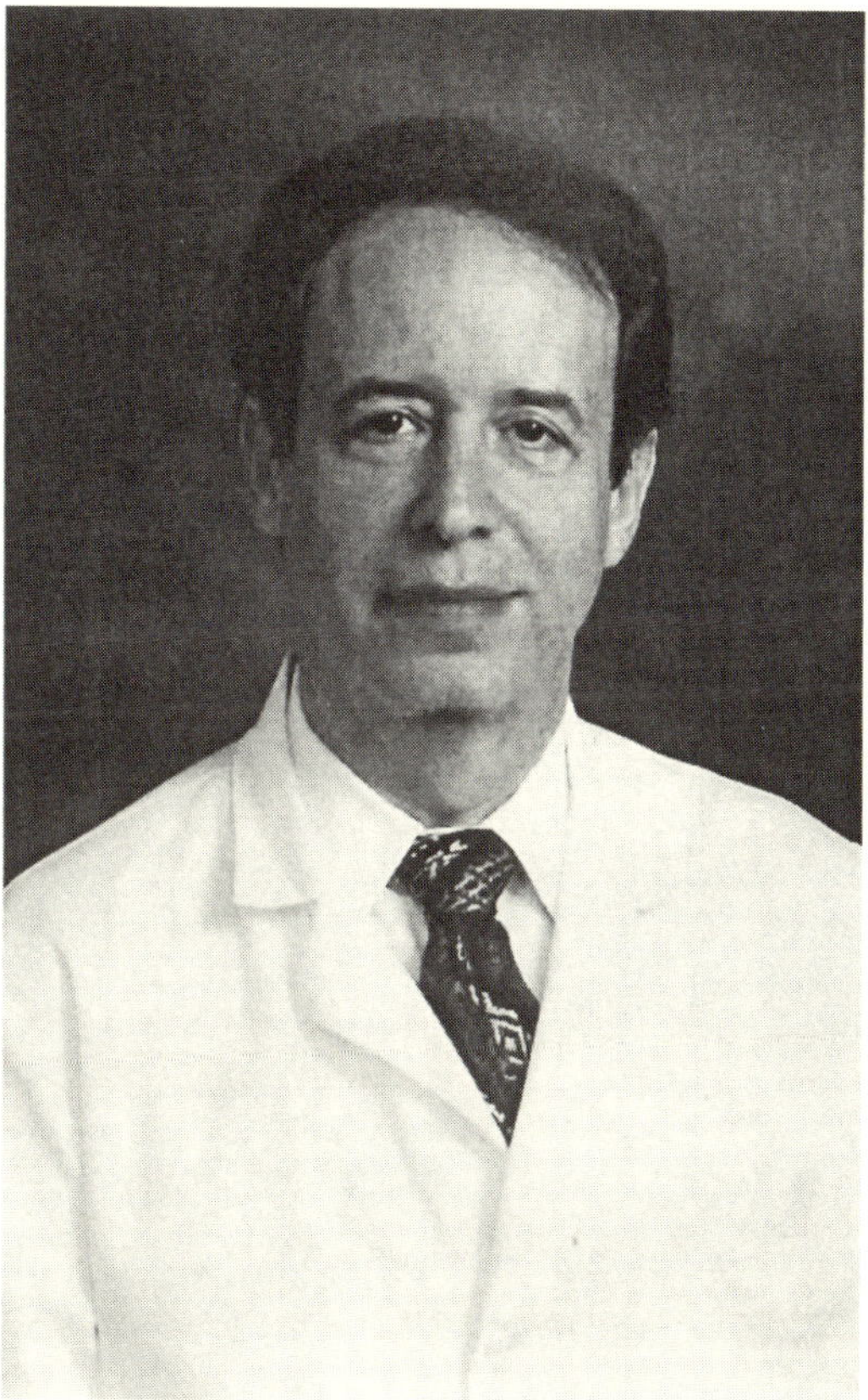

リチャード・ワイナー．デューク大学の精神科医で，米国精神医学会のECT作業委員会の責任者．その1990年の報告書において電気けいれん療法の再興を後押しした．写真はリチャード・ワイナー氏のご厚意による．

していることに、非常に戸惑いを覚えました」という。

ＥＣＴの作用機序の研究に対してＮＩＭＨから「研究キャリア推進のための賞与」を受け、一九七七年にノースカロライナ州（デューク大学の本拠地）ダーラム退役軍人病院に赴任した。[64]

一九八六年一二月、ワイナーはＮＩＭＨのコンセンサス会議の内容を発展させる何らかの方策を講じて欲しいというＡＰＡの依頼を引き受けた。[65] そして、ＡＰＡはワイナーのＥＣＴ「治療器」委員会をＥＣＴの「ガイドライン」[66] 作成のための新たな作業委員会へと転換することとした。ワイナーによれば「作業委員会は［…］ＥＣＴのトレーニングから施行資格の認定までをも含めたすべての面において、ＥＣＴがどのようになされるべきかに関する基準を作成するという特別な使命を帯びていた」[67]。一年後、ＥＣＴ作業委員会が発足し、活動を開始した。そのメンバーにはワイナーのほか、マックス・フィンク、ドナルド・ハマーズリー（ＡＰＡ役員）、アイヴァー・スモール、ルイス・モエンチ（ソルトレイクシティの精神科医でありＡＰＡの「議会」との連絡担当）、さらに「顧問」としてニューヨーク州立精神医学研究所のハロルド・サッカイムが加わった。委員会の費用は契約によりＮＩＭＨが拠出した。

一九八八年一〇月までに、作業委員会はＥＣＴの利用を拡大するための一連の勧告案を作成した。すなわち、麻酔看護師または精神科医自身による麻酔の施行の容認（麻酔科医を必要とすることは多くのＥＣＴ施行者にとって主たる障害となっていたのである。ただし、報告書の最終版では麻酔看護師による施行を認可することは削除された）、外来ＥＣＴの容認（適切な設備における施行であれば）、継続ＥＣＴの有用性（再発予防のために。すなわち、一クールのＥＣＴが終了した患者には、定期的なＥＣＴもしくは薬物療法による維持治療が行われる）、刺激波形は交流よりも短パルス直流刺激が望ましいこと、ＥＣＴ施行中の脳波モニタリングの推奨（適切な強直間代発作が生じたことを確認するため）、である。

作業委員会の勧告案は一九八九年一二月の記者会見で発表された。ニュースではAPA会長のハーブ・パルデスが「本日報告されたECT勧告案は、事実上、ひとつの『実践的指標』です。[…]実践的指標は、所与の治療の適応症、治療の作用の仕方、予期される結果、起こりうる副作用、そして禁忌について概略を描き出すものです。本日発行されたECTガイドラインは、［将来の同様の指標にとっての］原型なのです」という声明を出した。[68] その後まもなく出版された書籍はすぐに売り切れた。[69] ワイナーはあるインタビューにおいて「受け入れは非常に良好でした。米国以外の国々にも影響を及ぼし、その国におけるECTの基準となりました。すなわち、本当に世界中でひな型にされたのです」と語った。[70]

こうして受け入れられる過程において、医学的権威から承認されたのは重要なことであった。作業委員会の勧告案の発行よりも八カ月前に、米国医学会はECTを「特定の患者群に対する効果的な治療手段」として認めていた。[71] 一九九〇年代の終わりごろには複数の支持が集まり始めた。一九九八年には、『米国精神医学雑誌』の筆頭編集者であるハーバード大学のカール・サルズマンが、ECTがあまり広く行われていないことに対して当惑の意を表明した。

「精神科治療のなかでも、ECTの有効性を示すデータは［…］疑いようのないものである」が、その使用状況には大きなばらつきがある。そこでサルズマンは「何をすべきだろうか」と問いかける。彼によると問題解決の鍵は「専門家のECTに対する両価的な態度を克服し、研修医や若き研究者たちの発想と熱意とを燃え立たせること」だった。[72] 脳が「焼かれる」というイメージへの反応に身をすくませる日々はとうに過ぎ去ったのだ。

米国医務総監室は一九九九年の国民精神保健報告書において、薬物療法を試みた後にはECTを行うのが好ましいという意見を表明した。その報告書は、ECTと「模擬」ECT（患者に麻酔をかけるだけ

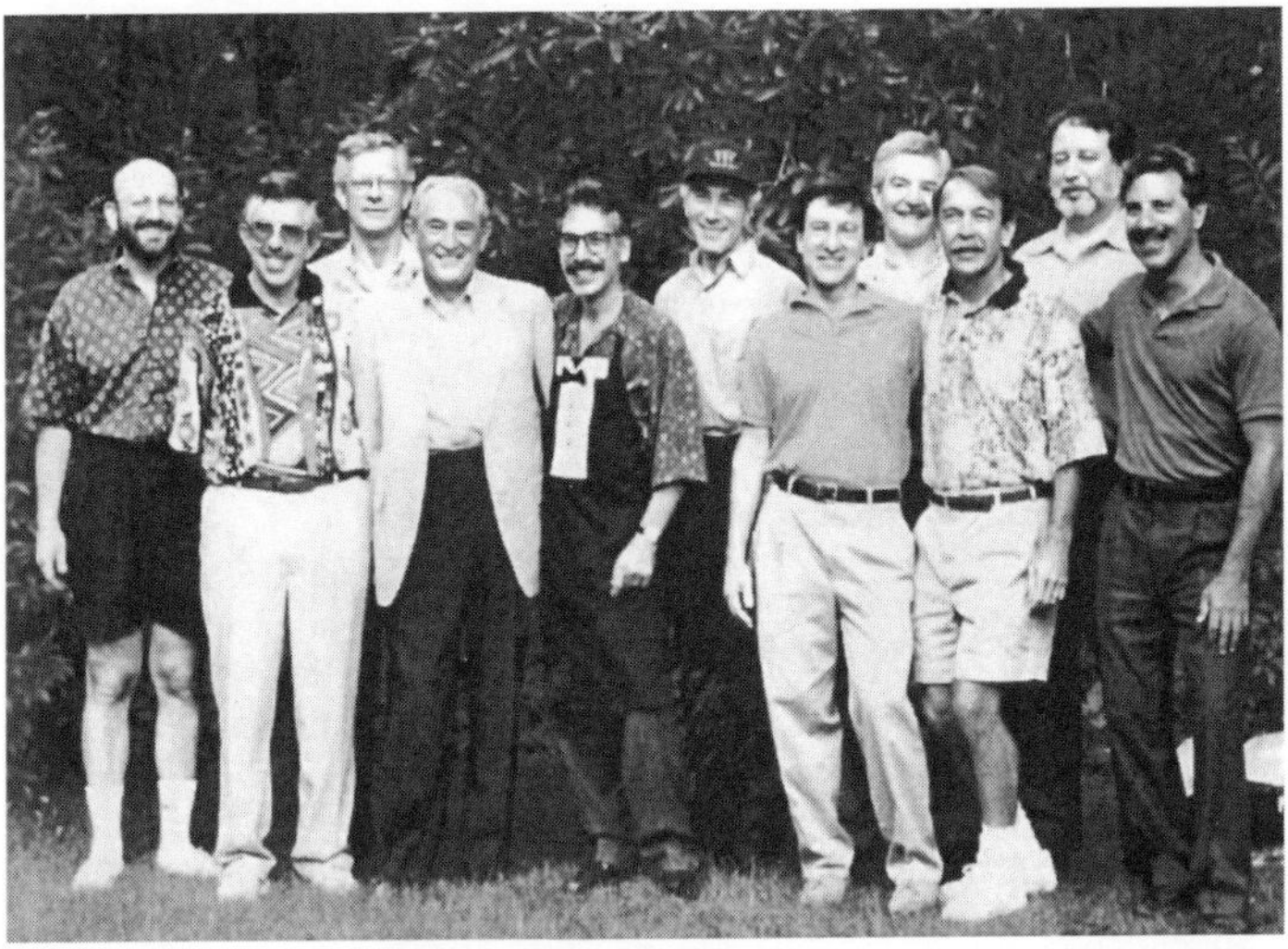

ECT「祝勝パーティー」(1994)：ニューヨークの心理学者で ECT の専門家であるハロルド・サッカイムは，『けいれん療法』誌の創刊を祝い，マックス・フィンクをたたえて自宅でパーティーを開催した．写真はその参加者たちである．左から順にマシュー・ルドルファー，ベンジャミン・レーラー，トム・ボルウィグ，マックス・フィンク，ハロルド・サッカイム，ジョン・マン，チャールズ・ケルナー，ジョージ・アレクソプロス，エドワード・コフィ，リチャード・ワイナー，ロバート・グリーンバーグの各氏である．写真はマックス・フィンク氏のご厚意による．

で電気刺激を行わない模擬治療であり、プラセボ効果を除外するためのものである）との比較試験を根拠として引用していた。「うつ病の治療において、他の治療がECTよりも優れた有効性をもつということを示した臨床研究は存在しない」と報告書には記されている[73]。そして二〇〇一年、『米国医師会雑誌』（JAMA）の代表編集者であるリチャード・M・グラスは論説において、今こそECTに「日の光を当てるときである」と述べた。彼によれば、この治療には記憶への長期的な影響はなく、多くの患者が治療後に再発したとしても、抗うつ薬治療によって調子をうまく維持することができるのである[74]。

三年後の二〇〇四年には、世界精神医学会（World Psychiatric Association: WPA）がECTを支持した。その前年の英国のレビューグループによる包括的な文献調査に特に言及しつつ、WPAは以下の表明を出した。「ECTは重症のうつ病、とりわけ精神病症状を伴ううつ病や［…］自殺のリスクが高い、他者を害する危険がある、自己の健康や安全が維持できない、身体状態が悪化しつつあるといった特徴を伴ううつ病への第一選択の急性期治療として強く推奨される」[75]。「第一選択の治療」としてのECTはもはや、年余の経過のなかであれやこれやの抗うつ薬に反応せず、本人とその周囲の人々の人生がぼろぼろになった患者を救うための切り札としてだけ使われるものではなくなるだろう。

皮肉にも、これはチェルレッティが一九四〇年代に思い描いていたことであった。その信念が医学界から同意を得るまでに、まる六〇年を要したのである。

## 心理学者たちとECT

かくして勝利の鐘は鳴り響いた。しかしそれはまだ勝利ではなかった。なぜなら、記憶喪失に関する大いなる論争がECTをいまだに苛んでいたからである。第9章では記憶〔の問題〕それ自体に社会的に構成された側面があることを見てきた。ここでは同様にそれが政治的側面をもつことを見てゆこう。

デイヴィッド・レヴィーは「同胞間競争」（siblings rivalry）という用語を作ったことで知られる一九五〇年代ニューヨークの著名な児童精神分析家である。彼は児童と成人の双方にECTを使用した。同僚であるアーサー・シトリンの回想によれば、ある日「グルエンスタイン夫人」が記憶喪失を心配してレヴィーのもとにやってきた。レヴィーは「グルエンスタイン夫人、残念なお知らせがあります。あなたはじきにすべてを思い出すでしょう」と言ったという[76]。やがてはすべて思い出されるということは、多かれ少なかれ当時の基本的な見方であった。そのような〔記憶喪失の〕問題は些細なもので、存在しないも同然だった。一九六三年、ボストン州立病院の院長ミルトン・グリーンブラットはボストン都市圏の三つの州立病院においてＥＣＴと抗うつ薬との副作用の比較調査を行ったが、記憶喪失は副作用のリストに含まれてすらいなかったのだ。[77]

しかし数年が過ぎると、サクシニルコリンが使われ始めたことで骨折への恐れは鎮静化したのに対して、記憶喪失への懸念は増加した。二〇〇〇年までにサッカイムは「実質的にはすべての患者がある程度持続する、ことによると永続的な逆行性健忘を経験する」と記すこととなった。[78] のちに彼はあるインタビューで「どれくらいの数かはわかりませんが、人生のなかの五年間を失う人たちがいます」と語った。[79] 逆行性に、あるいは過去の記憶――その人の人生史の中身――を失うというのは恐ろしいものだ。サッカイムとニューヨーク州立精神医学研究所の研究者にとって記憶喪失という問題の重大さは、認知機能温存が求められる場合に、効果は劣るかもしれないけれども認知機能の温存においてより優れたＥＣＴの試験的代替策を導入するのに十分なものであった（第11章参照）。

サッカイムの仕事は、ＥＣＴの考え方の正道から外れたものだったのだろうか。それとも、偏った状態で孤立していた分野において理性が勝利したことを意味していたのだろうか。サッカイムは心理学者であり、心理学者はＥＣＴのごく初期から記憶の問題に関心を抱いていた。一九四一年、ニューヨーク州立精神医学研究所の心理学者ジョゼフ・ツービンと精神科医のユージン・バレラは試験を行い、「この治療のもっとも著しい心理学的副作用の一つは患者の記憶の特徴的な障害である」ことを見出した。しかしながら、喪失は主に「近時記憶」で生じると彼らは考えていた。[80] 四〇年以上たった一九八四年、このときはピッツバーグ大学に所属していたツービンは、リチャード・ワイナーによる記憶喪失と脳障害に関する誌上シンポジウムのなかで再び記憶の問題に触れているが、壊滅的な記憶喪失の訴えに対してはきわめて懐疑的であり、「記憶の喪失が永続的なものであるという証拠はほとんどない」と述べている。[81]

しかし一九八〇年代まで、多くの心理学者たちは逆の見解を支持していた。すなわち、ＥＣＴは非常に大きな記憶の喪失を引き起こすのであり、それゆえに有害な処置である、という見解である。二〇〇一年に北ロンドン病院において、精神科医と心理士を含む専門職を対象に、患者にとってＥＣＴを受けることが好ましいかどうかを尋ねる調査が行われた。精神科医の七五パーセントは適切であると考えていた（ただし三三パーセントは最後の手段であると答えた）。心理士の大多数は、ＥＣＴは患者にとって有害であり脳を傷害するものだと考えていた。心理士の半数がＥＣＴは「残酷な治療」であると主張し、二七パーセントの者は禁止されるべきだと考えていた。[82]

ＥＣＴに関する心理学の専門文献を読み進めるのは蒸気トンネルのなかに突っ込んでいくようなものだ。一九八四年のワイナーのシンポジウムで、フレズノにあるカリフォルニア臨床心理大学院の心理学者であるドナルド・テンプラーは、ＥＣＴによる影響をボクサーに生じる傷害と関連づけた。[83]そしてバンクーバーにあるブリティッシュ・コロンビア大学の心理学者ジョン・ピネルはＥＣＴに価値があるとする根拠はほとんどないと述べた。すなわち「短期間だけうつ病が寛解する可能性があれば、患者の記憶を損なう危険は正当化されるのだろうか」と問いかけたのである。[84]これらの意見は当時の心理学者に典型的なものだった。

一九七〇年、オハイオ州のホーソンデン州立病院において、五名の「万策尽きた」患者に対して精神科医がＥＣＴを指示した。ホーソンデン病院の心理士四名は、患者の近親者とオハイオ州知事にむけて

「ショック治療は心を病んだ者に対する「懲罰」あるいは「拷問」として施行された」と主張する手紙を送った。心理士たちは職務を解かれ、後にそのなかの一人が死去した際、残された妻は夫の解雇に関する訴訟を起こした。病院の理事会はＥＣＴをめぐる状況を、精神科医と心理士との「激戦」と形容した。[85]

多くの心理士が、ＥＣＴの電極を手にした残忍な精神科医に立ち向かう、患者の守護者として振る舞うようになった。オレゴン州ポートランドの退役軍人病院のある心理士は、ＥＣＴから患者を守ることがチーム医療における心理士の義務であると考えており、「ＥＣＴが推奨された場合、心理士はＥＣＴを受けるかどうかについて患者が決定することを援助しなければならない」と語った。[86]一九九七年の米国心理学会の公的な記事には「ＥＣＴはあいかわらず議論の多いものである」と記されている。この米国心理学会による短報では、反ＥＣＴ運動家を引用しながら「もっとも深刻かつ気がかりな副作用である記憶の混乱と喪失が、実質的に全症例において起こっている」と述べられた。[87]不可逆的な脳損傷が、実際に恐れられていたのである。

心理専門職がＥＣＴにおける記憶の問題を唐突に懸念しはじめたのは、いささか不可解なことである。おそらくそれは政治的なものだったのだろう。すなわち、心理学者たちは医学権威の牙城をたたき壊すためのくさびとして記憶喪失を利用したのではなかろうか。精神医学のそれ以外の大きな治療法、すなわち向精神薬の処方は、心理学者たちが長年にわたり渇望し続けてきた特権であった。そのため、記憶喪失の問題を持ち出してＥＣＴに反対することには専門職間の競争における戦略としての意味が、すなわち、心理士が提供できない治療を一つ破壊するという意味があったのだろう。[88]

当然ながら、心理学者らが正しかったという可能性もある。心理学において、ハロルド・サッカイムほど偉大なECTの支持者はいない。しかし、神経科学者たちの前に立って記憶喪失という革命旗を揚げ、ECTをより記憶を温存できるであろう技法に置き換えようと努力したのもサッカイムである（これらの代替手段については次章参照）。サッカイムは一九五一年にニュージャージー州のハッケンサックで生まれ、ニューヨークのコロンビア大学で心理学を学び、オックスフォードで一年を過ごした後、一九七七年にペンシルヴェニア大学で臨床心理学の学位を取得した。彼の最初の役職はニューヨーク州立精神医学研究所の助手であり、その後も同研究所で経歴を重ねて、一九九一年には生物学的精神医学部門の責任者となった。長年にわたって彼は、最先端の神経科学に関する研究助成、とりわけNIMHからの研究助成の驚異的な取得歴を持っていた。ワイナーによれば「臨床と基礎科学の双方において、ハロルド・サッカイムは紛れもないECTの筆頭研究者である。彼は心理学者であるが、ECTとその技法についてどんな精神科医よりも多くを知っている。彼はいわばECTのルネッサンス的知識人である」[89]。

サッカイムのECTについての最初の著作は一九八三年のもので[90]、一九八五年には彼は『ジャーナル・オブ・ECT』誌（『けいれん療法』誌が前身）の編集委員となった。「精神医学において、ECTは私にとって特別なものです」とサッカイムはインタビューで語った。「なぜなら、きわめて重症な患者がいても、最高の状態にまでよくすることができるからです」[91]。当初からサッカイムは、片側電極配置は両側電極配置に比べて記憶をかなり温存できるし（これは以前から知られていたことだが）、高用量の電気刺激を行えば実質的に同等の効果があると確信していた[92]。これにより両側‐片側論争が再燃した。この論争について、ニューヨーク医科大学のエイブラムスとフィンクは一九七二年の『精神医学講義』およびその他に彼らが発表した論文で決着がついた（すなわち両側配置が優れている）と考えていた。それから数年間、精神医学研究所のサッカイムとその研究チームは片側ECTを支持する論文を数多く発表し、ECTの記憶への作用は恐るべきものでありなんとかして克服されなければならないということを根拠に、片側ECTの効果が全般的に劣っていることを擁護した。電極配置の問題はいまだ最終的な解決には至っていないが、ここで重要なのは、心理学者たちが総じて記憶に関する患者の懸念を煽り立て、正しいにせよ間違っているにせよ、トップクラスの神経科学者たちがその懸念はまったく正当なものであると判断したことである。[93]

一方、傍らにいた精神科医たちは仰天していた。なによりもまず、熟練したECTの専門家たちは誰一人として、反ECT活動家が訴えているような恐るべき永続的な記憶の消失のようなことを目にしたことがなかった。カリノフスキーはその意見を一笑に付し、[94] リチャード（リッチ）・ワイナーは「誰かがやってきて「子どもだったころを思い返しても、何も思い出せないんです」と訴える――なんてことは、ありえません。少なくとも生物学的には、ありえません」[95]と語った。レナード・キャマーは一九七六年に、APAの作業委員会に対して「一一二五名の患者のうち二名が重度のせん妄を呈した。一名は四回目の、もう一名は二回目の治療の後のことだった。二人とも記憶の喪失を残さず回復した」と報告した。彼は次の一文を強調している。「四週後から六週後において、重大な記憶の問題の訴えは、うつ病エピソードから明確に回復した患者や長期寛解している患者、もしくは日常的な活動に支障がない程度にまで回復した患者においては認められない」。それとは対照的に、症状が残っている患者や、身体症状や「持続的に生活がうまくいっていないことのその他の証拠」がみられる患者たちは、記憶の問題を訴え続けていた。記憶喪失は「状態が改善していない患者の機能的愁訴と思われる」と彼は結論づけた。[96] 今日、けいれん療法を手がける精神科医のほとんどはおそらくこの見解を支持するだろう。

精神科医たちの見解を支持する経験的な証拠もいくつか存在する。ワイナーによれば維持ECTを

――おそらくは月に一回――受ける患者は「その記憶に悩まされない傾向がある」[97]。二人のスイス人研究者、ブーリエ・クローンホルムとジャン＝オットー・オットソンは、ECTによって回復したうつ病患者は記憶力が改善したと感じていることを一九六三年に発見した[98]。UCLA〔カリフォルニア大学ロサンゼルス校〕の心理学者ラリー・スクワイアは、さまざまな種類の記憶障害を追求することに職業人生の大半をかけてきた。一九八四年、彼は最終的に次のように結論した。「すでに明らかなことではあるが、ECT後において記憶機能は実質的に改善する。例外は治療前後の出来事の記憶だけである。幾度試してみても、標準的な治療コースの後に永続的な記憶障害が生じることは証明できなかった」[99]。これよりも決定的な声明は想像がつかないのではないだろうか。その数年後には、彼は記憶喪失支持者に対して堪忍袋の緒が切れたのかもしれない。テレビ司会者ベス・マイヤーソンらを巻き込んだ収賄疑惑の裁判におけるスクワイアの専門家としての証言を、『ニューヨーク・タイムズ』紙は次のようにまとめている。「治療の数カ月後には〔スクワイアによれば〕患者は新しい出来事を完璧に記憶できるのであり、それは心理検査が示したとおりである。治療中とその前後を含む数週間には空白が残る。治療の「数カ月前にさかのぼるまだら状の記憶喪失」をきたす患者もいる。スクワイア博士によれば「しかし、それだけだ」[100]」

記憶喪失に関する熱狂は、どうして実際の長期的な障害に関する証拠を欠いたままで盛り上がりを見せたのだろうか。メディアによるお決まりの喧伝のなかで生まれた文化について考える上で、暗示の影響は決して無視できないだろう。暗示によってある信念が植えつけられていると、人は自分にも何かが起きると信じてしまう。「慢性疲労症候群」に属するような病態の流行拡大からもこのことは見て取れる。「記憶喪失」も似た現象ではないだろうか。あなたが患者だとして、熱心な心理士があなたは広汎な記憶を失うことになると示唆すれば、ＥＣＴを受けた後にあなたは一九八五年に自分が体験したことを思い出せないことに気がついて恐怖を感じるかもしれない。「大学の卒後二五年目の同窓会に出席した者なら誰でも、加齢がもたらした記憶の健常な空白について、説得力ある証拠をすぐに集められるだろう」と、ヴァーモント大学の精神科医、レオン・ウィーバーは一九八四年に述べている。[101] こうしたあたりまえの記憶喪失に過敏になり、それをＥＣＴのせいにすることはなんと簡単なことだろうか。

患者にＥＣＴのための心の準備をしてもらうときに自分がしている手続きについて、ハロルド・サッカイムはこう語っている。「数十年来、私は患者さんと話し合ってきました――ご家族を促して一緒に写真をふりかえってもらったり、治療〔ＥＣＴ〕以前の大切な出来事や日記を見返してもらったり、といったことです」[102]。これは患者とその人生に対する人間的で情のこもった配慮の表れではあるが、専門家の勧めによって治療前に写真や日記を確認しておくということは、それらの出来事に関するその人の記憶がのちに失われてしまうかもしれないという予想を伝えることになる。患者に記憶喪失を信じるよう暗示をかけるのに、これ以上の方法があるだろうか？

記憶喪失戦争において私たちが扱っているのは、科学的な議論というよりも、文化の対立や認識方法の違いなのかもしれない。心理学者やソーシャルワーカーは、患者と語りあったり相談したりする一途な行為が彼らを改善させるという見方をする文化のなかで生きている。〔そこに〕ＥＣＴの専門家が機械をもって現われ、しばしばボタンの一押しで患者の状態を劇的に好転させる。ある観察者はこのような状況におかれた心理学者の反応を次のように推測した。「力強く神秘的な治療を前にしたスタッフは［…］無力感を、患者の役に立てなかったという気持ちをもつ」。しばしば自尊心は打ち砕かれ、憤りと嫉妬心とが湧き起こる。[103]

かくして、心理学と社会福祉の領域において、ＥＣＴを敵視する職業文化が発展したのである。政府の役人や高級官僚、およびその関係者を数多く治療してきたジグモンド・レベンゾンは、以下の症例について語った。「五一歳の主婦、東部地域出身のユダヤ系女性が、精神運動制止と希死念慮を伴う明らかな中年期うつ病を発症」し、ＮＩＭＨのうつ病ユニットに入院した。「患者の娘の一人はワシントンの精神科ソーシャルワーカーで、精神分析を受けているところだった。彼女は自分の母親に、どんなことがあってもＥＣＴには同意しないと語った」。母親はうつ病ユニットに九カ月間入院しつづけ、「そのあいだに多種多様の抗うつ薬が用いられた。〔…〕残念ながら、そのすべての薬剤に対して副作用が生じ、彼女は際限なく悪化していった」。ついに患者がやせ細り、衣服を脱いで「だらしない格好のまま無言で病棟を徘徊し」、意味のある会話ができなくなる――そして失禁し、おまけに全身に乾癬ができてしまう――に至り、レベンゾンのいるワシントンＤＣのシブレイ記念病院のＥＣＴ部門への転院が決まった。レベンゾンは彼女にＥＣＴを二七回施行した。「彼女は目覚ましい改善を見せた。二〇回目の治療の後に、彼女は少しだけ言葉を発しはじめ、食事を取り、受け身ながら協力的になった。乾癬は完全に消退し、体重は健常時のものにまで回復した。最終的に、彼女はまったく自由かつ明瞭に自分自身について語ることができるようになり、驚異的かつ完全な回復に至った」。彼女は自宅に戻り、レベンゾンが知るかぎり、そののち精神科的治療を受けることはなかった。[104]

**逆転！**

「電流が頭蓋の端から端へと走り、その途中で回路にスクランブルをかける」という書き出しで二〇〇三年一一月の『ロサンゼルス・タイムズ』のＥＣＴに関する記事は始まった。記事には「治療の安全性もしくは有効性を立証する科学的に厳密なエビデンス」は存在しないと書かれていた。その記事はまた、その処置によって「苔状線維〔訳注：海馬に投射する歯状回顆粒細胞の軸索。小脳にも同名の線維が存在する〕」が脳細胞から伸長する可能性についても言及している。[105] グエーッ！ 誰がこんな恐ろしい治療を受けるものか！ しかし一九八〇年代後半から、このような否定的な偏向報道が逆を向き始めた。特に『ニューヨーク・タイムズ』や『ワシントン・ポスト』のような高級紙では、記者たちは最終的にECTを好むことに決めたようだった。「脳が焼かれる」というのではなく、ECTには恐ろしい病気に対する安全で効果的な治療であるという裏付けがあった。

『クリーブランド・プレーン・ディーラー』は中西部の高級紙の一つである。一九八六年、オハイオ病院はECTが実際はどのようなものなのかを見せるために、『ディーラー』紙の医療記事の編集者であるボブ・ベッカーを招待した。精神科医の一人が病院のECT治療グループの責任者であるグレン・ピーターソンに報告した内容によると「［ベッカーは］ECTが施行される場面を見て、以前にECTを受けたことのある患者数名と話をし、私たちに長いインタビューを行った。［…］彼は治療を見ることに夢中になりすぎるあまり、ECTを正確に描写することができていなかったが、おそらく何か恐ろしいことが起きることを期待していたのだろう。もちろん、私たちは患者に対して拘束帯を用いないし［…］私の知るかぎり使っているものはいない」。[106] ベッカーの記事は一ページ目に掲載された。

本書のために、私たちは一九九四年から二〇〇四年までの米国の日刊紙のなかでECTにはっきりと言及している記事のすべてを分析した。九三の記事のうち五八パーセントはECTについて肯定的に述べており、その記事を読んだあとでも患者は治療に安心して同意できるだろう。残りの三四パーセントは敵対的な、八パーセントは中立的なものだった。[107] 一九七〇年代から一九八〇年代にかけての高級紙の報道は圧倒的に否定的なものだったことは別の資料から明らかである（第7章参照）。それゆえ、五八パーセントを占める肯定的な報告は実際に趨勢が変化したことを示している。

一九九四年から二〇〇四年にかけてのECTに言及した新聞記事は、さまざまな本を手広く取り上げた書評であるとはいえ、ほとんどが『ニューヨーク・タイムズ』紙によるものである。否定的なコメントは、そのほとんどが書評のなかで行われていた。知識階級はサイエンスライターに比べてずいぶんと長いあいだ、ECTに対して意気阻喪させるような見解に執着していた。一九九七年に出版された田園生活に関するとある小説の書評者は次のように述べている。「ノラの夫ニールはただちに馬を殺し、絶望しきった妻に電気ショック治療をうけさせて農場を売らせようとする」[108]。これはもちろんフィクションの作品に関する話だが、読者は書評から印象を形成するのであり、これらの書評欄から飛び込んでくるECTの印象は、自分にとっても愛する者にとってもECTは選ぶべきではない、というものだろう。

それとは対照的に、一九九〇年代以降の『ニューヨーク・タイムズ』のサイエンスライターたちは、ほとんど一様に熱心な支持を表明した。コネティカット州ニューカナーンのシルバーヒル病院で治療を受けたことのある患者は次のように強く主張した。「今日の精神医学ですばらしいことは、新しい薬剤と、今では安全な電気けいれん療法が存在することです。薬が効かなかった私は一クールの電気けいれんショック治療を受けました。それ以来、私はもとの自分のままでいられているのです」[109]。別の号ではサイエンスライターのジョン・ホーガンが、「ショック治療が重症うつ病に対して［…］なぜ効くのかは誰にもわからないのだけれども、ショック治療は私たちが手にしているもののなかでもっとも効果的な治療である」と述べている[110]。こうした力強い支持は文筆家による否定的な見解をくつがえすものであったろうか。その判断は『ニューヨーク・タイムズ』読者たちの朝の食卓にゆだねられるものだろう。

とはいえ新聞によるECT否定論の時代は終わりを迎えた。

テレビ報道によるECT否定論は、その映像のもつ忘れがたい性質によって、スティグマをより一層強化するものであった。したがって、一九八七年二月一六日の月曜日にABCの番組でピーター・ジェニングスがECTを主として肯定的な見解で紹介したときに、釣り合いをとるために、いかにもという感じであるが、ECTは脳を傷つける原因になるというサイエントロジーの主張を一緒に放送した。[111]一九九三年、CBSのダン・ラザーがショック療法の「帰還」を特集したときには、『カッコーの巣の上で』の映像と、精神科医にして反精神医学活動家であるピーター・ブレギンのインタビューによって釣り合いをとっていた。[112]一九九六年、ABCイブニングニュースが「ショック療法」を奨励する説明を再び行った際にも、例のごとくサイエントロジーのスポークスマンに「脳の傷害」を主張させることで帳尻を合わせていた。[113]しかしながら、それらの肯定的な説明がどれほど腰の引けたものであろうとも、一九七七年におけるABCのECTに関する蒙昧ぶり（第7章参照）に比べれば、これは人々を大きく啓発するものであった。

このようにして、また以下に述べるようにして、メディアは人々に向けてECTの回復に関するすばらしい人間ドラマを発信し始めた。一九九九年七月四日の朝九時半、ステイシー・パットンは、ニューヨークにある聖ヴィンセント病院のベッドのなかで「病院のガウンと靴下だけを身につけて、もうすぐ手にすることになる独立というものが私にとってもつ新しい意味について考えていた。私は、向精神薬や躁状態、繰り返される入院、重いうつ状態や、人生を終わらせたいという繰り返される衝動から解き放たれつつあった」[114]。彼女の母親もまた彼女と同じく躁うつ病を患っており、彼女がニュージャージー州プリンストン近郊の全寮制高校の二年生だったときに自ら命を絶っていた。最上級生として卒業が近づいたころ、突然に「自分のベッドから外に出ようという気がまったくしなくなった」。彼女は、ここは海の底だとか、私は棺に入れられてお墓に埋められているのだといった白昼夢に耽溺した。地域の精神科医は彼女にパキシルという抗うつ薬を与えた。それから彼女は何度も入院治療を受けて、ついに聖ヴィンセントに行き着いたのだった。

「それではパットンさん、これから少しお昼寝しますよ」と麻酔科医は言いながら、彼女の右腕に静脈注射を行った。部屋がぐるぐる回り始めたかと思うと、あとは目が覚めるまでなにも感じなかった。目覚めたときには状況がよくわからず頭痛がした。彼女はさらに五回の治療を受けた。「退院が近づいたころには症状は軽くなっていた。治療を受けるごとに少しずつ耐えやすくなっていった。聖ヴィンセントを離れるときには、私は笑みを浮かべていた。ほっとして、生まれ変わったような気分だった」。彼女には記憶の喪失もいくらか起こり、「なぜこんなにたくさん茶色の靴を持っていたのか」がわからなかった。しかし八週間後には記憶も回復した。一九九九年の『ワシントン・ポスト』に彼女はこう記している。「苦痛のない状態はつづいています。お祝いにはまだ早いことはわかっていますが、私は落ち込んだり、死にたくなったりすることはもうありません」

そして彼女は新しいEメールアカウントを「エレクトロガール（Electrogirl）」と登録した。

## 国際的な状況

皮肉にも、一九三〇年代にこの新しい身体的治療が開始された欧州と英国では、ECTは米国における以上に大きな烙印が刻まれたままであった。一九六〇年代までは、けいれん療法の使用に大西洋の両岸での違いはおそらくほとんどなかっただろう。しかし、六〇年代の欧州を席巻した文化革命運動はE

CTの廃止を強く求めた。そして、この運動は多くの国々に波及した。

英国では、これまでにも記したように、ECTは一九三八年の創始以後速やかに受け入れられた。英国の精神医学界はいくつかの技法を開発し、モーズレイ病院のようなトップレベルの学術研究機関も広くECTを実施していた。モーズレイ病院のマイケル・シェパードやリーズ大学のマックス・ハミルトンのような強い影響力を持った精神科医たちもけいれん療法の熱心な支持者であり、シェパードは双極性障害の治療薬剤としてのリチウムを偏見の目でみる一方、躁状態に対するECTを高く評価していた。

その後、英国のアカデミアの中心人物たちのあいだでECTの人気は凋落した。彼らは精神薬理学を全面的に好み、けいれん療法はどうしようもない患者に対して旧式の病棟で行われるような古めかしい治療であって、どう考えても、おしゃれなロンドンのハーレイ通り〔訳注：英国の高級医療機関が集中している地域〕で診察を受けるような患者のためのものではないと考えていた。モーズレイ病院ではECTは衰退の一途にあり、一九五六年には入院患者の三四パーセントがECTを受けていたが、その割合は一九八七年には五パーセント、一九九三年には一パーセント以下にまで落ち込んだ[115]。

英国メディアのエリートたちは米国の場合よりもECTのことをはるかに強く非難しており、好意的な報道は一九八〇年代、一九九〇年代ともにまれであった。プロクエスト（ProQuest）〔訳注：研究用データベース検索サービス〕を用いた検索によると、一九九四年から二〇〇四年までのあいだでECTに実質的な言及をしている文献のうち、五七パーセントは否定的なもので（米国では三四パーセント）、肯定的なものはわずか一九パーセントであった。『ガーディアン』紙や『オブザーバー』紙のような高級紙の記事を読めば、近代的な救命の処置でなく瀉血やヒル吸血治療について論じられているように感じただろう。「心の病を患う人の脳に、しばしば当人の意思に反するかたちで、四〇〇ボルトにもなる電流が流される」[116]という、『オブザーバー』紙に掲載されたECT記事の冒頭の一節からもそれが推察される。『ガーディアン』紙はとある記事の冒頭で、かつて患者としてECTを体験したジーン・テイラーの次の発言を引用した。「それは人生でもっとも不快で恐ろしい体験でした。自分に何が起ころうとしているのかもわからないまま、私は石のように固まってしまいました」。仮にもう一度あの治療を受けなければならないとすれば、「自ら命を絶つかもしれません」と彼女は語った。[117]

英国において米国よりも強いスティグマ化がなされた理由の一つとして、英国の元患者たちによる反ECT運動の苛烈さが上げられる。彼らは自らを「サバイバー」(病気ではなく治療に対する)と呼び、ECTに関する科学的議論の場に自分たちも加えるよう求めた。第9章でも記したとおり、患者主導による研究が行われるべきだというのは正しい。しかしながら、研究と提言との境界は脆弱なものになりうる。

英国国立医療技術評価機構(NICE)は二〇〇三年にECTに関するレポートを出版しており、そこではやや気の進まない調子ではあるが、その治療が一部の状況下では有効かもしれないことが認められている。しかし、なすすべのない症例に限るというかつての注意書きが国際的に廃れてゆく時期に出たものでありながら、その報告書はとても曖昧なものだった。イングランドとウェールズにおけるECTの使用は、現在の水準以上に増加しておらずむしろ減少しており、報告書によれば、この治療は「重症うつ病」、緊張病、最終段階に至った躁病に対してのみ——そして、複数の薬物治療を行っても患者が改善しなかった場合にのみ行われるべきであるとされた。報告書は維持ECTに対しては難色を示し、患者の「生活の質」(quality of life)に関していえば、維持ECTについてはあまりわかっていないので、ECTは減らしたほうがよいだろう、と述べた。[118]興味深いことに、この気の抜けた勧告を作成した委員会には闘争的患者団体であるＭＩＮＤのメンバー数名が参加していた。委員会の力学によって、ＭＩＮＤの代表者たちがこの文書に大きな影響を与えていたことは想像に難くない。はたして、ＭＩＮＤはのちに報告書について次のように表明している。「かつてＥＣＴを施行され、より厳しい規制を求めている人々を代表して提示されたエビデンスに対して、新たに信頼性を付与したＮＩＣＥの決定とその方法をＭＩＮＤは祝福します」[119]（公平性のために付け加えると、ＭＩＮＤは反精神医学ではなく患者支援の団体であるということを強調している。しかし、たしかな善意によるこうした努力の効果は、重要な治療の利用を制限するというものであった）

否定的な報道や患者支援団体の運動にもかかわらず、英国ではなおもＥＣＴが行われていた。しかしイタリアでは、一九六〇年代の文化革命ならびに反精神医学的政治運動である民主的精神医療（Psichiatria Democratica）の登場と、その議会における主張ののち、ＥＣＴは死を迎えた。巨大な反精神医学の波がイタリアを飲み込んだ。はじまりは一九七八年の一八〇号法〔訳注：いわゆるバザーリア法〕、すなわち、すべての公立精神科病院を閉鎖するという法律だった。それらの病院では平均的な市民が普通にＥＣＴを受けることができたのである（裕福な人々に対しては高級な私立サナトリウムがＥＣＴを提供した）。一九九九年二月一五日、イタリアの保健相ロージー・ビンディはＥＣＴの施行について「特別予防措置」を指示する「白書」（circolare）を発行した。それ以降、ＥＣＴの適応は厳しく制限され、統合失調症は適応から除外された。[120]私立病院におけるＥＣＴは禁止された。当時ローマに在住していた英国の精神科医ハロルド・ボーンはこう語った。「今後、ＥＣＴが許可されるのは、精神運動制止を伴う精神病性うつ病の症例、薬物療法が無効な症例、そして悪性緊張病の症例のみであり――それも、インフォームド・コンセントがなされたという条件のもとで、である。そのようなきわめて重い病態にある者からどのようにしてインフォームド・コンセントを得るのかについては説明されていない」[121]。さらなる動きのなかで、一九九九年一二月三〇日にピエモンテ州はあらゆるけいれん療法を廃止とし、マルケ州も二〇〇一年一一月一三日に同じく廃止とした。精神外科も同時に廃止されたといえば聞こえはよいが、精神外科は四〇年ほど前にすでに終焉を迎えていた[122]。かくして、人口六千万人のこの国において、ECTを受けることができるのはピサ大学のような、わずか数カ所の大学病院の精神科だけとなった。ECTはその発祥の地において、実質的に非合法化されたのである。

スイスでは、二〇〇五年の世論調査によれば五六・九パーセントの人々がECTは危険だという印象をもっており、ECTを行ってもよいと考えていたのはわずか一・二パーセントであった[123]。スロヴェニアでは二〇〇二年に実際にECTが禁止され、この国は法律によってECTが正式に非合法化された数少ない国の一つとなった[124]。しかしそのほかの国々では、一九七〇年代から一九八〇年代に生じた反精神医学的な攻撃にもかかわらずECTはなんとか存続していた。コペンハーゲン大学の精神医学教授トム・ボルウィグによると、デンマークにある三五カ所の精神科ではすべて「通常の治療としてECTを行って」いる[125]。ハンガリーでは精神科の五七パーセントが、ほとんどはそこまで頻繁ではないものの、通常の治療としてECTを「使用して」いるという[126]。

しかしながら、ECTの返り咲きは国際的で規模の大きな話題だった。たとえばイスラエルにおけるECTの復活は、一九八〇年代にロシア系ユダヤ人が入ってきたのと同時に起こった。彼らは身体的治療に対する伝統的な東ヨーロッパ人の楽観論を備えており、それとともに精神療法にはなじみが薄かった。イスラエルにおけるECTの歴史にとってうってつけなことに、この治療の最初期における世界的な拠点のひとつは一九三〇年代後半のパレスチナのハイファ精神科病院であった[127]。二〇〇五年、ロシアでECTが活況を示すなか包括的な教科書が出版されたが、そこには西側諸国の精神医学ではなじみのない適応症が含まれており、なかでも依存症治療におけるECTは注目を集めた。[128]

イタリアにおけるECTの帰還は二〇〇六年二月、イタリア電気けいれん療法学会（Associazione Italiana per la Terapia Elettroconvulsivante : AITEC）の設立によって始まった。その設立を主導したのはローマにあるルチオ・ビーニセンターの所長、アタナシオス・ココッポウロスである。設立メンバーは一一五名であり、そのなかには精神医学界の重要人物が大勢含まれていた。それ以外のイタリアの同業者についてココッポウロスは「彼らが参加できなかったのは負の影響を恐れたからである」と語った。[129] ともあれ、賽は投げられた。

ECTがもっともしっかりと復活したのはドイツとオーストリアであるが、かつてそれらの国ではけいれん療法に対して深い敵意が抱かれていた。実際、かつてマックス・フィンクがミュンヘンで講演を行った際には、何人かの聴衆が彼を「あなたはユダヤ人なのに、どうしてこんなナチの治療が支持できるのだ」と難詰した。主催者のハンス・ヒッピウスは聴衆に対してフィンクはゲストであると警告を行っている。[130] オーストリアのグラーツ医科大学の精神科医たちは一九九二年に第一回欧州ECTシンポジウムを開催した。[131] シンポジウムでは、オーストリアの精神科医の七五パーセントが「ECTはすべての精神科病院で提供されるべきであると考えている」ことが明らかになった。[132] 一九九〇年代には、ドイツとオーストリアの精神科医は「サイマトロン」というECT治療器の購入を開始し、二〇〇四年にはオーストリア人の著者たちによるECTの教科書が出版された。[133] おなじく二〇〇四年、オーストリア精神医学会の生物学的治療に関する委員会は、ECTに関する合意声明を発表した。これは国際的に見ても最先端に位置する革新的ガイドラインであった。[134] 二〇〇三年一一月のドイツのある医学ニュース紙は

「近年、ＥＣＴは国際的にもドイツ国内においても急激に発展している」と報じた。おりしもドイツ医学会がＥＣＴは重症の治療抵抗性うつ病に対する治療選択肢であるという声明を出したところであった。[135]二〇〇六年二月には三名の欧州の精神科医、すなわちベルギーのパスカル・シーネルト、スウェーデンのビョルン・ワールンド、オランダのキン・ハン・コウらが発起人となり、ベルギーのルーヴェンに欧州ＥＣＴフォーラム（the European Forum for ECT : EFFECT）が設立された。会長にはトム・ボルウィグが選出された。[136]

このように、ＥＣＴの復活はアメリカに特有の出来事ではない。国際的な物事の進展の結果、多くの熱意によってついに、政治的な感情論および偏見に対して科学が勝利をおさめたのである。イスラエルのエン・カレムにあるハダッサ大学病院生物学研究所の所長、バーナード・レーラーは、『ハアレツ』紙の記者にうつ病のイスラエル人患者に対するＥＣＴの有効性について以前、次のように語った。「かくも悪名高い治療、人々が恐れ、原始的で役に立たないと言われている治療が、それにもかかわらず二一世紀まで生き延びて、辺鄙な狭い地域ではなく、世界中の最先端の医療機関で行われているのはどうしてか、考えてみたことはありますか？　答えは簡単。効くからです[137]」

# 第11章　磁気刺激と埋込型装置
## ——新世紀の最新治療？

二〇〇〇年五月一日、ショック療法の歴史に新たな章の幕が開けた。キャサリン・Xという二〇歳女性のうつ病患者が、スイスのベルン大学病院精神科に特別に用意された部屋に運び込まれた。そこで彼女は麻酔をかけられた。何十年ものあいだ、患者たちはそうやってECTを受けるために眠ってきた。しかし、彼女はECTを受けるかわりに、磁気パドルを頭蓋骨に近接して配置され、そこからの刺激によってけいれんを起こした。彼女を担当していたトーマス・シュレーファーとサラ・ホリー・リザンビーのチームは、無事に発作が起こったことに心から安堵した。そして、うれしい驚きが待っていた。目を覚ましたとき、彼女にはECT後の意識の回復時にしばしば見られる意識不鮮明の状態があまりみられなかったのだ。彼女はさらに磁気誘発によるけいれん療法を三回受けたあと、従来のECTを三回受けて治療コースを終えた。三回の磁気治療のあいだ、新しい治療の認知機能面の害のなさという特性は維持されているように思われた。[1] かくして磁気けいれん療法（Magnetic Seizure Therapy : MST）が誕生した——のだろうか？

キャサリンは、それまでに八種類の抗うつ薬治療を受けたが、効果が得られなかった。多くの国では、年齢にかかわらずECTの対象であっただろう。しかしスイスでは、彼女に対してECTを行うというのは比較的奇抜な考えだった。ECTが全面的に禁止されたのはわずか数年前のことだった。シュレーファーと数名の若き医師は、現代のECTでは患者がのたうち回るようなことはスキサメトニウム〔筋弛緩剤〕によってなくなったし、けいれん中も脳波によって科学的にモニタリングされていると説明して、ECTをうまく再導入できるように尽力してきた。シュレーファーは、治療中にどういうことが起こるのかを知ってもらうために、患者の親族や支援者、そして反精神医学的立場のECT反対論者たちを治療室に連れてくることまでした。そこで彼らは、ECTが映画『カッコーの巣の上で』の幻想よりも、標準的な外科手技にずっとよく似ていることを目の当たりにしたのだった。

ECTの再導入は、倫理委員会の承認を得なければならないものではなかった。しかし、磁気けいれん療法のようなまったく新しい治療の場合は、こうした委員会の承認を得なければならなかった。シュレーファーは、ベルン大学の施設内倫理委員会に企画書を提出したが、二度差し戻された。彼とハロルド・サッカイム、そしてホリー・リザンビーは、概念実証――この手法でけいれんが安全に誘発されることを立証すること――を目指していた。彼らの計画は、この治療法を四人の患者に実施するというものであったが、それぞれの患者はまず一クールの磁気けいれん療法を受け、それから実績のある治療法、すなわちECTを受けて治療を終えることになっていた。ベルン大学の倫理委員会はこのことを深刻な問題に捉え、このようなやり方で人間を治療しようとしているとすれば、シュレーファーたちは人間というものに対して、いったいどのようなイメージを持っているのかといぶかしんだ。三度目の提出で、新しい治療は承認された。しかし、これはたんにベルンの保守主義が科学の進歩を押しとどめようとし

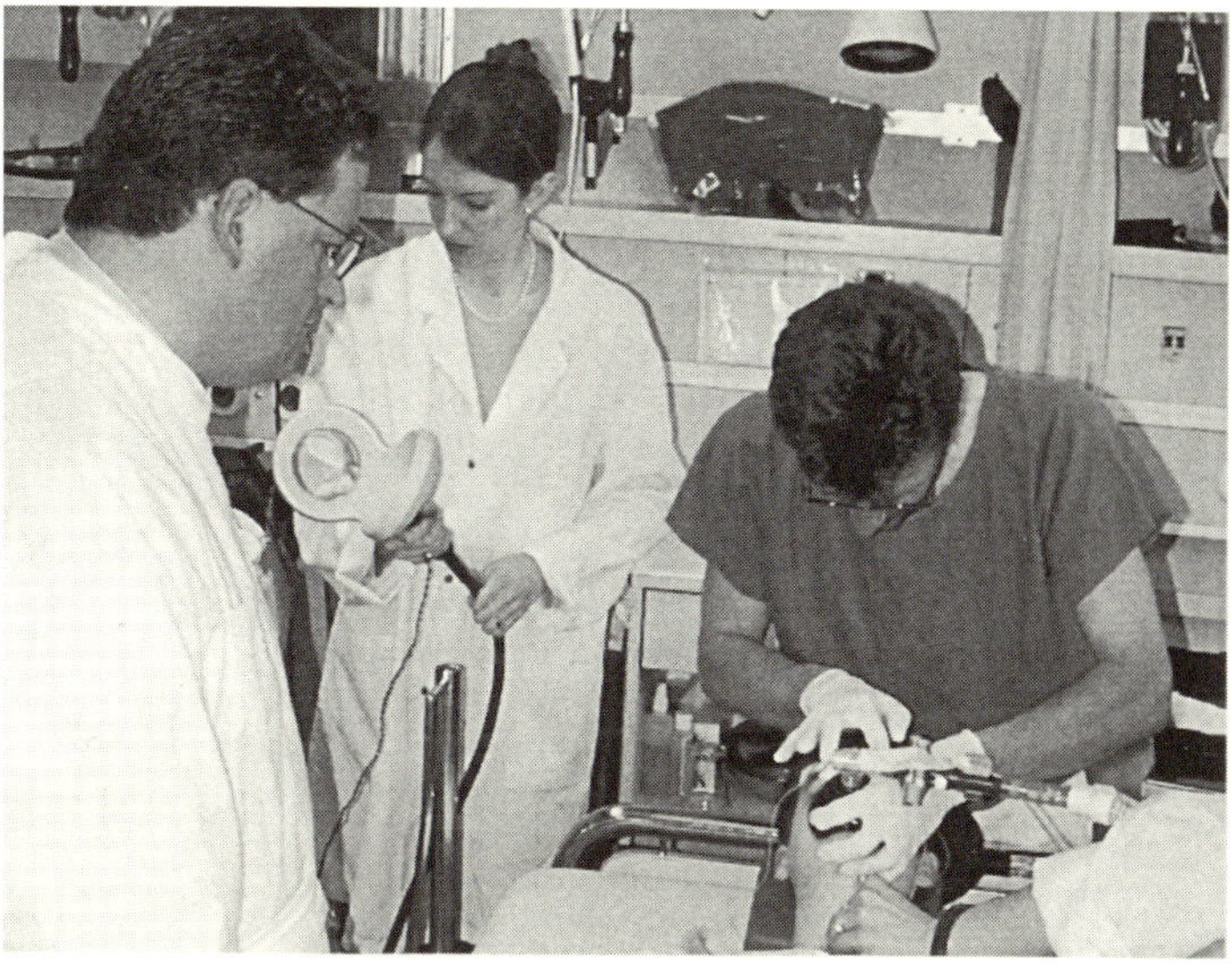

2000年5月1日，治療抵抗性うつ病の患者に対して，初めて磁気けいれん療法が治療に用いられた際の写真．左から右へ，トーマス・シュレーファー（ベルン大学精神科），サラ・H・リザンビー（コロンビア大学），マーティン・ルギンビュール（ベルン大学麻酔科）．治療当時患者は20歳で，うつ病を3年ものあいだ患っていた．彼女は全部で8つの抗うつ薬治療を受けたが，いずれも無効だった．当時，彼女は大学生であったが，うつ病のために中退した．磁気治療ののち彼女は回復し，理学療法士のキャリアに進むことができた．写真はトーマス・シュレーファー氏のご厚意による．

たということではない。ベルンまで出向いたのは、サッカイム、リザンビー、そしてシュレーファーらの認識によれば、サッカイムとリザンビーの所属先であるコロンビア大学が新しい治療のためのプロトコールを承認する見込みがさらに低かったからである。[2]

治療してから何年ものあいだ、キャサリンは病気を再発せず、向精神薬に頼ることもなかった。MSTはベルンでさらに三人の患者に対して行われ、二〇〇六年末までに米国で一二人、ヨーロッパで一四人に行われたが、おおむね同様の結果であった。[3] 患者たちの経過は比較的良好であり、この治療の提唱者たちによれば、認知機能面の合併症についてはかなり安全性が高いようだった。こうして一部では、MSTがECTの代わりになるかもしれないという可能性も浮上した。しかし、カメラの焦点をキャサリンの姿から引いて、彼女が治療を受けた部屋を視野に含めてみると、もっと複雑な構図が見えてくる。治療室は、この治療を行うために特別に改造されていた。けいれんを誘発させる磁気コンデンサにエネルギーを供給するために、大量のオレンジ色の電源ケーブルが部屋に配置されていなければならなかった。使用された電力量で一般的なマンハッタンの二ブロック分の電力需要がまかなえただろうとする推定もある。したがって、もしMSTがECTに置き換わることがあるとすれば、少なくとも莫大な電力消費に対応できる技術的な進歩を待たなければならないだろう。そしてそのときでさえ、それが有効なのかどうかについての疑問が残る。磁気によってけいれんを誘発することができるのは明らかである——実際にこのことを疑う理由はほとんどないのだが、こうしたけいれんは脳の表面に近い大脳皮質の領域で引き起こされており、このように生じたけいれんがECTの効果に関係する重要な脳領域のどこかに変化をもたらすのかどうかは明らかではない。一九六〇年代のジャン＝オットー・オットソンの業績以来、あらゆるけいれんがすべて同じ効果をもつというわけではないことは、臨床的には自明の理となっている。[4]

## 経頭蓋磁気刺激

キャサリンがベルンで治療室に入るまでの道のりは、約二五年前の英国の都市シェフィールドにさかのぼる。アンソニー（トニー）・バーカーは一九七〇年代半ばに博士論文に取り組むなかで、磁気刺激によって人間の電場を変化させることには、いくらかメリットがあるかもしれないという結論に達した。[5]

バーカーは末梢神経の神経線維を選択的に刺激したいと思った。末梢神経には速い線維と遅い線維があり、速い線維は反射運動作用をもたらし、遅い線維は温痛覚などの体性感覚を伝達する。これらの刺激閾値は異なっており、原理的には片方の線維を刺激して、他方の線維は刺激しないということは可能である。しかし、腕の表面や頭蓋骨に加えられた刺激では、両方の線維が興奮してしまう。電場を加えることで選択的な結果を得ることはほとんど不可能だった。

代替手段として磁場が登場したのは、一九八二年、トニー・バーカーが博士号を取得した後、このテーマに再び取り組むようになってからのことだった。磁場は、速い線維を選択的に刺激し、遅い線維には影響を与えなかった。磁気コイルを使って腕の神経線維に刺激を加えると、実際にその通りの結果が得られた。[6] 同じことが脳に対してもできるだろうか？　この問題に対して生物学者や医師というよりもエンジニアとして取り組んでいたバーカーには、この試みに落とし穴が潜んでいるように見えた。脳に対する磁気刺激は記憶を消去してしまったり、重要な内的機能に影響を与えてしまったりするようなことはないだろうか？　そしてことによると、それが永続的なものになってしまうことはないだろうか？バーカーは、ＥＣＴよりも前に試みられた治療法については馴染みがなく、八〇年前に頭部を巨大な磁気コイルのなかに入れるというあまり慎重とは言えない実験が多数行われ、スイッチを入れるとピカッと光る感覚あるいは眼内閃光を誘発できたと報告されていることを知らなかった。そして脳刺激のその他の適応についても知らなかった。[7]

ロンドンの神経生理学者であるパトリック・マートンとバート・モートンによる経頭蓋電気刺激の業績を発見したバーカーは、脳内の電気回路を直接刺激して、被験者の記憶や人格に永続的な影響を及ぼすことなく効果をもたらすことができるだろうと推測した。[8] 問題は、ＥＣＴで行われるような短時間の通電ではなく持続的に電流を流すのであれば、頭蓋骨を通り抜けるのに必要な電気量は皮膚に痛みをもたらし、火傷を起こすほどのものになるだろうということだった。彼が最初に思い描いたように、バーカーの新しい取り組みは、この問題に対して理想的な解決策をもたらした。頭皮の近くに置かれた磁石は、頭皮や頭蓋骨に電流を通すことなく脳の電場を変化させることができる。痛みもなく、火傷もないのである。バーカーのグループが自分たち自身で試してみたところ、それはうまくいった。バーカーは自家製の磁気刺激器を二つのスーツケースに入れて、ロンドンにあるマートンとモートンの所属先を訪ねることにした。彼らはロンドンの研究室でその装置を組み立て、大きな磁気コイルを被験者の頭頂部にかざして脳に磁気刺激を加えた。すると、不快を感じることなく被験者の手は動いた。

方々に電話をかけると、ロンドンの他のところから研究室に人がやってきた。こうして、経頭蓋磁気刺激（transcranial magnetic stimulation：TMS）が誕生した。噂はすぐに広まり、バーカーのグループは、一九八五年の一年間、新しい技法の公開実演を数多く行った。オックスフォードで開催された生理学会やロンドンで開催された第一一回国際脳波・臨床神経生理学会議では、体験希望者の列ができた。彼らは本拠地に戻って六台の機械を製造した。そのうちの一台は、クイーン・スクエアにある神経内科の世界的な拠点の一つ、英国国立神経科病院のジョン・ロスウェルの手に渡った。

ＴＭＳは当初、診断や研究目的に使われるように構想されていた。こうした分野においてもＴＭＳは今なお一定の役割を有している。多くの心理学や神経学の教室では、ＴＭＳの機械を脳機能マッピングのために用いている。この技術を使うことによって、研究者はある機能が脳のどの部位に局在しているのかを特定することができる。あるいは、運動ニューロン疾患や多発性硬化症のような脳疾患において、脳や末梢神経のどの部位が傷害されているのかをピンポイントで示すこともできる。

バーカーは、自分の教室の博士課程の学生の一人だったレザ・ジャリナスとともにマグスティム社を設立し、ウェールズに拠点を置いた[9]。この会社は、この分野における実用機器を供給するようになった四社のうちの一つだった。その他の会社には、ワシントン州のキャドウェル研究所、医療機器メーカーの巨人メドトロニックの一部門で、ミシガンを拠点とするダンテック社、そしてジョージア州のネオトーヌス社があった。二〇〇〇年までにTMSの使用に関する論文はすでに三千本登場しており、一日に一本の割合で新しい論文が出るという状況だった[10]。

## 精神医学におけるTMS

TMSが精神科疾患の治療法になりうるという考えは、トニー・バーカーの頭をよぎりもしなかった。精神医学にTMSが応用できるかもしれないという考えは、一九九〇年代初めに、いくつかの状況から同時に生まれてきたようである。最初に発表されたのは、ドイツのボンからで、ゲルト・ホフリッヒらが、抗うつ薬に反応しない精神病性うつ病患者二名に対して、ECTへと治療を進めるのに先立ってTMSを試みた。どちらの患者にも効果は見られなかったが、二名ともその後のECTには反応した[11]。ポーランドのクラクフでは、イエジー・ヴェチュラーニとつながりのある別のグループも、この新しい方法がECTの代わりになりうるという可能性を見出していた。ただし、患者に対して使用したという報告はなされていない[12]。

最初の肯定的な結果はイスラエルからのものだった。エルサレムにあるベン・グリオン大学のロバート・ベルメーカーらは、一連の患者に治療を行う前に、動物を対象とした抗うつ薬スクリーニング試験に用いられる強制水泳試験によってTMSの実験を行った[13]。これは明らかにうつ病をモデリングしたものというよりは行動的絶望をみる試験であるが、この試験を動物に対して行った場合、多くの抗うつ薬や電気けいれん刺激（Electroconvulsive stimulation：ECS）は絶望の出現を遅延させることが示されていた。このモデルにおいてＴＭＳが抗うつ薬やＥＣＳと同じ結果を示したことにベルメーカーは関心を抱いた。一九九四年に彼のグループは、エルサレムで開かれたヨーロッパ神経精神薬理学会において、うつ病患者に対するＴＭＳの有効性を初めて報告した。[14]

しかし、主な動きが生じたのは米国であった。ＮＩＭＨおよびＮＩＨには、その存在を互いにほとんど知らない三つのグループが存在していた。そのうち二つはロバート・ポストにつながるものだった。ポストは、抗けいれん薬が気分に与える影響を調べる研究プログラムを長年にわたって続けていた。もう一つのグループの存在には誰も気がついていなかった。一九八〇年、ポストはテグレトールという商品名で販売され、てんかんに処方される抗けいれん薬カルバマゼピンが躁病の治療に有効であることを発表し、抗けいれん薬がなぜ効くのかについての理論的モデルを、後に気分安定薬と呼ばれるようになるものとして提示した。[15] 彼の主張によれば、反復性の気分障害とけいれん性疾患は、気分変調やけいれんのエピソードが次のエピソードを促進するという点で、共通の病態生理を持つ可能性がある。このことは、将来のエピソードのリスクを抑えるための治療が必要であることを示しており、抗けいれん薬のはたらきはこの点にあるとポストは提唱したのだった。

ポストの仮説は一九八〇年代後半から一九九〇年代前半にかけて強い影響力を持ち、特に米国ではアボット社が双極性障害に対するバルプロ酸セミナトリウムの売上を伸ばした。すべての抗けいれん薬について、気分安定作用を持つ可能性や双極性障害の躁状態に対する治療という点から見直すことが一般的に行われるようになった。ビガバトリンやトピラマートも抗けいれん薬だが、気分安定には有効ではないことがわかり、副作用の観点から代償は非常に大きいものだった。ラモトリギンなどの他の抗けいれん薬は、抗うつ作用を持つ可能性はあったが、説得力のある気分安定作用は持っていなかった。それでもなお、ポストの考えに対する大きな疑義はほとんどなかった。ポストの議論を論理的に展開すると、双極性障害になりやすいと考えられる患者に対して、人生の早い段階で、初回エピソードの前から診断を下し、就学前や一三歳未満の子どもに対して抗けいれん薬の投与を開始するということになる。[16]これは現在米国で――ヨーロッパではそうではないけれども――広く起こっていることであり、このことは、ポストのもともとの見通しのなかには、米国にとって独特に重要なものがあったことを示唆している。

どのようなメカニズムで効果をもたらすにせよ、ECTは、ほとんど逆説的なことだが抗けいれん薬と同じようにけいれん閾値を上昇させ、それ以後の病相を起こりにくくする。[17]ポスト自身はECTの支持者ではなかったが、TMSもけいれんを起こりにくくするのかどうかは調べる価値のあることだった。スーザン・ヴァイス博士研究員を含むポストの研究チームは、一度生じたけいれんはどのようにして次のけいれんを惹起するのかということに関心を持った。もし気分障害でも同じことが起こるのであれば、必要なのは発作の起こりやすさを「抑制する」治療であると彼らは考えた。ヴァイスはそれに関する動物モデルを作製し、TMSが実際に発作の起こりやすさを打ち消すと思われることを発見した。このことはTMSが気分障害に対して有効な治療である可能性を示唆していた。[18]この報告は当初、興奮を呼び起こしたものの、実験結果の再現の試みは失敗に終わった。そのあいだ、ポストと結びついたNIMHは、TMSを別の方向に誘導しようとしていた。

マーク・ジョージは、南カリフォルニア大学で医学を学んだ後、ＮＩＭＨに籍を得た。ほとんどの心理的な症候群は脳回路の障害に帰すことができると確信していた彼は、神経内科と精神医学の両方のトレーニングを受けようと考えた。一九九〇年の夏からのサバティカル休暇中、彼はロンドンのクイーン・スクエア病院でフェローとなり、英国の代表的な神経精神科医で行動神経学者のマイケル・トリンブルのもとで過ごした。トリンブルのチームは八階が拠点だったが、その一つ上の階にはデイヴィッド・マースデンとジョン・ロスウェルの研究室があった。この二人はともに運動障害を研究していた。ある日、ジョージが下りのエレベーターに乗っているとき、一人の男が「上の階の先生たちが僕の頭に磁石を置いて僕の手を動かしたんだ」と言ってあからさまに当惑しているのに居合わせた。エレベーターで九階に上がったジョージは、ロスウェルのチームが被験者の頭の上に置いた磁石を用いて、運動野の部位に対応した手足を動かしているところに出くわした。[19] 興味をそそられたジョージは、彼らに磁気コイルを前頭前野のあたりで動かすことを考えたことがあるかと尋ねた。それは思いもよらなかったと彼らは驚いた。神経学的には前頭前野の大部分は沈黙の領域だった。刺激を加えても指、腕、脚、足趾のどこも動かない。そして、目に見えて何かが起こらないのであれば、ほとんどの神経学者にとっては、そこには何もないということになる。

しかし、ジョージの神経画像についての初期の研究はちょうどそのころ焦点を結びはじめており、従来不活発と考えられてきた前頭前野などの脳部位が、もっとダイナミックで重要な役割を果たしていることを指摘していた。ポジトロン放射断層撮影（ＰＥＴ）検査や核磁気共鳴画像法（ＭＲＩ）によって、脳組織の活動がまったく新しい方法で明らかにされるようになり、パーキンソン病から強迫性障害に至るまで、脳回路の低活動や過活動が関与していることが示された。明らかになってきた画像の一つに、うつ病の脳画像がある。うつ病患者の脳では、前頭前野の活動性が低下しており、前頭葉そのものあるいは前頭部に相互に連絡している大脳基底核における根元的な病理があると思われた[20]。仮に何らかの処置によってこうした部位の活動を高められるならば、それはうつ病の治療になるかもしれない。おそらくこれが、ＥＣＴが効果を発揮するメカニズムであろう――両側性ＥＣＴの電流は、結局のところ、前頭前野に流れているのである。

ジョージは自分の考えを検証するために、ＮＩＭＨに戻るまで待たなければならなかった。ポストの研究室で働くことになっていたものの、ジョージが他のメンバーと共有できるものはほとんどなかった。彼らは主に神経伝達物質に関心を持っていたが、脳を化学的なスープと見なすような神経伝達物質のパラダイムはジョージにとってほとんど何の意味も持たなかった。それとは対照的に、マーク・ハレット率いるＮＩＨ神経学部門の運動機能グループはクイーン・スクエア病院以外では数少ないＴＭＳ装置の一つを有しており、ハレットとエリック・ワッサーマンは、ロンドンで行われていたのとほとんど同じようにＴＭＳを用いていた。ジョージは名目上ポストの指導を受けながら、うつ病では前頭前野の低活動が見られるということを示した脳画像を手に、ハレットとワッサーマンに接近した。彼らは関心を持って耳を傾けたが、精神医学分野におけるポストと同じように、興味深い仮説ではあるが系統だった科学的知見とは言えないという反応を示した。ジョージは進行中の実質的な研究を妨げない早朝や深夜に研究室を使用する機会を与えられた。そのため、彼の初期の研究は午前八時前や午後七時以降に行われた。

ジョージは数々の問題や遅れにぶち当たった。神経疾患患者を被験者とした初期のＴＭＳ研究では、時にけいれんが誘発されることが示されていた[21]。そこでＮＩＭＨの倫理審査委員会は、彼の研究案で使用されるパラメーターの安全性を確立するための健常被験者を対象とした研究を求めた。前頭前野の刺激によってどのような効果が生じるのかは誰も知らなかった。右側と左側のどちらを刺激したらよいのか、高い頻度と低い頻度のどちらで刺激したらよいのか、ということも誰にもわからなかった。このことをジョージが健常被験者で調べてゆくなかでわかったのは、驚いたことに、左側の刺激は健常被験者では機能を高めるように思われたが、それに対して右側の高頻度刺激は不安を惹起するということだった[22]。一方、ある被験者は内側前頭前野の刺激を受けた後に顕著な気分変化を呈した。葬儀の場面を思い出して悲しくなったというのである。この被験者にはプロラクチン濃度の急激な上昇も見られており、磁気刺激が深部の脳構造に影響を与えて発作を起こしかけたのかもしれないことが示唆された。また一般的に、ＴＭＳには末梢の甲状腺ホルモン濃度を変化させる可能性があると思われた[23]。これは長い目で見れば重要なことだった。というのもこのことは、ＴＭＳは直接的に影響するのは運動皮質という表層の領域であるにもかかわらず、その影響は脳の深部における変化を引き起こしうることを示していたからである。

新たな治療法の開発の一環として、ＴＭＳ治療群とプラセボ群とを比較するランダム化比較試験が必要であることははっきりしていた。ジョージらは模擬的処置を考案した。実治療群では従来通りの配置が用いられ、磁場がその下にある脳内の電気の流れに影響を与えるように、頭部に平行する位置に磁石が置かれた。一方、模擬ＴＭＳ群では、まったく同じ磁石を脳に対して垂直に配置し、脳内の回路に影響がほとんど出ないようにした。この治療においてもっとも目立つ要素の一つは磁石から発生するノイズであり、それを両群で同じ条件にするのは、実にもっともなことだと思われた。

ジョージたちは慢性の抑うつ状態にある入院患者を対象として週ごとのクロスオーバー試験を行った。試験では反復性の模擬ＴＭＳまたは実際のＴＭＳが、左前頭前野あるいは右前頭前野に対して一ヘルツまたは二〇ヘルツの二つの周波数で施行された。このランダム化単盲検クロスオーバー試験では、ＴＭＳは模擬治療を上回る効果をもたらさなかった――とはいえ、一週間以内ではっきりした効果を認める治療は、おそらくＥＣＴ以外に存在しないことには留意すべきであろう。このときも右脳を、とりわけ高頻度で刺激した場合に、不安が惹起されやすいことが見出された[24]。

これらの結果を合わせると、左前頭前野に対する高頻度刺激が治療にはもっとも有望であると考えられた。ｒＴＭＳ（repetitive TMS）という新しい治療の誕生であった。この分野の他の研究者が神経学者と同じように磁気パドルを頭頂部に置くか、あるいは前頭部の正中に置いていたが、ジョージたちのグループは脳の側面および前面を刺激するようにしていた。それは、脳画像ではそこにこそ問題があると思われたからである。それと同時に、ジョージとエリック・ワッサーマンは強迫性障害の患者でも試験を開始していた。独立した脳回路と思われる部位が過剰に活動していることを示す脳画像を頼りに、彼らはＴＭＳによって、脳全体を刺激するのではなく、特定の回路を阻害することによって、強迫性障害を治療しようと試みた。しかし、強迫性障害の治療の場合には、後で見るように、ｒＴＭＳはもっと直接的な刺激方法に取って代わられた。

どこを刺激するべきかという理論的な問題に加えて、現実的に考えないといけない問題もあった。このときジョージはキャドウェル社製の装置を使用していたが、この機械には六カ月ごとに「壊れる」傾向があったため、チームは機械を何台か持っておかなければならなかった。また、キャドウェル社の装置は水冷式だったが、初期のモデルでは、冷却水を相当な量の電気から隔てるものは薄いゴムのリングだけだった。一人の物理学者はある会議でジョージにこう指摘した――もしこの機械でTMSをやり続けたなら、君は死ぬことになるだろう（同じようなやりとりはECTの歴史の最初のころにもきっとあったにちがいない）。NIMHは、MRIのなかでTMSを行うという彼のもう一つの提案を完全に拒絶した。静磁場内に強力な磁束が作られたとすればどんなことが起こるのかは、誰にもわからなかった。放射線部は建物そのものの安全性を懸念した。[25]

TMSでうつ病を治療することは、強迫性障害を治療するよりも問題を含んでいた。前頭葉における活動の低下は多くの研究者によって記されていたものの、神経発火のパターンにおける変化は強迫性障害で報告されているよりも明確ではなかった。この問題に取り組むために彼らはTMSとうつ病のオープン試験を始めたところ、明らかにTMSの「治療反応群」であると言える患者が何人もいた。一人はソフトウェア開発者でパイロットだったメイン州出身の女性で、一〇年にわたり治療抵抗性うつ病を患っていた。彼女は過去にECTやカルバマゼピンに対して反応していたものの効果は一時的だった。rTMSを始めて二週目に彼女は明らかな気分の改善を示し、研究チームは大喜びだった。彼女や他の患者をrTMSで治療しながら、彼らは並行してPET研究も行い、治療効果と合致するであろう実際の脳の変化を明らかにできるかどうか、確かめようとしていた。

実際の治療研究を初めて行うに当たって、ジョージはNIMHの倫理審査委員会に対して、この新しい治療法を明らかに効果のない模擬治療と競わせるという自分の考えを正当化しなければならなかった。模擬治療期間は短いものに留めるべしという圧力があったため、ジョージらは二週間の試験を選択した。それは、これがECTの効果を見きわめるのに必要な最短の期間だったからである。rTMSには効果がありそうだったが、それは劇的なものではなかった。それでも最終的に、二週間後になんらかの改善がみられたことは、ほとんどの人の期待を上回るものであり、これらのわずかなメリットは楽観的な見方に現実的な根拠を与えることになった[26]。

ジョージたちのグループがこれらの結果を発表する前に、米国のヒトを対象とする研究体制に縛られない他のグループが、TMSによるうつ病治療について肯定的な結果を発表した。ジョージと同じころ、NIHでハレットやワッサーマンとともにTMSの研究に携わっていたアルヴァロ・パスカル゠レオーネが、母国のスペインに戻ってすぐに精神病性うつ病の被験者を集め、高頻度左前頭前野刺激のrTMSと模擬TMSとの比較対照試験を行ったのである。『ランセット』誌に掲載された結果は、一七例の薬物治療抵抗性の精神病性うつ病——最重度のうつ病である——患者において、一週間の治療ののちに劇的な反応が見られたというものだった。「私たちの結果は、うつ病における左背外側前頭前野皮質の役割を強調するものであり、うつ病において、左背外側前頭前野皮質に対するrTMSは安全かつけいれんを伴わない点で、ECTに代わる選択肢になりうることを示唆する[27]」

ジョージやベルメーカーたちは唖然とした。彼らの陣営は、このような研究をなんとか成し遂げようとしているところだったが、それがまさに行われていることに気づいた者は誰もいなかった。外の世界は衝撃を受け、新しい治療法に強い関心を示した。たとえば伝統的にECTに対して敵対的な国だったドイツでは、三年か四年のうちに、ほとんどの精神医学教室でTMSの研究に取り組むようになっていた。ベルン大学の主任教授が欠員になったときには、立候補者の半分が関心ある研究領域としてTMSを挙げていた。ECTが禁止または制限されていたオランダ、ベルギー、ドイツ、そして日本などの国々では、TMSに対する関心の急激な高まりが見られた。これらの国々では、精神療法や精神薬理学を偏重していることがしばしばであり、精神科の従来の身体的治療は第二次世界大戦の恐怖に結びつけられることもよくあったが、ＴＭＳにより身体的治療の可能性がもう一度呼び起こされたようであった。

前頭葉の活動を引き起こすことがＥＣＴの治療効果をもたらすのだとすれば、ＴＭＳのように脳の局所的な変化を誘発する手法によって、ＥＣＴにおいて問題とされる副作用を生じることなく、より選択的に前頭葉を刺激できるという考えは理にかなっていると思われる。こうして、四〇年前から主だった理論的な進展がない（そして治療器のわずかな修正しか進歩がない）と考えられていた身体的治療の領域は、新たな概念形成が競い合う舞台へと変化を遂げた。けいれん誘発やＥＣＴのスティグマを回避できる新しい治療を開発することが可能であると思われた。精神科医や神経科学者をわくわくさせるような理論的な疑問がこうした研究を駆り立てているように見えた。こうしたことは精神薬理学では見られなくなって久しいものであった。

ＴＭＳとＥＣＴという二つの手法を比較した場合、ＴＭＳはＥＣＴよりも問題が少ない。ＥＣＴの場合、頭皮や毛髪の油脂分や頭蓋骨が電気信号の効率的な伝導を妨げる。けいれんを引き起こすのにどれくらいの電気量が必要か見当をつけるには、試行錯誤や経験則しかなかった。たとえば、一般的に高齢者では加齢に伴って生じる頭蓋骨の肥厚のため、若年者よりも高用量が必要だった。頭蓋骨自体には、骨同士の結合部である割れ目があるが、こうした縫合は電気が容易に通り抜けられる通り道になる。頭蓋骨の縫合の正確な位置は個人によって異なるため、頭蓋骨における電気の分布は患者ごとに異なる。一方ＴＭＳでは頭蓋骨の影響は気にしなくてよい。逆向きの磁場がその下にある脳細胞の電流を変化させるので、電気は頭蓋骨を通り抜ける必要がないのである。

しかしＴＭＳの大きな欠点は、脳の深部まで到達しないことである。けいれんを誘発することや、視床や海馬、あるいはその他の神経内分泌系の構成要素などの深部脳構造に電流が流れることによって、

ECTの効果がもたらされるのだとすれば、TMSは競争上不利な立場にある。それに対抗するため、TMS治療は、逆に大脳皮質の回路を変化させることで深部の細胞ネットワークに影響を与えようと試みることもできたが、一九九〇年台後半の時点ではそれは構想のレベルにとどまっていた。残された唯一の可能性は、TMSを用いてけいれん発作を起こすことにより、脳の深部に影響を及ぼすことだった。この可能性こそ、ハロルド・サッカイムが、コロンビア大学のホリー・リザンビーやベルンのトーマス・シュレーファーと共同で、マーク・ジョージとは反対のアプローチとして選んだものである。彼らはrTMSによるけいれん誘発を避けるのではなく、けいれんを引き起こすために刺激強度を高めようとした。

## 左か、右か?

TMSは、深い結びつきのある技術とともに登場した。すなわちTMSの発展は、脳画像技術の登場および普及と軌を一にしていた。研究者たちはTMSが施行されているあいだに患者の脳で何が起こっているのかを見ることができた。うつ病で見られる前頭葉の血流低下はECTやTMSで元に戻るのか? 左側のTMSでは右側のTMSでは得られないメリットが得られるのか? マーク・ジョージの思考は、こうした方向に問いを進めているようである。しかし、こうした議論は一九八〇年代から一九九〇年代にかけてハロルド・サッカイムが始めたものだった。

サッカイムは一九七七年にコロンビア大学に移る前、フィラデルフィアで心理学のトレーニングを受けた。コロンビアの精神医学研究所とニューヨーク大学の新しい臨床心理学トレーニング・プログラムのあいだで、彼の時間は分断されることになった。彼の主な関心の一つは、情動の神経心理学、特にその側性化——つまり、脳のどちら側が気分に基づく行動や、情動的社会行動を支配するのかということにあった。一九八〇年に彼はシドニー・マリッツとともに研究助成金申請書を書き、感情および認知に対するECTの影響を見ようとした。折しも管理上の危機のまっただなかにあった精神医学研究所は、マリッツに所長への就任を求め、残されたサッカイムは、ECTが実際に臨床で使われているのを見たこともないままに、ECTに関する助成金を手にすることになった。

この分野にまったく知識を持っていなかったサッカイムは、研究におけるパラメーターを統制することを目指し、多くの疑問を投げかけた。適切な用量はどのくらいかという問題については、コンセンサスが得られていないことがわかった。その理由の一部は、けいれん（ないし反応）が効果を媒介するものと見なされる一方、電流（ないし反応を生じさせるための刺激）はほとんど付随的なものと見なされていたことによる。これは、一九六〇年にジャン＝オットー・オットソンが述べて以来、ECTの作用機序についての中心教義だった。しかし、認知機能に対するECTの影響の研究にとっては、電気用量の標準化は明らかに価値のあることだった。サッカイムらは自らの研究の一環として、ECTの用量滴定法を含む手順を考案した。それは患者が受ける刺激用量が、発作を誘発するのに十分でありながら、認知面の問題を起こすほどには高くないようにするためのものだった。[28]

ECTの認知機能への影響を抑えるもう一つの方略は、両側性ECTよりも右片側性ECTを用いることだった。その原理は大脳半球の側性化に基づいていた。右半球は（ほとんどの人間で）劣位半球であり、この大脳半球への通電は、全般性けいれんを誘発できるとともに、そのとき生じる副作用を右半球のみにとどめることができる。右半球は非言語的な半球であるため、言語や記憶に関連した能力は保たれるのではないかと期待された。一九七〇年代にリチャード・エイブラムスとともに始まった一連の研究プログラムでは、その通りかもしれないことが示唆されたが、それに続く研究や後の臨床実践では、右片側性ＥＣＴを受けた患者は、両側性ＥＣＴを受けた患者よりも、回復する見込みが低いこと、あるいは治療への反応が遅いことが示唆された（第6章参照）。

両側性ＥＣＴと片側性ＥＣＴにおける反応の違いに対する一つの説明は、治療効果にとって決定的に重要なのは脳内を電流が流れる位置かもしれないというものである。そうであるなら、それぞれの患者において刺激部位の狙いを定めることで、けいれんを誘発しなくても、電流を用いて治療効果を生み出すことができるかもしれない。それに代わる説明は、ＥＣＴの効果は神経内分泌的変化のような、けいれんが全般化した結果によるものではなく、効果についてはより局在的ないし局所的なものが関与しているのではないかというものである。いずれの説明でも局在性が重視されているように思われた。

そうしたなか、精神医学研究所でのサッカイムの立場のおかげもあって、サッカイムのグループは、うつ病で前頭葉機能が変化していることを示す脳画像を初めて提示してみせた。治療が奏効したあとの脳画像によって、両側性ＥＣＴは前頭葉機能を抑制することが証明された。サッカイムは、それを局所的な抑制として解釈した。一方、片側性ＥＣＴでは一次運動野の抑制が見られるのみで、前頭葉は抑制されなかった[29]。こうした知見から、右片側性ＥＣＴの効果が両側性ＥＣＴに及ばない理由の一つとして、右片側性刺激では、前頭葉の発作が両側性と同じ程度には起こらず、そのために何らかの重要な脳活動に発作後抑制をもたらすことができないということが示唆された。もしその通りなら、一つの可能性は、片側性治療で用いられる刺激用量を増やすことである。高用量の刺激によって、電流が右前頭葉に流れるようになり、そこで発作を引き起こすことができるだろう。

このとき、サッカイムの仕事は新しく登場してきたＴＭＳの領域、とりわけマーク・ジョージの研究に近づきつつあった。このことは、一九九四年に『けいれん療法』誌に掲載されたジョージとサッカイムの対談に現れている。そのなかで、ジョージはけいれん閾値下の脳刺激でうつ病の治療ができるかもしれないと持ち出したが、サッカイムは新しい磁気刺激の領域では、けいれんを避けようとするよりも、けいれんを起こすことを目的とする方がよいだろうと主張した。[30] これは、MSTのアイデアを初めて提唱したものだった。このころ、サッカイムのもとにデューク大学のホリー・リザンビーが加わった。グループ内での彼女の役割はMSTの開発を手助けすることだった。ジョージの貢献によって、ECTにけいれんが必要ではないかもしれないという考えが初めてはっきりと表現されることになった。[31] 人々にとってこれは異端の、あるいは真剣に話すには値しない考えだった。戦線は、ジョージとマックス・フィンクのあいだでもっともはっきりと引かれた。サッカイムは当初中立だったが、理論が深まるにつれ、サッカイムの立場は最終的にジョージの方に近づいていった。

サッカイムにとって次のステップは、高用量の右片側性治療ではどんなことが起こるのかを確認することだった。一連の研究でサッカイムは、高用量の右片側性ECTは、認知機能への影響を軽減しつつ、両側性ECTと同等の効果をもつことを示した。フィンクとエイブラムスはそれに反論し、右片側性ECTは、どれだけ高用量であっても両側性ECTよりは効果が劣り、右片側性ECTの認知機能障害は、高用量では両側性ECTと同じくらい明白だと述べた。

この論争は世代間闘争の趣きを呈するようになった。一方には従来の治療に問題があることを否定する保守派がいた。他方には、一連の新しいテクノロジーで武装した若い研究者のグループがあった。脳を可視化する技術はほとんど必然的に新しい問いを生み出しており、新しい研究資金を獲得する機会を確実に作り出していた。迷走神経刺激（vagus nerve stimulation : VNS）や深部脳刺激（deep brain stimulation :

DBS）といった新しい治療法も、地平線の上に姿を見せつつあった。資金も影響も若い世代と新しい技術の方に向かい始めていた。この分野の専門誌や研究機関も、同様にこの動向を示していた。

一九四五年、新しい組織である生物学的精神医学会（Society of Biological Psychiatry : SBP）が発足し、その機関誌である『生物学的精神医学』（*Biological Psychiatry*）誌が創刊された。ほぼ同じころ、ESRA（Electroshock Research Association）がデイヴィッド・インパスタート、ウィリアム・ホルト、ジグモンド・レベンゾンによって組織された。ESRAはその議事録をスイスの雑誌『神経学の境界』（*Confinia Neurologica*）上で発表した。一九五〇年代後半、二酸化炭素療法学会がラディスラウス・メドゥナを中心として発足し、このグループは議事録をさらに別の新しい定期刊行物、すなわち『神経精神医学誌』（*Journal of Neuropsychiatry*）として出版した。一九六〇年までにこれらの三つの学会はお互いがよく似た関心領域を持つことを認識し、一九六三年にSBPが他の二つを吸収合併した。しかし、その結果できた学会はそれ以降、精神医学や精神薬理学の学会でよくみられた動きによって悩まされることになった。すなわち、治療法を進歩させようとする臨床医のグループ（もともとESRAや二酸化炭素療法学会にいたメンバー）と、自分たちを「科学者」と見なしていた元SBP派のあいだで二極化したのだ。[32]そして一九六〇年代のECTの衰退に伴って、SBP派が勝利を収めた。

カリフォルニア州議会が一九七四年に反ECT法案を通過させたとき、サンディエゴのゲーリー・エイデンは法案の成立に反対するグループを組織した（第10章参照）。最初の会合はAPAの年次総会に合わせて一九七五年五月に開かれた。一九七六年五月には、この会は電気療法発展のための国際精神医学協会（the International Psychiatric Association for the Advancement of Electrotherapy : IPAAE）となった。当初IPAAEは主として政治的な組織であり医師のみで構成されていたが、一九七〇年代後半には、APA

の総会からマックス・フィンクやリチャード・エイブラムスなどの参加者を助言を得るために招待するようになった。一九八四年には、ＩＰＡＡＥの集会はＥＣＴのトピックスに関する招待講演を中心に構成されるようになっていた。

一九八四年、フィンクは『けいれん療法』誌という新しい雑誌を創刊し、一九八五年初めに創刊号が出版された。雑誌を支援する会員制の団体を探していたフィンクはＩＰＡＡＥに目を向け、同誌は一九八六年にＩＰＡＡＥの公式ジャーナルになった。ＩＰＡＡＥは、けいれん療法学会（the Association for Convulsive Therapy : ACT）に名称を変更し、会員になるとこの雑誌が送付されるようになった。フィンクは一九八五年から一九九四年までこの雑誌の編集長を務め、その後はチャールズ・ケルナーが、二〇〇四年からはヴォーン・マコールが引き継いだ。一九九七年に新たな多くのメンバーが同誌の編集委員に推挙された。彼らの特徴はＥＣＴよりもむしろＴＭＳに対して関心を持っていることであった。これらの新しい編集委員の働きかけによって、雑誌の名前は一九九九年までに『ジャーナル・オブ・ＥＣＴ――電気けいれん療法および関連治療への寄与』（*Journal of ECT: Dedicated to Science of Electroconvulsive Therapy and Related Treatment* : JECT）に変更された。実際にはＴＭＳの論文はほとんど登場しなかったが、雑誌はこの名前で出版され続けた。また、一九九九年にはＴＭＳがＡＣＴの年次集会のシンポジウムでとくに取り上げられ、それ以来ＶＮＳや、より最近ではＭＳＴが脚光を浴びている。その一方で、ＡＰＡのＥＣＴ作業委員会は名称を「ＥＣＴおよびその他の電磁気治療連絡委員会」（Corresponding Committee on ECT and other Electromagnetic Therapies）に変更し、二〇〇四年の時点でホリー・リザンビーが委員長を務めているが、彼女のもともとのバックグラウンドはＥＣＴというよりもＴＭＳであった。

新旧の派閥の分裂についてサッカイムが二〇〇四年のＪＥＣＴに書いた論説では、彼自身や似た考えの他の研究者は中央に位置しており、そこに左側からサイエントロジー教会が、右側からECTの守旧派が、激しい攻撃を加えてくるという見解が述べられている。サッカイムによれば、適切に行われたECTはほとんどあらゆる場合に有効であり問題を生じることは決してないと守旧派は信じているが、それはさらなる研究の必要性をなくしてしまう考えだった。[33]

それとは対照的に、たとえばrTMSは望みうるかぎり合理的な治療法に見えた。ジョージは、前頭前野に起因するであろう精神症状をこの部位の血流を変化させることで改善させようとしてTMSを用いた。刺激用量を増やすことによって、血流量に与える影響は大きくなるようだった。こうして、TMSをきわめて合理的かつ予測可能な治療選択肢として確立する可能性が開かれた。ドパミンなどの神経伝達物質のはたらきの変化といった脳の生化学的な側面や、最初期遺伝子の活性化によって示される遺伝子転写の水準における変化という観点から治療効果を調べていた研究者たちは、TMSの効果が、これまでに抗うつ薬で報告されていたものと重なることに気がついた。[34]

## 疑わしいときには電気を流せ——電磁気学の誘惑

しかし、すべてが見かけどおりというわけではなかった。最初の問題は、一九九六年に『ランセット』誌に慌ただしく掲載されたパスカル゠レオーネの研究が、どういうわけか再現できなかったことである。精神病性うつ病に対して同様の反応があることを示すことができた者は他になく、特に一週間というタイムスケールではなおさらだった。ドイツから日本、ブラジルからカナダまで、あらゆる研究者がこの試験の結果を再現しようとしたが、すべて否定的な結果に終わった。否定的な結果が出たことについては、ほとんどの研究では試験プロトコールが依然として二週間に限定されていたことや、治療用量および最適な刺激部位がまだわかっていないことによって、ある程度は説明がつくかもしれない。電磁コイルの最適な形状さえも疑問であった。異なる強度の刺激と、さまざまな大きさや形のコイルを組み合わせて用いることは、脳により大きな影響を与え、より大きな生物学的・治療的効果をもたらすかもしれなかった。

しかし、トーマス・シュレーファーらがrTMS研究の領域において二〇〇三年時点までに発表された研究（適切なプロトコールを用いて結果が十分に報告されているものに限定）についてメタアナリシスを行い、「現在の臨床試験は研究の質が低く、うつ病の治療にrTMSを用いることを支持するエビデンスは不十分である」[35]と結論づけるに至ってバブルは弾けた。TMSは気分に対して何らかの影響を与えると思われたが、それは一連の治療選択肢のなかの何かに置き換わるほどのものではなく、とりわけECTに置き換わるものではないことはたしかであった。その分野の一部の者は、開発を妨害しようとしているとして、シュレーファーをほとんど非難した。しかしある意味において、これによってrTMSは研究者のための道具に戻った。rTMSは脳機能に明らかな変化をもたらし、脳回路どうしの相互反応をさらに描出するために用いることができ、またたとえ小さくともはっきりした影響を気分に対して与えるという点で、治療としてもいくらか有望だった。マーク・ジョージは、パスカル゠レオーネの研究結果によって生じた騒動の前には、こうした合理的なスタンスを取っていた。しかしこのスタンスは、この領域が求めていた支持のメッセージではなかった。そして、rTMSに対する関心は減退し始めた。

とはいえパスカル゠レオーネのエピソードは、その他の点では合理的に発展している領域において、珍しいことではなかった。急進派のなかでの競争は熾烈で、さまざまなグループがTMS、MST、VNSそしてDBSの治療における優先権を争っていた。あるときなど、新しく出現した分野の初期の立役者の一人が招待講演を行おうとしたところで、主催者側の特許出願と干渉する可能性のある新たな治療法の開発に関して優先権を放棄するという旨の同意書があることに気づいた。すなわち、書類にサインしなければ招待は取り消されるということだった[36]。

しかし、さらに奥深い問題があった。ＥＣＴの歴史に取り組む試みは、この主題をしばしば医用電気の歴史の一部として扱ってきた。ティモシー・ニーランドとキャロル・ワレンの『ボタン押し精神医学』の序章では、電気に対する医学的あるいは治療的関心の起源としてヒポクラテス医学のことが詳述されている[37]。樹脂の化石である琥珀に対して私たちが感じる魅力の一部は、おそらく摩擦によって琥珀が帯電することを古代の人々が認識していたことに由来するのであり、「電気」(electricity) という言葉自体が、ギリシャ語で「琥珀」を指す electron という言葉に語源を持っている。この本で私たちが焦点を当てるのは、けいれんが生じるという意味でのＥＣＴであり、医用電気の歴史の一部としてのＥＣＴではない。ここで述べたようにＥＣＴの物語にとって電気は付随的なものである。しかしＴＭＳの物語にとって、医用電気の歴史はきわめて密接な関係がある。

ベルメーカー、ジョージ、ポスト、リザンビー、ヴァイス、パスカル＝レオーネは、一九九六年一二月にプエルトリコで行われたｒＴＭＳのワークショップに集まった[38]。ワークショップの最初の議題は、頭皮に対する電気刺激と磁気刺激との類似点と相違点、とりわけ神経興奮の深さと大きさに関する類似点と相違点は何かというものだった。参加者の誰も、かつて経頭蓋電気刺激というものが存在したことや、電気療法の歴史は百年以上にもなるということを知らないようだった。その歴史を知っていたならば自らの考えについてもっと懐疑的になっていたかもしれないが、彼らは歴史を繰り返しているのかもしれないという考えは歓迎されなかった。

トニー・バーカーが磁気を使って手指に選択的な運動を誘発したところからＴＭＳの歴史が始まったように、ルイージ・ガルヴァーニによる動物電気の発見も、神経終末に対して電流を流すことによって死んだ動物の脚を動かしてみせたことと関わりがある。[39] このことは、動物電気の存在を主張したガルヴァーニと、その可能性を否定したアレッサンドロ・ヴォルタとの激しい論争を引き起こした。[40] ガルヴァーニの立場は医学のなかで事実上勝利を収めたし、脳に電流を流すとどうなるのかを見ることによって彼の後に続こうとする試みはそのなかでガルヴァニズムという新しい治療をもたらした。また医学分野としての神経学を生んだということもできるだろう。

治療としてのガルヴァニズムのあらましは、ガルヴァーニ以前から存在していた。たとえば、一八世紀初め、英国国教会の聖職者でメソジスト運動の指導者であったジョン・ウェスリーは、ある機械を用いて信徒に電気ショックを行った。明らかな精神障害の患者が頭部に電流を流されて治療された最初の記録は、一七八七年一一月、ロンドンのセント・トーマス病院の外科医だったジョン・バーチによるものである。古典的なメランコリーの特徴を多く持っていたその患者は、バーチによって頭部をフランネルの布で覆われ、「電気スパークを頭蓋全体にすりこまれた。彼は不快そうに見えたが何も言わなかった。二回目の診察で、その後に何の問題も起こっていないことを確認して、私は小さなショックを六回、違った方向から脳に与えた。彼は隣の部屋に入って妻に会うやいなや彼女に語りかけていた。その日の晩には明るくなって、近いうちに再び仕事に行こうと考えているような様子だった」[42]。三カ月後に会ったときには、この男性はすっかりよい状態を保っているようだった。

ガルヴァーニが画期的だったのは、電気が直接神経終末に流れたときに起こることを認識した点にある。彼は電気を神経活動の媒介と見ていた。しかし、神経終末を直接刺激することは、この新たな治療すなわちガルヴァニズムを行う人々には必要なかった。ほとんどの人々は電気のことをエーテルと同様に本質的にはある種の流体であると捉えており、体のどこであってもそれを当てれば強壮作用があるのではないかと考えていた。[43] それよりも問題はそのための方法を考案することであり、その必要性を満たすべく一つの研究領域が立ち上がった。[44] 一九世紀初めには、潜在的に活力を与えるという電気の効能は十分に確立されたものとなり、メアリー・シェリー作の『フランケンシュタイン』において目立った形で取り上げられるまでになった。フランケンシュタインが電気によって生命を吹き込まれるというのは当然のなりゆきだったのである。

一九世紀を通して、電気に関する学問と技術は着実に発展していった。一八三一年、マイケル・ファラデーは電流と磁場の相互作用や、機械的エネルギーを電流に変換する方法を発見した。ジェームズ・クラーク・マクスウェルは、物理学の最初の統一理論の一つにおいて、電気学と磁気学を統一した。一八七五年には、アレクサンダー・グラハム・ベルが電話を発明し、一八七八年には、英国のジョゼフ・スワンによって白熱電球が開発された。トーマス・エジソンは、数多くの電気製品を開発、改良し、量産化した。一八八〇年代には都市は灯りに照らされ、路面電車が営業するようになっていたが、これは電気技術の所産であった。[45]

こうしたことを背景として電気療法は繁栄した。フランス、ドイツ、そして英国の精神科医たちによって電気療法を主題とする論文が発表された。[46] 一八五五年、ギヨーム・デュシェンヌは、『局所通電法とその病態および治療への適用について』を著した。エミール・デュ・ボワ゠レイモンも、『動物電気の研究』という表題の論文を出版した。[47] ガルヴァニズムや電気療法の研究は、神経学分野を生み出し、後に心身症とされるような患者の診療における神経科医の役割を確立した。

一八七〇年代には、一連の英国の病院が患者の治療に電気を用いるための専用室を立ち上げた。きわめて早い段階から、もっとも権威ある病院の医師たちは、偽医者や偽治療家による電気の使用に不満を漏らしていた。[48]当然ながら、医師たちの見解は、電気の使用について専門的知識を持ち、臨床像を理解することのできるものだけが、治療目的にこうした手法を用いることを許されるべきであるというものだった。アラン・ベヴァリッジは、精神科病院の医師たちは特に電気を使用することに対して意欲的だったと述べている。というのも、彼らの主張は、精神病は医学的な疾患で、医師によって適切に治療されるべきであり、精神科病院や非医療者が経営するその他の施設で行われていたような心理的あるいはその他の方法によって扱われるべきではないというものであったが、身体的治療という考えはそれを支持するものだったからである。[49]

治療の形態は、持続電流療法――ガルヴァニズム――か、誘発電流療法――ファラディズム――のいずれかであった。これらはともに、ウェスリーらがそれ以前に用いた方法を拡張したもので、摩擦電気や静電気によって刺激を与えるというものだった。別の方法としては、患者を絶縁した上で電気を流し、火花を起こすというものがあった。[50]新しいガルヴァニズムやファラディズムの治療は、数日で済むものから数カ月に及ぶものまでさまざまであり、毎日もしくは一日おきに、一〇分から二〇分のあいだで行われていた。電極は一九世紀半ばには患者の両手に配置されることが多かったが、そののちに頭に置かれるようになった。この方法で治療を受けた患者は、特に精神科病院では、大部分がうつ病の患者だったようである。[51]電気療法はときにてんかん発作の誘発につながることもあったが、けいれんは望ましいものではないと考えられ、大部分の医師は強力な電流よりも微弱な電流を好んだ。[52]

しかし、一九世紀の終わりごろには、電気療法が精神科病院で行われることは少なくなり始めた。七年間やそれ以上も精神病状態が持続していたと思われる患者たちが劇的に改善したという報告はあったものの、華々しい症状を呈する神経症患者を診察室で治療する医師たちの症例報告ほどには、精神科病院での治療は成功していなかった。心身症患者を電気で治療する者には、神経衰弱という新たな症候群を記載したジョージ・ミラー・ビアードのような、当時の一流の有名人もいた。この新しい症候群は、電気療法への反応のために生み出されたものかもしれない[53]。

電気によって生み出された流体が体内に入って強壮作用をもたらすという初期の考えに代わって、さまざまな理論が作り出された。電気は刺激を与えると考える者もいたが、鎮静的に働くと考える者もいた[54]。この議論は後年のTMS研究においてもそっくり繰り返され、ある者はTMSが脳血流を増やすと考え[55]、またある者は減少させると主張した[56]。電気治療の成績が芳しくないのは、医師や偽治療家がガイドラインには従わず、電気の性質を理解していなかったということや、適切な患者を選択していなかったことによるとされた。たとえばビアードは次のように述べている。「英国においても米国においても、どんな「おばあちゃん」にだって電気を使うことはできるという誤った俗説がある。[…]誰一人として、技法の細部までもが自分にとっての日常業務となり、いかなる手法をいかなる患者に対しても恐れや疑問なしに用いることができるようになるまでは、電気を用いて高い水準の成功を得ることはできない。どんな技法であっても、この種の技能は見ているだけでは得られない。それは、注意深く慎重な経験を繰り返し積むことによってのみ得られるものである[57]」

電気療法への関心は、世紀が変わるころには神経学においても減退し始めた。一九〇一年に書かれたある総説は問題の多くを捉えている。

医学における電気の利用には多くの栄枯盛衰があった。あるときには認められて病院で用いられ、それからまた無視されて、そしてその大部分は無知な人々の手元に残された。その人々は電気の名のもとにきわめて粗雑な不正行為を続けている。電気科学における新たな重要発見があるたびに、人々の関心は再びこの主題に向けられ、その治療的な働きへの関心が鼓舞されてきた。そして治療への行き過ぎた希望と期待のあとには失敗が続き、この手段を用いることへの信頼は失墜するが、時が経てば再び復活して人気を博するのである。[58]

神経症（neurose）が〔フロイトによって〕精神神経症（psychoneurose）になったとき、電気療法のような疑いようもなく身体的な治療法の効果は、主に暗示から生じているのではないかという可能性が提示された。ロンドンの医師ヘクター・A・コルウェルは、さらに懐疑的な語調で以下のように述べている。「通常の治療を受けることを拒む症例が出てくると、「電気を流せ」という命令がしばしば下される。あまりによくある話であるが、これは実際の効果に関するしっかりとした知見によるというよりも、特別な治療によって改善を得ようという曖昧な期待から行われているのである」[59]。しかし実はコルウェルは、ゴールディング・バードという医師の一八四一年の言葉をここで引用している。この点で、彼の懐疑論は医学の流行にみられる栄枯盛衰をはっきりと示すものでもあった。

一九二二年にはすでに電気療法は廃れていた。しかしそれは二つの形で蘇った。一つは経頭蓋電気刺激（transcranial electrical stimulation：TES）である。TESは、本質的にはガルヴァニズムから派生したもので、少なくとも一九〇二年のステファヌ・アルマン・ニコラ・ルデュクにまで、定義によってはおそらくそれ以前にまでさかのぼる。[60] トニー・バーカーが一九八二年にTMSの実験を始めたころ、ロンドンのパトリック・マートンとバート・モートンはTESを研究機器として用いていた。とはいえ彼らは、持続的な通電は苦痛なものであるとして、TESの使用を限定的なものと考えた。しかし、それに先立つ数十年ものあいだ、TESはソビエト連邦において治療として繁栄しており、どうやら痛みは生じないようだった。ソビエトの医師たちはTESにさまざまな精神神経症的病態に効果があると主張していた。そしてTESには、TMSが変化を及ぼすことができる皮質回路のほとんどに変化を与えられるという強いエビデンスがあり、ボストンなどの第一線の研究者たちは、TESはTMSと同程度に有効な治療法であるかもしれず、開発途上国ではずっと安価な選択肢になりうるという考えを述べている。[61]

脊髄における速い神経線維と遅い神経線維を見分けることの難しさを解決しようとしてバーカーはTMSを導入したのであるが、実は、効果はそれほど大きくはないものの、誰もが効果を認めるもう一つの治療法を生み出してもいた。それが経皮的末梢神経電気刺激（transcutaneous electrical nerve stimulation : TENS）である。もっとも容易に電気的に刺激されるのは、痛覚を伝える遅くて細い神経線維である。これらの線維の発火が増えれば脳へと投射するニューロンが活性化してゲート機構をブロックするが、ブロックされない場合には脳に痛み信号が送られる。これが一九六〇年代にロナルド・メルザックとパトリック・ウォールが提唱した痛みのゲートコントロール理論の基礎である。一九七〇年代には、この現象は慢性疼痛症候群や出産において治療手段として用いられた。[62] 現在、TENSは病院で広く採用されているが、TENSからの派生商品を販売する企業もひしめいている。たとえば、アルファスティム社はその派生商品を不安や抑うつ、ストレスに対する治療法であると主張している。アルファスティム社のような企業は、細胞や臓器、そして全身の電気的バランスの調和を回復することを目的とした、FDA「承認済み」の機器を販売している。[63] TENSに効果があることは間違いないが、これらの関連機器の多くは前世紀の電気治療装置とそっくりであり、藁にもすがる思いの無防備な心身症患者からなる市場を狙ったもののように思われる。

一九九六年にプエルトリコで開催されたACNPのワークショップで集まったベルメーカー、ジョージ、ポスト、リザンビー、ヴァイス、パスカル＝レオーネのグループは、そのほとんどがこうした背景のことをまるで知らなかった。パスカル＝レオーネの劇的な研究結果やrTMSによる脳血流の変化が可視化されたことを考えると、彼らが歴史を度外視し、自分たちが思い描いているものは過去とは根本的に断絶したものだと考え続けることには十分な理由があると思われる。しかし歴史のサイクルは繰り返されるのが常であり、ブラインド試験の結果は、TMSフィーバーのかなりの部分は今のところ電気療法の歴史の新たな一章に他ならないということを示唆している。実際、カナダなどでrTMS治療を提供している会社は、アルファスティム社と区別がつかないようにみえる。これらの企業とそのまことしやかなパンフレットは、一九世紀と二〇世紀の変わり目に最新の電気療法を求めて神経科医のもとを訪れた患者たちと同じ集団を食い物にしている。これは、わずかな利益しか得られないのに、目に余る宣伝がなされやすい治療法である。もう一つの電気療法——VNS——の歴史が示しているように。

## 迷走神経刺激法

一九六〇年代にフランスのリヨンで、当初てんかん患者に対して抗けいれん薬として使用されたバルプロミド〔訳注：バルプロ酸のカルボキサミド誘導体〕に、気分改善ないし安定作用を持つ可能性が発見されて以来、抗けいれん薬と気分安定作用の関連性について関心が高まっていた。別の抗けいれん薬であるカルバマゼピン（商品名テグレトール）は、一九七〇年代の初めに日本の研究者たちによって、気分安定作用があることが示された。この一致から、ボブ・ポストは気分安定作用のキンドリング仮説を提唱するに至った。

抗けいれん薬への関心の高まりから、ほとんどの抗けいれん薬が気分安定薬として作用するのではないかという着想が生まれた。このことにより、たとえば一九九〇年代後半におけるガバペンチン（商品名ニューロンチン）の爆発的な使用がもたらされた。それを焚きつけたのはおそらく、製造元のワーナー・ランバートが気分障害に対するガバペンチンの有効性を主張するいくつかの論文[64]をゴーストライターたちに書かせて一連の雑誌に流したことである。一時、ガバペンチンには年間一三億ドルもの売り上げがあったが、その大部分は気分安定薬としての適応外使用だった。ランダム化比較試験によって、ガバペンチンには気分安定作用があったとしてもごくわずかにすぎないということが示されたとき、このバブルは弾けた。[65]

こうした背景は、他の気分安定薬の発見や創薬の下地になった。一九八〇年代後半、難治性てんかんに対する新しい治療が導入された。迷走神経刺激法（vagus nerve stimulation : VNS）である。迷走神経ないし第X脳神経は、心臓、肺、その他の主要な臓器と脳をつないでいるという点で特徴的な神経であり、他の脳神経のように脳から出て筋肉や臓器を支配する下行性の線維を主に含むのではなく、これらの臓器から脳に至る上行性の線維を主に含む。迷走神経に関するこの事実は一九三〇年代から知られていた。[66]そして実際に、脳は環境において起こっていることよりも、体内で起こっていることと繋がりを持つと考えることには十分な根拠がある。膀胱や腸が充満すると、身の回りのあらゆる脅威と同じくらいそこに注意が引きつけられるものである。こうした身体機能が容易に生じるあまり、私たちは内臓脳（visceral brain）とでも言うべきもののことを忘れ、聴覚や視覚に関わる脳のことばかりを考えてしまいがちである。

フィラデルフィアにあるテンプル大学の電気生理学者ジェイク・ザバラは、迷走神経を刺激して迷走神経線維から入力を受ける脳部位に影響を与えるという着想を得て、こうした刺激が抗けいれん作用を持つかどうかを一九八〇年代半ばに調べようとした。[67] ザバラは、犬の迷走神経を刺激するとてんかん性の活動が抑制されることを発見した。彼はその着想をたずさえて機器メーカーを回ったが、成果はなかなか上がらなかった。ようやくインターメディクス社のリーズ・テリーが反応を示した。しかし、これは同社の中核分野である心律動の管理からは外れたものであり、プロジェクトは行き詰まった。しかし、テリーは熱意を保ち続け、ザバラからアイデアの権利を取得した上で一九八七年にヒューストンに自らサイバロニクス社を立ち上げた。

ノースキャロライナ州セーラムのキフィン・ペンリーとクリスティン・ディィーンは、一九八八年にVNSを初めて患者の治療に使用した。治療抵抗性部分発作で手術適応とならない患者を対象としたパイロット試験の一部だった。[68] この研究はサイバロニクス社と共同で行われた。この段階までにサイバロニクス社は、心臓ペースメーカーを巧みに修正し機械的に刺激を反復して与える装置を研究用に開発していた[69]（懐中時計サイズのパルス発生器を左の胸壁に埋め込み、頸部の迷走神経に巻かれた電極を介して左迷走神経に電気信号を送るという方法を用いている）。サイバロニクス社の刺激装置を用いて、二つのオープン試験と二つのランダム化比較試験が行われた。ランダム化比較試験では、患者は一二週から一六週の期間、低刺激または高刺激条件に割り振られた。低刺激はプラセボの役割を果たした。患者は平均で二〇年以上のてんかんの病歴があり、二種類以上の抗けいれん薬を内服していた。最終的に、高刺激群では、二四・五パーセントの発作頻度の低下が見られたのに対し、低刺激群では六・一パーセントの低下にとどまった。[70]

これらの結果は劇的なものではなかった。しかし、フォローアップ研究の結果を背景に、この治療法に対する関心は大きくなっていった。発作頻度は、翌年にはさらに大きな低下を示すようだった。VNSは、他の抗けいれん治療とはかなり異なるものだということが明らかになった。これはけいれんに対する急性期治療ではない。初期の臨床試験ではいくらか抗けいれん作用を示したとはいえ、VNSは経時的に抗けいれん作用が大きくなっていくのである。[71] こうした知見に基づき、VNS装置は一九九七年に難治性の部分発作および複雑部分発作に対する補助療法としてFDAより承認を受けた。二〇〇四年時点で、約二万人の人々が埋込術を受けている。

てんかんの治療のためにVNSを用いる研究者は、患者の「気分変化」に気づくようになった。それはちょうど他の抗けいれん薬でも起こったことだった。このことを最初に指摘した一人にゲルダ・エルガーがいる。彼女はボン出身の神経内科医で、夫は精神科医であるが、VNSを行っている患者において、てんかんの改善という点だけでは説明のできない前向きな気分変化が見られると主張した。[72] この発見は、すぐにマーク・ジョージやTMSを積極的に研究しているグループに取り上げられた。彼らにとっては、VNSはもう一つの非けいれん性の身体的治療に、さらには新たな研究ツールになりうるものと思われた。[73] 初めて明確に難治性気分障害患者を対象としてVNS治療を行ったのは、一九九八年七月、サウスカロライナ医科大学のマーク・ジョージの研究室だった。[74] 後にジョージが示すように、迷走神経は内臓脳とも言える脳部位を刺激し、眼窩皮質や他の辺縁系の領域にかなり重要な変化をもたらしうる——それは少なくとも、たとえば大きな雑音に反応して脳の他の領域で生じる変化と同じ程度には大きい。

サイバロニクス社は、もっと大きな市場を見据えていた。それはアルファスティム社などが追いかけていたのと同じ市場である。多くの専門家が相談役として招かれ、不安障害、うつ病、肥満、アルツハイマー病、そして無数の精神疾患の症状緩和にＶＮＳが役に立つ可能性について調べるよう求められた。会社は、サテライトシンポジウムや雑誌の付録、初期の論文の光沢紙の別刷などに対して利益を出資し、支援した。営業担当者はこの新しいブレイクスルーについて学び、この技術を臨床に導入するように医師の気を引こうとした。研究者たちは、ＶＮＳ治療が大脳辺縁系の代謝に影響を与えることや、神経化学的研究で動物やヒトで、中枢神経系のモノアミン系神経伝達物質の濃度を変化させるといったＰＥＴスキャンのエビデンスを振りかざした。支持者たちは、比較対照試験が今後さらに必要であり、この治療の謳い文句を立証するためには動物試験なども必要であることを認めていた。しかし、より厳密に検証されれば、ＶＮＳは生物学的精神医学の革新的ツールとして確立されるだろうと確信して、多くの重鎮たちは、特定の治療抵抗性感情障害患者にＶＮＳの使用を進んで推奨した。[75] サイバロニクス社は、この従来は堅苦しかった精神医学界の片隅に、巨大製薬企業のような類の影響力をもたらした。

うつ病に対する初めての臨床試験であるＤ01試験では、てんかんに対するものとまったく同じ技術が用いられた。この試験には、テキサスにあるベイラー医科大学のローレン・マランジェル、サウスカロライナ医科大学のマーク・ジョージ、ニューヨーク州立精神医学研究所のハロルド・サッカイム、ダラスのテキサス大学南西医療センターのジョン・ラッシュらが参加した。最初に三〇人の患者が集められ、続いてさらに三〇人が参加した。患者は、試験に参加する時点で平均一〇年ものあいだ寛解していないうつ病を患っており、ハミルトンうつ病評価尺度のスコアは非常に高かった。一六種類の精神医学的介入に反応せず、うち三分の二の患者はＥＣＴにも反応しなかった。このオープン試験ではおおよそ三分の一の患者がＶＮＳで何らかの効果を示したものの、実際に反応があったと考えられる患者はわずか一五パーセントだった可能性がある。[76] しかし、ちょうどそれ以前に行われたてんかんに関する研究のように、何らかの反応を示したのはもともとのグループの三〇パーセントだけであったが、一年の経過のうちに反応率は四五パーセントまで上昇した。[77] その上、ＶＮＳへの反応性のなさをもっともよく予測させるのは、前治療に対する反応の乏しさであった。もっとも治療抵抗性の患者は、ＶＮＳに対しても治療抵抗性であることが示された。このことから、もう少し重症度の低い患者層において、ＶＮＳがどのような効果を示すかが検討されることになった。

次いで行われたＤ02試験は、うつ病の治療に対してＦＤＡの承認を得るために比較対照試験として計画された。対象者の重症度はずっと低かったが、模擬ＶＮＳに対する反応率が一〇パーセントであったのに対し、ＶＮＳの反応率は一五パーセントにとどまった。これらの二群のあいだに統計的有意差はなかった。一〇週後には、模擬治療群の患者は実治療に切り換えられた。以前の試験と同様に、一年後には反応する者が増え、三〇パーセントもの患者で有効性を示した。[78] しかし、結果は発表されなかった。

三つ目のオープン試験Ｄ03が実施されたが、結果は一貫しないものだった。しかし、ヨーロッパで行われた同様の臨床試験では、多少良好な反応プロフィールを示し、弱いデータでありながら、二〇〇三年にヨーロッパでうつ病治療に対するＶＮＳが認可されることにつながった。[79] こうしたことが起こったのは、ヨーロッパにおける医療機器の承認には、製造者による安全性の証明のみが必要とされ、臨床場面で機器の有効性を示さなくてもよかったからである。米国でのＶＮＳ承認の議論が始まったときには、すでにヨーロッパにおいて使用が承認されていた。サイバロニクス社は迅速な承認を求め、二〇〇四年六月一五日のＦＤＡの諮問会議では、票は割れたものの販売承認の答申が出された。上場企業だったサイバロニクス社の株価は高騰した。しかし八月一二日に、FDAが臨床試験の結果は説得力を欠くとして答申には従わない意向を明らかにすると、[80] サイバロニクス社の株は下落した。二〇〇五年二月初旬、FDAがVNSを将来的に認可する可能性が再びみえてきたときには、株価は三〇パーセント急上昇した。[81] 最終的に、二〇〇五年七月一五日、FDAは治療抵抗性うつ病に対してVNSを認可した。その認可は、何人かの委員のあいだでは、臨床効果が実証されたかどうかについてかなり懐疑的な見方があったにもかかわらずなされたものであった。

サイバロニクス株に多額の資金が投資されたことは、かつて精神薬理学でしか見られていなかった商業主義を、精神疾患に対する身体的治療のなかにもたらすことになった。マスコミに対する同社の謳い文句によれば、四百万人もの米国人が治療抵抗性ないし難治性うつ病を患っており、この人々がVNSを受けることになるかもしれない――これは人口の一パーセントをゆうに超える数字である。[82] てんかんに対するVNSの市場は、これよりかなり小さい。米国の精神科医の手元には、VNSのパンフレットが溢れかえり、サイバロニクスは、医療関係者や治療を受けようとする人に向けたVNS治療のウェブサイトを立ち上げた。この治療に対して患者が支払うことになる代償が明らかになるには、まだ時間が必要である。というのも、VNSは、電子機器を埋め込むために全身麻酔を必要とする外科的な手技であり、一度埋め込まれたら完全に取り除くことは決してできないのだ。

てんかんに対するVNS治療が始まって一〇年が経つと、この治療と数々の死亡例との関連が明らかになった。FDAは、うつ病治療の場合には〔こうした結果は〕まだ再現されていないとして、これらの死亡例には取り合わなかった。さらに重要なことに、気分安定作用という概念――抗けいれん薬治療はキンドリングを抑えることによって気分障害やけいれん性疾患に対する効果を発揮するという考え――

の地盤が揺らいでいた。二〇〇五年六月、一八〇〇例以上のてんかん患者が参加した比較対照試験で、抗けいれん薬が以後のけいれん発作のリスクを軽減すると考える根拠はほとんどないことが示されたのである。初回けいれん発作の直後から抗けいれん薬治療が行われた患者と、直後から治療が行われなかった患者とを比較して、けいれん発作が消失する確率は同程度だった。しばらく後から治療されたり、治療を見合せたりした患者の方が、発作直後から治療を受けた患者よりも生活の質（QOL）が優れていた。[83] このことは、てんかんとうつ病に共通の治療の経路についての理論的枠組み全体に欠陥があるということを示唆しており、このアプローチ全体に対する問題および懸念を浮かび上がらせるものである。

## 深部脳刺激

しかしながら、一連の新しい治療法のなかで問題を抱えているのはVNSだけであるというのはまったくの誤りである。一九九〇年後半には、VNSよりもさらに重大な問題につながる可能性がある治療、すなわち深部脳刺激（deep brain stimulation：DBS）も登場した。一九四〇年代以降、一部の症例では、脳の皮質下構造物である淡蒼球もしくは視床のなかにある連絡路を切断することで、パーキンソン病における重度の振戦などの治療抵抗性の症状が緩和され、[84] 慢性疼痛症候群にも有効な可能性があるというエビデンスが示されている。[85] 一九五〇年代において、パーキンソン病に対する神経外科手術は、精神疾患に対する精神外科手術と並行して発展していた。一九五〇年代後半に精神外科が姿を消してからも神経外科は存続したが、患者の大脳基底核におけるドパミン枯渇が発見されて以降、パーキンソン病治療の関心は新しい薬理学的治療の可能性に切り替わっており、これは後にL－ドーパのような革新的治療に繋がった。しかし、一部の患者には奇跡的な治癒をもたらしていたものの、ドパミンの代替やドパミン回路の刺激を目的とする新しい薬物治療がすべての者に有効というわけではなく、少数の患者は引き続き手術の対象となっていた。

そして、パーキンソン病に対する外科手術はまれに用いられる治療選択肢ということでよかったが、慢性疼痛症候群に対する治療的介入は依然として求められていた。というのも、痛みの薬物的マネージメントにおいてはドパミン回路の発見に相当する発展がなかったのだ。一九五〇年代には疼痛マネージメントの手段として脳刺激を行ったという報告が出現しはじめた。[86] そして一九七〇年代には、TENSの成功による後押しもあって、外科手術の代替手段としての脳刺激術、すなわち深部脳刺激（DBS）への関心が急激に高まった。[87] このアプローチは脳内の内因性オピオイド経路の発見によって促進された。

一九八〇年代、疼痛マネージメントにおける展開に刺激を受けて、パーキンソン病に関心をもつ神経外科医たちは、不可逆な変化を及ぼす外科的処置〔訳注：神経線維切截や凝固術のことと思われる〕の代替手段としてDBSを用いた実験をパーキンソン病の患者群を対象に開始した。この方式の目的は体内に埋め込まれた電極からの刺激により脳の神経回路をノックアウトするとともに、神経外科医たちが治療効果を観察できるように刺激のオン／オフを行えるようにすることであった。多くの症例において劇的な治療効果がみられ、この治療は患者たちを映したビデオによって世に知られることになった。施術前は歩くこともできなかった進行期のパーキンソン病患者たちが、自由に動き回れるようになり、さらにはそれまで必要としていた治療薬が大幅に減ったというビデオだった。

TMSと同じくDBSも神経画像技術に依存している。電極を正しい位置に埋め込むためには、MRIとCTを用い、コンピュータープログラムによってそれらの画像を合成することで神経線維の経路と血管走行の正確な位置を確かめ、各患者の脳をきわめて細部までマッピングできることが求められる。

電極の位置を誤ると大量出血や死亡を引き起こしうる。二〇〇四年にリメイクされた映画『クライシス・オブ・アメリカ』〔訳注：原題は *The Manchurian Candidate.* 一九六二年に初公開されたオリジナル版の邦題は『影なき狙撃者』〕の劇中にはこの治療の外観についてちょうどよい映像が示されている。電極が配置されると、バッテリー駆動式の機器が刺激を発する。この刺激は患者からのフィードバックによって頻度を増減させることが可能である。理論的には、この刺激は神経細胞を過度に刺激して細胞体を疲労させるか、あるいは神経細胞を妨害してシグナル伝達を妨げるかして、いずれにせよ機能的な障害を引き起こすことによって作用する。

この技術を精神医学領域で使用する可能性についての関心が増してきたのは、パーキンソン病患者において一部の電極配置が不快気分を引き起こしうることが観察されたことで、外科医がうつ病に関わる中枢領域に触れている可能性が持ち上がったことによる。[88] これらの発見は、学術メディアと一般メディアの双方で衝撃的な新展開として広く報じられた。DBSの応用可能性への関心が精神科領域において沸き起こり、たとえばベルギーのチームがDBSを強迫性障害（obsessive compulsive disorder：OCD）に対する治療として『ランセット』誌に報告したように、いくつかのグループはすでに成果を挙げていた。[89]

DBSの最初の臨床試験にあたり、OCDはもっともふさわしい候補であった。というのも精神外科治療がいまだ行われていたころ、もっとも高い治療反応率を示したのがOCDだったからである。精神外科をより一般的に行うことが忌避されるようになってからも、スウェーデンや英国などにある数カ所の施設はOCDの難治例への外科手術を続けていた。OCDが精神外科、のちにはDBSにもっとも適していると判断されたもう一つの理由は状況反応性の乏しさであり、それはうつ病とは異なる点である。たとえば嫌っていた配偶者の死は、うつ病では劇的な改善の契機になることがあるが、難治性のOCD

ではそのようなことはない。ＯＣＤはもっとも明確に定義された症候群の一つであり、一九八〇年代に精神科領域に持ち込まれた脳画像技術によって、ＯＣＤでは内側前頭皮質、眼窩前頭皮質、前部帯状回におけるグルコース代謝と血流が増加していることが、健常群とは明らかに異なる判別が容易な所見として示された。尾状核および視床下部などの皮質下構造物においても同様だった。さらには、薬物療法もしくは行動療法のどちらによってでも、治療が成功すればこれらの回路の過活動は正常化するようであった。そこには狙うべき明確な標的が存在しており、ＤＢＳは不可逆性の変化を生じることなしに仮説を検証するための方法を提供してくれるものと思われた。

ベルギーの都市ルーヴェンのバート・ナティンと、ミシガン州アナーバーのジョージ・カーティスは、同じ時期にそれぞれ別個にＤＢＳの実験を開始した。ＤＢＳがパーキンソン病や疼痛症候群の治療として使用され始めたことを知ったナティンはＤＢＳの可能性について数年かけて検討したが、精神外科が薄暗い領域と見なされており、ＤＢＳは可逆的ではあるけれども同じように受け取られるかもしれないという懸念を抱いていた。しかしナティンが勤める病院の倫理委員会は研究を承認し、精神外科を禁じていたパリ大学の倫理委員会も数年後に同様に認可を与えた。[90] 多くの人々はこの治療を精神外科とはまったく異なるように捉えていたようであるが、ナティンとカーティスは適切な埋め込み部位を見定めるために神経外科医たちと密接な関係をもたねばならず、刺激電極の埋め込みに関する専門技術的な判断は精神外科医もしくは神経外科医たちに依存していた。

ジョージ・カーティスはヴァンダービルト大学を卒業し、モントリオールのマギル大学で卒後研修を受けた。彼はそこでハインツ・レーマンやドナルド・ヘッブといった卓越した人々の研究に関わり、ロバート・クレグホーンのもとで臨床を学んだ。当時、教授を務めていたのはユエン・キャメロンであった。そののち一九六〇年代後半、カーティスはフィラデルフィアで神経内分泌の研究を手がけた。ちょうどストレスホルモンが旬の話題になり、デキサメタゾン抑制試験（dexamethasone suppression test : DST）が新たな生物学的精神医学のシンボルになりつつある時期であった。この研究に取り組むなかで、カーティスは恐怖症の行動療法に関するアイザック・マークスの講演を聴き、脅威の対象に恐怖症者を暴露させることは内分泌システムを賦活する試みなのかもしれないと考えた。DSTの発祥の地であるアナーバーに移ってから彼が手がけた生物学的研究の成果は芳しくなかった。そして、暴露療法に対して恐怖症、後にはOCDの患者がみせる治療反応性に感銘をうけたカーティスは行動療法家になったのである。当然のなりゆきとして、彼の元には精神療法にも薬物療法にも治療抵抗性を示す一群のOCD患者が残されることとなった。一九九五年、患者たちに有効な治療を探すなかで、疼痛と振戦に対するDBSの効果を知ったカーティスは、深部脳刺激がその答えにならないかと考え始めた。[91]

パーキンソン病と疼痛症候群の治療に用いられる電極の生産分野における大手企業はメドトロニック社であり、ナティンおよびカーティスもそこから電極の提供を受けていた。そして同社の他にこの新しい路線の治療に興味を示すところはほぼ皆無だった。カーティスと共同研究者たちは、アナーバーが小さな町であるために患者のリクルートがうんざりするほど進まないという事情によって足踏みを余儀なくされていた。ナティンはルーヴェンの比較的大規模な医療機関に在籍しており、そのことによって一九八九年に彼のグループはOCDに対するDBSの有効性を報告し、メドトロニック社の関心を惹くことができた。[92] その少し後には、パリのリュック・マレらのグループが、OCDではなくパーキンソン病に対してDBSを受けた患者の強迫症状が改善したことを発表した。[93] メドトロニック社はこれをよい機会とみて、興味を持つグループの協力を呼びかけた。

その一つが、ロードアイランド州のブラウン大学とオハイオ州のクリーブランド・クリニックが共同で行った、OCDに対する積極的な精神外科プログラムであった。このグループを主導したのはNIHで、マーク・ジョージらとともにTMS研究を行っていたベンジャミン・グリーンバーグ、そしてOCDに対する選択的精神外科手術の資格証明を確立するうえで欠かせない人物であるスティーブ・ラスムッセンであり、[94]彼らはDBSに関心をよせ、短期間のうちに大規模な臨床研究を行った。[95]カーティスらが行った、それよりも少数例からなる臨床研究[96]は、グリーンバーグとラスムッセンによるこの業績によって色褪せてしまった。

しかし、より利益が見込めるDBSの適応症はOCDではなく難治性のうつ病である。二〇〇六年後半の時点では、複数のグループがこの領域での成果を追い求めている段階である。しかしながら、OCDとは異なり、うつ病において損なわれている脳の回路はどこかということに関しては見解の一致は得られておらず、そうした合意もないまま、無治療でもしばしば奇跡的に消失することのあるこの病態にとって、DBSという治療を追求することはその危険性に見合うものなのかという疑問が提出されている。DBSは有効かもしれないが、その発展のための努力は、少なくともうつ病に関しては、一九五〇年代における精神外科がそうであったように、現在の精神医学で用いられている身体的治療の手段に対して負の影響を及ぼし、身体的治療の領域全体を再び行き詰まらせるものになるかもしれない。

うつ病治療におけるDBSのはじめての成功報告は、トロント大学とジョージア州アトランタのエモリー大学を中心としたグループからもたらされた。二〇〇五年の三月一日、『トロント・グローブ・アンド・メール』(*Toronto Globe and Mail*)紙はジーン・ハリスの驚くべき物語を掲載した。かつて精神科の看護師であった彼女は、ひと夏を涙ながらに過ごし、六カ月のあいだ起き上がる気力もなく、食事も友人も遠ざけていた。一〇年ものあいだ重いうつ状態にあった彼女は「医師にすすんで同意し、彼女の頭にドリルで二つの穴を開けて脳に電極を埋め込んでもらった。それは気分を変化させる試みとして医学書に載っているものなかでもっともラディカルな方法だった。［…］「信じられない、劇的な変化です」と五〇歳のハリスはDBSによる治療後に語った。「一〇年間で初めて、生きているという気がするし、やる気も出てきて、まるで電球にスイッチが入ったみたいです」[97]」。新聞では取り上げられなかったが、DBSの非対照臨床試験では六名中三名の患者がDBSに明らかな治療的反応を示した[98]。それらの患者の多くはうつ病エピソードの既往と治療歴を有してはいるものの、重症うつ病群として分類されるような患者にみられる症状はほとんどもたなかった。うち二名は合併症によって治療を中止する必要があった。研究に関する新聞記事で報じられたジーン・ハリスと同じくらい治療に反応した患者は六名中一人もいなかった。

『グローブ・アンド・メール』紙の記事は以下のように述べている。

脳全体を電気で刺激して脳の発作を誘発するECTと異なり［…］、DBSは［うつ状態の］人々において過剰に活動していることがわかっている脳の領域だけを電気で刺激するように設計されている。［…］これは脳ペースメーカーとして知られている現在広がりつつある分野の一部である。［…］DBSはECTよりも苦痛が少ない。［…］とはいえ、研究者たちはその直感を最初に動物実験でテストすることはできなかったし、それに低い確率ではあるが脳出血やけいれん発作を来すおそれもあった。しかしハリスさんは、すべての説明事項を読んだ上で、同意をためらわなかった。「私にとって意味のあることだと感じたのです。そのとき、私はどうなってもよかった。たとえ治療で死んでもかまわなかったのです」。

［…］ハリスさんにとって新しいインプラントの効果は速やかに現れた。今では彼女は買い物に行き、ディナーパーティーを開き、図書館に行くことができる。「はじめて家に帰ったときには、帽子で頭の止め金を隠して表に出て、長いこと伸びっぱなしだった生け垣を刈り込んだの［…］とてもいい気分だったわ」

この記事の中ほどでそっと短く触れられているように、ジーン・ハリスですら、長年にわたるうつ病に対して反応がみられた数カ月後には埋め込まれた神経刺激装置の刺激頻度を調整しなければならなかった。とはいえ、こういった再発はより短期間かつ軽度のものであったとされている。

トロント大学とエモリー大学の合同グループはこの新しい治療を発展させ、市場に出すためにアドバンスト・ニューロモデュレーション・システムズ社と協力した。[99] 彼らはブロードマンの二五野として知られる特定の脳領域への刺激の開発に対する特殊な特許を申請した。この領域はヘレン・メイバーグらによる脳画像研究にもとづいて指定されたものであるが、うつ病関連のDBSにおける明らかな標的部位として広く受け入れられていたわけではない。とはいえメイバーグの報告によれば、この領域に導線を配置された患者は、しばしば刺激がオンになったほぼその瞬間に気分が高揚したと語るという。このことは何かを示唆しているのではないか、というわけである。

何かは起こっているのだろうし、潜在的な危険もあるだろうが、DBSは控えめに言っても精神科領域における斬新な治療と呼ぶにはほど遠い。DBSが初めて行われたのは一九五〇年代前半、ニューオリンズ州チュレーン大学のロバート・ヒースによるものである。[100] これはクロルプロマジン、そして神経伝達物質のパラダイムが発展する時代よりも前のことであった。ヒースらは脳回路に注目して研究を進めるうちに、脳は快楽中枢と処罰中枢を持つという事実に偶然行き当たった。そういった快楽の座に電極を挿入されたうつ病患者は気分の変化を来したと一九五〇年代に記されており、その変化はメイバーグらが報告した、多くの人にとってDBSの妥当性を証明したも同然とされている変化ときわめて類似している。

DBSの分野のなかにはチュレーン大学での研究のことを認識している者もいるとはいえ、一般にはこの先例については健忘が生じている。それはおそらく現在の研究計画を、精神医学の身体的治療の領域において反精神医学運動以降もっとも倫理的問題があるとみなされているものから切り離しておきたいという欲望を反映しているのだろう。チュレーン大学における実験はとりわけ二つの問題があった。第一に、患者たちの手術は研究目的であり、患者自身が理解した上で受けた治療ではなかったという事実である。そして第二に、ヒースらが快楽中枢と処罰中枢に関する自らの発見にひるむことなく、むしろ結果を求めて多くの患者に有害な刺激を与えていたことである。彼らはその手法を、たとえば同性愛のような行動を変えようとする試みに用いていた。これは目的・イメージともに、リメイクされた『クライシス・オブ・アメリカ』のなかで描かれた洗脳手段としてのDBSの用法に近いものである。

## 新時代の幕開け?

ショック療法の領域における争いは、あまり品のよくないことも多かったが、おそらくそれなりに成果はあった。それは、双方の陣営とも予想しなかったが、喜ばしいものだった。新しい治療法の効果はいずれもECTにははるかに及ばないものであるが、近年において、うつ病や精神医学を語るときの言葉は変わってきた。かつてはセロトニン濃度のことを話していた場面で、研究者も医師も同じように、脳回路や神経可塑性の観点から考え、議論するようになっている。セロトニン濃度や化学的なスープとしての脳といった議論は依然としてよくみられるが、学術雑誌では、こうした言葉は宣伝文句レベルのものとされている。ショック療法分野の双方の陣営、すなわち、けいれん発作そのものが治療にとって本来的な事象であると見なす人々と、何らかのほかのメカニズムがあると主張する人々の努力によって、こうした変化が生まれたと思われる。

二〇〇四年、ジョージはMRIスキャンのなかで磁束を生じさせた結果について報告した。これは、NIHが建物に対する懸念から尻込みをした技術的操作である。TMS治療のコース中に脳活動の画像を同時に撮ることで、前頭前野に対するTMSが実際に皮質下の回路を活性化させていることを証明した。この功績によって、このタイプの研究に新しい展望が開かれた[101]。ジョージは、MRIスキャナのなかでVNS機器を動かすことにも成功した。ペースメーカー機器は、電磁界共鳴フィールド内ではきわめて不具合を生じやすいため、この業績は簡単なものではない。これらの研究はともにいわゆる内臓脳のリアルタイムなはたらきを目に見える形で示した最初のものである[102]。

治療に応用できるかどうかにかかわらず、これらは大きな科学的進歩である。ジョージやサッカイムの業績は明らかに重要な役割を果たしたが、けいれん発作についての研究は気分障害の理解に重要な役割を果たした。二〇〇〇年には、トム・ボルウィグらのグループは、ECTが海馬の神経新生――新しい神経細胞の成長――をもたらすと報告した。彼らのほかにも二つのグループがそのことを報告していた。海馬は、記憶や空間認知に関わると考えられている領域である[103]。一世紀ものあいだ、神経細胞はほかの細胞とは違い、いったん発生した後は、複製も再生もしないと考えられてきた。ボルウィグの発見はこの考えを覆すものであり、抗うつ薬や、TMSなどのほかの治療法でも同じことが起こるかどうかを調べようとする競争が起こった。これらの治療法が、ＥＣＴの効果の一部を再現するという手がかりが得られれば成功と言えた。一年のうちに、主要な雑誌に総説が現れ始め、うつ病や精神医学を語る言葉は、神経化学のスープから、神経回路や神経可塑性へと変わっていった。精神医学は——あるいは少なくとも臨床神経科学の部門では——パラダイムの変化のただなかにあることは明らかなようであった。

サッカイムやジョージは、特定の脳回路を刺激することに焦点を当ててきたが、フィンクたちは、けいれん発作が必要不可欠であること、そしておそらくけいれん発作は、コルチゾールなど、なんらかの内分泌因子の放出または抑制によって効果をもたらすと主張した。こうした考えは、一時ほとんどあからさまに冷笑されたが、ステロイド剤であるミフェプリストン（mifepristone）の最近の臨床試験では、コルチゾールの動きに再びスポットライトが当てられることになった。ミフェプリストンは、フランスの製薬会社ルーセルによって妊娠中絶薬として開発された薬剤であり、一般には緊急避難ピルＲＵ－486としてより知られている。この薬は、初期の妊娠を終結させることに加えて、脳のコルチゾール分泌を抑える働きがある。この効果は精神病性うつ病に対して有効かもしれないと二〇〇二年初めに報告された[104]。

現在進行中のミフェプリストンの臨床試験の結果が、治療法の開発につながると言えるほど十分に強固なものになるかはまったくわからないが、「錠剤の形をしたＥＣＴ」から効果を得ようとするこの手がかりは、この領域の解明に寄与するものとして興味深い。もし、ミフェプリストンが精神病性うつ病に有効であったなら、この薬が販売されることで、メランコリー型ないし内因性うつ病は、うつ病として今日一般にまかり通っているものとは、実は違う病気なのだということがはっきりするだろう。プロザックやゾロフト、パキシルに反応するうつ病は、一九八〇年代であれば不安うつ病や神経症性うつ病などと見なされていただろうが、そのほとんどはミフェプリストンにもＥＣＴにも反応しないだろう。逆に、本物のメランコリーに対して有効であると示されたＳＳＲＩは一つもない。もしミフェプリストンがうつ病に対して認可されたとすれば、現在ＳＳＲＩで治療されている他の一連の状態には何が起こるだろうか？

ミフェプリストンは、これらの状態を神話上の精神疾患に変えてしまうのだろうか？　それとも、精神医学は精神疾患を定義する作業上の基準を拡大し続けるのだろうか？　ＳＳＲＩに反応する疾患とＥＣＴ／ミフェプリストン反応性うつ病とを区別するところで、ＴＭＳとＶＮＳはどのような役割を持つのだろうか？　明らかに、過去数十年において「不安症」や「うつ病」と呼ばれている障害の範囲は、心因性の特徴を持つ場合が多く、時にはもっぱら社会的要因によって決まっていることもある。しかし、この範囲の障害は、一般的に認識されているよりもほぼ確実に生物学的な基盤を持っている。ＴＭＳやＶＮＳを「うつ病」路線に導いたのは、製薬会社が一九九〇年代にうつ病をドル箱にしようとしてきた努力によるところが間違いなく大きい[105]。これらの治療は、うつ病よりも不安症に対して用いるのがふさわしいのかもしれない。

しかし、ミフェプリストン、ＤＢＳ、そしてＶＮＳに関する物語は、うつ病の身体的治療における新しい商業主義の困難な点をいくつか露わにもした。かつて反精神医学の活動家は、権力者たちが共謀してＥＣＴを守ろうとしていると激しく非難したが、それに対して研究者や患者たちが現在直面しているのは別の世界である。その世界では、新しい治療の提唱者がその治療に何らかのリスクが含まれることを認める動機は何もない。そして、選ばれたデータのみがゴーストライターによって書かれた論文によって公表されるという可能性は常にある。

研究者が新たな商業主義にとらわれることなく、本当の分かれ目はけいれん発作と刺激そのもののあいだにあるのか、あるいは〔脳機能の〕バランスを整えたり機能を増強しようとすることと〔異常のある部位を〕治そうとすることのあいだにあるのか、などと問題を立てることはできないだろうか。DBSのような身体的治療が当初パーキンソン病に用いられたときには、明確で比較的独立した脳回路が刺激部位として探索されていた。しかし、このことはこの分野に関わる者が疾患の根本を叩こうとしているということを必ずしも意味しない。もともとの障害がどんなものであれ、研究者がしていることは、それを相殺するための代償性の反応を、実を言えば脳機能障害の悪化を引き起こすことなのだと、多くの研究者はためらいなく認めるだろう。たとえばパーキンソン病では、視床下核の刺激が治療効果をもたらすが、これは本来の異常を治すことによるものではない。ここでの効果とは、問題のある部分を治すというよりも、いわばシステムのバランスを再調整する代償的な病変を生み出すことにある。治療的侵襲をひき起こすことへの心構えもECTによる治療では重要である。しかし、この医学的なものの見方は、電気療法の考え方にとってはまったく異質なものである。電気療法は、一九世紀のガルヴァニズムから二一世紀のアルファスティム社に至るまでのすべてが、身体の電場に調和を取り戻したり、もたらしたりしようとするものだった[106]。この点において、電気療法は、古いものも新しいものも、動物磁気やフランツ・メスメルの調和協会になによりも似ている。

うつ病に対するDBSの場合、これまでの論調はすべて、治療的侵襲を与えることによってというよりも、直接に望ましい反応を引き起こすことによって問題をなおすというものだった。そうだとすれば、近年の脳画像の発展は、治療への新しい興味深い展望を開くものである。仮に直接の刺激によって脳のある領域を興奮させたり抑制したりすることが役に立つのだとすれば、新しい機能画像（すなわちfM

RI）を使って被験者を訓練し、それと同じ脳部位を興奮させたり抑制したりできるようにすることも十分にありうる。そのために用いられるのがニューロフィードバック法である。[107] 被験者は訓練によって、脳機能画像で表示された自分の脳の光っている領域をリアルタイムで見ながら、その領域を活性化させたり、それを止めたりできるようになることが、次第に明らかになってきている。それはちょうど、私たちがフィードバック法にもとづいて自らの心拍数を増加させたり減少させたりできるようになるのと同じことである。

ニューロフィードバック法は、非侵襲的なDBSとして、同じくらい効果がありそうである。しかし、私たちが侵襲性の低い方法を採用するとは歴史は保証していない。バイオフィードバック法は、一九六〇年代に明らかな成功を収めたが、結局私たちは不安から高血圧までさまざまな状態に対して、それの代わりに薬物療法や精神療法を選んだのだ。しかし、もしもニューロフィードバック法がDBSと同等の効果をもたらしうるのであれば、このことはおそらく、けいれん療法と他の電気療法とのあいだにある根本的な断絶を示している。なぜなら、ニューロフィードバック法によってけいれんが誘発されることはまずないからである。当面のところ、これらの新しい治療法がその地位を確立していることがあったとしても、それらがECTの代わりになることはないだろう。

けいれん療法の時代が始まったときから、ECTに代わるものが探し求められてきた。チェルレッティでさえ、ECTによって変化するホルモンを分離し、電気的ショックの代わりにそれを与えることができればと望んでいた。フルオロチルによるけいれん誘発や、多重モニタリングECT（multiple monitored ECT：MMECT）が栄えた時代もあった。その後に出てきたTMSやVNS、DBSに関する文献は、これらのアプローチをECTに代わる手段としてはっきりと位置づけていることが多い。懸念しなければならないのは、製薬会社や医療機器会社が支配する新しい医療市場においては、巨大企業のマーケティング力は、効果の劣る治療がよりよい治療を駆逐できてしまう状況を作り出しているということである――おそらくSSRIに関する物語が実証しているように。

今日、ショック療法の歴史に新しい一章が書き加えられつつあるのだろうか。それは時の流れが教えてくれるだろう。過去六〇年の歴史は、ECTを改善しようとする試みの連続だった。その過程で救われた命もあったにせよ、すべては失敗に終わった。チェルレッティが一九三八年に記述した治療法は、筋弛緩や刺激波形を含むいくつかの修正が加わって、今日もなお私たちのもとにある。磁気や非けいれん性電気刺激などに関するいくつもの素晴らしいアイデアは、患者のケアをよりよいものやより安全なものにすることに成功していない。こうした最新の治療法がより説得力のある代案を提供できるのかどうかは、今はまだわからない。

# 第12章　エピローグ
## ——不合理な科学

一九四四年、ジョン・ホワイトホーンは米国精神医学会の百周年記念のために、精神科治療の現状に関する総説の執筆を依頼された。ECTはちょうど爆発的な広がりを見せており、学会における治療関連のセッションの多くをショック療法に関する演題が占めていた。にもかかわらず、ホワイトホーンは総説の執筆にとても苦労した。なぜなら、ECTには効果はあるが、なぜ効くのかについて正確なところは誰も知らず、理論的な裏付けがなかったからだ。彼は次のように総説に記した。「ショック療法は本質的にはいまだ経験的なものである。どのようにしてその効果がもたらされるのかについて、十分に合理的な理解はなされていない。その意味で、経験論者たちは合理的な研究にとって途方もない問題を投げかけている。加えて、ショック療法は重篤な精神病の予後に関する研究に刺激を与えてきた。その結果、経験を積んだ精神科医に以前から知られていたように、性格特性が個別の患者の予後に重要な役割を果たすということがよりたしかなこととして示されることになった[1]」

二〇年後の一九六〇年代、欧米においてECTに暗雲が立ちこめはじめたころ、先進国および発展途上国の双方における統合失調症の発生率と転帰を調査する疫学研究が行われた。その研究の結果、インドなどの地域では欧米よりも有意に転帰がよいことが示された。その理由は、治療終結後の患者の社会復帰を支える家族ネットワークの豊かさといった、文化的要因の関与によるものと説明されるのがもっとも一般的である。

しかしこれらの研究では、当時の欧米に比べて、インドではECTが長いあいだ自由に行われ続けていたことについては触れられていない。インドの多くの精神科病院や精神科病棟では、二週間以上入院している患者は診断にはほとんど関係なくECTを受けることが治療の標準であった[2]。一九八〇年代の時点では、インドでECTを受けた患者の四分の三に統合失調症の診断が下されており、二〇パーセントにおよぶ入院患者がECTを受けていた。インドの多くの精神科医や関係する第三者の印象は、ショック療法はこの治療がなければ退院できなかった多くの患者の退院を促進しているというものだった。一方、欧米の精神科医療機関では、ECTが考慮される前に、複数の向精神薬やその併用によって治療を受けることが一般的になっていた。

本書ではECTの歴史を欧米、特に米国における使用を中心にして述べてきた。しかし、ECTの歴史はグローバルな視点からも考えられるべきものだろう。近年、インドにおけるECTの使用は減少傾向にある。正確な数字は不明であるが、インドの精神科医によればかなり減少しているようだ。彼らの話では、ボリウッド製のインド映画が精神医学の話題を取り扱うときに、必ずといってよいほど非修正型ECTを使って精神医学を恐ろしげに表現しようとすることがその理由だという〔訳注：ボリウッドは、インドのムンバイを中心とする映画産業全般につけられた俗称〕。映画の影響に加え、精神医学によって自らの領分を侵されることを懸念する霊的指導者などの人々は、ECTのような治療に対して否定的である。

さらに精神薬理学のあおりをうけて、インド精神医学は産業化・商業化されつつある。精神科医に対して、ECTよりも薬物療法を選び、欧米で作成されたアルゴリズムやプロトコールを遵守するように求める圧力はますます強まっているが、そうしたアルゴリズムやプロトコールは概してECTをあらゆる治療選択肢のなかの最終手段として位置づけている。[3] こうして本書で述べた歴史は、欧米の歴史であるにもかかわらず、他の文化的背景を持つ地域においてもところてん式に繰り返されている。このように歴史が反復するということは、重要な問題ではなかろうか。

一九九九年に私（デイヴィッド・ヒーリー）は、インドと欧米とで緊張病症状の有病率を比較するプロジェクトに関わった。これは、米国の精神科医療機関に入院する患者の五パーセントから一〇パーセントに緊張病症状が見られるという、マックス・フィンクらが緊張病評価尺度によって発見した知見を確認する取り組みの一部だった。[4] 他のいくつかの研究でも同様の結果が同時期に報告されている。[5] 診断上のカテゴリーとしての緊張病は欧米では死に絶えたも同然だという一般的な考えからすると、こうした数字は異常に大きいものに思われる。[6] 実際、緊張病の症例はもはやみられなくなっていると思われていた。緊張病は消滅したと想定されており、それは一九五〇年代および六〇年代以降、患者の栄養状態が改善した結果であると通常は考えられている。また、全般的な健康状態が改善し、抗生剤が広く用いられるようになった影響もあるとされる。さらに精神薬理学の登場によって、向精神薬による治療が典型的な緊張病の出現を防止しているとも主張されるようになった。[7]

しかしながら、インドでは依然として、精神薬理学の時代がやってくる以前とほぼ同じ頻度で緊張病は存在しているようだった。より古い診療録をみたところ、一〇パーセント以上の患者に緊張病が認められた。このような発見から、ウェールズとハイデラバードで継続入院患者一〇〇名の緊張病症状を比較するというプロジェクトが生まれた。その結果、ウェールズでもインドでも一〇パーセントにおよぶ患者に緊張病症状がみられることが明らかになった。[8] これは驚くべきことである。高度な教育を受けた欧米の精神科医は、どうやら明白な臨床所見をそっくり見落としていたものと思われる。これほど劇的な精神的症候を欧米の精神科医が見逃していたのであれば、精神医学において現在提案されている理論や治療のことを誰が信頼できようか。私たちは進歩しているどころか、後退しているのかもしれない。

緊張病の奇妙な歴史は、こうしたことが起こる背景について、洞察をいくらか与えてくれる。振り返ってみれば、ラディスラウス・メドゥナが最初にメトラゾールでけいれんを発生させて治療を行った際、幸運なことに被験者の多くは緊張病であった。当時、緊張病症状は、いわば統合失調症という診断を保証する症状であった。仮にメドゥナがメトラゾール療法を緊張病症状のない患者に行っていれば、その効果はそれほど明確なものにはならなかったかもしれない。

しかし、メトラゾール療法は最初に発見された緊張病治療ではなかった。実は、そのときメトラゾールに良好に反応した緊張病患者たちは、それ以前から存在する、忘れられたブレイクスルーとも言える治療法を後回しにされていたのである。一九二〇年代後半には、緊張病患者は症状が進行する前にバルビツール酸系薬剤で治療すれば十分に反応し、その後まもなく退院することができると考えられていた。[9] 注患者の一部はメトラゾールには反応しなかったが、バルビツール酸系薬剤には劇的な反応を示した。注射をすると患者たちは昏迷から覚めて、バルビツール酸系薬剤の薬効が切れて昏迷状態に戻るまでは、普通に会話したり、本を読んだり、絵を描いたりといった活動に携わることができた。抗精神病薬が出現した後の一九五〇年代後半から一九六〇年代の精神医学において、それに先立つ薬理学的なドラマとも言える治療法は過去のものになり、バルビツール酸系薬剤は緊張病の治療ではないということになった。なぜなら統合失調症におけるバルビツール酸系薬剤の効果は、抗精神病薬にみられるより特異的な効果と比較して、一過性のものであったからだ。

しかし、抗精神病薬の投与が緊張型統合失調症の治療法であると考えたり、あるいは一九五〇年代に抗精神病薬が使われるようになったことで緊張病症候群は消失したと考えたりするだけの理由はほとんどなかった。当時、緊張病は精神医学の理論構築や研究において重点的に取り上げられた症候群であった。そしてアンリ・バリュクなどの、この領域の重要な研究者の視点からすると、新たに登場したフェノチアジン系抗精神病薬に関して興味深いのは、ブルボカプニン〔訳注：ケシ科のエンゴサク属（Corydalis）植物から抽出されるイソキノリンアルカロイド〕などの限られた薬剤と同様に、動物において実験的に緊張病状態を生み出すことができるという点であった。[10] 一九五〇年代の終わりには、実験的に緊張病状態を生じさせられるということが、ある薬剤が抗精神病薬として使える可能性を同定するスクリーニング方法として製薬会社で広く用いられた。当然ながら、緊張病を誘発する物質は、緊張病に対して効力を発揮する薬剤として普通は役に立たないだろう。

一九六〇年、ジャン・ドレーらはハロペリドールの最初の臨床試験で抗精神病薬の新しい副作用を発見し、後にその致死的な性質から「神経遮断薬による悪性症候群」と名づけた。[11] 一九八〇年までの二〇年間に英文雑誌にごく少数の症例報告が発表された後、スタンリー・キャロフは、特定患者群における抗精神病薬使用によって生じる末期的状態として、悪性症候群（neuroleptic malignant syndrome：NMS）に関する最初の体系的な論文を著した。[12] これによって、悪性症候群は広く知られることになり、米国の精神科医に恐れられることになった。これはおそらく、一九七〇年代半ばから、医師たちは抗精神病薬誘発性遅発性ジスキネジアによって告訴の対象となっていたことによる。[13] 遅発性ジスキネジアは反精神医学にとってECTとならぶ攻撃の的であった。この一目でわかる副作用で苦しむ患者が証言台やテレビカメラの前に立つ姿には、ジャック・ニコルソンが非修正型ECTを受けるランドル・マクマーフィーを演じる姿とほとんど同じくらいの影響力があった。遅発性ジスキネジアは、重症の精神疾患に対する薬物療法に水を差した。とはいえ少なくとも、遅発性ジスキネジアの患者が死に至ることはなかった。一方で悪性症候群は致死的であった。その死亡率は五〇パーセントにもおよび、抗精神病薬を処方された患者のおよそ一パーセントが悪性症候群を発症するという報告もあった。

このような背景のなか、一九八三年にマサチューセッツ総合病院で術後せん妄を呈した若い患者に対してハロペリドールが使用された結果、悪性症候群が生じてしまった。患者は裕福な外国人の子息だった。オンコール当番であったグレゴリー・フリッチオーネは、精神科部長のエドワード（ネッド）・カッセム教授に応援を求めた。カッセムはカトリックの司祭でありながら酒を飲みタバコを嗜むという、看護スタッフから人気のある人物だった。彼は患者がベッド上で固まっているのを目にすると、薬棚からある薬を取り出して患者に投与した。すると患者は劇的に反応した。無言の昏迷状態から脱して、身の回りのことができるようになったのである。翌日、その「魔法」の薬を増やして使ったところ、患者は回復し、その後は何事もなく身体的な治療が継続された。看護スタッフが何を使ったのかとカッセムに尋ねたところ、カッセムは「聖水だよ」と答えた。実は、それはロラゼパムという、ジアゼパムと同類のベンゾジアゼピン系薬剤であった。カッセムとフリッチオーネは、以後ロラゼパムを他の多くの悪性症候群患者に対して使用し、一九八五年にその結果を報告した。[14]

フリッチオーネは後にニューヨークでマックス・フィンクとともに働いた。緊張病の歴史的背景や、悪性緊張病と悪性症候群の類似性をより意識するようになるにつれて、フィンクはECTが悪性症候群の治療に有用かもしれないと考えるようになった。彼らはロラゼパムに反応しない患者に対してＥＣＴを試み、完全寛解をもたらした。[15] その後の一〇年間において、ＥＣＴが行われた悪性症候群症例のほとんどに治療的効果が見られた。[16] このことは多くの可能性を示唆している。一つは、悪性症候群が緊張病の変種だという可能性である。もう一つは、ＥＣＴが悪性症候群やパーキンソン病に対して緊張病と同様に効果を発揮することからすると、ＥＣＴは運動系回路に主に作用しているのかもしれないという可能性である。

しかし、ここで歴史にとって本質的なのは、フィンクとフリッチオーネは以前から知られていたことを再び発見したということである。すなわち、緊張病は薬物療法やけいれん療法に反応するということは以前から知られていた。[17] この情報が精神科医に忘れ去られていたも同然であったことは、現在の精神医療はエビデンスにもとづく合理的な実践からはほど遠く、これまでと変わらずイデオロギーに支配されており、ほとんどの医師は主流の考え方にそぐわない多くのデータや知識から遮断されている、ということを意味している。

問題の一部は製薬会社がベンゾジアゼピンの販売促進をもはや行っていないという事実にある。すでにこれらの薬剤の特許はすべて切れていたし、一九八〇年代にはすでに、製薬会社の利害関心によってもたらされる援助がなければ、緊張病への関心を高めることはほとんど不可能になっていた。製薬会社は販売促進のために、患者が医師に対して示す症候や症状の膨大な蓄積のなかから、薬の売り上げにつながるような診断や特徴だけを強調する。言ってみれば、薬が病名を作り出すのである。

精神医学および精神薬理学の市場は現在、ＳＳＲＩ型の抗うつ薬と非定型抗精神病薬の販売を促進する構造をとっている。これらのカテゴリーに属する個々の薬剤は、本質的には競合他社の化合物の複製である。さまざまな名前の薬はあっても、市場には多くの種類の治療薬があるわけではなく、本当に他の薬と区別できる薬剤は限られた数しかない。実のところ、一九六〇年代よりも少ないくらいだ。薬物療法の選択肢に多様性がないのであれば、精神科疾患に関するさまざまな概念構築を支持したり、競合する治療法によって問題を強調したりする必要性は各製薬会社にとってなきに等しい。たとえ商業的な動機によるものであっても、多様な概念構築の試みや競合治療の問題点の指摘は、少なくとも刺激的な考察になるだろうし、ひいては消費者の利益にもつながるだろう。そうではなく、すべての企業が本質的に同じ目標を目指してしまうと、マーケティングが強調するポイントは単一のものになってしまい、矛盾を孕んでいたとしても見過ごされてしまう。一九六〇年代以降、精神医学の思考は発展するどころか間違いなくやせ衰えている。まともに機能している概念の数はますます限られてきている。この支配的なパラダイムに対して挑戦状を叩きつけることのできる唯一の治療法こそECTなのである。

これは重要なことではなかろうか。ここにはいくつもの問題がある。そもそも、中核的な疾患の治療成績が着実に悪化している医学の分野はおそらく他にはない。細菌学者は疾患を減らすことに成功し、十二指腸潰瘍は過去のものとなった。がん患者の生命予後は着実に改善している。致死的な心臓発作も以前に比べてかなり減少した。それなのに、欧米では統合失調症の患者は数十年前よりも若くして死亡するようになっており、その上、その死亡率は処方される抗精神病薬の数と相関しているという可能性も指摘されている。[18] このスキャンダルの責任は、根本的には現代の精神医療のどこにあるのだろうか。

患者のなかにはECTから恩恵を得られる者もいるということは考えて然るべきことである。統合失調症患者のなかには衒奇症や保続、常同行為といった運動症状を示すものがおり、さらに多くの思考障害は運動症状として考えてみることができる。精神運動制止を伴ううつ病や緊張病、悪性症候群、パーキンソン病、躁病に対するECTでは運動症状に対する直接的な効果が見られることからすると、ECTが上記のような運動症状を伴う統合失調症患者にとっての治療になるかもしれないという考えには、一定の治療論上の根拠がある。

もう一つの根拠は、緊張病に対する効果にもとづくものである。緊張病には意志と行為との乖離という描写がもっともふさわしいだろう。緊張病の場合、運動機能へのECTの効果は、脳内の正常なシグナル伝達を回復させるための「脳の除細動器」と見なすことができるかもしれない。ちょうど房室ブロックや心室細動を引き起こすようなシグナル伝達の重篤な障害を心臓除細動器がリセットするように、である。[19] 電気除細動器は決して見た目によいものではないが、テレビの医療ドラマの世界では、除細動器のパドルを胸に置くことは英雄的な救命行為として称賛されている。映画においてきまって非修正型で描かれるECTの現状とはまさに正反対である。

抗精神病薬はそれ自体の特性として、薬剤性パーキンソン症状から悪性症候群、遅発性ジスキネジアに至るまで、深刻な運動症状を引き起こしうる。これらの錐体外路症状を呈した患者に対してECTは効果があるだろうか？　現在、このような問いを立てる者はいない。これは、ある組み合わせの薬剤に患者が反応しないときに、臨床医がチェックリストに記された次の薬の組み合わせに進むだけで、薬剤の効果の特性を立ち止まって吟味しないことによる。心配事を吹き飛ばし静穏をもたらしてくれる魔法の弾丸のような薬を探し求めるばかりで、患者それぞれの症状表出や薬物治療への反応の一部としての運動症状の発現や消退に誰も気がついていないのだ。臨床的考察の対象から重要なピースが取り除かれたことによって、統合失調症というジグソーパズルをつなぎあわせて全貌を知るという可能性はほぼ失われてしまった。私たちはただ、何らかの答えを与えてくれる遺伝子を見つけ出すという、藁の山のなかから一本の針を見つけ出すがごとき望みを抱いているだけで、そのあいだ、精神医学の理論的考察を推し進める動きは止まったままである。

先述の脳除細動仮説が正しいかどうかは問題ではない。重要なのは、現代の精神医学が構想力を失っているということである。この二一世紀の初頭において、精神医学の思考は「バイオ・バブル」とでも言うべきものに支配されており、その議論は同業者にしか通じない用語にあふれ、ドパミン、セロトニン、ノルエピネフリンといったモノアミンを強調しすぎている。数年のうちに、これはフロイト派が唱えるリビドーの概念と同様に中身のないものと見なされるようになるだろう。これとは別の問題もある。それは精神分析学が精神障害というものの理解の進展を妨げた時代があったように、精神薬理学は患者を犠牲にして、精神医学の理論的側面の発展を妨げているということである。製薬会社の強い影響下にあるこの領域においては、臨床的特徴と症候群との関連を明らかにする努力は認められることも、公表されることもなく、資金提供も受けられない。そうであれば、そうした努力にいかなる動機づけがなされていると言えようか。精神医学の現状は、ホワイトホーンがショック療法はまったく経験的なものだと非難した一九四四年の状況とはほとんど正反対のものになっている。ECTと、rTMS、VNS、DBS、MSTといったECTに関連した治療技法は、主要な精神症候群の結びつきを臨床医がいつの日か理解する可能性を保持する、唯一の治療的アプローチなのである。

基礎的な精神病理に関する研究からは大きな恩恵がもたらされてきたし、ECTやその他の身体的治療はその解明の糸口をつかむことに貢献してきた。しかし、それらの恩恵を得るにはいくらかのコストが必要である。近年ではNIMHによる研究助成は科学的疑問を先鋭化するような研究に充てられている。それによって助成金は臨床研究以外のものに割り当てられるようになった。しかし、その助成があれば、精神病性うつ病や悪性症候群、パーキンソン病、治療抵抗性躁病に対するＥＣＴの有効性はより早期のうちに確立できたかもしれない。治療成績を重視する臨床試験が行われていれば、今ごろは、ＥＣＴへの反応が期待できる統合失調症の症状がより明確になっていただろう。

ＥＣＴは精神病理とは別の領域でもスリリングな問題を提起している。それは医療におけるインフォームド・コンセントの誕生にとっての中心的な問題である。現在、ＥＣＴの適応となる患者はしばしば現実検討能力を失っており、そうした患者たちの存在は、インフォームド・コンセントの概念を考えるうえで深刻な問題となる。しかし近年、インフォームド・コンセントの概念は、情報の開示に重点をおく形から、リスク評価に近い形のものに変わりつつある。臨床試験実施に関する基準（good clinical practice : GCP）に従えば、患者やその支援者が看護スタッフや医師と一緒に、ＥＣＴやそれ以外の治療選択肢について、それぞれどのようなリスクがどれだけあるのかを吟味することになる。直感や常識からすると、不十分もしくは不適切な薬物療法は修正型ＥＣＴよりも患者を大きな危険に晒すように思われる。正解を知ることは難しいだろう。したがって問題は往々にして、精神科スタッフも患者と同じ立場に置かれたならばＥＣＴを受けるだろうと患者やその身内が考えるかどうか、ということになるだろう。この点について言えば、重症の患者と接しているメンタルヘルスの専門家の多くが、自分がこの病気にかかったならＥＣＴを受けたいという非公式のリビング・ウィルを同僚に伝えている。その一方で、ＤＢＳやＶＮＳを行ってほしいという人間はほとんどいないようだ。

この問題の複雑さは多層的である。同意が得られればそれでよいのだろうか。それは同意がいつ、どのように問われるか次第だろう。第９章では、医師と患者のあいだで利点と欠点に関する評価が大きく食い違う可能性があることを紹介した。この違いは喜ばしいものかもしれない。というのはＥＣＴなどの身体的治療は、精神医学のなかで唯一、そうした体系的な調査が多様な視点からなされている領域だからだ。患者グループによって行われたＥＣＴや他の身体的治療に関する研究の特徴の一つは、治療が終了して数カ月後に評価が行われている点である。これは医師主導の研究や新薬の治験とは対照的である。というのも、そこでは治療の直後に評価が行われるからだ。

しかし、先述の評価の違いは、たんに時間的な枠組みの問題によるものではない。精神医学において自己評価は問題の多い評価手段である。一連のＥＣＴを受けるなかで明らかに症状が改善しつつある患者が、「みながＥＣＴは効いているというけど、私にはわかりません」と発言することは珍しいことではない。このように、立場によって評価が顕著に異なることは、精神医学と同意に関する謎に本物の興味を抱く者にとって、取り組むべき問題であるはずだ。ある治療が利害関係のない第三者から見れば明らかに利益があるにもかかわらず、患者本人にはそれがわからないというのはどういうことなのか。そして、それはインフォームド・コンセントにとって、いかなる意味をもつのか。

このような歴史の描写は、科学や症候学、インフォームド・コンセントに関する問題の答えを求めるものではない。そうではなく、本書で述べた歴史は、メンタルヘルスのような領域にまつわる謎のいくつかの側面が、時の流れのなかで浮き沈みする様子を示そうとするものだった。ＥＣＴの歴史は、科学の理念——知識が着実に蓄積されてゆくという想定にもとづく——にうまく当てはまらないように見える。また、現代の臨床現場に見られるようなビジネスの理念——より合理的な市場を想定する——にもしっくりとなじまないように思われる。市場が合理的であるならば、これほど重要な治療を、映画において脚色されたイメージのような些細な理由によって捨て去るなどということは、ほとんど信じがたいことである。実際、修辞的表現と実在の姿とのあいだにこれほど大きな隔たりがある分野は、ＥＣＴの歴史以外にはまず考えられない。医学という領域は、不合理性から絶縁されてなどいないのである。

# 訳者解題

## 1　はじめに

この本を手にとられた方の中には電気けいれん療法（ＥＣＴ）に対して不安を抱いていたり、治療そのものに反対の立場をとっておられる精神疾患当事者やそのご家族、医療者や支援者の方々もいらっしゃるのではないかと思います。そういったみなさまにとっては、本書の中でＥＣＴについて肯定的な論調で記されている部分などは受け入れがたいかもしれません。

よく読んでいただければわかるとおり、著者たちもＥＣＴへの批判はすべてが的外れなものだと主張しているわけではありません。この本の第5章でも触れられているように、患者さん側の価値観がないがしろにされたことや適応拡大の誤り、そして乱用も実際にあったことでしょう。

しかしながら、そのような過去への反省や批判を正面から受け止めることでＥＣＴは現在の姿まで発展してきました。たとえば記憶障害の軽減を目的として、技法の洗練は今も続けられています。乱用や適応拡大を防ぐために、ガイドライン等によって適応が明確に示されるようになりました。効果への懐疑に対してはプラセボ（模擬ＥＣＴ）との比較研究、安全性を確認するためには数万症例を対象にした大規模な観察研究が行われ、知見が積み重ねられています。

数多くの議論と修正を経て、現在のＥＣＴはこの治療を必要とする患者さんに対して、きわめて安全な方法で行われるようになっています。薬物療法や心理療法はまだ万能とは言いがたく、時にＥＣＴが唯一の救命手段となる状況があるということについて、少しだけでもご理解いただければ幸甚です。ほぼすべての医療者は患者さんの利益を最優先に考えています。ＥＣＴを行う医師においてもそれは変わりません。この本を通じ、そういったＥＣＴを行う側の医師たちの視点について少しでも知っていただければ、それに優る喜びはありません。

## 2　本書の内容と著者について

本書は米国で二〇〇七年に出版されたエドワード・ショーターとデイヴィッド・ヒーリーの共著 *Shock Therapy : A History of Electroconvulsive Treatment in Mental Illness* の日本語訳です。タイトルになっている「ショック療法 Shock therapy」とは、ＥＣＴのみならず、インスリンショックや薬物によるけいれん療法を含めた治療を指す俗称ですが、これは日本ではなじみの薄い言葉であり、本書の大部分でＥＣＴがテーマとなっていることから、本邦で認知度の高い用語である「電気ショック」を邦題に含めることにしました。

著者の一人、エドワード・ショーターは二〇一八年現在トロント大学の医学史教授で、米国における精神医学史研究の代表的人物です。特に精神薬理が勃興した以降の現代精神医学史を語る上で、生物学的精神医学と精神分析のいずれとも距離をとった彼の史観は不可欠と言えるでしょう。

邦訳されている主な著書に『精神医学の歴史――隔離の時代から薬物治療の時代まで』『精神医学歴史事典』『精神病性うつ病――病態の見立てと治療』（コンラッド・シュワルツとの共著）などがあります。

氏の著書は現在顧みられなくなっている精神医学の多様性をひもとき、いま真実とされている思想も盤石とは言えないことを気づかせてくれます。

もう一人の著者であるデイヴィッド・ヒーリーは二〇一八年現在英国バンガー大学精神科教授、精神科医、精神薬理学者で、新規抗うつ薬SSRIによる自殺の危険性をいち早く指摘し、医療と製薬企業の関係についての論争を巻き起こしたことでも知られています。その魅力は大量のインタビューと医学史的資料、科学的根拠をもとにした多層的な主張にあり、『抗うつ薬の功罪——SSRI論争と訴訟』『抗うつ薬の時代——うつ病治療薬の光と影』『ヒーリー精神科治療薬ガイド』『双極性障害の時代——マニーからバイポーラーへ』『ファルマゲドン——背信の医薬』など、現代精神医学が抱える問題点を鋭い視点から批判し、本邦でも話題を呼んだ多数の著作があります。

本書における二人の著者の分担はほとんど明記されていませんが、多くの文献をひいて歴史的事象の流れを記しているのがショーター、精神医学における科学的根拠の危うさについて、批判的な考察を示しているのがヒーリーではないかと思います。この二人の共著は本書が初めてですが、これまでもそれぞれの著作の謝辞にお互いの名前が挙げられていることからも、両者の関わりの深さがうかがえます。

彼らの抜きんでた点は、専門的な視点から科学的根拠を吟味しつつ、同時にそれを生み出した科学者、医師たちの人物像を掘りさげることで、時代背景を含んだ年代記を作り上げていく手腕にあります。両者の力が存分に振るわれた結果、この本はトリビアルな医学史、医療倫理的問いかけ、文化史、群像劇、医療のイデオロギー闘争の記録といったさまざまな顔を備えた力作に仕上がっていると言えるでしょう。

ただし、本書を読み進めるにあたっては注意すべき点もいくつかあります。巻末をご覧いただけばわかるように、引用には査読を経た論文だけではなく、著者らが行ったインタビューも多く使用されています。その中では当然ながらインタビュイーの私見が述べられていることも多いため、記されている内容が科学的な裏付けを伴っているかについて、引用を参照して判断されることをお奨めします。本書のためにもっとも多くの情報を提供しているのは序文の冒頭にも登場する精神科医マックス・フィンクであり、ＥＣＴの復興を強く押し進めたフィンクの証言は本書の論調にも大きな影響を与えたと考えられます。豊富な取材と科学的知見に裏付けされているものの、本書はあくまでも歴史に比重が置かれていることにご留意ください。

続いて、訳語に関する注意点です。原著にはＥＣＴやけいれん療法に関連する専門的な用語やスラング、当時の文化を反映した言い回しがかなり多く用いられており、そういった言葉に忠実な訳をあてるとかなり読みづらいものになると思われました。そのため、一部の用語、表現には本来の意味を逸脱しない範囲で厳密さよりも平易さを優先した訳出を行いました。また、ＥＣＴについては電気療法、電気ショック治療、落雷療法（！）など、誤解を生むようなものも含めさまざまな呼称がなされていますが、引用元やインタビューでの言い回しを忠実に再現した結果の用語のばらつきと考えられるため、なるべくそのままにしました。

## 3　補足その1——日本での状況

本書ではあまり触れられていなかった日本での状況について、ここで簡単に触れたいと思います。本邦にもＥＣＴは開発早々に持ち込まれました。チェルレッティらの報告の翌年である一九三九年には九州大学の安河内五郎らによる本邦初の症例報告があり、翌年には慈恵大、光風寮、福岡脳病院、台北大、小峰病院からも報告が行われました。一九四一年には東京府巣鴨病院に勤務する医師であり、歌人・小説家でもあった斎藤茂吉もＥＣＴの経験について報告を行っています。これらの資料から、ＥＣＴは本邦でも当時かなり盛んに行われていたことが解ります。

本書の第9章でも東京大学の紛争について触れられているとおり、一九七〇年代にさしかかると、日本でも精神医学に関連した社会運動が盛んになり、特に関西を中心にＥＣＴはほとんど行われなくなりました。大熊一夫による朝日新聞での連載記事「ルポ精神病棟」のような、ＥＣＴを否定的に描写したノンフィクションも登場しています。メディア、文化運動と密接に関係した反ＥＣＴ運動の盛り上がりは欧米の状況ともおおむね同期していたと言えるでしょう。

その後のＥＣＴの復興は欧米に比べて本邦では幾分遅れが生じています。修正型ＥＣＴについては一九五八年に島薗安雄らから症例報告が行われていますが、国内で広く用いられるようになったのは一九八〇年代に入り、ＥＣＴの必要性が再認識されはじめてからのことです。記憶への影響が少ないことで知られるパルス波治療器が厚生労働省の認可を受けたのは二〇〇二年になってからです。

二〇〇〇年前後よりようやく日本でもＥＣＴ復興の機運が高まりはじめました。二〇〇二年には技法や適応、環境についての推奨を記した「電気けいれん療法推奨事項」が策定されました。これは本邦におけるガイドラインにあたるもので、現在まで改訂を重ねることで、ＥＣＴの標準化が進められています。同年には倫理的な配慮について記した「電気けいれん療法の使用に関する提言」が全国自治体病院協議会から発信されました。この提言にはＥＣＴ導入決定の際の多職種カンファレンス開催や、インフォームド・コンセント取得、修正型での運用などを強く推奨するものです。

しかしその一方で、二〇一〇年に日本精神神経学会、日本総合病院精神医学会が中心となって行った全国実態調査では、筋弛緩剤を使用した修正型ECTのみを行っている施設は回答のあったECT施行施設の四割弱であり、パルス波治療器を使用していない施設は半数に上るなど、修正型ECT、パルス波治療器ともに充分な普及が進んでいない状況が明らかになっています。近年海外で一般的な選択肢として広がりつつある右片側性ECTについても施行している施設はまだ限られており、本邦での普及はこれからの課題と言えるでしょう。

## 4　補足その2――昨今の国際的な状況

本書の出版以降の国際的な動向についても簡単に述べます。第11章で取り扱われている精神科領域の新しい身体療法は、「ニューロモデュレーション」といういま風の呼称を与えられ、この本が出版されたころよりもさらに注目と期待を集め、ちょっとしたブームと言える状況が続いています。

ただし、精神科臨床における新規ニューロモデュレーションの使用はまだ限られており、期待が先行するような状況に変わりはありません。二〇一七年の時点で、反復性経頭蓋磁気刺激（rTMS）はうつ病、深部脳刺激（DBS）は難治性強迫神経症を対象として欧米の臨床現場で使用されはじめ、ニューロフィードバックについてはうつ病や認知機能、恐怖記憶などへの効果を調べる臨床研究が日本でも行われています。しかしながら、うつ病に対するDBSと磁気けいれん療法（MST）は臨床試験でよい結果を出せない状態が続き、技法や方法論の再検討が繰り返されています。rTMSを除けば、日本における精神科臨床への導入はいずれも当分先のことになるでしょう。

また、その一方でDBSについては依存症や神経性食欲不振症の患者を対象とした臨床試験が行われるなど、効果が期待されると共に適応の拡大が懸念されています。また、本書には詳しく記載されていませんが、うつ病を対象とした経頭蓋直流電気刺激（tDCS）の臨床研究報告も多く見られるようになってきました。これについては、治療器の構造が簡便であるためインターネットの情報をもとに機器を自作し、個人的に使用するといった、いままでになかったような形の乱用が問題になっています。第12章において現代精神医学の思考が「バイオ・バブル」の最中にあると批判されていますが、これからの時代が「ニューロモデュレーション・バブル」と批判されるようなことにならないように、医療者、科学者たちは歴史に学び、社会に目を向けながらこの先の歩みを進める必要があります。

## 5 訳者からのメッセージ

本書は精神科身体療法という傍流から一九〇〇年代の精神医学を眺めた貴重な記録と言えます。たとえば精神科身体療法のパイオニアたちの群像を描いた第1―3章、ECTを精神分析の「秘密の愛人」に例え、二者の共存関係について論じた第5章、現在の精神医療批判の旗手であるヒーリー自身が一九七〇年代の反精神医学を批評した第9章、メディアと医療の困難な関係について述べた第7、10章など、専門家でも初めて目にするようなエピソードが随所に溢れており、そのなかにはこの時点で形にしておかなければ失われていただろうと思われるような記録も含まれています。

ECTを軸とした現代精神医学の一〇〇年についてここまで詳細に、多様な側面から記した文献はいままでありませんでしたし、これからも出現しないのではないかと思います。現在の精神医学に対する啓示に満ちたこれほどの本が「知る人ぞ知る洋書」として埋もれていくことは本邦の精神医学への不利益とすら言えるのではないかと考えて、私たちは本書を翻訳することに決めました。

歴史書の多くがそうであるように、本書にはさまざまな栄枯盛衰が描かれています。そのなかでも本書の主役であるＥＣＴはまさに時代の流れに翻弄されつづけた治療法の代表だと言えるでしょう。精神薬理の物語が、あくまでも医療者、研究者と製薬企業といった専門家たちの中で展開されていたことに対して、ＥＣＴは当時の文化や芸術、メディアを巻き込んだ大きな渦の中に放り込まれていました。ＥＣＴの受難は、価値観の変遷や、世代間闘争の一側面として現れました。本書によれば、体制による暴力、人種差別や性差別の象徴として、スケープゴートの役割を担ったことすらあったようです。ＥＣＴが備えていた科学的な根拠と実用性は、時代の追い風を得た社会運動によってかき消され、精神薬理学の発展にうかれる精神科医たちからは看過されました。イデオロギーの強い力が働く中では、科学的根拠が時に無視されることはヒーリーが以前から一貫して主張しているとおりです。

ＥＣＴにまつわる問題にかぎらず、精神医学は歴史の中で何度も科学の軽視や乱用を経験しています。たとえば、ナチス政権下のドイツでは遺伝学的知見が精神障害者虐殺を正当化する根拠として科学の領域を踏み越えて利用されていますし、現代の精神医学においても市場原理によって科学的根拠の過大評価、過小評価が頻繁に起こっています。このような、精神医学の移ろいやすさの記録の中には、これから訪れるであろう新しいニューロモデュレーションの時代への留意点が示されているかもしれません。

統計的事実は有無を言わせぬ説得力を持ち、いまの医学を支配しているような状況にあるため、医師たちは、科学的根拠の相対性を意識することはほとんどないのでしょう。しかし実際のところ、科学的根拠が貨幣のように等しい価値を保っているのは医師や科学者の狭い縄張りの中でのことにすぎず、一歩外に出れば、時代性や価値観のてこによって科学的根拠の重み付けが左右されるようになります。医師の視点から見れば事実であったとしても、それを絶対とするような態度は疾患当事者や社会との溝を深め、やがて小さなほころびを契機として人々からの信頼を急に失うことにもつながるでしょう。科学的手法を、科学的でないものを嘲笑しながら切り捨てるために用いるのではなく、人々の価値観に準じて行使することがそもそもの医学の始まりだったのではないでしょうか。時代は何を求めていて、科学は何を求められているのかについて、大きな流れの中で考え、単純化から一歩引いて複雑な世界に踏みとどまる慎重さが重要であると、本書は教えてくれています。

## 6　おわりに

年功序列に従い、私があとがきを担当いたしましたが、本書の翻訳作業は筆頭訳者である川島啓嗣氏、共訳者である青木宣篤氏、植野仙経氏、嶽北佳輝氏の労により成し遂げられています。それぞれが持ち寄ったスペシャリティと情熱に対する感謝と尊敬の念は言葉に尽くせないものがあります。

また、本書の翻訳企画をご担当いただいた田所俊介さまをはじめ、みすず書房のみなさまには、本書が形になるまでに多大なるご配慮をいただきました。この場を借りて御礼を申し上げます。

最後になりましたが、ここまで読み進めてくださったみなさまに、なによりも深く感謝いたします。本書は読むひとによってそれぞれ違うように映る本だと思います。読まれた方それぞれが、本書からなんらかの好ましい刺激を受けられるよう願っております。

二〇一七年一二月二五日

訳者を代表して　諏訪太朗

# 索　引

## か

## さ

## た

## な

## は

『蛇の穴』 220, 228, 242
ヘフリガー，ウィリー Haefliger, Willi 255
ヘミングウェイ，アーネスト Hemingway, Ernest 225-8
ベル，アレクサンダー・グラハム Bell, Alexander Graham 397
ベルガー，ハンス Berger, Hans 61
ペルジーニ，ガエターノ Pernsini, Gaetano 47-8
ベルゼ，ヨゼフ Berze, Josef 29
ベルソー，アンリ Bersot, Henri 97
ベルメーカー，ロバート Belmaker, Robert 377-8, 385, 395, 402
ベンゾジアゼピン 314, 430-1
ベンダー, モリス Bender, Morris 131, 337
ベンダー, ロレッタ Bender, Lauretta 124, 200, 290
ペンチレンテトラゾール →「メトラゾール」の項を参照
ペンリー，キフィン Penry, Kiffin 404
ホイットマン，スチュワート Whitman, Stuart 220
ホイヤー, ジョルジュ Heuyer, Georges 36
ホーウィッツ, ウィリアム Horwitz, William A. 88, 168, 179-80
ボヴェ，ダニエル Bovet, Daniel 187
ホーガン，ジョン Horgan, John 361
ポジトロン放射断層撮影（PET） 380, 384, 406
ポスト, ロバート（ボブ） Post, Robert (Bob) 378-9, 381, 395, 402-3
ポーター＝フィリップス, ジョン G. Porter-Phillips, John G. 103
発作 インスリン昏睡療法における—— 18；磁気けいれん療法における—— 371, 379, 382, 387, 415, 418；難治性てんかん 403；——の閾値 206；——不発 175；メトラゾール療法における—— 71, 91, 94, 142；メトラゾール療法における自発—— 40（→「遅発性発作」の項も参照）；ECT における——（→「ECT における発作」の項を参照） →「大発作」の項も参照
ボッシュ，ゴンザロ Bosh, Gonzalo 104
ホッチナー，A. E. Hotchner, A. E. 226
ホッヘ, ポール Hoch, Paul 82, 112, 125, 133, 146, 246, 334
ボナー，マイラ Bonner, Myra 136
ホフ，ハンス Hoff, Hans 22
ホフリッヒ，ゲルト Hoflich, Gerd 377
ボーマン，カール Bowman, Karl 78, 80
ポラティン, フィリップ Polatin, Philip 93-4, 182, 184, 192
ボラム，ジョン・ヘクター Bolam, John Hector 282
ホリスター，レオ Hollister, Leo 248, 313
ポール，スティーブ Paul, Steve 236
ボルウィグ，トム G. Bolwig, Tom G. 121, 152, 208-9, 418；事例記述 208；非修正型 ECT 152；ECT の復興 367, 369
ホルト，ウィリアム Holt, William 391
ホルムバーグ, カール・グンナー Holmberg, Carl Gunner 188, 205
ポロック，ベンジャミン Pollock, Benjamin 255
ホワイト，ウィリアム・アランソン White, William Alanson 81, 337
ホワイトホーン，ジョン Whitehorn, John 425, 434
ボーン，ハロルド Bourne, Harold 84, 366
ボンド，アール D. Bond, Earl D. 82
ボンヘッファー，カール Bonhoeffer, Karl 21

## ま

マイアー，ハンス W. Maier, Hans W. 109
マイネルト，テオドール Meynert, Theodor 31
マイヤー，アドルフ Meyer, Adolf 77, 80, 82, 109
マイヤー＝グロス，ウィルヘルム（ウィリ

や



ら

## わ



## A-Z

# 原　注

## 略語および資料保存館

| | |
|---|---|
| *AJP* | *American Journal of Psychiatry* |
| Bini Papers | Menninger Archives, Kansas State Historical Society, Topeka |
| Cerletti Papers | Menninger Archives, Kansas State Historical Society, Topeka |
| GAP Papers (Diethelm) | Oskar Diethelm Library, Joan and Sanford I. Weill Medical College of Cornell University, New York City |
| GAP Papers (Menninger) | Menninger Archives, Kansas State Historical Society, Topeka |
| Hillside Hospital Archives | Hillside Hospital, Queens, New York |
| Impastato Papers | Oskar Diethelm Library, Joan and Sanford I. Weill Medical College of Cornell University, New York City |
| *JAMA* | *Journal of the American Medical Association* |
| *JECT* | *Journal of ECT* |
| Meduna Papers | Ladislas J. Meduna Papers, 1942–1959, University of Illinois at Urbana-Champaign Archives |
| Menninger Collection | Menninger Archives, Kansas State Historical Society, Topeka |
| Waggoner Collection | Bentley Historical Library, University of Michigan, Ann Arbor |
| Wortis Collection | Oskar Diethelm Library, Joan and Sanford I. Weill Medical College of Cornell University, New York City |

## 第1章　精神医学のペニシリン？

1. この部分を含め，この患者に関係する以下のすべての引用は，Hillside Hospital Archives, 第25巻2715号による．
2. Max Fink, "A Clinician-Researcher and ECDEU: 1959–1980," in Thomas Ban et al., eds., *The Triumph of Psychopharmacology and the Story of CINP* (Budapest: Animula, 2000), 82–92. p.92より引用.
3. Cathy Sherbourne et al., "Characteristics, Treatment Patterns, and Outcomes of Persistent Depression despite Treatment in Primary Care," *General Hospital Psychiatry* 26 (2004): 106–114.
4. William Karliner, "Shock Treatments in Psychiatry," *American Practitioner and Digest of Treatment* 2 (1951): 511–516. p.511より引用.
5. リチャード・エイブラムスへのデイヴィッド・ヒーリーによるインタビュー．2003年5月20日，シカゴ市にて．
6. Hirsch L. Gordon, "Fifty Shock Therapy Theories," *Military Surgeon* 103 (1948): 397–401. p.398より引用.

## 第2章　「統合失調症の経過における生物学的介入についての諸実験」

1. パスカルの経歴に関しては以下を参照のこと．Felicia Gordon, "French Psychiatry and the New Woman: The Case of Dr. Constance Pascal, 1877–1937," *History of Psychiatry* 17 (2006): 159–182. ゴードンはショック療法に関するパスカルの仕事については，好ましくないという調子で少しばかり言及しているのみである．すなわち「恐ろしい，むき出しの実験的本性をもつ治療」であった，と（p.173）．
2. C[onstance] Pascal and Jean Davesne, *Traitement des maladies mentales par les chocs* (Paris: Masson, 1926), vii. パスカルの経歴については，以下も参照のこと．Pierre Morel, *Dictionnaire biographique de la psychiatrie* (Paris: Les Empêcheurs de Penser en Rond, 1996), 191
3. Pascal and Davesne, *Traitement*, xv.
4. これらの新たなアプローチについては，以下を参照のこと．Edward Shorter, *A History of Psychiatry from the Age of the Asylum to the Era of Prozac* (New York: Wiley, 1997)〔木村定訳『精神医学の歴史——隔離の時代からプロザックの時代まで』，青土社，東京，1999〕190–207.
5. 該博な医学文献として，たとえば次のものを参照されたい．Kenneth E. Appel et al., "Insulin in Undernutrition in the Psychoses," *AMA Archives of Neurology and Psychiatry* 21 (1929): 149–164. この主題に関する概説としてはCharlotte Munn, "Insulin in Catatonic Stupor," *AMA Archives of Neurology and Psychiatry* 34 (1935): 262–269.（ただしこの論文はザーケルには言及していない）
6. Edith Klemperer, "Versuch einer Behandlung des Delirium tremens mit Insulin," *Psychiatrisch-Neurologische Wochenschrift* 29 (1926年12月11日): 549–551
7. Julius Schuster, "Die Beinflussung psychischer Erkrankungen durch das Hervorrufen schweren anaphylaktischen Shocks," *Archiv für Psychiatrie und Nervenkrankheiten* 77 (1926): 314–316; Dezsö Miskolczy, "Insulinmastkurbei Nervenund Geisteskranken," *Psychiatrisch-Neurologische Wochenschrift* 29 (1927年1月8日): 34–36; Julius Schuster, "Zur kombinierten Therapie der Psychosen durch Shock und Desensibilisierung, mit Anaphylaktogenen und Organextrakten," *Archiv für Psychiatrie und Nervenkrankheiten* 85 (1928): 779–794. 後にモノグラフとして1938年ないしそれ以前に出版された私家版の著作, *Zur Entdeckung der Insulinschocktherapie bei akuten Geisteskrank-*

*heiten, insbesondere bei der Schizophrenie* においてシュスターは，自分は 1922 年から統合失調症患者へのインスリン昏睡療法を開始しており，1926 年 4 月，ブダペストにおけるハンガリー王立医学協会（the Royal Hungarian Medical Society）の精神医学・神経学部門において口頭発表を行ったと述べている．しかし 1920 年代に発表されたシュスターの著述には，インスリン昏睡療法に関する言及はない．実際のところ，彼の主張とは異なり，上記の 1926 年の論文においてシュスターは「重症の精神科疾患」の治療を消耗（emaciation）によって行った，と述べている．自身のモノグラフにおいてシュスターは，自分こそがインスリン昏睡療法を創始したのだと主張している．この主張は信憑性のないものである．というのは，インスリンによる治療を行ったとされる症例を論じるにあたって，彼はそのうち数例の治療を 1922 年夏のことだったと述べているからだ．これは時系列的にありうることかと，インスリンの歴史の権威である歴史学者マイケル・ブリス（Michael Bliss）に問い合わせたところ，返答は次のものであった．「ハンガリー人が［その当時］インスリンを入手する経路は何もなかっただろうことは確かです．私が知るかぎり，ヨーロッパ人の誰一人として，1923年以前にインスリンを作ることはできませんでした」（マイケル・ブリスからエドワード・ショーターへの 2005 年 4 月 23 日付の私信による）．興味深いことに，シュスターはインスリンが発見されたのは 1920 年のことだと思っていた（p.58）．表題を記したページにおいて，シュスターは自らについて「ブダペスト，パスマニ・ペーター大学病院精神科・神経科，前助手〔former I. Assistant〕」と記している．シュスターのモノグラフの正式な刊行年は不明であるが，参照した資料には手書きで 1938 年に購入されたと記してあった．このモノグラフの存在についてご教示いただいたマックス・フィンクに大いに謝意を表する．

8. Hans Steck, "Die Behandlung des Delirium tremens mit Insulin," *Schweizer Archiv für Neurologic und Psychiatrie* 29（1932）: 173. Steck, "Le traitement des agitations psychosiques aiguës（delire et agitation catatonique, delirium tremens）par l'insuline," in René Charpentier, ed., *Congrès des médecins aliénistes et neurologistes de France et des pays de langue française*〔フランスおよびフランス語圏諸国の精神医学および神経学大会〕, *37e session, Rabat (7–13 avril 1933): comptes rendus*（Paris: Masson, [1934]），452–455.「私たちは，…低血糖性ショックに対する警戒を求めます．患者がすでに消耗し衰弱している場合，低血糖性ショックはいっそう懸念されるべきものです」（"Nous voudrions ... encore mettre en garde contre les états de chocs hypoglycémiques, qui sont d'autant plus à redouter si les malades sont déjà émaciés et faibles"）（p.455）．この著作に対する国際的な注目としては，ミュンヘン近郊のエグルフィン・ハール精神科病院の精神科医，アントン・フォン・ブラウンミュールによるものがある．なお同院は後に，ナチスによる安楽死のための施設として悪名を得ることになる．Braunmühl, *Die Insulinshockbehandlung der Schizophrenie*（Berlin: Springer, 1938）, 14–15. また次の文献も参照のこと．Hjalmar Torp, "Psykiske og nevrologiske forandringer efter hypoglykemisk koma hos en schizofren"（「統合失調症症例における，低血糖性昏睡後の精神および神経学的変化」）, *Norsk Magazin for Laegevidenskaben* 93（1932）: 760–765. トルプは低血糖性昏睡後に改善をみた統合失調症患者の一例について 1932 年 7 月に発表した．

9. Max Müller, *Erinnerungen: Erlebte Psychiatriegeschichte, 1920–1960*（Berlin: Springer, 1982）, 71.

10. この患者に関する引用はすべて次の文献による．Manfred Sakel, "Schizophreniebehandlung mittels Insulin-Hypoglykämie sowie hypoglykämischer Shocks," *Wiener Medizinische Wochenschrift* 84（1934 年 12 月 1 日）: 1326–1327; 第 4 回（全 13 回）.

11. ザーケルの用語法において，wet shock は昏睡を，dry shock はけいれんを意味する．しかし昏睡状態で，かつとても発汗している患者は容易にけいれんを起こしうるのであり，この区別は十分に吟味されたものではない．以下の文献を参照のこと．Braunmühl, *Insulinshockbehandlung*, 37.

12.　『ランセット』誌のザーケルの死亡記事より．“Manfred Sakel,” *Lancet* 2 (December 14, 1957): 1235.

13.　ブラウンミュールは1938年にザーケル療法の普及につとめた初めてのドイツ人である．彼の考えでは，けいれんこそが治療的役割を果たすのであり，したがって，表面的には昏睡療法とされるこの治療は実のところ，けいれん療法であった．*Insulinshockbehandlung*, 41, 53. しかしジョゼフ・ウォーティスによればインスリン昏睡療法を受けた患者のうち実際にけいれん発作を生じたのは16%だけであった．“Experiences with the Hypoglycemic Shock Treatment of Schizophrenia,” *AJP* 94 (1937): 159–169, とくにp.162を参照のこと．ニューヨーク州精神医学研究所のフィリップ・ポラティン（Phillip Polatin）らの報告では，彼らがインスリン療法を行った患者のうち36%にけいれんが生じた．けいれんの大半は，4時間から5時間におよぶ昏睡のなかで生じた．“Vertebral Fractures as a Complication of Convulsions in Hypoglycemic Shock and Metrazol Therapy in Psychiatric Disorders,” *JAMA* 115 (August 10, 1940):433–436, とくにp.436を参照．

14.　ザーケルの死亡記事より（*New York Times*, 1957年12月3日，p.35）．ザーケルの傲慢さについてはいくつかの情報源があるが，たとえば以下のものを参照のこと．Otfried K. Linde, ed., *Pharmakopsychiatrie im Wandel der Zeit* (Klingenmünster: Tilia, 1988), 100–101.

15.　以下の文献を参照．Manfred Sakel, “Schizophrenia: Most Disastrous Disease of Man; It Destroys His Mind Though Sparing His Body,” in Henri Ey, ed., *Premier congrès mondial de psychiatrie, Paris, 1950*, vol. 4, *Thérapeutique biologique* (Paris: Hermann, 1952), 30–45; および Manfred Sakel, “Über die Einführung der sog: Schocktherapie und Pötzl's Verdienst um ihre Einführung,” in Hubert J. Urban, ed., *Festschrift zum 70. Geburtstag von Prof Dr. Otto Pötzl*（［ウィーン］1947年，私家版），403–407.

16.　Heinz Lehmann, “Psychopharmacotherapy,” in David Healy, ed., *The Psychopharmacologists*, vol.1 (London: Chapman and Hall, 1996), 159–186, p.166からの引用．

17.　ウィリアム・カーライナーへのエドワード・ショーターによるインタビュー．2004年4月6日，ニューヨークにて．

18.　ボンヘッファーは当初，好意的であったとザーケルは示唆している．“Schizophrenia: Most Disastrous Disease of Man,” 32.

19.　Manfred Sakel, “Neue Behandlung der Morphinsucht,” *Deutsche Medizinische Wochenschrift* 56 (October 17, 1930): 1777–1778.

20.　Manfred Sakel, “Neue Behandlung der Morphinsucht,” *Zeitschrift für die gesamte Neurologic und Psychiatrie* 143 (1933): 506–534.

21.　Hans Hoff, “History of the Organic Treatment of Schizophrenia,” in Max Rinkel and Harold E. Himwich, eds., *Insulin Treatment in Psychiatry* (New York: Philosophical Library, 1959), 10–11. ザーケルは1947年の著作ではデュシックおよびパリサについて言及していないが，オットー・カウダースとハンス・ホフの助力に謝意を表している．本書は1958年に開催されたある学術会議の集録である．ヘルベルト・ピュラー＝シュトレッカーによれば，ザーケルがペーツルの診療所で働き始めたのは1933年10月のことだったという．以下のレターを参照．Pullar-Strecker “Insulin in Schizophrenia,” *Lancet* 230 (June 27, 1936): 1498–1499. 当時，統合失調症の診断は頓着せずに用いられており，精神病に等しいものだった．おそらく，問題の若い女性は人生における辛い出来事がきっかけで精神病性うつ病に罹ったのだろう．しかしインスリンによる昏睡は，彼女の病気の精神病性の要素に確かに有効だったのだろう．そして，うつ病性の要素は自然に軽快していったのだろう．

22.　James Shields and Irving I. Gottesman, eds., *Man, Mind and Heredity: Selected Papers of Eliot*

Slater on Psychiatry and Genetics* (Baltimore: Johns Hopkins University Press, 1971). 21. 導入部

23. Manfred Sakel, "Neue Behandlungsart Schizophreniker und verwirrter Erregter," *Wiener Klinische Wochenschrift* 46 (November 10, 1933): 1372. ザーケルによれば，この治療の第二段階を構成するのは「ときに昏睡とてんかん発作を伴う，重度の低血糖性ショックの産出」([die] Erzeugung von schweren hypoglykaemischen Schocks, eventuell mit Koma und epileptischen Anfällen.) であるという．ザーケルの11月3日の講演については，以下の文献にも短報がある．*Wiener Medizinische Wochenschrift* 83 (November 18, 1933): 1327

24. ピーター・ベルナー (Peter Berner) からエドワード・ショーターへの私信による．11月14日に行われた，神経学および精神医学に関するザーケルの2回目の講演でも同じくワグナー＝ヤウレックは会場を出て行ったかもしれない．英国の精神科医イザベル・ウィルソン (Isabel G. H. Wilson) が1936年にウィーンを訪れインスリン昏睡について調査したところ，ワグナー＝ヤウレックはそれについてはコメントは差し控えたいと述べたという．Wilson, *A Study of Hypoglycaemic Shock Treatment in Schizophrenia* (London: HMSO, 1936), 7.

25. Otto Poetzl, "Aussprache"〔ザーケルの講演後の討論〕, *Wiener Klinische Wochenschrift* 46 (November 10, 1933): 1372-1373.

26. ジョゼフ・ウォーティスからマックス・フィンクへの書簡，1983年6月24日．Wortis Collection, box 7. ウォーティスはこの書簡において，ザーケルが樟脳をけいれん誘発剤として用い始めたと書いているが，それはほぼ間違いであろう．

27. Sakel, "Schizophrenia: Most Disastrous Disease of Man," 32.

28. 以下の文献に続くディスカッションによる．Eugene Glynn, "Clinical Symposium: Insulin Coma Therapy," *Journal of Hillside Hospital* 4 (1955): 161-171. ザーケルの見解は p.178 から引用した．

29. Emil Fuhrmann, *Ärztliches Jahrbuch für Österreich*, 1935 (Vienna: Rafael, 1935), 21. もう一人の共同医長はカール・ファイラー (Karl Feiler) であった．

30. Reg [inald] S. Ellery, "Schizophrenia and Its Treatment by Insulin and 'Cardiazol,'" *Medical Journal of Australia* 2 (October 2, 1937): 552-564, 特に p.555 を参照．

31. Manfred Sakel, "Schizophreniebehandlung mittels Insulin-Hypoglykämischer Schocks," *Wiener Medizinische Wochenschrift* 84 (November 3, 1934). 全13回にわたる連載は1935年2月9日まで続いた．

32. Manfred Sakel, *Neue Behandlungsmethode der Schizophrenie* (Vienna: Perles, 1935).

33. K[arl] Th[eo] Dussik and Manfred Sakel, "Ergebnisse und Grenzen der Hypoglykaemieschockbehandlung der Schizophrenie," *Zeitschrift für die gesamte Neurologie und Psychiatrie* 155 (1936): 351-415. この「46人」というのは記載されたとおりである．

34. Sakel, *Neue Behandlungsmethode*, 8-13. ペーツルのクリニックおよびザーケルとデュシックによるインスリン療法の実際の手続きに関する詳細は次の文献を参照のこと．Dussik and Sakel, "Ergebnisse und Grenzen der Hypoglykämieshockbehandlung der Schizophrenie"; また以下も参照のこと．Wilson, *Study of Hypoglycaemic Shock Treatment*, 9f.

35. Joseph Wortis, "On the Response of Schizophrenic Subjects to Hypoglycemic Insulin Shock," *Journal of Nervous and Mental Disease* 85 (1936): 497-506, p.498 からの引用．

36. Deborah Blythe Doroshow, "The Injection of Insulin into American Psychiatry" (Senior thesis, Harvard University, 2004), 31-32. この研究に関してドロショーの指導にあたったのはマックス・フィンクであった．

37. Linde, *Pharmakopsychiatrie*, 100. この言葉はリンデのものであり，ミューラーのものではない．

38. ザーケルからウォーティスへの書簡．1937年8月21日付．タイプライターで記された手紙に

手書きでつけ加えられた追伸による．Wortis Collection, box 10. インスリンやメトラゾール，ECT に関わりをもつ人物でノーベル賞を受けたものは誰もいない．

39. ザーケルからウォーティスへの書簡．1935 年後半ごろ（日付なし）．Wortis Collection, box 10. 文通ができない，もしくは仕事ができないことへの弁明としてザーケルは「私は個人的な理由で少し落ち込んでいた」（"Ich war aus gewissen privaten Gründen in einer kleinen Tief."）と述べている．

40. ザーケルからウォーティスへの書簡．1935 年 4 月 11 日付．Wortis Collection, box 10.

41. "Aubrey Lewis's Report on His Visits to Psychiatric Centres in Europe in 1937," in Katherine Angel et al., eds., *European Psychiatry on the Eve of War: Aubrey Lewis, the Maudsley Hospital, and the Rockefeller Foundation in the 1930s* (London: Wellcome Trust Centre for the History of Medicine at UCL, 2003), 109. ルイスの報告書は 1938 年に書かれたものである．

42. Josef Berze, "Die Insulin-Chok-Behandlung der Schizophrenie," *Wiener Medizinische Wochenschrift* 83 (December 2, 1933): 1365–1369.

43. ザーケルの仕事を摸して他の昏睡誘発剤が試されたが，インスリン昏睡療法がおさめた成功を達成できたものはなかった．たとえば以下の文献を参照のこと．Gabor Gazdag et al., "Atropine Coma: A Historical Note," *JECT* 21 (2005): 203–206.

44. Wilson, *Study of Hypoglycaemic Shock Treatment*, 21–22.

45. Lothar Kalinowsky, "The Various Forms of Shock Therapy in Mental Disorders and Their Practical Importance," *New York State Journal of Medicine* 41 (November 15, 1941): 2210–2215, p.2210 からの引用.

46. 次の文献を参照. Max Fink, "Induced Seizures as Psychiatric Therapy: Ladislaus Meduna's Contributions in Modern Neuroscience," *JECT* 20 (2004): 133–136.

47. 以下の詳述のもとになったのはイリノイ大学文庫のメドゥナ関連文書に含まれる，メドゥナの自伝の 2 つの草稿である．第一草稿の作成年月日は不明である．第二草稿は，それ自身が示すところによれば 1954 年に作成された．第二草稿の圧縮された翻訳が，マックス・フィンクにより編集され以下の文献となった．"Autobiography of L. J. Meduna," in *Convulsive Therapy* 1 (1985): 43–57 および 121–135.

48. Laszlo J. Meduna, "The Convulsive Treatment: A Reappraisal," *Journal of Clinical and Experimental Psychopathology* 15 (1954): 219–233. p.219 からの引用.

49. "Autobiography of L. J. Meduna," 第一草稿，p.12.

50. 同書，p.28.

51. Meduna, "The Convulsive Treatment: A Reappraisal," 220.

52. Béla Hechst, "Zur Histopathologic der Schizophrenie mit besonderer Berücksichtigung der Ausbreitung des Prozesses," *Zeitschrift für die gesamte Neurologie und Psychiatrie* 134 (1931): 163–267.「一般に，統合失調症性の変化に対してはグリアの相対的な不全性がみられる．すなわちグリアは細胞障害によって生じた〔病的〕過程をその異常増殖によって代償することができない．この不全性を説明するには以下のように推測せねばならないだろう．統合失調症の〔病的〕過程は神経細胞を衰亡させるのみならず，グリア細胞の活動に対しても最小限の不活化をもたらすのである．[…] 思うに，ここには（シェーファーが言う意味での）グリアの自家発病が関与している」("Im allgemeinen zeigt die Glia gegen die schizophrenen Veränderungen eine relative Insu zienz: sie ist nicht imstande, die durch den Prozess verursachten Zellausfälle mit ihrer Wucherung zu ersetzen. Zur Erklärung dieser Insu zienz müssen wir annehmen, dass infolge des schizophrenen Prozesses nicht nur die Nervenzellen untergehen, sondern dass der Prozess zum mindesten lähmend

auf die Aktivität der Gliazellen ein- wirkt.... Wir glauben, dass wir hier mit einer Eigenerkrankung der Glia (im Sinne Scha ers) zu tun haben" ) (p.232)

53. Ladislaus v. Meduna, "Beiträge zur Histopathologic der Mikroglia," *Archiv für Psychiatrie und Nervenkrankheiten* 82 (1927): 123-193, p.184 からの引用．ECT におけるグリアの関与についての現在の考えについては以下を参照のこと．Dost Ongur and Stephan Fleckers, "A Role for Glia in the Action of Electroconvulsive Therapy," *Harvard Review of Psychiatry* 12 (2004): 253-262.

54. "Autobiography of L. J. Meduna," 第一草稿, p.41. 1932 年の発表は次の文献による．Meduna, "Klinische und anatomische Beitrüge zur Frage der genuinen Epilepsie," *Deutsche Zeitschrift für Nervenheilkunde* 129 (1932): 17-42; しかしこの論文で論じられている細胞の変化はてんかんにおけるものだけであり，統合失調症におけるものではない．メドゥナは統合失調症におけるグリア細胞の振る舞いについての彼の観察を発表していないと思われる．

55. Robert Gaupp, "Die Frage der kombinierten Psychosen," *Archiv für Psychiatrie und Nervenkrankheiten* 76 (1926): 73-80, p.76 からの引用．

56. Julius Nyirö and Albin Jablonszky, "Einige Daten zur Prognose der Epilepsie, mit besonderer Rücksicht auf die Konstitution," *Psychiatrisch-Neurologische Wochenschrift* 31 (1929 年 11 月 2 日): 547-549, p.549 からの引用．

57. この想定された拮抗作用の曖昧さに関しては，たとえば以下の文献を参照のこと．P. H. Esser, "Die epileptiformen Anfälle der Schizophrenen und die differentialdiagnost: ischen Schwierigkeiten im Grenzgebiet von Epilepsie und Schizophrenie," *Zeitschrift für die gesamte Neurologie und Psychiatrie* 162 (1938): 1-24; および A. Yde, Edel Lohse, and A. Faurbye, "On the Relation between Schizophrenia, Epilepsy, and Induced Convulsions," *Acta Psychiatrica et Neurologica Scandinavica* 16 (1941):325-388.

58. Georges Heuyer et al., "Electro-choc chez des adolescents," *Annales Médico-Psychologiques* 100 (1942): 75-84, p.80 からの引用．ホイヤーの印象では，青年期の統合失調症患者および躁うつ病患者における ECT の成功は，それに先立つ彼のコメントの正しさを確証するものであった．

59. G. Steiner and A. Strauss, "Die körperlichen Erscheinungen," in Karl Wilmanns, ed., Die Schizophrenie (Berlin: Springer, 1932); Oswald Bumke, ed., *Handbuch der Geisteskrankheiten*. 第 9 巻第 5 部．とくに pp.278-282 を参照．

60. Georg Müller, "Anfälle bei schizophrenen Erkrankungen," *Allgemeine Zeitschrift für Psychiatrie* 93 (1930): 235-240.

61. A[lfred] Glaus, "Über Kombinationen von Schizophrenie und Epilepsie," *Zeitschrift für die gesamte Neurologie und Psychiatrie* 135 (1931): 450-500. p.500 からの引用．

62. メドゥナからハリー・ブリックへの 1952年7月7日付の書簡を参照．Meduna Papers, box 1.「思うに彼こそ，けいれん療法の現代の父とみなされるべきなのです」

63. "Autobiography of L. J. Meduna," 第一草稿, p.44.

64. たとえば次の文献を参照. William Oliver, "Account of the Effects of Camphor in a Case of Insanity," *London Medical Journal* 6 (1785): 120-130. メドゥナの時代まで，オリヴァーの興味深い発見は完全に見失われていた．ブダペストの業界内では次の逸話が流布した．すなわち，メドゥナが統合失調症に対して樟脳を用いることを思いついたのは，(ニイルの教科書における説によれば) メドゥナが「樟脳の注入処置によって緊張病性制止を打破しようとしたからである．より高用量の樟脳の注入処置ののち，彼の患者はてんかん様の発作を起こしたため，彼は実験を中断した．それにもかかわらず，患者の状態には著明な改善がみられたことから，ニイルとヤブレンスキーの話によれば，多くの事例をもとに，統合失調症とてんかんとのあいだには拮抗関係があることが

確立されたのであり，メドゥナはその実験的治療を継続したのだった」. Gy Nyirö, *Psychiatria* [Hungarian], 第 11 版（初版からの変更なし）(Budapest: Medicina, 1962), 319. ハンガリー語の原書から英語への翻訳について，トーマス・バン医師に謝意を表する.

65. Meduna, "Über experimentelle Campherepilepsie," *Archiv für Psychiatrie* 102 (1934): 333–339
66. "Autobiography of L. J. Meduna," 第一草稿，p.50.
67. この「ああ，メドゥナ先生！」に始まる逸話は，メドゥナの自伝の第二草稿（p.39）による. この逸話は第一草稿には含まれていない.
68. "Autobiography of L. J. Meduna," 第一草稿，pp.50–52.
69. 同書，p.53–54.
70. Meduna, "Versuche über die biologische Becinflussung des Ablaufes der Schizophrenie: Campher und Cardiazol," *Zeitschrift für diegesamte Neurologie und Psychiatrie* 152 (1935): 235–262.
71. "Autobiography of L. J. Meduna," 第一草稿，p.68.
72. F. Flildebrandt, "Pentamethylentetrazol (Cardiazol)," *Naunyn-Schmiedebergs Archiv für Experimentelle Pathologic und Pharmakologie* 116 (1926): 100–116.
73. これらの患者がみな「統合失調症」であったかどうかは別の問題である．オーブリー・ルイスが 1937 年にブダペストのメドゥナのもとを訪れた際，彼はこう語った．「[メドゥナには] 活力の欠如した患者をみな緊張病とし，そのために遷延性のうつ病患者を統合失調症と診断してしまいがちであるという，よくある弱点があった」(Angel et al., *European Psychiatry on the Eve of War*. p.107)．もちろん，けいれん療法は統合失調症よりも感情障害に対してより適していることが後に判明したが，前者に対しても効果がないわけではない.
74. Meduna, *Die Konvulsionstherapie der Schizophrenie* (Halle, Germany: Marhold, 1937), 121.
75. Ellery, "Schizophrenia and Its Treatment by Insulin and 'Cardiazol'," 562.
76. Lothar Kalinowsky, "Electric-Convulsion Therapy in Schizophrenia," *Lancet* 2 (December 9, 1239): 1232–1233. p.1233 からの引用.
77. 次の文献を参照. Meduna, "The Significance of the Convulsive Reaction during the Insulin and the Cardiazol Therapyof Schizophrenia," *Journal of Nervous and Mental Disease* 87 (1938): 133–138.
78. Meduna, "Vierjährigen Erfahrungen mit der Cardiazol-Konvulsionstherapie," *Psychiatrisch-Neurologisch Blatter* (Amsterdam), nos. 5–6 (1938): 1–52; 論議におけるメドゥナの見解も参照. pp.59–60.
79. 次の文献を参照. Esser, "Die epileptiformen Anfalleder Schizophrenen," および Yde, Lohse, and Faurbye, "On the Relation between Schizophrenia, Epilepsy, and Induced Convulsions," 書誌事項は前記の注 57 に記載.
80. 次の文献を参照. P. Wolf and M. R. Trimble, "Biological Antagonism and Epileptic Psychosis," *British Journal of Psychiatry* 146 (1985): 272–276.
81. "Autobiography of L. J. Meduna," 第一草稿，p.64. デブレツェン大学の精神科教授である一方，ラディスラウス・ベネデックはインスリン昏睡の研究に大きく関わっていた．次の文献を参照. Ladislaus Benedek, *Insulin-Schock-Wirkung auf die Wahrnehmung* (Berlin: Karger, 1935).
82. "Autobiography of L. J. Meduna," 第一草稿，pp.7–68.

## 第 3 章 「電気で治る狂気」

1. チェルレッティの講義草稿（タイトルなし），1956 年．患者のカルテは p.7 からの引用. Cerletti Papers, box 118–433.

2. 次の文献を参照．Max Fink, "Delirious Mania," *Bipolar Disorders* 1 (1999): 54–60.
3. チェルレッティがストックホルムにて1950年代半ばに行った講義草稿（タイトルなし），p.1. Cerletti Papers, box 118–433, file 10.
4. チェルレッティがペルジーニについて述べた草稿より．これは1957年の講演で語られた．Cerletti Papers, box 118–433, file 9.
5. Gaetano Perusini, "I corsi di perfezionamento nella clinica del Kraepelin," *Rivista Sperimentale di Freniatria* 33 (1907): 1009–1013.
6. チェルレッティの生涯に関する詳細は以下の文献による．[Cerletti], *Curriculum vitae e contributi scientifici del Prof. Ugo Cerletti* (Bari: Laterza, 1928); および草稿 "Curriculum" in the Cerletti Papers, box 118–433. 神経精神医学の「ローマ学派」については，次の文献を参照のこと．Roberta Passione, "Italian Psychiatry in an International Context: Ugo Cerletti and the Case of Electroshock," *History of Psychiatry* 15 (2004): 83–104.
7. ヴィアーレはもちろん，電流によって動物に実験的にてんかん発作を誘発するというやり方が電気生理学にあることを踏まえていた．たとえば次の文献を参照．Stéphane Leduc, "Production du sommeil et de l'anesthésie générale et locale par les courants électriques," *Académie des Sciences — Comptes Rendus* 135 (1902): 199–200; および M. F. Battelli, "Production d'accès épileptiformes par les courants électriques industriels," *Société de Biologie: Comptes Rendus* 55 (1903): 903–904. エーリッヒ・シルフ（Erich Schilf）は臭化カリウムがけいれん閾値を上昇させることを発見した．Erich Schilf, "Über experimentellc Erzeugung epileptischer Anfälle durch dosierte Starkstromenergic," *Zeitschrift für die gesamte experimentelle Medizin* 28 (1922): 127–143. 医学には，ヒトに対して実験的に電気による発作誘発を試みるという歴史があり，それはシンシナティの医師ロバート・バーソロウ（Robert Bartholow）による1874年の試みにまでさかのぼる．しかし，私たちの知るかぎり，先駆者のなかでこの処置をヒトに対して治療的に用いる可能性を思い描いたものはいなかった．バーソロウおよびその後のヒトの脳皮質に対する電気的な実験については，次の文献を参照のこと．James P. Morgan, "The First Reported Case of Electrical Stimulation of the Human Brain," *Journal of the History of Medicine* 37 (1982): 51–64. 医学における電気の歴史一般については以下を参照．Margaret Rowbottom and Charles Susskind, *Electricity and Medicine: History of Their Interaction* (San Francisco: San Francisco Press, 1984). 同書では電気けいれん療法についても少し述べられている（pp.193–194）.
8. A[ngelo?] Chiauzzi, "Richerche sperimentali sull'epilessia col metodo di Viale," *Pathologica* 26 (1934): 18–23.
9. これらの事実については，基本的に以下の特集号のチェルレッティによる導入部に依拠した．"L'elettroshock," *Rivista Sperimentale di Freniatria* 64, nos. 2–4 (1940): 4–11.
10. この推測は，チェルレッティが1950年のパリ世界精神医学会議において，フランスの精神科医ジャン・テュイリエに語ったものである．Thuillier, "Rencontre avec Ugo Cerletti, l'inventeur de l'électrochoc," *Revue du Practicien* 42 (1992): 80–82. とくにp.81を参照．
11. Lothar Kalinowsky, "Lothar B. Kalinowsky," in Ludwig J. Pongratz, ed., *Psychiatrie in Selbstdarstellungen* (Berne: Huber, 1977), 147–164. とくにp.154を参照．ビーニはウィーンを複数回にわたって訪問したのかもしれない．というのもペーツルの前助手であるシャルロッテ・フリシュ＝ウォーカー（Charlotte Frisch-Walker）はビーニに対して1940年に，ビーニがインスリン昏睡療法を見学しに訪れたときにはアッコルネーロが一緒だったことを憶えている，と書き送っているからである．フリシュ＝ウォーカーからビーニへの1940年3月8日付の書簡より．Bini Papers, box 1.

12. 次の文献を参照．Bini and Accornero, "La insulina-shock-terapia nella Clinica Neuropsichiatrica di Roma," in Max Müller, ed., "Bericht über die wissenschaftlichen Verhandlungen auf der Versammlung der Schweizerischen Gesellschaft für Psychiatrie in Münsingen bei Bern am 29.-31. Mai 1937: Die Therapie der Schizophrenic — Insulinshock, Cardiazol, Dauerschlaf," *Schweizer Archiv für Neurologie und Psychiatrie* 39, supplement (1937).
13. "Autobiography of L. J. Meduna," Meduna Papers, 第二草稿 [1954], p.52.
14. これらの出来事については，アッコルネーロが記した草稿による（日付なし）. Cerletti Papers, box 118-433, file 8, pp.3-8. アッコルネーロは次の文献でかなり簡潔な説明を行っている. Accornero, "Testimonianza oculare sulla scoperta dell'elettroshock," *Pagine di Storia delta Medicina* 14 (1970): 38-52. 致死的用量（450 ボルトで 50 秒間におよぶ通電）については，たとえば以下を参照．Bini, "La tecnica e le manifestazioni dell'elettroshock," *Rivista Sperimentale di Freniatria* 64 (1940): 361-458, とくに p.382 を参照.
15. アッコルネーロによる草稿，書誌事項は注 14 参照．p.9.
16. Giorgio Sogliani, "Elettroshockterapia e cardiazolterapia," *Rassegna di Studi Psichiatrici* 28 (1939): 652-661, p.652 より引用.
17. 1938 年 4 月のチェルレッティの試みより前にヒトに対して ECT を実施したと主張する者も多くの名前が挙げられる．ウィーンの精神科医エルヴィン・ストランスキー（Erwin Stransky）は，その自伝の未発表原稿において，自分と電気病理学者のシュテファン・イェリネク（Stephan Jellinek）がウィーンにおいて実施したのが先だと述べているが，細部については述べておらず，それを公表した記録もない．以下を参照．Stransky, "Autobiographie," 508, in *the archives of the Vienna Institut für Geschichte der Medizin.* 1940 年 6 月 4 日，イタリアのソンドリオ県にある精神科病院の精神科医ヴィットーレ・ネグリ（Vittore Negri）はビーニに対して，自分と同僚のジョルジョ・ソリアーニ（Giorgio Sogliani）は実験的にてんかん発作を誘発する研究を行っていると語ったが，それは 1940 年に *Rivista Sperimentale di Freniatria* 誌に発表されたチェルレッティおよびビーニによる研究とは関係はない．ソリアーニは ECT に関する著作を後に発表したが，ネグリとの共同研究がチェルレッティの研究よりも先になされたかもしれないということは興味深いことである（Bini Papers, box 2 を参照のこと）．精神医学における電気の使用には長い歴史がある．それについては第 11 章の，磁気刺激治療の起源に関する私たちの議論を参照されたい．チェルレッティは電気療法の発見者ではなく，電気けいれん療法の発見者である．数多くの研究者が，電気を治療的に用いてきた．たとえばボローニャ大学物理学教授のジョヴァンニ・アルディニ（Giovanni Aldini）である（彼は 1804 年に，精神科の患者の頭部への電気の使用について述べている）．しかしそれらの研究者はけいれんを誘発することはしなかった．もっとも，アルディニは小発作による治療（全般的な発作を伴わないショック治療〔shock〕）の先駆者とは見なせるかもしれない．トム・ボルウィグは私たちと同様，アルディニの次の著作を所有している．*Essai théorique et expérimental sur le galvanisme, avec une série d'expériences* (Paris: Fournier, 1804 [An XII]), 219-224. この著作によれば，アルディニはメランコリーに罹患した 27 歳の女性患者を電気療法によって治療したようであるが，けいれんを誘発することはなかった．アルディニについては次の文献を参照．André Bourguignon, "La découverte par Aldini (1804) des effets thérapeutiques de l'électrochoc sur la mélancholie," *Annales Médico-Psychologiques* 122 (1964): 29-36. ブルギニョン（Bourguignon）は「この治療的発見の功績が帰されるべきは」イタリアであると疑わしい主張をしている（p.29）．最後に，頭部への電気の使用後にしばしば健忘が生じることは，ベンジャミン・フランクリンの時代から知られていた．次の文献を参照のこと．Stanley Finger and Franklin Zaromb, "Benjamin Franklin and Shock-Induced Amnesia," *American Psychologist* 61

(2006): 240-248.

18. G・アルベルティによる新聞記事（タイトルなし）. *Sapere*, 1941年5月, p.290. 試験を取り巻く人々に関するアルベルティの話は本当のことだが，しかし間違いなく伝聞によるものだろう.

19. 以下を参照. チェルレッティからバルドゥッツィへの書簡，1957年8月7日付. およびアッコルネーロからイツィコヴィッツ（Izikowitz）への書簡，1958年10月16日付. Cerletti Papers, box 118-433, file 9; およびチェルレッティの草稿 "Storia dell'elettroshock," 1950年代半ばのバージョン. Cerletti Papers, box 118-433. file 8, p.8; および David J. Impastato, "The Story of the First Electroshock Treament," *AJP* 116 (1960): 1113-1114. このなかのインタビューにおいて，チェルレッティは「フレシャー」に言及している. ジョヴァンニ・フレシャーのECT後の逆向性健忘に関する功績については，"L'amnesia retrograda dopo l'elettroshock," *Schweizer Archiv für Neurologie und Psychiatrie* 48 (1941): 1-28. を参照. これはECTにおける記憶障害の最初の研究である. この研究は，1940年の *Rivista Sperimentale di Freniatria* の特集号ではおそらく発表されていない. というのもフレシャーは患者の恐怖や「永続的な」記憶喪失について語ることにかなり気後れしていたからである（p.13).

20. この説明が記されているビーニの研究ノート第1巻は，Bini Papers, box 1に保管されている. ブルーノ・マリオッコ（E. Bruno Magliocco）が1938年4月11日の試験に関するノートを英語に翻訳し，マックス・フィンクがそれを "an historical note" として発表した. *Convulsive Therapy* 11 (1995): 260-261. ノートのそれ以外の部分は未翻訳かつ未発表のままである. ビーニの手書きのノートには，患者の名前は記されていない. しかしチェルレッティが1956年に記した，最初のページに簡単に "Prefazione"〔序文〕とタイトルの記された手書きの論文では，この最初の患者はエンリコX（Enrico X）とされている. Cerletti Papers, box 118-433. p.7 参照.

21. エンリコXが正確には何と叫んだかについてはさまざまな説がある. 公表されたもののなかでもっとも参照しやすいのは，アッコルネーロによる説である. 前記〔注14〕参照.

22. この研究ノートにおいてエンリコXは，4月20日に開始された一連の治療（92ボルト，0.5秒間の通電）の期間のみ，姓によって言及されている.

23. Ugo Cerletti and Lucio Bini, "Un nuovo metodo di shockterapia: 'L'elettro shock' (Riassunto〔概要〕)," *Communicazione alla Seduta del 28 maggio 1938-XVI della Reale Accademia Medica di Roma*," 5 pp. カリノフスキーによれば，この患者は第一症例，すなわちエンリコXであったという. 次の文献を参照. Pongratz, *Psychiatrie in Selbstdarstellungen*, 154.

24. "'L'elettroshock': Nuovo brillante metodo di cura delle psicosi," *Il Messaggero*, 1938年5月29日付の記事. この記事の切り抜きはBini Papers, box1に収められていた.

25. これらの出来事については以下を参照. Cerletti, "Prefazione," p.9.

26. たとえば次の文献を参照のこと. Cerletti, "Electroshock Therapy," *Journal of Clinical and Experimental Psychopathology* 15 (1954): 191-217. この件についてはpp.193-194を参照.

27. Cerletti Papers, box 118-433, file 10.

28. Eugenio Giovannetti, "La pazzia curata con la scossa elettrica," *Il Giornalc d'Italia*, 1938年8月26日.

29. アッコルネーロによる草稿（タイトルなし，日付なし), Cerletti Papers, box 118-433, file 8, pp.14-15; および次のインタビュー記事におけるチェルレッティの発言より. "Anzitutto i malatti non sono affatto riluttanti per la cura con l'elettroshock," *Annali Ravasini*, 1938年11月10日.

30. ビーニの研究ノート第2巻（Bini notebook no. 2）より. 患者たちには "nr. 2"〔第2症例〕から "nr. 21."〔第21症例〕までの番号が付されている. これらの番号には，早期に治療中断にいたった数名の患者は含まれておらず，その患者を記したページには取り消し線が引かれている.

31. ルーシー・イエスナー（Lucie Jessner）とジェラルド・ライアン（V Gerard Ryan）による *Shock Treatment in Psychiatry: A Manual* (New York: Grune and Stratton, 1941) は，主にインスリン昏睡療法およびメトラゾール療法を扱っており，ECT についてはわずか 21 ページしか割かれていない.

32. チェルレッティによる草稿 "Storia dell'elettroshock," 1950 年代半ばに記されたバージョン，p.7 による.

33. ビーニの研究ノート第 2 巻を参照．第 17 症例に関する 1938 年 10 月 15 日の記載事項による.

34. 病院長〔Director〕からビーニへの書簡．1940 年 1 月 5 日付．Bini Papers, box 1.

35. ビーニ宛ての 1940 年 3 月 12 日付の書簡，および 7 月 27 日付の書簡を参照．Bini Papers, box 1.

36. 保健最高委員会（Consiglio Superiore di Sanità）委員長からチェルレッティへの 1940 年 6 月 10 日付の書簡を参照．そこでは，この問題に関する報告書をチェルレッティに要請している. Cerletti Papers, box 118–433.

37. チェルレッティは *Rivista Sperimentale di Freniatria* に発表した 1940 年の論文で次のように記している.「統合失調症におけるものよりもさらに目覚ましい結果が，躁うつ病，とりわけ抑うつエピソードにおいて得られた」("Risultati ancor più brillanti che nella schizofrenia si sono ottenuti nella frenosi maniaco-depressiva, particolarmente negli episodi depressivi")（p.255）

38. Cerletti, "Prefazione," 12.

39. ここで述べているビーニの貢献について，チェルレッティは以下の草稿で指摘している. "Annotazione sull'elettroshock" [1940 年], 4–5, Cerletti Papers, box 118–433.

40. ビーニが「消滅」(annichilimento) 法を初めて提唱したのは 1940 年のことである．論文のなかでビーニは，この方法をとある英語圏の聴き手に対して語っている．"Electroplexy in the Treatment of Depression," in E. Bercsford Davies, ed., *Depression: Proceedings of the Symposium Held at Cambridge 22 to 26 September 1959* (Cambridge: Cambridge University Press, 1964), 263–273, とくに pp.266–267 を参照.

41. Ugo Cerletti, "Résumés des rapports publiés avant le congrès," in Henri Ey, ed., *Premier congrès mondial de psychiatrie, Paris, 1950*, vol. 4, *Thérapeutique biologique* (Paris: Hermann, 1952), 10–15, とくに pp.11–12 を参照.

42. エッタ・チェルレッティからメニンガー財団への書簡．1965 年 3 月 11 日付．Bini Papers, box 1.

43. 以下の文献におけるカリノフスキーの自伝より．Pongratz, *Psychiatrie in Selbstdarstellungen*, 153. これらの経歴の詳細は，ほとんどこの自伝によるものである.

44. Ey, *Premier congrès mondial de psychiatrie*, Paris, 1950, 4: 144.

45. この設計書の紛失事件に関しては，マックス・ミューラーが次の文献で述べている. *Erinnerungen: Erlebte Psychiatriegeschichte, 1920–1960* (Berlin: Springer, 1982), p.247. しかしカリノフスキーの文書から明白なのは，彼は設計書をおそらくパリにおいてデュフロ社（Duflot Company）にライセンス料目当てに渡したのだが，結局ライセンス料は得られなかった，ということである．カリノフスキーからデュフロ社への 1940 年 5 月 11 日付の書簡を参照．Bini Papers, box 1.

46. カリノフスキーからビーニへの書簡．1939 年 12 月 7 日付．Bini Papers, box 1.

47. カリノフスキーからビーニへの悔しそうな書簡を参照．1940 年 8 月 13 日付．Bini Papers, box 1.

## 第 4 章　大学病院から精神科病院へ

1. この患者に関する以下の引用は，Hillside Hospital Archives 第 11 巻第 1182 号による．ヒルサイ

ド病院においてインスリン療法を受けた初めての患者の記録は第9巻第1069号に収められている.

2. ニジンスキーに関する詳細は，以下の文献による. Richard Buckle, *Nijinsky* (1971; rpt. Harmondsworth: Penguin, 1975), 512-521; および "Aid Offered Nijinski［原文のまま］for Cure in America," *New York Times*, 1939年12月10日，p.43; "Consulate Blocks Nijinsky Trip Here," *New York Times*, 1940年5月10日，p.10.

3. その背景については以下を参照. Max Müller, *Erinnerungen: Erlebte Psychiatriegeschichte, 1920-1960* (Berlin: Springer, 1982), 167-170.

4. Otfried K. Linde, *Pharmakopsychiatrie im Wandel der Zeit* (Klingenmünster: Tilia, 1988), 101.

5. "Die Therapie der Schizophrenie," *Schweizer Archiv für Neurologie und Psychiatrie* (Ergänzungsheft［suppl.］) 39 (1937); 学会ではメトラゾール療法も扱われたが，議論のほとんどはインスリン療法についてのものだった. 以下を参照のこと. ウォーティスからフィンクへの書簡，1983年2月16日付. Wortis Collection, box 7.

6. 優生政策における断種については，下記文献中の，英国の精神科医オーブリー・ルイスによるロックフェラー財団への1938年の報告書を参照のこと. Katherine Angel et al., eds., *European Psychiatry on the Eve of War: Aubrey Lewis, the Maudsley Hospital and the Rockefeller Foundation in the 1930s* (London: Wellcome Trust Centre for the History of Medicine at UCL, 2003), 90.

7. ザーケルからウォーティスへの書簡，1936年5月3日付，Wortis Collection, box 10.

8. 以下を参照. Isabel G. H. Wilson, *A Study of Hypoglycaemic Shock Treatment in Schizophrenia* (London: HMSO, 1936), 56; この件について，ピュラー＝シュトレッカーは次のレターのなかで示唆している. "Insulin in Schizophrenia," *Lancet* 230 (June 27, 1936): 1498-1499.

9. 以下を参照. Wilson, *Study of Hypoglycaemic Shock Treatment*, 随所に記載あり.

10. Angel, *European Psychiatry on the Eve of War*, 発言の日付は1938年11月とある (p.14)；以下の文面も参照のこと. William Sargant, "Insulin Treatment in England," in Max Rinkel and Harold E. Himwich, eds., *Insulin Treatment in Psychiatry* (New York: Philosophical Library, 1959), 146.

11. Sargant, "Insulin Treatment in England," 146.

12. W[illi] Mayer-Gross, "Insulin Coma Therapy of Schizophrenia: Some Critical Remarks on Dr. Sakel's Report," *Journal of Mental Science* 97 (1951): 132-135.

13. デンビーシャー記録局 (Denbighshire Record Office) のファイル HD/I/II より，Denbigh Mental Hospital, *Annual Report of the Medical Superintendent*, 1940, 21.

14. この4名については以下の文献におけるサミュエル・アトキン (Samuel Atkin) のコメントを参照のこと. Eugene Glynn, "Clinical Symposium: Insulin Coma Therapy," *Journal of Hillside Hospital* 4 (1955): 161-189, とくに p.182.

15. 以下を参照. Marvin Stein, "The Establishment of the Department of Psychiatry in the Mount Sinai Hospital: A Conflict between Neurology and Psychiatry," *Journal of the History of the Behavioral Sciences* 40 (2004): 285-309, とくに p.289 をはじめ，随所に言及あり.

16. 以下を参照のこと. Hillside Hospital Archives, 第9巻第1069号.

17. 以下を参照. Hilary Richardson, "The Fate of Kingsley Porter," *Donegal Annual*, no. 45 (1993): 83-87.

18. ここの記載事項のほとんどは，ディーテルム・ライブラリー (Diethelm Library) のウォーティス著作年表のなかの，ウォーティスに関する情報シートによる.〔訳注：ディーテルム・ライブラリーは，コーネル大学にある，精神医学史に特化した資料室のことと思われる (http://psych-history.weill.cornell.edu/osk_die_lib/)〕

19. これらの詳細については以下を参照. ウォーティスからポーターへの書簡，1937年4月20日付.

Wortis Collection, box 10. インスリン昏睡についてのウォーティスの初期の主な論文としては，"On the Response of Schizophrenic Subjects to Hypoglycemic Insulin Shock," *Journal of Nervous and Mental Disease* 84 (November 1936): 497–506; および "Cases Illustrating the Treatment of Schizophrenia by Insulin Shock," *Journal of Nervous and Mental Disease* 85 (April 1937): 446–456. この論文はニューヨーク臨床精神医学会の 1936 年 11 月 12 日に開催された会議において初めて発表されたものである；さらに "Early Experiences with Sakel's Hypoglycemic Insulin Treatment of Psychoses in America," *Schweizer Archiv für Neurologie und Psychiatrie* (Ergänzungsheft [suppl.]) 39 (1937): 208; そして Wortis et al., "Further Experiences at Bellevue Hospital with the Hypoglycemic Insulin Treatment of Schizophrenia," *AJP* 94 (July 1937): 153–158.

20. ウォーティスからジェリフへの書簡，1937 年 6 月 1 日付．Wortis Collection, box 8.
21. Alexander Thomas, *History of Bellevue Psychiatric Hospital*, 1736–1994 (New York: 私家版，1999 年). 116. ウォーティスはベルヴュー病院を 1942 年に離れ，戦時中は米国公衆衛生局で働いた．
22. ザーケルからウォーティスへの電報，1936 年 7 月 13 日付．Wortis Collection, box 10. ここでザーケルはウォーティスに，自分に代わって謝礼金がこのくらいになるよう交渉してくれないかと頼んでいる．
23. ウィリアム・カーライナーへのエドワード・ショーターによるインタビュー．2004 年 4 月 6 日，ニューヨーク市にて．
24. カリノフスキーからビーニへの書簡，1940 年 5 月 18 日付．Bini Papers, box 1.（本章では以後，断りがないかぎり，ビーニが関係する書簡はこの文書コレクションによるものである．）
25. メドゥナからピュラー＝シュトレッカーへの書簡，1949 年 1 月 31 日付．Meduna Papers, box 1.（本章では以後，断りがないかぎり，メドゥナが関係する書簡はこの文書コレクションによるものである．）
26. "Dinner on Friday to Advance Plan of Medical Fund," *New York Times*, 1958 年 10 月 19 日，p.102.
27. "Sakel Will Probated," *New York Times*, 1957 年 12 月 24 日，p.21.
28. ハロルド・ヒムヴィッヒ（Harold Himwich）からウォーティスへの 1937 年 10 月 4 日付の書簡を参照．Wortis Collection, box 8.
29. 以下の文献を参照．D. Ewen Cameron and R. G. Hoskins, "Some Observations on Sakel's Insulin-Hypoglycemia Treatment of Schizophrenia," *Schweizer Archiv für Neurologie und Psychiatrie* (Ergänzungsheft [suppl.]) 39 (1937): 180–182; および Cameron and Hoskins, "Experiences in the Insulin-Hypoglycemia Treatment of Schizophrenia," *Journal of the American Medical Association* 109 (October 16, 1937): 1246–1249.
30. グレックの報告は，インスリン昏睡療法に関する米国における報告の最初期のものの一つである．"The Hypoglycemic State in the Treatment of Schizophrenia," *JAMA* 107 (September 26, 1936): 1029–1031.
31. ザーケルは 1935 年に，マイヤーはインスリン昏睡療法を「見境なく（wahllos）」使用したと語っている．ザーケルからウォーティスへの書簡，1935 年 6 月 27 日付．Wortis Collection, box 10. 1938 年の後半にウォーティスはボルチモアに赴き，この技法の適切な用法を指導した．
32. "Dementia Praecox Curbed by Insulin," *New York Times*, 1937 年 1 月 13 日，p.11; および同紙の論説 "Insulin and the Mind," 1937 年 1 月 14 日，p.20.
33. 以下のジョン・ロスおよび共著者によるいくつかの論文を参照のこと．John R. Ross, "Report of the Hypoglycemic Treatment in New York State Hospitals," *AJP* 94 (1937): 131–134; Ross and Benjamin Malzberg, "A Review of the Results of the Pharmacological Shock Therapy and the

Metrazol Convulsive Therapy in New York State," *AJP* 96 (1939): 297-316; Ross, "The Pharmacological Shock Treatment of Schizophrenia," *AJP* 95 (1939): 769-779; およびRoss et al., "The Pharmacological Shock Treatment of Schizophrenia: A Two-Year Follow-up Study from the New York State Hospitals," *AJP* 97 (1941): 1007-1023.

34. この話をウォーティスはジョージタウン大学精神科教授であるジグモンド・レベンゾンに語った. 以下の文献を参照. Lebensohn, "The History of Electroconvulsive Therapy in the United States and Its Place in American Psychiatry: A Personal Memoir," *Comprehensive Psychiatry* 40 (1999): 173-181, とくに p.174. レベンゾンによる当時のある手紙によれば, 聖エリザベス病院での発表が行われたのは 1938 年 1 月 14 日であり, ウォーティスはレベンゾンに対して 2 月だと語ったが, そうではない. 以下を参照されたい. レベンゾンからウォーティスへの書簡, 1938 年 1 月 2 日付, Wortis Collection, box 9.

35. William Laurence, "Insulin Therapy," *New York Times*, 1943 年 8 月 8 日, E9. 科学記者のローレンスは, ザーケルを偶像視する傾向があった.

36. Paul H. Hoch, "Insulin Therapy as Compared to Drug Treatment in Psychiatry," in Rinkel and Himwich, *Insulin Treatment*, 181-221. p.185 より引用.

37. Benjamin Malzberg, "Outcome of Insulin Treatment of One Thousand Patients with Dementia Praecox," *Psychiatric Quarterly* 12 (1938): 528-553. p.548 および p.552 より引用.

38. T. D. Rivers and Earl D. Bond, "Follow-up Results in Insulin Shock Therapy after One to Three Years," *AJP* 98 (1941): 382-384, p.384 より引用.

39. 以下を参照. Manfred Sakel, "The Methodical Use of Hypoglycemia in the Treatment of Psychoses," *AJP* 94 (July 1937): 111-130.

40. Lawrence Kolb and Victor H. Vogel, "The Use of Shock Therapy in 305 Mental Hospitals," *AJP* 99 (1942): 90-100.

41. Deborah Blythe Doroshow, "The Injection of Insulin into American Psychiatry" (Senior thesis, Harvard University, 2004),38-39. ドロショーはインスリン療法の広がりを, 州ならびに地方の医学雑誌における言及にもとづいて整理した.

42. カリノフスキーからビーニへの書簡, 1941 年 4 月 24 日付.

43. State of New York, *Seventeenth Annual Report of the Director of the Psychiatric Institute to the Department of Mental Hygiene for the Fiscal Year Ended March 31, 1946* (Utica: State Hospitals Press, 1946), p.17.「この病院だけでなく他の病院においても治療〔インスリン昏睡療法〕は完全に打ち切られたが, そこでは看護職の不足もまた悪条件であった」

44. "Creedmoor Patients Facing a Time of Uncertainty," *New York Times*, 1968 年 11 月 20 日, p.34. 以下の文献も参照のこと. ピーター・ラクール (H. Peter Laqueur) からレイモンド・W・ワゴナー (Raymond W. Waggoner) への書簡, 1960 年 3 月 18 日付, Waggoner Collection, box 3.

45. レイモンド・G・ワゴナーはミシガン大学の精神科教授であった. ワゴナーの手紙は米国におけるインスリン療法の衰退について, より細かな消息を伝えている. 1959 年, ワゴナーはミシガン州の各病院の院長にインスリン昏睡療法の現状を尋ねた. 院長たちの返事は以下の点で一致していた. インスリン昏睡療法は戦時中に一時的に放棄されたが, それは看護師の不足によるものであった. 戦後, 少しのあいだリバイバルがみられたものの, その後, 1950 年代においてインスリン昏睡および亜昏睡療法は決定的に放棄されたのだった. 以下を参照. Waggoner Collection, box 3.

46. Harold Bourne, "The Insulin Myth," *Lancet* 2 (November 7, 1953): 964-968.

47. 以下の『ランセット』誌におけるレターを参照. *Lancet* 2 (Nobember 14, 1953): 1047-1048;

(Nobember 28, 1953):1151-1153.
48. Brian Ackner, Arthur Harris, and A. J. Oldham, "Insulin Treatment of Schizophrenia: A Controlled Study," *Lancet* 1 (March 23, 1957): 607-611.
49. Max Fink et al., "Comparative Study of Chlorpromazine and Insulin Coma in Therapy of Psychosis," *JAMA* 166 (April 12, 1958): 1846-1850. 実際のところ，これらの知見が初めて発表されたのは，その6カ月前の1957年9月にチューリッヒで開催された，第2回世界精神医学会議においてのことだった．以下を参照のこと．Fink, "Alteration of Brain Function in Therapy," in Nathan S. Kline, ed., *Psychopharmacology Frontiers* (Boston: Little Brown, (1957)). 325-338, とくにpp.326-327より．しかし後に*JAMA*に発表された論文のほうがより知られることになった．
50. マックス・フィンクへのエドワード・ショーターによるインタビュー．2004年7月13日，ニューヨーク州ニッセクオーグにて．
51. Max Fink, "A Clinician-Researcher and ECDEU: 1959-1980," in Thomas Ban et al., eds., *The Triumph of Psychopharmacology and the Story of CINP* (Budapest: Animula, 2000), 82-92, p.84より引用．
52. Rinkel and Himwich, *Insulin Treatment*, 随所に言及あり．
53. Sylvia Nasar, *A Beautiful Mind: The Life of Nobel Laureate and Mathematical Genius John Nash* (New York: Simon and Schuster, 1998), 288-294.
54. Ladislaus v. Meduna, "Versuche über die biologische Beeinflussung des Ablaufes der Schizophrenie" *Zeitschrift für die Gesamte Neurologie und Psychiatrie* 152 (1935): 235-262.
55. S[alvatore] Gullotta, "Narcosi, catatonia ed epilessia provocate sperimentalmente mediante la corrente elettrica," *Rivista Sperimentale di Freniatria* 58 (1934):417-424
56. 以下を参照．Michael Burleigh, *Death and Deliverance: "Euthanasia" in Germany, 1900-1945* (Cambridge: Cambridge University Press, 1994), p.252, p.272, pp.275-276.
57. メドゥナからベネット（A. E. Bennett）への書簡，1945年12月20日付．
58. [Adolf] Wahlmann, "Vorläufige Mitteilung über Konvulsionstherapie der Psychosen," *Psychiatrisch-Neurologische Wochenschrift* 38 (February 15,1936): 78-79.
59. E. Küppers, "Die Insulin- und Cardiazolbehandlung der Schizophrenie," *Allgemeine Zeitschrift für Psychiatrie* 107 (1938): 76-96, とくにp.76, pp.79-80より．
60. A[nton] von Braunmühl, "Das 'Azoman' bei der Krampfbehandlung der Schizophrenie," *Psychiatrisch-Neurologische Wochenschrift* 40 (November 5, 1938): 515-519. p.515より引用．
61. Meduna, "Allgemeine Betrachtungen über die Cardiazoltherapie," *Schweizer Archiv für Neurologie und Psychiatrie* (Ergänzungsheft [suppl.]) 39 (1937): 32-37; Müller, *Erinnerungen*, 168-170.
62. 以下を参照. L. C. Cook, "Cardiazol Convulsion Therapy in Schizophrenia," *Proceedings of the Royal Society of Medicine* 31 (1938): 567-577. クックは当時，ベクスリー神経精神科病院の副院長であり，ブダペストのメドゥナのもとを訪れたことがあった．精神病性うつ病ならびに躁病に関するメトラゾール（カルジアゾール）治療については以下を参照．Cook and W. Ogden, "Cardiazol Convulsion Therapy in Non-schizophrenic Reaction States," *Lancet* 2 (October 15,1938): 885-887.
63. Meduna, "Il trattamento della schizofrenia negli ospedali di stato," *Rassegna di Studi Psichiatrici* 27 (1938): 883-896. p.889のtable 1を参照．
64. Ervin Varga, "Horus: Meduna," *Orvosi Hctilap*, no. 21 (1965): 1999-2000. ゴンダの役割については以下を参照のこと．"Autobiography of L. J. Meduna," Meduna Papers, 第一草稿，72-76.
65. メドゥナからメディコット（R. W. Medlicott）への書簡，1947年8月27日付．
66. State of New York, *Psychiatric Institute and Hospital, Eighth Annual Report for the Fiscal Year*

*Ending June 30, 1937* (Utica: State Hospitals Press, 1938), 6.

67. Hans H. Reese and August Sauthoff, "Insulin and Metrazol Treatment in Schizophrenia," *Wisconsin Medical Journal* 37 (1938): 816–820.

68. このことはメドゥナから H. L. ゴードンへの 1947 年 9 月 30 日付の書簡で言及されている.

69. Cook and Ogden, "Cardiazol Convulsion Therapy in Non-schizophrenic Reaction States," *Lancet* 2 (October 15,1938): 885–887.

70. A. E. Bennett, "Convulsive (Pentamethylenctetrazol) Shock Therapy in Depressive Psychoses," *American Journal of the Medical Sciences* 196 (1938): 420–428; Bennett, "Metrazol Convulsive Shock Therapy in Affective Psychoses: A Follow up Report of Results Obtained in Sixty-one Depressive and Nine Manic Cases," *American Journal of the Medical Sciences* 198 (1939): 695–701, p.701 より引用.

71. Kolb and Vogel, "The Use of Shock Therapy in 305 Mental Hospitals," 94.

72. 症例検討会におけるこの状況についてはアーヴィング・サンズ (Irving J. Sands) が述べている. "The First Twenty-five Years of Hillside Hospital," *Journal of Hillside Hospital* 2 (1953): 199–206, とくに p.203 を参照. 症例ジャック X そのもの, およびジャック X に関するここでの引用のすべては以下の資料より. Hillside Hospital Archives, 第 11 巻 1168 号.

73. Louis Wender and M[orris] D[avid] Epstein, "Disturbances in the Reticulo-Endothelial System during the Course of Metrazol Treatment," *Psychiatric Quarterly* 13 (1939): 534–538. エプスタインは電気けいれん療法のみならずインスリン療法の先駆者としても知られるようになった. 彼の息子であるフレッド・エプスタイン医師 (Dr. Fred J. Epstein) へのインタビューを参照, *New York Times*, 1993 年 4 月 11 日, A1, "Connecticut Q&A." のカテゴリーのもとにある.

74. Hillside Hospital Archives, 第 11 巻 1193 号.

75. 同書, 第 13 巻 1385 号.

76. カ・ル・テオ・デュシックからウォーティスへの書簡, 1937 年 8 月 26 日付. Wortis Collection, box 6.

77. Phillip Polatin et al., "Vertebral Fractures Produced by Metrazol-Induced Convulsions," *JAMA* 112 (April 29, 1939): 1684–1687.

78. Harold A. Palmer, "Vertebral Fractures Complicating Convulsion Therapy," *Lancet* 2 (July 22, 1939):181–183.

79. Bennett, "Metrazol Convulsive Shock Therapy in Affective Psychoses," 698.

80. Hillside Hospital Archives, 第 11 巻 1195 号.

81. アルチオーニ社の ECT 治療器販売リスト (1939 年 10 月 1 日) がビーニの手により 1940 年 1 月に更新されたもの. Bini Papers, box 1.

82. ミューラーからコルベリ (G. Corberi) への書簡, 1939 年 11 月 25 日付. コルベリはこの手紙をチェルレッティに転送しており, 以下の資料から発見された. Cerletti Papers, box 118–434. ECT に関するミューラーの経験については, Müller, *Erinnerungen*, 245–247.

83. Max Müller, "Die Elektroschocktherapie in der Psychiatrie," *Schweizerische Medizinische Wochenschrift* 70 (April 13, 1940): 323–326, p.326 より引用.

84. Christian Müller, *Vom Tollhaus zum Psychozentrum: Vignetten und Bausteine zur Psychiatriegeschichte in zeitlicher Abfolge* (Hürtgenwald: Pressler, 1993), 201.

85. Schweizerische Gesellschaft für Psychiatrie, "Einladung zur 96. Versammlung," November 15–16, 1941, Basel, in Cerletti Papers, box 118–434.

86. アルチオーニ社からビーニへの書簡, 1939 年 7 月 15 日付.

87. G. Alberti, news story, *Sapere*, 1941 年 5 月, 290.

88. カリノフスキーからビーニへの書簡，1940 年 5 月 26 日付．

89. A. Bingel and F. Meggendorfer, "Über die ersten deutschen Versuche einer Elektrokrampfbehandlung der Geisteskranken," *Psychiatrisch-Neurologische Wochenschrift* 42 (February 3, 1940): 41–43.

90. Müller, *Erinnerungen*, 248.

91. A[nton] von Braunmühl, "Die kombinierte Shock-Krampfbehandlung der Schizophrenie am Beispiel der 'Blockmethode,'" *Zeitschrift für die gesamte Neurologie und Psychiatrie* 164 (1938): 69–92.

92. A[nton] von Braunmühl, "Der Elektrokrampf in der Psychiatrie," *Münchner Medizinische Wochenschrift* 87 (May 10, 1940): 511–514. ブラウンミュールは 110 ボルト，400–600 ミリアンペアで 0.5 秒間の通電を推奨した．彼の考案した「ブロック法」(block method)，すなわち ECT とインスリン療法を組み合わせた手法については，戦後に出版された彼の教科書の第 2 版を参照．Anton v. Braunmühl, *Insulinshock und Heilkrampf in der Psychiatrie: Ein Leitfaden für die Praxis*, 2nd ed. (Stuttgart: Wissenschaftliche Verlagsgesellschaft, 1947), 191–194. このときブラウンミュールはエグルフィン・ハール病院の病院長であった．エグルフィン・ハール病院におけるインスリン昏睡についてのより反精神医学的議論については以下を参照のこと．Burleigh, *Death and Deliverance*, 84–89.

93. Zigmond Lebensohn MS, "Rough Notes at ECT Hearings, American Psychiatric Association, Tuesday, May 11, 1976," 1, in Max Fink's personal archive, Nissequogue, N.Y. アンリ・クロードとルーベンヴィッチは，以下の文献において動物実験について記述しているが，それは ECT の導入のためだけのものだったという (pp.330–331). Henri Claude and P. Rubenovitch, *Thérapeutiques biologiques des affections mentales* (Paris: Masson, 1940). しかしこのテキストの原稿は ECT の導入以前に書かれたはずである．

94. クロードはカリノフスキーに対して，ドイツが侵攻してきた後，自分は ECT を地方の某所で行った，と語った．以下を参照．カリノフスキーからビーニへの書簡，1940 年 5 月 26 日付．デュフロ社はクロードの ECT 機器作成をドイツの侵攻以前から，また実際はその後においても支援した．より詳細なことはわかっていない．これについては以下を参照．カリノフスキーからビーニへの書簡，1940 年 8 月 13 日付．

クロードは 1941 年 4 月 28 日のフランス医学心理協会（French Medical-Psychological Society）におけるラピープ（Lapipe）とロンデピエール（Rondepierre）の論文（下記の注 95 を参照）に関する討論において，彼のグループがヒトへの ECT の適用を放棄したのは，動物実験においてけいれんを誘発することができなかったからだと述べている (p.94).

95. M[arcel] Lapipe and J[ean-Jacques] Rondepierre, "Essais d'un appareil français pour l'électro-choc," *Annales Médico-Psychologiques* 99 (1941): 87–94. フランスにおいて初めて発表された ECT に関する文献は以下のものである．André Plichet, "L'électro-choc: Le traitement des affections mentales par les crisis convulsives électriques," *Presse Médicate* 48 (Nobember 20–23, 1940): 937–939; しかしこれは知見の発表というよりもドイツおよびイタリアの文献のレビューであった．また初めて出版された書籍は次のものであった．Lapipe and Rondepierre, *Contribution à l'étude physique, physiologique et clinique de l'électro-choc* (Paris: Maloine, 1942).

96. ペレ (Perret) によれば，当時フランスでECT治療器を手に入れることは不可能だったという．ペレからチェルレッティへの書簡，1942 年 2 月 19 日付．Cerletti Papers, box118–433, file10. しかしラピープとロンデピエールはその一カ月後に発表されたある記事において，彼らが作成した治療器は「およそ 15 カ所の精神科病院および診療所において」用いられていると述べている．"L'électro-choc en psychiatrie," *Presse Médicate* 50 (March 10, 1942): 269–272. 1942 年 10 月 26 日には，

彼らは新たな「シスモテア」機のプレゼンテーションを医学心理学協会において行った．次の文献を参照のこと．Lapipe and Rondepierre, "Presentation d'un nouvel appareil portatif à reglage automatique," *Annales Médico-Psychologiques* 100 (1942): 346-350.

97. Oscar Forel, *La mémoire du chêne* (Montreux: Favre, 1980), 106.

98. 以下の論文に続く討論による．Jean Laboucarié, "Un cas de mort après électro-choc," *Annales Médico-Psychologiques* 103 (1945): 430-431; コメントは p.434 より．

99. Stephen Barber, *Antonin Artaud: Blows and Bombs* (London: Faber, 1993). pp.105-107, p.113.

100. Arianna Stassinopoulos Huffington, *Picasso: Creator and Destroyer* (New York: Avon Books, 1989), p.300, p.324.

101. Jean Delay, *L'électro-choc et la psycho-physiologie* (Paris: Masson, 1946), pp.20-43, pp.97-98, pp.105-130.

102. Henri Baruk, *Traité de psychiatrie* (Paris: Masson, 1959), 2: 794.

103. 以下の文献におけるジャン・テュイリエのインタビューより．David Healy, ed., *The Psychopharmacologists*, vol. 3 (London: Arnold, 2000), 543-559. p.548 より引用.

104. P[aul] Delmas-Marsalet, discussion, in Henri Ey, ed., *Premier congrès mondial de psychiatrie, Paris, 1950*, vol.4, *Thérapeutique biologique* (Paris: Hermann, 1952), 98-99.

105. "Thomas Percy Rees," *Lives of the Fellows of the Royal College of Physicians* (Munk's Roll) (London: Royal College of the Physicians of London, 1968), 5: 344-345.

106. アルチオーニ社からビーニへの書簡，1939 年 8 月 8 日付.

107. Lothar Kalinowsky, "Electric Convulsion Therapy in Schizophrenia," *Lancet* 2 (February 9, 1939): 1232-1233.

108. G[erald] W. T. H. Fleming, Frederick] L. Golla, and W. Grey Walter, "Electric-Convulsion Therapy of Schizophrenia," *Lancet* 2 (December 30, 1939): 1353-1355.

109. カリノフスキーからビ　ニへの書簡，1939 年 12 月 7 日付：「……彼らは，そこで生じる抵抗が「高い」という理由で，より高圧の電流（140 ボルトかそれ以上）を使っていたに違いありません」("… Devono usare correnti più alti (140 volt e di più) perchè la resistenza con quali efferatore è'alta.'")

110. William H. Shepley and J. S. McGregor, "Electrically Induced Convulsions in Treatment of Mental Disorders," *British Medical Journal* 3 (1939 年 12 月 30 日): 1269-1271, p.1271 より引用.

111. "Reports of Societies: Electrically Induced Convulsions"〔王立医学会精神医学部門の会議における報告〕, *British Medical Journal* 1 (January 20,1940): 104-106.

112. "Eric Strauss," Munk's Roll, 5:404. 以下を参照．E. B. Strauss and Angus MacPhail, "The Treatment of Out-patients by Electrical 5rvtby Therapy with a Portable Apparatus," *British Medical Journal* 2 (December 7,1940): 779-782, とくに p.780. シュトラウスらは「バーツ」〔バーソロミュー病院〕の心理医学部門でも ECT を週 1 回施行していた．シュトラウスはジョシュア・ビーラー (Joshua Bierer) とともに「治療的社交クラブ」(therapeutic social clubs) を推進したことでより知られているだろう．このクラブは英国における社会精神医学の基礎となった．以下を参照．E[ric] B. Strauss, R. Strom-Olsen, and J[oshua] Bierer, "Memorandum on Therapeutic Social Clubs in Psychiatry," *British Medical Journal* 2 (December 30,1944): p.861.

113. Jonathan Andrews et al., *The History of Bethlem* (London: Routledge, 1997), p.693.

114. ディスカッションでのスペンサー・ペーターソン (A. Spencer Paterson) の発言. in E. Beresford Davies, ed., *Depression: Proceedings of the symposium Held at Cambridge, 22 to 26 September 1959* (Cambridge: Cambridge University Press, 1964), p.354.

115. L[eslie] C[olin] Cook, "The Place of Physical Treatments in Psychiatry," *Journal of Mental Science* 104 (1958): 933–942, p.934 より引用.

116. M[ichael] Shepherd, "Evaluation of Psychotropic Drugs (2), Depression, Part I—1959," reprinted in E. L. Harris et al., eds., *The Principles and Practice of Clinical Trials* (Edinburgh: Livingstone, 1970), 199–207, p.202 より引用.

117. カリノフスキーからメドゥナへの書簡, 1947年11月18日.

118. C[yril] R[obert] Birnie comment, "Reports of Societies: Electrically Induced Convulsions," *British Medical Journal* 1 (January 20,1940): p.106.

119. Cerletti MS, "Storia dell'elettroshock," 1950年代半ばの草稿, 7–8, Cerletti Papers, box 118–433, file 8.

120. Müller, *Erinnerungen*, p.247.

121. トム・ボルウィグへのデイヴィッド・ヒーリーによる電話インタビュー, 2004年7月17日.

122. Snorre Wohlfahrt, discussion, in Ey, *Prenuer congrès mondial de psychiatrie*, 4:141.

123. カステルッチからビーニへの書簡, 1940年1月31日付.

124. カステルッチはビーニに, 治療器は8台しか売れなかったと嘆いた (カステルッチからビーニへの書簡, 1943年2月25日付).

125. 治療器は11月上旬に届いたと思われるが, 実際にそうであったか, また治療器が用いられたかどうかは不明である (ヒルシュからビーニへの書簡, 1939年9月9日付, および1939年10月23日付). ヒルシュはビーニに「きみ」(tu) と呼びかけている. おそらく, ヒルシュもチェルレッティのもとでレジデントをしていたものと思われる. ヒルシュの義兄マックス・フリードマン (Max Friedmann) はミラノに住んでいた.

126. Kalinowsky memoir, in Ludwig J. Pongratz, ed., *Psychiatrie in Selbstdarstellungen* (Berne: Huber, 1977), 156.

127. Walter E. Barton, *The History and Influence of the American Psychiatric Association* (Washington, D.C.: American Psychiatric Press, 1987), 164.

128. カリノフスキーからビーニへの書簡, 1940年5月26日付. それによれば, ゴールドマンはこの会議においてECTの実演を行ったという. 1940年5月23日のセッションのプログラムによれば, 討論の参加者としてカリノフスキー, メドゥナ, ザーケル, およびゴンダが記されているが, 実演に関しては何も述べられていない. 実演は非公式に準備されたものだったのかもしれない. "Proceedings of Societies," *AJP* 97 (1940): 436.

129. ダグラス・ゴールドマンの死亡記事, *Cincinnati Enquirer*, 1986年2月8日, C3.

130. Lebensohn, "Rough Notes at ECT Hearings," 1.

131. この日付は, デイヴィッド・J・インパスタートの子息, デイヴィッド・インパスタートJr.の草稿による. "Notes on the First Use of ECT in the U.S." C草稿. オスカー・ディーテルム・ライブラリー (Oscar Diethelm Library) のImpastato Papersに1992に供託. ジグモンド・レベンゾンへの1998年1月26日付の書簡において, デイヴィッド・インパスタートJr.は, 1940年1月7日に行われたと思われるミス・Xのクリニックでの治療は, 1941年のことだったかもしれないと述べている (Impastato Papers).

132. Renato Almansi and David J. Impastato, "Electrically Induced Convulsions in the Treatment of Mental Disease," *New York State Journal of Medicine* 40 (1940): 1315–1316.

133. Viktor [原文のまま] Gonda, "Rasche Heilung der Symptome der im Kriege enstandenen 'traumatische Neurose,'" *Wiener Klinische Wochenschrift* 29 (1916): 950–951.

134. この息子の名前は特定されていないが, おそらく精神科医のウィリアム・ゴンダであろう.

彼の話は以下の文献による．Sydney E. Pulver, "The First Electroconvulsive Treatment Given in the United States," *AJP* 117 (1961): 845–846.

135. カリノフスキーからビーニへの書簡，1940年5月26日付．書簡には "in una maniera proprio adatta da discreditare il metodo." とある．

136. Victor E. Gonda, "Treatment of Mental Disorders with Electrically Induced Convulsions," *Diseases of the Nervous System* 2 (1941): 84–92; p.89 より引用．

137. Lauren H. Smith, Joseph Hughes, and Donald W. Hastings, "First Impressions of Electroshock Treatment," *Pennsylvania Medical Journal* 44 (1941): 452–455. 5月1日という日付については以下を参照．Pulver, "The First Electroconvulsive Treatment Given in the United States," 845.

138. これらの細部については以下を参照のこと．David J. Impastato, "Beginnings of EST in Boston Area," in Impastato Papers. この業績に由来する主要な科学論文としては，Louis Feldman and Frederick T Davis, "An Improved Apparatus for Convulsive Therapy," *Archives of Physical Therapy* 22 (1941): 89–91.

139. 1940年10月21日に，ジョゼフ・ウォーティスはハロルド・ヒムヴィッヒに対して，自分たちはまさにベルヴュー病院でECTを始めようとしているところだ，と語った．「S. B. ウォーティスは，すでに電気ショックによるけいれんを生じたラットに関して研究していた」Wortis Papers, box 8.

140. Thomas, *History of Bellevue Psychiatric Hospital*, 129n33.

141. Impastato MS, "Beginnings of EST in New York Area," Impastato Papers. はじめてECTが行われた日付については以下を参照．カリノフスキーからビーニへの書簡，1940年6月17日付．

142. 以下を参照．カリノフスキーからビーニへの書簡，1940年5月18日付．

143. State of New York, *Eleventh Annual Report of the Director of the Psychiatric Institute and Hospital to the Department of Mental Hygiene for the Fiscal Year Ending June 30, 1940* (Utica: State Hospitals Press, 1941), 8.

144. "Insanity Treated by Electroshock," *New York Times*, 1940年7月6日，16.

145. アルマンジからビーニへの書簡，日付なし．内容からすると1941年5月に記されたもの．

146. カリノフスキーからビーニへの書簡，1940年5月18日付．

147. Cerletti MS, "L'elettroshock: L'epilessia curativa," c.1945, 2, Cerletti Papers, box 118–436.

148. Lothar Kalinowsky and S[evero] Eugene Barrera, "Electric Convulsion Therapy in Mental Disorders," *Psychiatric Quarterly* 14 (1940): 719–730, p.727 より引用．

149. カリノフスキーからビーニへの書簡，1940年7月6日付．

150. State of New York, *Fourteenth Annual Report of the Director of the Psychiatric Institute and Hospital to the Department of Mental Hygiene for the Fiscal Period Ending March 31, 1943* (Utica: State Hospitals Press, 1943), 14.

151. State of New York, *Sixteenth Annual Report of the Director of the Psychiatric Institute to the Department of Mental Hygiene for the Fiscal Year Ended March 31, 1945* (Utica: State Hospitals Press, 1945), 19.

152. Kalinowsky, in Pongratz, *Psychiatrie in Selbstdarstellungen*, 161.

153. これらの詳細については，次のページを参照．同書，pp.156–157.

154. 同書，p.160.

155. テイラーに関するある死亡記事では，時期は不明ながらテイラーはザーケルのもとでも働いていた，と述べている．"Dr. J. H. Taylor Jr., Trenton Therapist," *New York Times*, 1948年5月4日，26.

156. Louis Linn, “Dr. Linn Reminisces,” *American Psychiatric Association, Area II Council, Bulletin* (1991 年 3・4 月): 5-6, p.5 より引用.

157. Kolb and Vogel, “The Use of Shock Therapy in 305 Mental Hospitals,” 94, fig-3.

158. Lucy Freeman, “Shock Treatment Held Not Enough,” *New York Times*, 1947 年 4 月 14 日, 27. ジョーンズはショック療法が広く用いられていることを嘆いており，精神療法が好ましいとしている.

159. Theodore Robie, “Is Shock Therapy on Trial?” *AJP* 106 (1950): 902-909. 米国精神医学会は国中の会員に対して，その意見を書くように求めた.

160. Benjamin Wiesel, oral history interview, p. 7, T Stewart Hamilton Archives, Hartford Hospital, Hartford, Conn.

161. Kenneth J. Tillotson and Wolfgang Sulzbach, “A Comparative Study and Evaluation of Electric Shock Therapy in Depressive States,” *AJP* 101 (1945): 455-459.

162. 以下を参照. Max Fink, *Convulsive Therapy: Theory and Practice* (New York: Raven Press, 1979), 22-23.

163. Lothar Kalinowsky, “The Various Forms of Shock Therapy in Mental Disorders and Their Practical Importance,” *New York State Journal of Medicine* 41 (1941): 2210-2215, pp.2213-2214 より引用.

164. *Dow v. State of New York*, 183 Misc. 674, 50 N.Y.S. 2d 342 (1944). LexisNexis Academic, LEXIS 2323, 2-3.

165. Pennsylvania Department of Justice, 64 Pa. D. & C. 14 (1948), LexisNexis Academic, LEXIS 182.

## 第 5 章　寝椅子か，治療台か？

1. Joseph J. Schildkraut, “The Catecholamine Hypothesis,” in David Healy, ed., *The Psychopharmacologists*, vol.3 (London: Arnold, 2000), 111-134, pp.115-116 より引用.

2. Fred H. Frankel, “Reasoned Discourse or a Holy War? Postscript to a Report on ECT,” *AJP* 132 (1975): 77-79. p.77 より引用.

3. ディスカッションにおけるアーネスト・ジョーンズの発言, “Royal Medico-Psychological Association of July 13, 1950,” *Journal of Mental Science* 97 (1951): 147.

4. トム・ボルウィグへのデイヴィッド・ヒーリーによる電話インタビュー. 2004 年 7 月 17 日.

5. ウィリアム・カーライナーへのエドワード・ショーターによるインタビュー. 2004 年 4 月 6 日, ニューヨークにて.

6. D[onald] W[oods] Winnicott, “Physical Therapy of Mental Disorder,” *British Medical Journal* 1 (May 17, 1947): 688-689, p.688 より引用.

7. ディスカッションにおけるオーブリー・ルイスの発言, in E. Beresford Davies, ed., *Depression: Proceedings of the Symposium Held at Cambridge, 22 to 26 September 1959* (Cambridge: Cambridge University Press, 1964), 74-75.

8. Edith Vowinckel Weigert, “Psychoanalytic Notes on Sleep and Convulsion Treatment in Functional Psychoses,” *Psychiatry* 3 (1940): 189-209, p.209 より引用.

9. Otto Fenichel, *The Psychoanalytic Theory of Neurosis* (New York: Norton, 1945), 568.

10. Lauretta Bender, “The Life Course of Children with Schizophrenia,” *AJP* 130 (1973): 783-786. ECT は緩解症例数を増加させた.

11. GAP の治療法委員会のうち，カウフマンを除く 8 名の分析家は次のとおりである. ダニエル・

ブレーン（Daniel Blain），モーゼス・フローリッヒ（Moses M. Frohlich），マクスウェル・ギッテルソン（Maxwell Gitelson），ロバート・ナイト，モーリス・レヴィン（Maurice Levine），ベトラム・レヴィン（Betram Lewin），アルフレッド・ルードウィヒ（Alfred O. Ludwig），そしてシドニー・マーゴリン．分析家ではない二人のメンバーは，トレヴィス・ダンシー（Travis E. Dancey）（モントリオールのとある精神科病院の精神科医）およびジョージ・ライネス（George M. Raines）（ジョージタウン大学の，元海軍精神科医）であった．

12. Group for the Advancement of Psychiatry (GAP), Circular Letter no.16, "Report of Committee on Therapy," January 22,1947. GAP Papers (Menninger).
13. GAP, *Report No. 1: Shock Therapy* (September 15, 1947), 1. GAP Papers (Menninger).
14. 以下を参照．草稿（日付なし），"Suggestions for the Third Day," GAP Papers (Diethelm), box 4.
15. GAP, Circular Letter no. 51, October 6,1947. 2.
16. 草稿，"Proceedings: Meeting of the Group for the Advancement of Psychiatry," November 14, 1948, 107, GAP Papers (Menninger), box 118-256.
17. GAP, Circular Letter no. 132, February 16,1949.
18. 以下における引用．Lucy Freeman, "New Roles Urged for Psychiatrists," *New York Times*, 1949年5月28日，16. フリーマンは，ジャーナリスト精神には似つかわしくなく，GAPの会合を報道する許可を求め，原稿の検閲を受ける心構えがある旨をメニンガーに伝えている．以下を参照．フリーマンからメニンガーへの書簡，1948年10月19日付，GAP Papers (Diethelm), box 4:「『タイムズ』紙に原稿を発信する前に，記事をあなたもしくはあなたが指定する人物にお送りさせていただければ幸いです」
19. 以下を参照．the Circular Letter no. 141, May 4,1949. この回覧状を配布した治療法委員会の趣旨は，来たるべき改訂版報告書における「外来での電気ショック療法の問題」に関する賛否両論，というものだった．
20. ナイトからメニンガーへの書簡，1949年9月14日付，Menninger Collection, box 118-252.
21. ギッテルソンからメニンガーへの書簡，1950年10月16日付，Menninger Collection, box 118-252. これは，治療法委員会およびGAPからのギッテルソンの辞意を伝える手紙であった．
22. メニンガーからギッテルソンへの書簡，1950年2月15日付，Menninger Collection, box 118-252.
23. メニンガーからギッテルソンへの書簡，1950年4月24日付，同前．
24. ウィリアム・メニンガーからヘンリー・ブロジンへの書簡，1950年7月21日付，GAP Papers (Diethelm), box 4.
25. GAP, Committee on Therapy, "Revised Electro-Shock Therapy Report," *Report No. 13* (August, 1950), 3.
26. GAPの会合，1951年4月1日，"Proceedings," p. 38, GAP Papers (Diethelm), box 48.
27. マーゴリンからメニンガーへの書簡，1951年3月27日付，Menninger Collection, box 118-251.
28. Irving Burt Harrison, letter to the editor, *New York Times*, 1953年11月1日．SM4.
29. スタンレー・ハンソン（Stanley F. Hansen）からラディスラウス・メドゥナへの書簡，1951年8月16日付．Meduna Papers, box 1.
30. Robert Cancro, "The Uncompleted Task of Psychiatry," in Thomas Ban et al., eds., *From Psychopharmacology to Neuropsychopharmacology in the 1980s* (Budapest: Animula, 2002), 237-241, p.238より引用．
31. フレッド・フランケルへのデイヴィッド・ヒーリーによるインタビュー．2004年10月3日，ボストンにて．

32. アーサ・ガブリエルへのエドワード・ショーターによるインタビュー．2004年4月8日．ニューヨークにて．
33. ルイス・リンへのエドワード・ショーターによるインタビュー．2004年7月12日，ニューヨークにて．
34. Maximilian Fink, "Clinical Conference: Homosexuality with Panic and Paranoid States," *Journal of Hillside Hospital* 2 (1953): 164–173, p.172 より引用．
35. Hillside Hospital Archives, 第14巻1546号
36. 以下における引用．Lucy Freeman, "State's Research Aids Mentally 111," *New York Times*, 1949年2月4日，p.16.
37. State of New York, *Twenty-third Annual Report of the Director of the New York State Psychiatric Institute to the Department of Mental Hygiene for the Fiscal Year Ended March 31, 1952* (Utica: State Hospitals Press, 1952), 11–13.
38. Lothar B. Kalinowsky and Paul H. Hoch, *Shock Treatments and Other Somatic Procedures in Psychiatry* (New York: Grime and Stratton, 1946).
39. *Warner Williams v. United States of America*, 133 F. Supp. 319 (U.S. Dist. 1955), LexisNexis Academic, LEXIS 2884.
40. ジョージ・シンプソンへのインタビュー．"Clinical Psychopharmacology," in David Healy, ed., *The Psychopharmacologists*, vol. 2 (London: Arnold, 1998), 285–305, p.297 より引用．
41. Peter G. Cranford, *But for the Grace of God: The Inside Story of the World's Largest Insane Asylum* (Augusta, Ga.: Great Pyramid Press, 1981), 86–87, 138. 本文中で述べたように，ミリッジビル州立病院は実際のところ，世界最大の精神科病院ではなかった．
42. 社会学者のイヴァン・ベルナップ（Ivan Belknap）は「南部の病院」(Southern State Hospital) における ECT への敵対的な見解を呈示している．おそらくこの病院はミリッジビル病院のことだろう．以下を参照．*Human Problems of a State Mental Hospital* (New York: McGraw-Hill, 1956), 162, 191–195.
43. マイケル・テイラー（Michael Taylor）へのマックス・フィンクによるインタビュー．2004年3月19日，ミシガン州アナーバーにて．
44. 80%ルールについては以下を参照．John D. Little et al., "Right Unilateral Electro convulsive Therapy at Six Times the Seizure Threshold," *Australian and New Zealand Journal of Psychiatry* 37 (2003): 715–719:「しかるべき患者に適用しているかぎり，反応率は80%を超えることを一群のエビデンスは示しており［…］今や日常的な治療手順とされるべきである．もしこの治療法がそうした成績を達成できなければ，それは〔施術者の〕技術あるいは患者の選択の問題であり，〔治療法を〕変える必要はない」(p.719)
45. Giorgio Sogliani, "Elettroshockterapia e Cardiazolterapia," *Rassegna di Studi Psichiatrici* 28 (1939): 652–661. 若干の研究者はすでに，うつ病におけるメトラゾール療法の有効性に注意を促していた．以下を参照．A. A. Low et al., "Metrazol Shock Treatment of the 'Functional' Psychoses," *AMA Archives of Neurology and Psychiatry* 39 (1938): 717–736. p.721 の表2では，16名の「感情精神病」(affective psychoses) 患者のうち82%は，メトラゾール療法を受けたのちに回復したことが示されている．
46. Giorgio Sogliani, "Eine neue Methode der Krampftherapie: Die Elektroshocktherapie," *Deutsche Zeitschrift für Nervenheilkunde* 149 (1939): 159–168, p.166 より引用．
47. Ugo Cerletti, "L'elettroshock," *Rivista Sperimentale di Freniatria* 64 (1940): 209–310, とくに p.225 を参照．

48. A[bram] E. Bennett, "Metrazol Convulsive Shock Therapy in Affective Psychoses," *American Journal of the Medical Sciences* 198 (1939): 695–701. 彼は 1938 年に症例 10 名に関する報告を予備的に行っている. "Convulsive (Pentamcthylenetetrazol) Shock Therapy in Depressive Psychoses," *American Journal of the Medical Sciences* 196 (1938): 420–428.

49. Abraham Myerson, "Experience with Electric-Shock Therapy in Mental Disease," *New England Journal of Medicine* 224 (June 26, 1941): 1081–1085. ヴィクター・ゴンダがそれ以前に若干の統計的な発表をしているが, 彼の症例に含まれるうつ病症例は 8 名のみである (そのうち 7 名が ECT ののち回復した). 彼の以下の著述を参照. "Treatment of Mental Disorders with Electrically Induced Convulsions," *Diseases of the Nervous System* 2 (March,1941): 84–92.

50. L. H. Smith et al., "Electroshock Treatment in the Psychoses," *AJP* 98 (1942): 558–561.

51. Lothar Kalinowsky, "Experience with Electric Convulsive Therapy in Various Types of Psychiatric Patients," *Bulletin of the New York Academy of Medicine* 20 (1944): 485–494.

52. Kenneth J. Tillotson and Wolfgang Sulzbach, "A Comparative Study and Evaluation of Electric Shock Therapy in Depressive States," *AJP* 101 (1945): 455–459.

53. U.S. Bureau of the Census, *Historical Statistics of the United States, Colonial Times to 1970, Bicentennial Edition, Part 1* (Washington, D.C.: Superintendent of Documents, 1975), 414, table H, 971–986.

54. Ugo Cerletti, "Résumé des rapports publiés avant le congrès," in Henri Ey, ed., *Premier congrès mondial de psychiatrie, Paris 1950*, vol.4, *Thérapeutique biologique* (Paris: Hermann, 1952), 10–15, p.12 より引用.

55. Cerletti, 最初のページが "Prefazione" (序文) で始まる草稿 (1956 年, タイトルなし), 54, 57.

56. Nathan Savitsky and William Karliner, "Electroshock Therapy for Depression: Report of 200 Cases," *Medical Clinics of North America* 33 (1949): 515–526, p.516 より引用.

57. Theodore R. Robie, "Is Shock Therapy on Trial?" *AJP* 106 (1950): 902–910, p.903 より引用.

58. Eugene Ziskind, Esther Somerfeld-Ziskind, and Louis Ziskind, "Metrazol and Electric Convulsive Therapy of the Affective Psychoses: A Controlled Series of Observations Covering a Period of Five Years," *AMA Archives of Neurology and Psychiatry* 53 (1945): 212–217.

59. Paul E. Huston and Lillian M. Locher, "Manic-Depressive Psychosis: Course When Treated and Untreated with Electric Shock," *AMA Archives of Neurology and Psychiatry* 60 (1948): 37–48.

60. Charles H. Kellner et al., "Relief of Expressed Suicidal Intent by ECT: A Consortium for Research in ECT Study," *AJP* 162 (2005): 977–982. 以下の文献も参照. David Avery and George Winokur, "Suicide, Attempted Suicide, and Relapse Rates in Depression," *Archives of General Psychiatry* 35 (1978): 749–753.

61. Lothar B. Kalinowsky, S. Eugene Barrera, and William A. Horwitz, "Electric Convulsive Therapy of the Psycho-neuroses," *AMA Archives of Neurology and Psychiatry* 52 (1944): 498–504, p.499, p.504 より引用.

62. Lothar B. Kalinowsky, "Experience with Electric Convulsive Therapy in Various Types of Psychiatric Patients," *Bulletin of the New York Academy of Medicine* 20 (1944): 485–494, p.488 より引用.

63. "12-Day Sneezer Leaves Hospital," *New York Times*, 1944 年 4 月 21 日, 34. 吃音の症例については以下を参照 "Notes on Science—Stammering," *New York Times*, 1948 年 2 月 29 日, E11.

64. Eugene Ziskind and Esther Somerfeld-Ziskind, "Metrazol Therapy in Chronic Encephalitis with Parkinsonism," *Bulletin of the Los Angeles Neurological Society* 3 (1938): 186–188.

65. Osvaldo Meco, “De l'origine psychique du syndrome neurologique parkinsonien révélée par les effets de l'électrochoc,” in Ey, *Premier congrès mondial de psychiatrie*, Paris 1950, 4: 278–281, p.280 より引用.

66. パーキンソン症候群の治療における ECT の復権にかけるリチャード・エイブラムスの努力については，彼による以下の論説を参照．“ECT for Parkinson's Disease,” *AJP* 146 (1989): 1391–1393.

67. “Dr. Linn Reminisces,” *American Psychiatric Association, Area II Council, Bulletin* 33 (1991 年度 3・4 月): 5, 12; p.5 より引用.

68. ウィリアム・カーライナーへのエドワード・ショーターによるインタビュー．2004 年 4 月 6 日，ニューヨークにて.

69. Arcioni [アルチオーニ社], ミラノ〔Milan〕, “Apparecchio per l'elettroshock,” Cerletti Papers, box 118–433, file 10.

70. 不特定の討論参加者による．“McGill University Conference on Depression and Allied States, March 19–21, 1959,” *Canadian Psychiatric Association Journal 4, special suppl.* (1959): S67.

71. Robie, “Is Shock Therapy on Trial?” 903. 1941 年 5 月 9 日金曜日朝の「電気ショック治療」に関するセッションの「会議録」は，マイヤーソンの以下の文献に言及している．Abraham Myerson, “The Out-Patient Electric Shock Treatment of Manic-Depressive Psychoses,” *AJP* 98 (1941): 280.

72. カリノフスキーからビーニへの書簡，1941 年 4 月 24 日，Bini Papers, box 1.

73. Kalinowsky, “Experience with Electric Convulsive Therapy in Various Types of Psychiatric Patients,” 492.

74. ウィリアム・カーライナーへのマックス・フィンクによるインタビュー．2003 年 1 月 27 日，フロリダ州パームビーチにて.

75. 以下の諸文献を参照．Savitsky and Karliner, “Electroshock Therapy for Depression”; Karliner, “Shock Treatments in Psychiatry,” *American Practitioner and Digest of Treatment* 2 (1951): 511–516; Karliner, “Office Electroshock Therapy,” *Journal of Hillside Hospital* 1 (1952): 131–144; Karliner, “Office Electroshock Therapy,” *New York State Journal of Medicine* 54 (1954): 1338–1340.

76. American Psychiatric Association, “Standards of Electroshock Treatment: Practice Guideline, Approved by the Council,” 1953 年 5 月，1959 年に取り下げられた，1959. APA Archives.

## 第 6 章 「ECT はゾンビを作らず」

1. A Practising Psychiatrist [匿名], “The Experience of Electro-Convulsive Therapy,” *British Journal of Psychiatry* 111 (1965): 365–367.

2. マックス・フィンクからエドワード・ショーターへの私信．2005 年.

3. Lothar Kalinowsky, “Shock Treatment with Electric Current as the Exciting Agent,” *Medical Times* 70 (July, 1942): 238–240, 引用は p.238 より.

4. Arthur Cherkin, “Possible Brain Damage by Electroconvulsive Therapy: Memory Impairment and Cultural Resistance,” *Behavioral and Brain Sciences* 7 (1984): 25–26, 引用は p.25 より；イタリック体は原文による〔本書では傍点で示す〕.

5. 以下を参照．the UK ECT Review Group, “Efficacy and Safety of Electroconvulsive Therapy in Depressive Disorders: A Systematic Review and Meta-analysis,” *Lancet* 361 (March 8, 2003): 799–808, とくに p.804.

6. この患者に関する引用はすべて，トム・ボルウィグへのデイヴィッド・ヒーリーによる電話インタビューより．2004 年 7 月 17 日.

7. Lothar B. Kalinowsky and S. Eugene Barrera, "Electric Convulsion Therapy in Mental Disorders," *Psychiatric Quarterly* 14 (1940): 719–730, p.726 より引用.

8. Victor E. Gonda, "Treatment of Mental Disorders with Electrically Induced Convulsions," *Diseases of the Nervous System* 2 (1941): 84–92, p.88 より引用.

9. Max Müller, *Erinnerungen: Erlebte Psychiatriegeschichte, 1920–1960* (Berlin: Springer, 1982), 245.

10. O[scar] L. Forel, "L'électrochoc en psychiatrie," *Annales Médico-Psychologiques 99* (1941): 32–40, p.40 より引用.

11. Louis Wender, "Hillside Reminiscences," *Journal of Hillside Hospital* 5 (1956): 145–155. とくに p.154 を参照.

12. Hillside Hospital Archives, 第 14 巻 1546 号.

13. 同書，第 14 巻 1549 号.

14. 同書，第 14 巻 1561 号.

15. 同書，第 14 巻 1515 号.

16. 同書，第 14 巻 1541 号.

17. 同書，第 14 巻 1547 号.

18. 同書，第 14 巻 1484 号.

19. 私たちは ECT を受けた患者の最初の 25 名の記録を探した．しかしこの膨大なマイクロフィルム資料のなかには，第 7，第 19，第 20，第 21 症例のカルテは見あたらなかった.

20. Hillside Hospital Archives, 第 14 巻 1567 号.

21. Abraham Myerson, "Experience with Electric-Shock Therapy in Mental Disease," *New England Journal of Medicine* 224 (June 26, 1941): 1081–1085, p.1083 より引用.

22. G[iovanni] Flescher, "L'amnesia retrograda dopo l'elettroshock," *Schweizer Archiv für Neurologie und Psychiatrie* 48 (1941): 1–28, p.11 より引用.

23. Louis Wender, Benjamin H. Balser, and David Beres, "Extra-mural Shock Therapy," *AJP* 99 (1943): 712–718, p.713 より引用.

24. Alfred Gallinek, "Fear and Anxiety in the Course of Electroshock Therapy," *AJP* 113 (1956): 428–434, p.433 より引用．以下の文献も参照のこと．Herbert A. Fox, "Patients' Fear of and Objection to Electroconvulsive Therapy," *Hospital and Community Psychiatry* 44 (1993): 357–360.

25. メドゥナからゴードン（H. L. Gordon）への書簡，1947 年 9 月 30 日付，Meduna Papers, box 1. The paper in question was Hirsch Loeb Gordon, "Objectors to Electric Shock Treatment Are Refractory to Its Therapy," *New York State Journal of Medicine* 46 (1946): 407–410.

26. Ugo Cerletti, "Prefazione,"〔序文〕で始まるタイトルなしの草稿（1956), 54, Cerletti Papers, box 118–433. 引用箇所は原文では次の通り．「事後性の恐怖」〔Paura postuma〕，すなわち「患者はその刺激に気づくことはないが，ときに心をかき乱され，そのために治療の継続を断ってしまう」．〔Che il paziente non sa assolutamente motivare ma che lo turba talora a tal punto che egli si rifiuta di continuare la cura.〕

27. Veterans Administration Center, Neuropsychiatric Hospital, Los Angeles, California, "Procedure for Electro Convulsive Treatment," March, 1956, 5.

28. シドニー・マリッツへのデイヴィッド・ヒーリー，エドワード・ショーター，マックス・フィンクによるインタビュー．2004 年 10 月 5 日，ニューヨークにて.

29. M 夫人〔"Mme. M" Mme = Madame〕からチェルレッティへの書簡，1948 年 3 月 4 日付，Cerletti Papers, box 118–433.

30. フレッド・フランケルへのデイヴィッド・ヒーリーによるインタビュー．2004 年 10 月 3 日，

ボストンにて.

31. C. P. L. Freeman and R. E. Kendell, "ECT: I. Patients' Experiences and Attitudes," *British Journal of Psychiatry* 137 (1980): 8–16, p.12 より引用. 患者の大部分は両側性 ECT を受けた. さらなる技法上の詳細は不明であるが, 著者によれば麻酔科医による処置がなされたという. このインタビューは一部の例外を除いて 1976 年に行われた. ECT を受けた患者に対する同様の調査が 1998 年にサウスカロライナ州で行われ,「歯医者に行くのとどちらがましか」という質問がなされたが, 患者の多くは歯医者に行くほうが恐ろしいと答えた. Hilary J. Bernstein et al. "Patient Attitudes about ECT after Treatment," *Psychiatric Annals* 28 (1998): 524–527.

32. *Supreme Court of New Jersey, in the Matter of H. Albert Hyett*, 61 N.J. 518, 296 A.2d 306 (1972), LexisNexis Academic, LEXIS 202, 9.

33. Ladislaus von Meduna, *Die Konvulsionstherapie der Schizophrenic* (Halle, Germany: Marhold, 1937), 119–120.

34. メドゥナからガーティ (Gerty) への書簡, 1947 年 3 月 14 日付, Meduna Papers.

35. Hugo [sic] Cerletti, "Bemerkungen über den Elektroschock," *Wiener Medizinische Wochenschrift* 90 (1940 年 12 月 28 日): 1000–1002, p.1002 より引用. "Prefazione" (本章の注 26 参照) においてチェルレッティは, ECT により誘発された記憶喪失と見当識障害は「すべて一過性である」(tutti transitori) と述べている. Cerletti Papers, box 118–433.

36. Jean Delay, "Les amnésies expérimentales après électro-choc," *Revue Neurologique* 75 (1943): 20–22, p.22 より引用.

37. Eugene Ziskind, Robert Loken, and J. A. Gengerelli, "Effect of Metrazol on Recent Learning," *Proceedings of the Society for Experimental Biology and Medicine* 43 (1940): 64–65, p.65 より引用.

38. Eugene Ziskind, "Memory Defects during Metrazol Therapy," *AMA Archives of Neurology and Psychiatry* 45 (1941): 223–234, p.224, p.234 より引用.

39. G[iovanni] Flescher, "L'amnesia retrograda dopo l'elettroshock," *Schweizer Archiv für Neurologie und Psychiatrie* 48 (1941): 1–28, p.13 より引用.

40. Bernard L. Pacella, "Sequelae and Complications of Convulsive Shock Therapy," *Bulletin of the New York Academy of Medicine* 20 (1944): 575–587. p.584 より引用.

41. P[aul] Delmas-Marsalet, *Électro-choc et thérapeutiques nouvelles en neuropsychiatrie* (Paris: Baillière, 1946), 34.

42. A[dolf?] Bingel, "Über die psychischen und chirurgischen Komplikationen des Elektrokrampfes," *Allgemeine Zeitschrift für Psychiatrie* 115 (1940): 325–343. p.330, p.331 より引用.

43. Lothar B. Kalinowsky, "Organic Psychotic Syndromes Occurring during Electric Convulsive Therapy," *AMA Archives of Neurology and Psychiatry* 53 (1945): 269–273, p.269 より引用.

44. Michael Taylor and Max Fink, *Melancholia: The Diagnosis, Pathophysiology, and Treatment of Depressive Illness* (New York: Cambridge University Press, 2006) の本質的な論点は「大うつ病」に含まれる症候群のなかでメランコリー型のものをそれ以外から区別することだった. メランコリー型のものは三環形抗うつ薬および ECT に治療反応性をもつ.

45. 討論におけるアーウィン・ステンゲルの発言. Henri Ey, ed., *Premier congrès mondial de psychiatrie, Paris 1950*, vol. 4, *Thérapeutique biologique* (Paris: Hermann, 1952), 55.

46. Lothar B. Kalinowsky, "Present Status of Electric Shock Therapy," *Bulletin of the New York Academy of Medicine* 25 (1949): 541–553. p.552 より引用.

47. Lothar B. Kalinowsky, "Problems in Research on Electroconvulsive Therapy," *Behavioral and Brain Sciences* 7 (1984): 28–29, p.28 より引用.

48. ロバート・レヴィンへのエドワード・ショーターによるインタビュー，2004年4月8日，ニューヨークにて.

49. 概説としては以下を参照．Leo Alexander, *Treatment of Mental Disorder* (Philadelphia: Saunders, 1953), 83–94.

50. Max Fink, *Convulsive Therapy: Theory and Practice* (New York: Raven Press, 1979). 108.

51. Lothar Kalinowsky, S. Eugene Barrera, and William A. Florwitz, "The 'Petit Mal' Response in Electric Shock Therapy," *AJP* 98 (1942): 708–711, p.711より引用．この論文の内容は，1941年の米国精神医学会において初めて報告された.

52. Lucio Bini, "La tecnica e le manifestazioni dell'elettroshock," *Rivista Sperimentale di Freniatria* 64 (1940): 361–458. 表1 (p.374) によれば，ビーニは幾分高めのアンペア設定をしている.

53. Emerick Friedman and Paul H. Wilcox, "Electrostimulated Convulsive Doses in Intact Humans by Means of Unidirectional Currents," *Journal of Nervous and Mental Disease* 96 (1942): 56–63.

54. 同書，p.57.

55. Emerick Friedman, "Unidirectional Electrostimulated Convulsive Therapy," *AJP* 99 (1942): 218–223, p.223より引用.

56. Paul Delmas-Marsalet, "L'électro-choc par courant continu," *Annales Médico-Psychologiques* 100 (1942): 70–74.

57. Kalinowsky, "Present Status of Electric Shock Therapy," 内容はpp.542–543の記述による．結論の引用はp.544より.

58. David J. Impastato, "The Use of Barbiturates in Electroshock Therapy," *Confinia Neurologica* 4 (1954): 269–275, p.271より引用.

59. Joseph Epstein and Louis Wender, "Alternating Current vs. Unidirectional Current for Electroconvulsive Therapy — Comparative Studies," *Confinia Neurologica* 16 (1956): 137–146, p.142, p.144より引用.

60. W[ladimir] T. Liberson, "New Possibilities in Electric Convulsive Therapy: 'Brief Stimuli' Technique," *Institute of Living, Abstracts and Translations* 12 (1944): 368–369. 上記の技法上の詳細はリバーソンによる以下のより長い論述による．"Time Factors in Electric Convulsive Therapy," *Yale Journal of Biology and Medicine* 17 (1945): 571–578. しかし引用部分は，1944年の論文 (p.368) からのものである.

61. 以下を参照．Franklin Offner, "Stimulation with Minimum Power," *Journal of Neurophysiology* 9 (1946): 387–390.

62. W[ladimir] T. Liberson, "Brief Stimulus Therapy," *AJP* 105 (1948): 28–39. この論文の内容はその前年に米国精神医学会で述べられたものだった．さまざまな波形の効果に関する結論については以下を参照．Liberson, "Current Evaluation of Electric Convulsive Therapy: Correlation of the Parameters of Electric Current with Physiologic and Psychologic Changes," in Association for Research in Nervous and Mental Disease, *Psychiatric Treatment: Proceedings, December 14–15, 1951* (Baltimore: Williams and Wilkins, 1953), 199–231.

63. Douglas Goldman, "Brief Stimulus Electric Shock Therapy," *Journal of Nervous and Mental Disease* 110 (1949): 36–45, p.39より引用.

64. 同書同箇所.

65. たとえば以下を参照．Jean Delay et al., "Appareillage pour l'électrochoc par stimuli brefs rectangulaires," in Ey, *Premier congrès mondial, Paris 1950*, 4: 157–159.

66. Jan-Otto Ottosson, *Experimental Studies of the Mode of Action of Electro convulsive Therapy*

(Copenhagen: Munksgaard, 1960; *Acta Psychiatrica et Neurologica Scandinavica*, supplement 1945), 136.

67. 以下を参照. Arthur Gabriel, “The Renaissance of ECT,” *American Psychiatric Association, Area II Council, Bulletin* 33 (5) (March-April, 1991): 3–5.

68. Bernard L. Pacella and David J. Impastato, “Focal Stimulation Therapy,” *American Journal of Psychiatry* 110 (1954): 576–578.

69. Neville Peel Lancaster, Reuben Ralph Steinert, and Isaac Frost, “Unilateral Electro-Convulsive Therapy,” *Journal of Mental Science* 104 (1958): 221–227.

70. S[tanley] M. Cannicott, “Unilateral Electro-Convulsive Therapy,” *Postgraduate Medical Journal* 38 (1962): 451–459.

71. David J. Impastato and William Karliner, “Control of Memory Impairment in EST by Unilateral Stimulation of the Non-dominant Hemisphere,” *Diseases of the Nervous System* 27 (1966): 183–188, pp.187–188 より引用.

72. Kalinowsky, “Problems in Research on Electroconvulsive Therapy,” 29.

73. William Karliner, “Present Status of Unilateral Shock Treatments,” *Behavioral Neuropsychiatry* 4 (1972–73): 2–5, 12, p.3 より引用.

74. ウィリアム・カーライナーへのエドワード・ショーターによるインタビュー. 2004年4月6日, ニューヨークにて.

75. John C. Krantz Jr. et al., “A New Pharmaco-convulsive Agent,” *Science* 126 (1957年8月23日): 353–354, p.354 より引用.

76. John C. Krantz Jr. et al., “Hexafluordiethyl Ether (Indoklon) — an Inhalant Convulsant: Its Use in Psychiatric Treatment,” *JAMA* 166 (1958年3月29日): 1555–1562.

77. State of New York. *Twenty-ninth Annual Report of the Director of the New York State Psychiatric Institute to the Department of Mental Hygiene for the Fiscal Year Ended March 31, 1958* (Utica: State Hospitals Press, [1958]), 10. *Annual Report*, 1959. 5.

78. William Karliner and Louis J. Padula, “The Use of Hexafiuorodiethyl Ether in Psychiatric Treatment,” *Journal of Neuropsychiatry* 38 (1960): 67–70.

79. ウィリアム・カーライナーへのエドワード・ショーターによるインタビュー. 2004年4月6日, ニューヨークにて.

80. William Karliner, “Clinical Experiences with Intravenous Indoklon: A New Convulsant Drug,” *Journal of Neuropsychiatry* 4 (1963): 184–189, p.186 より引用.

81. 同書, p.186. カーライナーは外来患者への配慮から, 患者たちの状態を良好に保つ手段として維持ECTを提唱した. 以下を参照. Karliner and H. K. Wehrheim, “Maintenance Convulsive Treatments,” *AJP* 121 (1965): 1113–1115. しかし初めて維持ECTを提案したのはカーライナーではない. 以下を参照. Norman P. Moore, “The Maintenance Treatment of Chronic Psychotics by Electrically Induced Convulsions,” *Journal of Mental Science* 89 (1943): 257–269; Stephen Weisz and Jane N. Creel, “Maintenance Treatment in Schizophrenia,” *Diseases of the Nervous System* 9 (1948): 10–14; および J[ohn] J. Geoghegan and G[eorge] H. Stevenson, “Prophylactic Electroshock,” *AJP* 105 (1949): 494–495.

82. “Drug Is Approved for Inhalation Use as Anti-depressant,” *New York Times*, 1964年1月9日, p.15.

83. Max Fink et al., “Inhalant-Induced Convulsions,” *Archives of General Psychiatry* 4 (1961): 259–266.

84. Joyce G. Small and Iver F. Small, “Clinical Results: Indoklon versus ECT,” *Seminars in Psychiatry* 4

(1972): 13–25. p.23 より引用.
85. Max Fink, “Induced Seizures as Psychiatric Therapy: Ladislaus Meduna's Contributions in Modern Neuroscience,” *JECT* 20 (2004): 133–136.
86. Phillip Polatin et al., “Vertebral Fractures Produced by Metrazol-Induced Convulsions,” *JAMA* 112 (April 29, 1939): 1684–1687.
87. Cerletti, “Bemerkungen über den Elektroschock,” 1002.
88. Renato Almansi and David J. Impastato, “Electrically Induced Convulsions in the Treatment of Mental Diseases,” *New York State Journal of Medicine* 40 (1940): 1315–1316, p.1316 より引用.
89. 討論におけるドナルド・ブレアの発言より. “Reports of Societies: Electrically Induced Convulsions,” *British Medical Journal* 1 (1940 年 1 月 20 日): 104–105, p.105 より引用.
90. Bingel, “Über die psychischen und chirurgischen Komplikationen des Elektrokrampfes,” 342.
91. L[auren] H. Smith, J[oseph] Hughes, and D[onald] W. Hastings, “Electroshock Treatment in the Psychoses,” *AJP* 98 (1942): 558–561.
92. Eric Samuel, “Some Complications Arising during Electrical Convulsive Therapy,” *Journal of Mental Science* 89 (1943): 81–84.
93. カリノフスキーからビーニへの書簡, 1940 年 8 月 13 日, Bini Papers, box 1.
94. Lothar B. Kalinowsky, “The Various Forms of Shock Therapy in Mental Disorders and Their Practical Importance,” *New York State Journal of Medicine* 41 (1941): 2210–2215, p.2211 より引用.
95. State of New York, *Nineteenth Annual Report of the Director of the New York State Psychiatric Institute to the Department of Mental Hygiene for the Fiscal Year Ended March 31, 1948* (Utica: State Hospitals Press, [1948]), 13.
96. Victor E. Gonda, “Treatment of Mental Disorders with Electrically Induced Convulsions,” *Diseases of the Nervous System* 2 (1941): 84–92, p.86 より引用.
97. Harry J. Worthing and Lothar B. Kalinowsky, “The Question of Vertebral Fractures in Convulsive Therapy and in Epilepsy,” *AJP* 98 (1942): 533–537, p.534 より引用.
98. 米国精神医学会の治療法委員会は 1953 年に, その「電気ショック療法の指標——実践ガイドライン」(“Standards for Electroshock Treatment: Practice Guideline”, 1959年に取り下げ) (American Psychiatric Association Archives) において, この過伸展という処置への疑念を表明している. しかしそのガイドラインはカリノフスキーによるエビデンスには触れておらず, その他のいかなるデータを使用したのかも明らかではない.
99. フランク・アイドへのインタビューによる. David Healy, ed., *The Psychopharmacologists*, vol. 1 (London: Chapman and Hall, 1996), 81–110, p.95 より引用.
100. Nathan Savitsky and William Karliner, “Electroshock Therapy for Depression: Report of 200 Cases,” *Medical Clinics of North America* 33 (1949): 515–526; とくに p.523 を参照.
101. Harold A. Palmer, “Vertebral Fractures Complicating Convulsion Therapy,” *Lancet* 2 (July 22, 1939): 181–182.
102. W. R. Hamsa, and A[bram] E. Bennett, “Traumatic Complications of Convulsive Shock Therapy: A Method of Preventing Fractures of the Spine and Lower Extremities,” *JAMA* 112 (June 34, 1939): 2244–2246.
103. Louis S. Goodman and Alfred Gilman, *The Pharmacological Basis of Therapeutics*, 2nd ed. (New York: Macmillan, 1955), 607.
104. A[bram] E. Bennett, “Preventing Traumatic Complications in Convulsive Shock Therapy by Curare,” *JAMA* 114 (January 27, 1940): 322–324, p.323 より引用. ベネットのさらなる報告は以下

を参照．“Curare: A Preventive of Traumatic Complications in Convulsive Shock Therapy,” *AJP* 97 (1941): 1040–1060. いずれの報告もメトラゾール療法に関するものである．

105. Byron Stewart, “Electro-Shock Therapy,” *Bulletin of the Los Angeles Neurological Society* 7 (2) (June 1942): 88–94, p.89 より引用．

106. Snorre Wohlfahrt et al., “The Prevention of Skeletal Complications in Electroshock Therapy,” in Ey, *Premier congrès mondial de psychiatrie, Paris 1950*, 4: 235–239.

107. David J. Impastato and Renato J. Almansi, “A Study of over Two Thousand Cases of Electrofit-Treated Patients,” *New York State Journal of Medicine* 43 (1943): 2057–2064, とくに p.2060 を参照．

108. Lothar B. Kalinowsky, “Present Status of Electric Shock Therapy,” *Bulletin of the New York Academy of Medicine* 25 (1949): 541–553, p.545 より引用．

109. New York State Psychiatric Institute, *Annual Report*, 1948, 13.

110. Gabriel, “The Renaissance of ECT,” 4.

111. D[aniel] Bovet et al., “Proprietà farmacodinamiche di alcuni derivati della succinilcolina dotati di azione curarica,” *Rendiconti: Istituto Superiore di Sanità* 12 (1949): 106–137.

112. G[unnar] Holmberg and S[tephen] Thesleff, “Succinyl-Choline-Iodide as a Muscular Relaxant in Electroshock Therapy,” *AJP* 108 (1952): 842–846, p.843 より引用．最初期の研究者のなかで酸素の投与を提唱したのはシカゴのセント・ルークズ病院のアン・ホロヴァッカ (Anne Holovachka) であった．“Oxygen in Electro-Shock Therapy,” *Journal of Nervous and Mental Disease* 98 (1943): 485–487.

113. 以下を参照．D. J. Addersley and Max Hamilton, “Use of Succinylcholine in E.C.T.,” *British Medical Journal* 1 (1953): 195–197.

114. ECT に麻酔を最初に導入したのはジャン・ドレーであり，それはおそらく第二次世界大戦中のことで，1943 年にはバルセロナ，スペイン，そしてポルトガルでも麻酔が用いられていたという．以下を参照．Ey, *Congrès mondial psychiatrie, Paris 1950*, 4:49. その記録やそれを事実として確立するのに役立つ文書を私たちは見たことがない．

115. マックス・フィンクへのエドワード・ショーターおよびデイヴィッド・ヒーリーによるインタビュー．2002 年 10 月 25 日，ニューヨーク州ニセクオーグにて．

116. B[enjamin] F. Moss, C[orbett] H. Thigpen, and W[illiam] P. Robison, “Report on the Use of Succinyl Choline Dichloride (a Curare-like Drug) in Electro convulsive Therapy,” *AJP* 109 (1953): 895–898, p.898 より引用．

117. 討論におけるマックス・ハミルトンの発言による．Donald M. Gallant and George M. Simpson, eds., *Depression: Behavioral, Biochemical, Diagnostic and Treatment Concepts* (New York: Spectrum Publications, 1976), 149.

118. Zigmond M. Lebensohn, “The History of Electroconvulsive Therapy in the United States and Its Place in American Psychiatry: A Personal Memoir,” *Comprehensive Psychiatry* 40 (1999): 173–181, p.177 より引用．彼はさる「権威」の発言として引用しているが，明らかにその気持ちを共有している．

119. Ugo Cerletti and Lucio Bini, “Le alterazioni istopatologiche del sistema nervoso in seguito all'E. S.,” Rivista Sperimentale di Freniatria 64 (1940): 311–359, とくに p.353 の結果のサマリーを参照．

120. Phillip Polatin, Hans Strauss, and Leon L. Altman, “Transient Organic Mental Reactions during Shock Therapy of the Psychoses: A Clinical Study with Electroencephalographic and Psychological Performance Correlates,” *Psychiatric Quarterly* 14 (1940): 457–465, p.464 より引用．

121. Ziskind, “Memory Defects during Metrazol Therapy,” 232.

122. William L. Laurence, "Report Sakel Cure Aids Mentally Ill," *New York Times*, 1942年5月20日, p.16. ローレンスはザーケルを偶像視しており, しばしば彼を「新たなパスツール」と呼んでいる.

123. Ey, *Premier congrès mondial de psychiatrie, Paris, 1950*, 4: 37.

124. B[ernard] L. Pacella, S. E[ugene] Barrera, and L[othar] Kalinowsky, "Variations in Electroencephalogram Associated with Electric Shock Therapy of Patients with Mental Disorders," *AMA Archives of Neurology and Psychiatry* 47 (1942): 367–384, p.384 より引用. EEG を用いた他の研究でも同じような結果がみられた. 以下を参照. Norman A. Levy, H. M. Serota, and Roy R. Grinker, "Disturbances in Brain Function Following Convulsive Shock Therapy," *AMA Archives of Neurology and Psychiatry* 47 (1942): 1009–1029.「脳機能のこれらの障害は, ほとんどの患者では数週間以内に回復した. より重篤な影響を受けた患者ではときに, 脳機能の障害を示す証拠が6カ月ほどみられることもあった」(p.1027). 換言すれば, 研究対象となった脳機能の変化を被った23名の患者のうち, 6カ月よりも長く変化が続いた者はいなかった. しかし, 共著者の一人であるシカゴの精神分析家ロイ・グリンカー (Roy R. Grinker) は論議においてショック療法を激しく非難した.「精神医学に対するこの機械的なアプローチは現在, かなり広く用いられている. これはかなりの危険をはらんでいると間違いなく言えるだろう. [...] 多くの戦いを経験した闘士を見てきた人は「パンチ・ドランカー」や「スラップ・ハッピー」といった状態を知っており, ショック療法を受けたのち多くの患者が同様の状態になるのがわかるかもしれない」(p.1028)

125. S. Eugene Barrera et al., "Brain Changes Associated with Electrically Induced Seizures: A Study in the Macacus Rhesus," *American Neurological Association Transactions* 68 (1942): 31–45.

126. N. W[illiam] Winkelman and Matthew T Moore, "Neurohistologic Findings in Experimental Electric Shock Treatment," *Journal of Neuropathology and Experimental Neurology* 3 (1944): 199–209.

127. Eugene Ziskind, Esther Somerfeld-Ziskind, and Louis Ziskind, "Metrazol and Electric Convulsive Therapy of the Affective Psychoses," *AMA Archives of Neurology and Psychiatry* 53 (1945): 212–217, p.216 より引用.

128. Richard D. Weiner, "Does Electroconvulsive Therapy Cause Brain Damage?" *Behavioral and Brain Sciences* 7 (1984): 1–22.

129. Joyce G. Small and Iver F. Small, "Current Issues in ECT Practice and Research," *Behavioral and Brain Sciences* 7 (1984): 33–34, p.34 より引用.

130. Steven F. Zornetzer, "Out of the Shadows and into the Light," *Behavioral and Brain Sciences* 7 (1984): 41. 以下の引用におけるイタリック体の表記は原文による〔本書では傍点で示す〕.

131. Larry Squire and Pamela C. Slater, "Electroconvulsive Therapy and Com plaints of Memory Dysfunction: A Prospective Three-Year Follow-up Study," *British Journal of Psychiatry* 142 (1983): 1–8.

132. Max Fink, "ECT — Verdict: Not Guilty," *Behavioral and Brain Sciences* 7 (1984): 26–27, p.26 より引用.

133. Weiner, "Does Electroconvulsive Therapy Cause Brain Damage?" 42.

134. C. Edward Coffey et al., "Brain Anatomic Effects of Electroconvulsive Therapy: A Prospective Magnetic Resonance Imaging Study," *Archives of General Psychiatry* 48 (1991): 1013–1021.

135. Andrew J. Dworket al., "Absence of Histological Lesions in Primate Models of ECT and Magnetic Seizure Therapy," *AJP* 161 (2004): 576–578, p.578 より引用.

136. *Gary C. Aden et al. v. Evelle J. Younger*, 57 Cal. App. 3d 662, 129 Cal. Rptr. 535 (1976), LexisNexis Academic, LEXIS 1482, footnote 5.

137. Oscar Forel, *La mémoire du chêne* (Paris: Favre, 1980), 111–112.

138. Hans Lowenbach and Edward J. Stainbrook, "Observations of Mental Patients after Electro-Shock," *AJP* 98 (1942): 828–833, p.833 より引用.

139. Edward A. Tyler and Hans Lowenbach, "Polydiurnal Electric Shock Treatment in Mental Disorders," *North Carolina Medical Journal* 8 (1947): 577–582.

140. Giorgio Sogliani, "Elettroshockterapia e Cardiazolterapia," *Rassegna di Studi Psichiatrici* 28 (1939): 652–661, p.657 より引用.

141. Giorgio Sogliani, "Eine neue Methode der Krampftherapie: Die Elektroshocktherapie," *Deutsche Zeitschrift für Nervenheilkunde* 149 (1939): 159–168, とくに pp.163–164 を参照. ソリアーニはドイツの読者に対して，自分は治療を「一日おきに」行ったと述べている.

142. L[ucio] Bini and T Bazzi, "L'elettroshockterapia col metodo dell'annichilimento nelle forme gravi di psiconevrosi," *Rassegna di Neuropsichiatria e Scienze Affini* 1 (1947): 59–70. pp.63–65 の表では，彼らが〔一人の患者に対して〕一日一回の治療を行ったことが示されている.

143. Lauretta Bender, "One Hundred Cases of Childhood Schizophrenia Treated with Electric Shock," *American Neurological Association, Transactions* 72 (1947): 165–169.

144. W. Liddell Milligan, "Psychoneuroses Treated with Electrical Convulsions: The Intensive Method," *Lancet* 2 (October 12, 1946): 516–520, p.516 より引用.

145. 1943 年にエイブラハム・マイヤーソンは集中的 ECT の原理を提示した．とはいえ実際にそれを施行することはなかった.「アンヘドニア的な非現実症候群」(anhedonic unreality syndrome) ないし「境界状態」(borderline mental state) の治療法を述べるなかで，マイヤーソンは次のように記している.「改善および回復の機序はおそらく，脳をノック・アウトして高次の活動を減退させ，記憶を障害することによって，心が新たに獲得したものすなわち病的状態を忘れさせることによると思われる.」Myerson, "Borderline Cases Treated by Shock," *AJP* 100 (1943): 355~357. p.357 より引用.

146. New York State Psychiatric Institute, *Annual Report*, 1947. この文献によれば，一人の統合失調症の患者に 2 週間のうちに 20 回の治療が試行されたが，結果は残念なものだった (p.18). 1949 年度の Annual Report は「緊張」〔訳注："catatonia" ではなく "tension" と記されている.〕と診断された女性患者 2 名の治療が失敗に終わったと報告している (p.12).

147. New York State Psychiatric Institute, *Annual Report*, 1949, 12.

148. New York State Psychiatric Institute, *Annual Report*, 1955, 34.

149. Cyril J. C. Kennedy and David Anchel, "Regressive Electric-Shock in Schizophrenics Refractory to Other Shock Therapies," *Psychiatric Quarterly* 22 (1948): 317–320, p.317 より引用.

150. Ephraim S. Garrett and Charles W. Mockbee, "New Hope for Far Advanced Schizophrenia: Intensive Regressive Electroconvulsive Therapy in Treatment of Severely Regressed Schizophrenics," *Ohio State Medical Journal* 48 (1952): 505–509, p.508 より引用.

151. John E. Exner and Luis G. Murillo, "A Long-Term Follow-up of Schizophrenics Treated with Regressive ECT," *Diseases of the Nervous System* 38 (1977): 162–168, p.167 より引用. この元になった報告は以下のものである. Murillo and Exner, "The Effects of Regressive ECT with Process Schizophrenics," appeared in *AJP* 130 (1973): 269–273.

152. D. Ewen Cameron, J. G. Lohrenz, and K. A. Handcock, "The Depatterning Treatment of Schizophrenia," *Comprehensive Psychiatry* 3 (1962): 65–76. このほとんどはキャメロンによる仕事であったが，そこには CIA の「青い鳥計画」(Project Bluebird)（この計画は後に「チョウセンアザミ計画」(Project Artichoke) と呼ばれる）に関与したハロルド・A・エイブラムソン (Harold

A. Abramson), ロバート・W・ハイド (Robert W. Hyde), カール・プファイファー (Carl Pfeiffer), ルイス・ジョリオン・ウェスト (Louis Jolyon West) らも関わっていた (彼らはみな LSD の研究者であった). 以下を参照. "Private Institutions Used in C.I.A. Effort to Control Behavior," *New York Times*, 1977 年 8 月 2 日, p.61. しかしキャメロンは同じ研究を, CIA とのいかなる接点もなしに行ったことは間違いないだろう.

153. Gerald Garmany and Donald F. Early, "Electronarcosis" (letter), *Lancet* 1 (1948): 614.

154. Paul H. Blachly and David Gowing, "Multiple Monitored Electroconvulsive Treatment," *Comprehensive Psychiatry* 7 (1966): 100–109.

155. Richard Abrams and Max Fink, "Clinical Experiences with Multiple Electroconvulsive Treatments," *Comprehensive Psychiatry* 13 (1972): 115–121.

156. マックス・フィンクへのエドワード・ショーターとデイヴィッド・ヒーリーによるインタビュー. 2002 年 10 月 25 日, ニューヨーク州ニセクオーグにて.

157. マックス・フィンクからエドワード・ショーターへの私信, 2005 年.

158. Almansi and Impastato, "Electrically Induced Convulsions in the Treatment of Mental Diseases."

159. Hans Strauss and Walter E. Rahm Jr., "The Effect of Metrazol Injections on the Electroencephalogram," *Psychiatric Quarterly* (January 1940): 43–48. ラーム (Rahm) はニューヨーク州精神医学研究所の技術者であり, ECT 治療器を作成し, さらに自分の会社を設立した.

160. W[olfgang] Holzer and K[urt] Polzer, "Elektroschock und Elektrokardiogramm," *Archiv für Kreislaufforschung* 8 (1941): 382–396 (ホルツァー (Holzer) は精神科医, ポルツァー (Polzer) は循環器科医であり, 循環器領域におけるレオグラフィーの仕事でよく知られている); および Jean Delay et al., "Electro-encephalogramme et électro-choc". in Paul Delmas-Marsalet, *Électro-choc et therapeutiques nouvelles en neuro-psychiatrie* (Paris: Bailliere, 1946), 146–147, 358. この論文は Société de Biologie (生物学会) において 1944 年 5 月 13 日に報告されたものである.

## 第 7 章 「脳を焼かれる!」

1. ミッシェル・グリーンウォルド (Michele Greenwald) の未発表作品 "A Winter of Despair." 〔「絶望の冬」〕より. 以降のこの作品に関する記載は, 特に明記しないかぎり, この文献からである. この原稿を私たちと共有してくれた, 当時アルバート・アインシュタイン医科大学医学部の医学生であったグリーンウォルド医師に感謝したい. 問題の患者のプライバシーを保護するため, 名前を含むいくつかの個人的な詳細は伏せている.

2. トム・ボルウィグからエドワード・ショーターへの私信, 2006 年 1 月 11 日.

3. "Two Health Plans Augment Benefits," *New York Times*, 1959 年 11 月 19 日, p.1.

4. Victor Bockris, *Transformer: VicLou Reed Story* (NewYork: DaCapo,1995).

5. Haroutun M. Babigian and Laurence B. Guttmacher, "Epidemiologic Considerations in Electroconvulsive Therapy," *Archives of General Psychiatry* 41 (1984): 246–253; p.248 の表 3 より引用. これは ECT の初回治療についての割合である.

6. James L. Hedlund et al., "Electroconvulsive Therapy in Missouri State Facilities: 1971–75," *Journal of Operational Psychiatry* 9 (1978): 40–56, p.43 の表 1 より引用.

7. マックス・フィンクへのエドワード・ショーターとデイヴィッド・ヒーリーによるインタビュー. 2002 年 10 月 25 日, ニューヨーク州ニッセクオーグにて.

8. James W. Thompson and Jack D. Blaine, "Use of ECT in the United States in 1975 and 1980," *AJP* 144 (1987): 557–562, p.558 の表 1 を参照. p.561 より引用.

9. *International Psychiatric Association for the Advancement of Electrotherapy, Summer Newsletter*, 1985年5月.
10. *International Psychiatric Association for the Advancement of Electrotherapy, Spring-Summer Newsletter*, 1986年6月.
11. Samuel H. Bailine and John H. Rau, "The Decision to Use ECT: A Retrospective Study," *Comprehensive Psychiatry* 22 (1981): 274–281, 特に p.274を参照.
12. 2004年12月18日のエドワード・ショーターとの個人的なやりとりにおいて，トーマス・バンが1980年代初頭のWHOでの自身の経験を語っている．第三世界の精神科医にECTを抗精神病薬に代替させると述べたことについて．「私がWHOで過ごした2年間，ECTは富裕層よりも貧困層にはるかに広く用いられていた（アメリカについては言及されなかった）．WHOのインドやタイの地域代表と会談を重ねた際に，彼らは薬剤を賄う資金が十分ではないためにECTを広く使用していると述べた．私は1982年に一部で製造されていた持効性のフルフェナジンを用いることによってインドにおけるこの問題の解決をはかった．持効性製剤を利用することで薬物療法が廉価になる可能性があった」
13. Joseph P. Morrissey et al., "Developing an Empirical Base for Psycho-Legal Policy Analyses of ECT: A New York State Survey," *International Journal of Law and Psychiatry* 2 (1979): 99–111, p.103より引用.
14. S. V. Eranti and D. M. McLoughlin, "Author's Reply," *British Journal of Psychiatry* 183 (2003): 172–173.
15. Jonathan Andrews et al., *The History of Bethlem* (London: Routledge, 1997), 694.
16. マックス・フィンクからエドワード・ショーターへの私信，2004年5月14日.
17. マイケル・テイラーへのマックス・フィンクによるインタビュー．2004年3月14日，ミシガン州アナーバーにて.
18. Elissa Ely, "ShockTherapy Deserves Better ... Treatment: Its Stark Image Belies Its Helpful Impact," *Boston Globe*, 1999年3月21日，1999, 2 (ProQuest printout).〔ProQuestは学術資料・新聞記事の検索サービス〕
19. Martha Manning, *Undercurrents: A Therapist's Reckoning with Her Own Depression* (San Francisco: Harper San Francisco, 1994). 165.
20. William Styron, *Darkness Visible: A Memoir of Madness* (New York: Random House, 1990), 43, 46, 50, 70. この本文は1989年の『ヴァニティ・フェア』誌ではじめて記事として登場した．のちにアボット・ラボラトリーズ社の協力を受け，小冊子として再版されている.
21. *Donato Delicata v. Ann Bourlesses*, 9 (Mass. Ct. App. 1980) 713, 404 N.E. 2d 667, LexisNexis Academic, LEXIS 1154.
22. "Psychiatric Care Close to Home," *New York Times*, March 31, 1985, LI18. この同僚とはストニーブルックのマイケル・M・スロームのことである.
23. Thompson and Blaine, "Use of ECT in the United States in 1975 and 1980," 558, table 1.
24. William R. Breakey and Gary J. Dunn, "Racial Disparity in the Use of ECT for Affective Disorders," *AJP* 161 (2004): 1635–1641.
25. Mark Moran, "Culture, History Can Keep Blacks from Getting Depression Treatment," *Psychiatric News*, 2004年6月4日，p.12.
26. マイケル・テイラーへのマックス・フィンクによるインタビュー．2004年3月14日，ミシガン州アナーバーにて.
27. コンラード・シュワルツへのエドワード・ショーターのインタビュー．2004年5月11日，イ

リノイ州スプリングフィールドにて．

28. “Opposition to Shock Therapy Diverse,” *Houston Chronicle*, 1997 年 1 月 26 日．p.4（ProQuest printout）.

29. U.S. Census Bureau, “State and County QuickFacts,” http://quickfacts.census.gov/qfd/states/48000.html, アクセス日：2001 年 12 月 15 日．〔2018 年 1 月 10 日現在このサイトの所在は確認できない〕

30. 根拠は示されていないものの，ローランド・リトルウッド（Roland Littlewood）とモーリス・リプセッジ（Maurice Lipsedge）は UK では黒人は ECT，白人は精神療法を受ける傾向がある，と認めている．*Aliens and Alienists: Ethnic Minoritiesand Psychiatry*（1982）, 3rd ed.（London: Routledge, 1997）, 302.

31. ルイス・リンへのエドワード・ショーターによるインタビュー．2004 年 7 月 12 日，ニューヨークにて．

32. Mary Jane Ward, *The Snake Pit*（New York: Random House, 1946）（服部達訳『蛇の穴』，星和書店，東京，1979）; “Dr. Gerard Chrzanowski, Innovative Psychoanalyst, Dies at 87,” *New York Times*, 2000 年 11 月 12 日，p.46.

33. McDonald and Garry Walter, “The Portrayal of ECT in American Movies,” *JECT* 17（2001）: 264–274; p.265 には 1948 年から 2000 年の間で ECT を描写している映画のリストが掲載されている．追加した映画については，David Griner の “Electroshock Therapy Emerges from Disrepute,” や *Journal Gazette*（Ft. Wayne, Ind.）の，ProQuest printout（April 7, 2002, pp.5–6）を参照．

34. “Manic Attack,” *Sunday Times*（London）, 2003 年 10 月 19 日，p.2（ProQuest printout）.

35. Elissa Ely, “Doctor Files: Despite Social Stigmas, ECT Can Play a Vital Role,” LosAngeles Times, 2003 年 11 月 17 日，2003, pp.1–2（ProQuest printout）.

36. Josephine Marcotty, *Star Tribune*（Minneapolis）, 1999 年 11 月 17 日，p.3（ProQuest printout）.

37. マイケル・テイラーへのマックス・フィンクによるインタビュー．2004 年 3 月 19 日，ミシガン州アナーバーにて．

38. リチャード・ワイナーへのヘザー・ディヒターによるインタビュー．2005 年 1 月 6 日，ノースカロライナ州ダーラムにて．

39. A. E. Hotchner, *Papa Hemingway: A Personal Memoir*（New York: Random House, 1966）, 284〔中田耕治訳『パパ・ヘミングウェイ』，早川書房，東京，1967/1989 年〕; その他の詳細については，Jeffrey Meyers, *Hemingway: A Biography*（New York: Harper and Row, 1985）, 538–554 を参照．マイケル・レイノルズ（Michael Reynolds）はヘミングウェイがメイヨークリニックに最初に入院する前に彼の薬をいくつかリストアップしている：*The Final Years*（New York: Norton, 1999）, 301. レイノルズはそれらのうちでレセルピン（Serpasil）がうつ病を引き起こした可能性があると示唆している（p.350）が，レセルピンがうつ病を引き起こしたという見解はおそらく虚報である．むしろ抗うつ薬が疑わしい．

40. “The Hero of the Code,” *Time*, 1961 年 7 月 14 日，pp.69–71. ヘミングウェイの伝記のすべては，A. E. ホッチナー（Aaron E. Hotchner）から始まり，彼はヘミングウェイの記憶を破壊したとして ECT をやり玉に挙げた．たとえば，*Papa Hemingway* の中でヘミングウェイはホッチナーに「私の頭を台なしにし，自らの源泉ともいえる記憶をも消し去った」と述べていた（p.280）.

41. Meyers, *Hemingway*, 550.

42. David Healy, *Let Them Eat Prozac: Vie Unhealthy Relationship between the Pharmaceutical Industry and Depression*（New York: NewYork University Press, 2004）, 80.〔田島治訳『抗うつ薬の功罪―― SSRI と訴訟』，みすず書房，東京，2005 年〕

43. Sylvia Plath, *The Bell Jar* (1971), 25th anniversary ed. (New York: Flarper Collins, 1996), p.161.
44. Edward de Grazia, review of Thomas Szasz's *Law, Liberty, and Psychiatry, New York Times,* 1964年1月26日, BR6.
45. Millen Brand, *Savage Sleep* (New York: Crown, 1968); Bantam ed., 5. からの引用.
46. Thomas Lask, review of Millen Brand's *Savage Sleep, New York Times,* 1968年11月5日, BR45.
47. Joan Didion, review of Doris Lessing's *Briefing for a Descent into Hell* (London: Cape, 1971), *New York Times,* 1971年3月14日, BR1.
48. Adrienne Rich, review of Phyllis Chester's *Women and Madness, New York Times,* 1972年12月31日, BR1.
49. Seymour Peck, review of Gene Tierney's *Self-Portrait, New York Times,* 1979年4月8日, BR3.
50. 例として William Laurence, "Psychiatrist Flits Misuse of Shocks," *New York Times,* 1953年8月21日, p.9.
51. Mark E. Rosenzweig, "Biologists Try to Learn Exactly How We Learn," *New York Times,* 1970年1月12日, p.85.
52. Elizabeth Wertz, "Te Fury of Shock Treatment — A Patient's View," *Washington Post,* 1972年12月10日, P036.
53. Zigmond M. Lebensohn, letter to the editor, *Washington Post,* 1973年3月4日, P08.
54. Berton Roueche, "As Empty as Eve," *New Yorker,* 1974年9月9日, pp.84-100. マックス・フィンクからルーシェへ宛てた個人的な書簡より：「『ニューヨーカー』誌がディスカッションを行った上で，この事実と大きくかけ離れたケースレポートを出版したことに失望している．この記事を鵜呑みにしてしまった患者が医師にこの治療を勧められた場合，おそらくひどく動揺し，嫌な気持ちになるだろう．今までに受けてきた毀損についてあなたたちは知らないに違いない．しかし，多くの心理療法家によって，この治療法が有用である状況においても選択しがたいものとなっていることを，自殺によって家族を失った者たちと同じく，あなたも肝に銘じておく必要がある．」
55. 例として "Eagleton Tells of Shock Therapy on Two Occasions," *New York Times,* 1972年7月26日, p.1.
56. "Eagleton Is Firm despite Pressure by 2 Party Chiefs," *New York Times,* 1972年7月31日, p.1.
57. "States' Rights vs. Victims' Rights," *New York Times,* 1977年5月8日, p.146.
58. 裁判の資料と番組の一部のコピーはジミー・カーターライブラリー＆ミュージアムの所蔵文書（Peter Bourne Papers, box 13, O/A 6042.）に基づいている．
59. ドウェイン・デロングによる1977年10月18日の口述書，Bourne Papers（注58参照）.
60. ロバート・H・ヒックスJr.（Robert H. Hicks Jr.）による1977年10月13日の口述書.
61. レナード・キャマーから「ウィリアム」・ルイス（"William" Lewis）に宛てた書簡，1976年11月18日，Bourne Papers（n.58参照）.
62. Richard D. Weiner, "ECT: Facts, Affects, and Ambiguities," *Behavioral and Brain Sciences* 7 (1984): 42-47, p.46より引用.
63. この事例に関するすべての引用は Anthony D'Agostino, "Depression: Schism in Contemporary Psychiatry," *AJP* 132 (1975): 629-632による.
64. Spencer Paterson, discussion, in E. Beresford Davies, ed., *Depression: Proceedings of the Symposium Held at Cambridge 22 to 26 September 1959* (Cambridge: Cambridge University Press, 1964), 354.
65. Max Fink, "Die Geschichte der EKTin den Vereinigten Staaten in den letzten Jahrzehnten,"

*Nervenarzt* 64 (1993): 689–695, 特に p.690 を参照.
66. Jack E. Rosenblatt, "Interview with Max Fink, M.D.," *Currents in Affective Illness* 13 (1994): 5–14, p.10 より引用 (interview in December 1993). Fink and Richard Abrams, "Qualification for ECT," *Convulsive Therapy* 8 (1992): pp.1–4 も参照.
67. Zigmond M. Lebensohn, "The History of Electroconvulsive Therapy in the United States and Its Place in American Psychiatry: A Personal Memoir," *Comprehensive Psychiatry* 40 (1999): p.174 より引用.
68. Robert O. Friedel, "The Combined Use of Neuroleptics and ECT in Drug Resistant Schizophrenic Patients," *Psychopharmacology Bulletin* 22 (1986): 928–930.
69. マックス・フィンクへのエドワード・ショーターとデイヴィッド・ヒーリーによるインタビュー. 2002 年 10 月 25 日, ニューヨーク州ニッセクオーグにて.
70. Steven M. Paul et al., "Use of ECT with Treatment-Resistant Depressed Patients at the National Institute of Mental Health," *AJP* 138 (1981): 486–489, p.488 より引用.
71. マシュー・ルドルファーへのマックス・フィンクによるインタビュー. 2004 年 2 月 9 日, フロリダ州ボカラトン市にて.
72. Alexander Thomas, *History of Bellevue Psychiatric Hospital, 1736–1994* (New York: privately published, 1999), 120.
73. S. B. Sutton, *Crossroads in Psychiatry: A History of the McLean Hospital* (Washington, D.C.: American Psychiatric Press, 1986), p.274.
74. デイヴィッド・ヒーリーによるマンデル・コーエンへのインタビュー, "Mandel Cohen and the Origins of the Diagnostic and Statistical Manual of Mental Disorders, Third Edition: DSM-III," *History of Psychiatry* 13 (2002): 209–230, p.217 より引用.
75. American Psychiatric Association, *Report of the Task Force on Electroconvulsive Therapy* (Task Force Report No.14) (Washington, D.C.: APA, 1978), pp.1–6.

## 第 8 章 「ベドラム」の終焉と精神薬理学の時代

1. Elliot S. Valenstein, *Great and Desperate Cures: The Rise and Decline of Psychosurgery and Other Radical Treatments for Mental Illness* (New York: Basic Books, 1986), 272.
2. Nathan S. Kline, "Use of Rauwolfia serpentina Benth in Neuropsychiatry Conditions," *Annals of the New York Academy of Sciences* 59 (1954): 107–132.
3. Wilfred Overholser, "Foreword," in Nathan S. Kline, ed., *Psychopharmacology: A Symposium ... December 30, 1954* (Washington, D.C.: American Association for the Advancement of Science, 1956), iii-iv, iii より引用.
4. Jean Delay, Pierre Deniker, and J. M. Harl, "Utilisation en thérapeutique psychiatrique d'une phénothiazine d'action centrale élective (4560 RP)," *Annales Médico-Psychologiques* 110 (1952): 112–117; Delay, Deniker, and Harl, "Traitement des états d'excitation et d'agitation par une méthode médicamenteuse dérivée de l'hibernothérapie," *Annales Médico-Psychologiques* 110 (1952): 267–273.
5. Jean Delay and Pierre Deniker, "Neuroleptic Effects of Chlorpromazine in Therapeutics of Neuropsychiatry," *International Record of Medicine* 168 (1955): 318–326, p.320 より引用.
6. Jean Thuillier, "Ten Years That Changed Psychiatry," in David Healy, ed., *Vie Psychopharmacologists*, vol.3 (London: Arnold, 2000), 543~559, p.551 と p.553 より引用.
7. Collective: Comité Lyonnais de Recherches Thérapeutiques en Psychiatrie, "The Birth of

Psychopharmacotherapy," in Healy, *Psychopharmacologists*, 3:1–52, pp.10–11 より引用.

8. Jean Delay, Pierre Deniker, and R. Ropert, "Étude de 300 dossiers de malades psychotiqucs traités parlachlorpromazine enservice fermé depuis 1952," in Jean Delay, ed., *Colloque international sur la chlorpromazine, Paris, 20, 21, 22 octobre 1955* (Paris: Doin, 1956; special ed. of papers appearing in L'Encephale), 228–235, 特に p.229 を参照.
9. J. D. Aulnay and R. Malineau, "Depuis l'avénement dela chlorpromazine la cure de Sakel est-elle condamnée?" in Delay, *Colloque international*, 356–360.
10. Delay, "Introduction au colloque international," in *Colloque international*, 3–12, p.4 より引用.
11. Raymond Battegay, "Forty-four Years of Psychiatry and Psychopharmacology," in Healy, *Psychopharmacologists*, 3:371–394, p.372 より引用.
12. J[oel] Elkes and Charmian Elkes, "Effect of Chlorpromazine on the Behaviour of Chronically Overactive Psychotic Patients," *British Medical Journal* 2 (September 4,1954): 560–565.
13. W[illy] Mayer-Gross, "A Survey of the Pharmacological Possibilities in Psychiatry," in Delay, *Colloque international*, 7–12.
14. Max Fink, "Neglected Disciplines in Human Psychopharmacology," in Healy, *Psychopharmacologists*, 3:431–457, p.434 より引用.
15. N[athaniel] William Winkelman, "Chlorpromazine in the Treatment of Neuropsychiatric Disorders," JAMA 155 (May 1,1954): 18–21, p.21 より引用.
16. H[einz] E. Lehmann and G[orman] E. Hanrahan, "Chlorpromazine: A New Inhibiting Agent for Psychomotor Excitement and Manic States," *A.M.A. Archives of Neurology and Psychiatry* 71 (1954): 227–237; p.235 より引用. また, 下記の報告は 1953 年 9 月にマクリーン病院 (McLean Hospital) で臨床試験として開始され, レーマンやハンラハンらの報告の後に出版された論文である. これについても参考にされたい.
17. Donald Klein, "Reaction Patterns to Psychotropic Drugs and the Discovery of Panic Disorder," in David Healy, *The Psychopharmacologists*, vol.1 (London: Chapman and Hall, 1996), 329–352, pp.345–346 より引用.
18. Charles D. Yohe, discussion comment, in Smith Kline and French Laboratories, ed., *Chlorpromazine and Mental Health*: シンポジウム議事録 (Philadelphia: Lea and Febiger, 1955). p.96.
19. Leo Hollister, "From Hypertension to Psychopharmacology: A Serendipitous Career," in Healy, *Psychopharmacologists*, 2:215–236, p.221 より引用.
20. Max Fink et al., "Comparative Study of Chlorpromazine and Insulin Coma in Therapy of Psychosis," *JAMA* 166 (April 12,1958): 1846–1850.
21. Fritz Freyhan, "The Immediate and Long Range Effects of Chlorpromazine on the Mental Hospital," in Smith Kline and French, *Chlorpromazine and Mental Health*, 71–84, 特に p.83 を参照. "維持 ECT" の項から引用.
22. Frank Ayd, testimony, U.S. Congress, Senate, Select Committee on Small Business, Subcommittee on Monopoly, December 11, 17, 18, 19, 1968, and January 23, 1969, *Hearings ... on Present Status of Competition in the Pharmaceutical Industry* (Washington, D.C.: GPO, 1969), part 10, 4163. 彼はインスリンと電気ショックは 2 年以上継続して病的な状態にある慢性患者に対して有効ではなかったと述べた. しかし, 統合失調症急性期患者に対するインスリン療法の実績に触れることはなかった.
23. Philip R. A. May, "Anti-psychotic Drugs and Other Forms of Therapy," in Daniel H. Efron, ed., *Psychopharmacology: A Review of Progress, 1957–1967*, Public Health Service pub. no.1836

(Washington, D.C.: GPO, 1968), 1155–1176, pp.1156–1157 より引用.

24. Thomas Ban, *Psychopharmacology* (Baltimore: Williams and Wilkins, 1969), p.439 における表 1 を参照.

25. マックス・フィンクからエドワード・ショーターへの個人的書簡より. 2004 年 12 月 10 日.

26. ヒーリーによるマックス・フィンクへのインタビューである "Neglected Disciplines in Human Psychopharmacology: Pharmaco-EEG and Electroshock,", *Psychopharmacologists*, 3:431–457, p.453 より引用.

27. Max Fink and Jan-Otto Ottosson, "A Theory of Convulsive Therapy in Endogenous Depression: Significance of Hypothalamic Functions," *Psychiatric Research* 2 (1980): 49–61.

28. Félix Martí-Ibáñez et al., "The Challenge of Bio- and Chemotherapy in Psychiatry," *Journal of Clinical and Experimental Psychopathology* 17 (1956): 15–18, p.15 より引用 (パラケルススの言葉もマルティ＝イバニェスの論文に示されている).

29. Alex A. Cardoni, "Fifty Years of Psychopharmacology: Interview with Benjamin Wiesel, M.D.," *Connecticut Medicine* 55 (1991): 409–411, p.410 より引用.

30. P[er] Bech, "A Review of the Antidepressant Properties of Serotonin Reuptake Inhibitors," *Advances in Biological Psychiatry* 17 (1988): 58–60, p.60 の図 1 を参照.

31. Kurt Schneider, "Die Schichtung des emotionalen Lebens und der Aufbauder Depressionszustande," *Zeitschrift fiir diegesamte Neurologie und Psychiatrie* 59 (1920): 281–286.

32. 本部分はトーマス・バンら編の以下の著作より引用されている. *From Psychopharmacology to Neuropsychopharmacology in the 1980s* (Budapest: Animula, 2002), pp.334–335. より. クーンの最初の報告は以下の論文として発表されている. "Über die Behandlung deprcssiver Zustände mit einem Iminodibenzylderivat (G 22355)," *Schweizer Medizinische Wochenschrift* 87 (August 31, 1957): 1135–1140.

33. Tofranil advertisement, *Journal of Neuropsychiatry* 1 (April 1960): n.p.

34. Nathan S. Kline, "Clinical Experience with Iproniazid (Marsilid)," *Journal of Clinical and Experimentul Psychopathology* 19, suppl. 1 (1958): 72–79.35. Benjamin Pollack, "Clinical Findings in the Use of Tofranil in Depressive and Other Psychiatric States," *AJP* 116 (1959): 312–317, p.312 より引用.

36. Bernard B. Brodie, "Some Ideas on the Mode of Action of Imipramine-Type Antidepressants," in John Marks and C.M.B. Pare, eds., *The Scientific Basis of Drug Therapy in Psychiatry: The Scientific Basis of Drug Therapy in Psychiatry: A Symposium at St. Bartholomew's Hospital, London, 7th and 8th September, 1964* (Oxford: Pergamon, 1965), 127–146, pp.128–129 より引用.

37. D. H. Clark, in discussion, in E. Beresford Davies, ed., *Depression: Proceedings of the Symposium Held at Cambridge 22 to 26 September 1959* (Cambridge: Cambridge University Press, 1964), p.80 より引用.

38. "New Mood Drug Appraised Here," *New York Times*, 1959 年 6 月 19 日, p.11.

39. Fritz A. Freyhan, "Zur modernen psychiatrischen Behandlung der Depressionen," *Nervenarzt* 31 (1960): 112–118.

40. J. R[ichard] Wittenborn et al., "A Comparison of Imipramine, Electroconvulsive Therapy and Placebo in the Treatment of Depressions," *Journal of Nervous and Mental Disease* 135 (1962): 131–137.

41. Linford Rees and S. Benaim, "An Evaluation of Iproniazid (Marsilid) in the Treatment of Depression," *Journal of Mental Science* 106 (1960): 193–202, p.200 より引用.

42. A. Leitch and C. P. Seager, “A Trial of Four Anti-depressant Drugs,” *Psychopharmacologica* 4 (1963): 72–77, p.76 より引用.

43. Henry Wechsler, George H. Grosser, and Milton Greenblatt, “Research Evaluating Antidepressant Medications on Hospitalized Mental Patients: A Survey of Published Reports during a Five-Year Period,” *Journal of Nervous and Mental Disease* 141 (1965): 231–239, p.236 より引用.

44. Thomas Ban, *Depression and the Tricyclic Antidepressants* (Montreal: Ronalds, 1974), p.30 より引用.

45. Jonathan O. Cole, “The Future of Psychopharmacology,” in Ronald R. Fieve, ed., *Depression in the 1970's: Modern Theory and Research* (Amsterdam: Excerpta Medica, 1971), 81–86, pp.82–83 より引用. 抗うつ薬が自殺行動を増やす可能性があるという話題は 1959 年ケンブリッジで行われた学会でデンマークの都市であるリュンビュー（Lyngby）の精神科医，E. S. クリステンセン（Kristiansen）によって，「(イミプラミンによる）治療のあいだ，私は患者から 3，4 日間せん妄様となり攻撃的な夢を見てしまうと時折不平を言われた．この状態には強い不安が付随しており，時に希死的な衝動も認められる」と報告された（参照：Davies, ed., *Depression: Proceedings*, 82.）. また，マーチン・ロス卿（Sir Martin Roth）は 1973 年に行われた学会で，「広く用いられている抗うつ薬の問題点の一つはこれらの薬剤を内服している患者における自殺企図有病率の増加だ」と注意を促した（参照：Jules Angst, ed., *Classification and Prediction of Outcome in Depression* [New York: Schattauer, 1974], 199）. 1980 年，ドキサピン（dothiepin）内服患者は予想より自殺行動が高く，イミプラミン内服患者では予想より低いことが研究から示された．論文では “この結果は，自殺行動へ関連する程度に抗うつ薬間で明らかな違いがあることを示唆している” と述べられている（参照：R. G. Priest et al., “Suicide, Attempted Suicide and Antidepressant Drugs,” *Journal of International Medical Research* 8, suppl. 3 [1980]: 8–13, p.12 より引用）.

46. F[elix] Labhardt, “Technik, Nebenerscheinungen und Komplikationen der Largactiltherapie,” *Schweizer Archivfiir Neurologie und Psychiatrie* 73 (1954): 338–345, p.341 より引用.

47. R[ichard] Avenarius, discussion, 同書 pp.353–354 より.

48. H[ans] Steck, “Le syndrome extrapyramidal et diencephalique au cours des traitements au largactil et au serpasil,” *Annales Medico-Psychologiques* 112 (1954): 737–744; H[ans]-J[oachim] Haase, “Uber Vorkommen und Deutung des psychomotorischen Parkinsonsnydroms bei Megaphen- bzw: Largactil-Dauerbchandlung,” *Nervenarzt* 25 (1954): 486–492.

49. George W. Brooks, in discussion, in Smith Kline and French, *Chlorpromazine and Mental Health*, 51.

50. Vernon Kinross-Wright, “Clinical Application of Chlorpromazine,” in Nathan S. Kline, ed., *Psychopharmacology: A Symposium Organized by the Section on Medical Sciences of the American Association for the Advancement of Science*. Washington, D.C.: American Association for the Advancement of Science, 1956), 31–38, p.33 より引用. 発表は 1954 年 12 月 30 日バークレーで開催された学会で行われた.

51. [Herman C. B.] Denber, in discussion, in Kline, *Psychopharmacology*, 75. デンバーはヨーロッパで生まれ育ち，スイスと米国で医学教育を受け，発言が行われた際にはニューヨークのマンハッタン州立病院のスタッフとして勤務していた.

52. J[ean] Sigwald, D. Bouttier, and P. Nicolas-Charles, “‘Ambulatory’ Treatment with Chlorpromazine,” *Journal of Clinical and Experimental Psychopathology* 17 (1956): 57–69, 特に p.62 を参照.

53. フランク・アイド Jr. へのインタビューである “Psychiatrist Hails Drug Therapy,” *JAMA* 210

(October 6,1969): 24.
54. Mark Olfson et al., "Predicting Medication Noncompliance after Hospital Discharge among Patients with Schizophrenia," *Psychiatric Services* 51 (2000): 216-222.
55. J. S. McCombs et al., "Use Patterns for Antipsychotic Medications in Medicaid Patients with Schizophrenia," *Journal of Clinical Psychiatry* 60, suppl. 19 (1999): 5-11.
56. ヒーリーが行ったポール・ヤンセンへのインタビューである "From Haloperidol to Risperidone," *Psychopharmacologists*, 2:49.
57. 上記同書, p.61.
58. Thorazine advertisement, *Diseases of the Nervous System* 16 (1955): 227.
59. Maurice R. Nance, director of clinical investigation at Smith Kline and French, opening remarks, in Smith Kline and French, *Chlorpromazine and Mental Health*, 11-16, p.14 より引用.
60. Elavil advertisement, *Mental Hospitals* 16 (1965): n.p.
61. Marplan advertisement, *Diseases of the Nervous System* 27 (1966): n.p.
62. Tofranil advertisement, *Diseases of the Nervous System* 27 (1966): n.p. このような広告はアカデミックな研究に基づいて行われていた. しかし依然として, 製薬会社は競争相手に対して大きな影響を与えるような広告を止めていない〔訳注：2018 年現在, 本邦では日本製薬工業協会が製薬協コード・オブ・プラクティスを策定し, 他社製品に対しては誹謗中傷を禁じている〕.
63. Estes Kefauver, U.S. Congress, Senate, Committee on the Judiciary, Subcommittee on Antitrust and Monopoly, 87th Cong., 1st sess., 1961, *Study of Administered Prices in the Drug Industry* (Washington, D.C.: GPO, 1961), 143.64. からの引用. また, 下記文献についても参考にされたい. David Schwartzman, *Innovation in the Pharmaceutical Industry* (Baltimore: Johns Hopkins University Press, 1976), 124, table 6.1.
65. さらなる情報については以下のデイヴィッド・ヒーリーの著書を参照されたい. *Let Them Eat Prozac: The Un healthy Relationship between the Pharmaceutical Industry and Depression* (New York: New York University Press, 2004).〔田島治訳『抗うつ薬の功罪―― SSRI と訴訟』, みすず書房, 東京, 2005 年〕
66. 1980 年代に行われたすべての FDA の精神薬理学薬物諮問委員会の会議録を確認したわけではないが, その多くを閲覧することができた. 会議の中で ECT に関する話題はほとんど挙がってはいなかったが, 唯一の例外があった. それはセルトラリン (Zoloft) に関する検討を行った 1990 年の精神薬理学薬物諮問委員会会議であった. FDA の神経精神製薬薬剤部門長であったポール・レーバー (Paul Leber) は入院患者では ECT が薬物療法薬と比較し, 「非常に短期間で大きな影響を与える」と認めた. (FDA, Psychopharmacological Drugs Advisory Committee, November 19, 1990, 64, 会議録の写しは情報公開法に基づき入手されている)
67. P[aul] T. Blachly, "New Developments in Electroconvulsive Therapy," *Diseases of the Nervous System* 37 (1976): 356-358, p.357 より引用.
68. アーサー・シトリンへのエドワード・ショーターによるインタビュー. 2004 年 7 月 13 日, ニューヨークにて.

## 第 9 章　揺れる振り子

1. David Healy, *The Creation of Psychopharmacology* (Cambridge, Mass.: Harvard University Press, 2002); Norman Dain, "Critics and Dissenters: Reflections on Anti-psychiatry' in the United States," *Journal of the History of the Behavioral Sciences* 25 (1989): 3-25.

2. David Healy et al., "Psychiatric Bed Utilisation: 1896 and 1996 Compared," *Psychological Medicine* 31 (2001): 779–790.
3. David Rosenhan, "On Being Sane in Insane Places," *Science* 179 (1973): 250–258.
4. Healy, *Creation of Psychopharmacology*, 176.
5. David Healy, "Conflicting Interests: The Evolution of an Issue," *Monash Review of Bioethics* 23 (2004): 8–18.
6. Thomas Szasz, *The Myth of Mental Illness* (New York: Hoeber-Harper, 1961); *T Szasz, The Manufacture of Madness* (New York: Dell, 1970).
7. Thomas S. Szasz, "What Psychiatry Can and Cannot Do," *Harper's Magazine*, 1964 年 2 月, 50–53.
8. 以下を参照. Leonard R. Frank, in John Friedberg, *Shock Treatment Is Not Good for Your Brain* (San Francisco: Glide, 1976), 62–81.
9. Leonard Roy Frank, The History of Shock Treatment (San Francisco: LR Frank, 1978).
10. 同所の表紙より.
11. "Consumer/Survivor-Operated Self-Help Programs: A Technical Report," U. S. Department of Health and Human Services, Center for Mental Health Services, http://mentalhealth.samhsa.gov/publications/allpubs/SMA01-3510, アクセス日：2004 年 9 月 19 日〔2018 年 1 月 10 日現在このサイトの所在は確認できない〕; および L. Van Tosh, R. O. Ralph, and J. Campbell, "The Rise of Consumerism," *Psychiatric Rehabilitation Skill* 4 (2000): 383–409.
12. Clifford Beers, *A Mind That Found Itself* (1908; repr., New York: Doubleday, 1953)
13. Judi Chamberlin, *On Our Own: Patient Controlled Alternatives to the Mental Health System* (New York: McGraw-Hill, 1978); Chamberlin, "The Ex-Patients' Movement: Where We've Been and Where We're Going," *Journal of Mind and Behaviour* 11 (1990): 323–336; および Chamberlin, "Rehabilitating Ourselves: The Psychiatric Survivor Movement," *International Journal of Mental Health* 24 (1995): 39–46.
14. Ruby Rogers Advocacy and Drop-in Center, "Your Rights as a Mental Patient in Massachusetts," *Handbook for Patients (In-patients, Outpatients, and Prepatients) by Ex-patients* (Somerville, Mass.: Ruby Rogers Advocacy and Drop-in Center, 1994).
15. National Association for Rights Protection and Advocacy, "Mental Health Advocacy, from Then to Now," http://www.narpa.org/webdoc6.htm, アクセス日：2004 年 9 月 16 日〔2018 年 1 月 10 日現在このサイトの所在は確認できない〕.
16. Mind, http://www.mind.org.uk/NR/exeres/9AC202AF-6738-47F3-B136-ECC6E7E055AC.htm?NRMODE=Published&wbc_purpose=Basic&WBCMODE=PresentationUnpublished, アクセス日：2004 年 9 月 19 日〔2018 年 1 月 10 日現在このサイトの所在は確認できない〕.
17. Editorial, "Antipsychiatrists and ECT," *British Medical Journal* 2 (1975 年 10 月 4 日): 1–2.
18. *Martin Salgo v. Leland Stanford Jr. University Board of Trustees*, 317 Cal. P.2d 170,181 (1957).
19. R. R. Faden and T. L. Beauchamp, *History and Theory of Informed Consent* (New York: Oxford University Press, 1986), 125.
20. *Schloendorff v. Society of New York Hospitals*, 211 N.Y. 125, 126, 105 n.e. 92, 95.
21. Martin S. Pernick, "The Patient's Role in Medical Decision Making: A Social History of Informed Consent in Medical Therapy," in *President's Commission for the Study of Ethical Problems in Medicine and Biomedical and Behavioral Research, Making Health Care Decisions* (Washington, D.C.: GPO,1982), 3:3.
22. Jay Katz, *The Silent World of Doctor and Patient* (New York: Free Press, 1984).

23. Benjamin Rush, *Sixteen Introductory Lectures* (Philadelphia: Bradford and Innskeep, 1811), 65. 以下における引用．Faden and Beauchamp, *History and Theory of Informed Consent.*
24. N. J. Demy, "Informed Opinion on Informed Consent." *JAMA* 217 (1971): 696-697.
25. Carl H. Fellner and John R. Marshall, "The Myth of Informed Consent," *AJP* 126 (1970): 1245-1250.
26. Henry K. Beecher, "Ethics and Clinical Research," *New England Journal of Medicine* 74 (1966): 1354-1360.
27. David Rothman, *Strangers at the Bedside: A History of How Law and Bioethics Transformed Medical Decision Making* (New York: Basic Books, 1991).
28. Barron H. Lemer, *The Breast Cancer Wars* (New York: Oxford University Press, 2001).
29. *Irma Natanson v. John Kline*, 186Kan. 393,350 P.2d (1960).
30. Ellen Leopold, "Irma Natanson and the Legal Landmark, *Natanson v Kline*," *Breast Cancer Action Newsletter*, no.83 (2004 年秋号).
31. *William Mitchell v. G. Wilse Robinson Jr. et al*, 334 Mo. SW 2d 11 (1960).
32. *John Bolam v. Friem Hospital Management Committee*, Queens Bench Division, Mcnair J (1957 年 2 月 20 日-26 日)．本裁判に関する以下の引用はみなこの資料による．
33. American Psychiatric Association, "Standards for Electroshock Treatment: Practice Guideline, Approved May 1953."
34. *Mitchell v. Robinson*, 17, 18, 19.
35. フレッド・フランケルへのデイヴィッド・ヒーリーによるインタビュー．2004 年 10 月 3 日，ボストンにて．
36. ジョゼフ・シルドクラウト (Joseph J. Schildkraut) へのインタビュー．David Healy, *The Psychopharmacologists*, vol.3 (London: Arnold, 2000): 111-134.
37. この状況は以下の『ワシントン・ポスト』紙の記事において ドラマチックに描かれている．Elizabeth Wertz, "The Fury of Shock Treatment — A Patient's View," 1972 年 12 月 10 日．p.36, p.45, p.58. ボーンウッド病院はハーバード大学の精神科レジデントを受け入れてはいたが，マクリーン病院のようなきちんとした教育プログラムのある病院ではなかった．
38. Fred H. Frankel, "Psychiatry Beleaguered: The Psychiatric Identity Crisis," *Psychiatric Quarterly* 43 (1969): 410-413; および Fred H. Frankel, "Reasoned Discourse or a Holy War? Postscript to a Report on ECT," *AJP* 132 (1975): 77-79.
39. *Ricky Wyatt v. Stonewall B. Stickney*, 325 F. Supp. 781 (M.D. Ala.1971); 334 F. Supp. 1341 (M.D. Ala. 1971).
40. 以下の名称で登録された上告．*Wyatt v. Aderholt*, no.72-2634, 5th Cir., 1973 年 8 月 1 日に登録.
41. 以下における引用．"Shock Therapy's Comeback," *Boston Globe*, 1985 年 1 月 14 日，p.37.
42. 委員会のメンバーは次のとおりである．ロバート・アーノット (Robert Arnot)，ドナルド・ボーウェン (Donald Bowen)，ジェラルド・カプラン (Gerald Caplan)，ジョナサン・コール，ドナルド・ゲイヤー (Donald Gair)，デイヴィッド・ランゴー (David Langau)，フィリップ・クイン (Phillip Quinn)，ガーション・ローゼンブラム (Gershon Rosenblum)，カール・サルズマン (Carl Salzman)，ダニエル・ワイス (Daniel Weiss).
43. Jean Deitz and Richard Knox, "Shock Therapy Ranks High for VP Problems," *Boston Globe*, 1972 年 7 月 27 日，1 et seq. および Stuart Auerbach, "Shock Treatment Still Controversial," *Washington Post*, 1972 年 7 月 26 日，p.1.
44. Fred H. Frankel, "Electro-Convulsive Therapy in Massachusetts: A Task Force Report," *Massachu-*

*setts Journal of Mental Health* 3 (1973): 3-29; および Fred H. Frankel, "Current Perspectives on ECT: A Discussion." *AJP* 134 (1977): 1014-1019.

45. この問題に関しては本書を執筆している時点でもまだ議論が続いている．たとえば思春期の緊張病（catatonia）症例といった例外がありうる．

46. Paul Appelbaum, "The Right to Refuse Treatment with Anti-psychotic Drugs: Retrospect and Prospect," *AJP* 145 (1988): 513-519.

47. California Welfare and Institutions Code 5326.85 (West 1980); C. Levine, "Voting 'Yes' to a Ban on Electroshock," *Hastings Center Report* 2 (1982): 19.

48. Ernest Rudin, "Psychiatric Treatment: General Implications and Lessons from Recent Court Decisions in California," *Western Journal of Medicine* 128 (1978): 459-466; および G. N. Peterson, "Regulation of Electroconvulsive Therapy: The California Experience," in H. I. Schwartz, ed., *Psychiatric Practice under Fire: The Influence of Government, the Media, and Special Interests on Somatic Therapies* (Washington, D.C.: American Psychiatric Press, 1994). 29-62.

49. 以下を参照．*Gary Aden et al. v. Evelle J. Younger, Attorney General*, 57 Cal. App. 3d 662, 129Cal. Rptr. 535 (1976) (Cal. App. LEXIS 1482).

50. Wade Hudson, "NAPA Battles Shock," in Frank, *History of Shock Treatment*, 146-152.

51. ジョン・ピッパードへのデイヴィッド・ヒーリーによるインタビュー，2004年7月16日，ロンドンにて．ピッパードの経験とそこから受けた印象に関する本文中の描写はこのインタビューによる．

52. John Pippard and Les Ellam, *Electroconvulsive Treatment in Great Britain* (London: Gaskill, 1980); および John Pippard and Les Ellam, "Electroconvulsive Treatment in Great Britain, 1981," *British Journal of Psychiatry* 139 (1981): 563-568.

53. American Psychiatric Association, *Electroconvulsive Therapy*, 2-5.

54. Sven O. Frederiksen and Gaetano D'Elia, "Electroconvulsive Therapy in Sweden," *British Journal of Psychiatry* 134 (1979): 283-287.

55. Charles J. Clark, *Report of the Electro-Convulsive Therapy Review Committee*. カナダの厚生相マリー・J・エルストン（Murray J. Elston）に1985年に送付されたもの．

56. John Pippard, "Audit of Electroconvulsive Treatment in Two National Health Service Regions," *British Journal of Psychiatry* 160 (1992): 621-637.

57. Richard Duffett and Paul Lelliott, "Auditing Electroconvulsive Therapy: The Third Cycle," *British Journal of Psychiatry* 172 (1998): 401-405.

58. Fraser N. Watts et al., "Memory Deficit in Clinical Depression: Processing Resources and Structure of Material," *Psychological Medicine* 20 (1990): 345-349.

59. Diana Rose et al., "Patients' Perspectives on Electroconvulsive Therapy: Systematic Review," *British Medical Journal* 326 (2003): 1363-1364.

60. Anne B. Donahue, "Electroconvulsive Therapy and Memory Loss: A Personal Journey," *JECT* 16 (2000): 133-143.

61. Berton Roueché, "As Empty as Eve," *New Yorker*, 1974年9月9日，84-100.

62. 訴訟事件 *Rice v. Nardini*（注63参照）におけるライスの証言の抜粋，以下の文献における引用より．Frank, *History of Shock Treatment*, 95-97.

63. 以下における原告申し立て．Superior Court for the District of Columbia, Civil action 703-74, *Marilyn Rice v. Dr. John E. Nardini*.

64. Committee for Truth in Psychiatry (CTIP), "What You Should Know about ECT," http://www.

harborside.com/~equinox/ect.htm, アクセス日時：2004年9月17日〔2018年1月10日現在このサイトの所在は確認できない.〕；および L. Andre, "CTIP — The Committee for Truth in Psychiatry," 2004, http://www.ect.org/ctip_about.shtml, アクセス日時：2004年7月7日〔訳者により2018年1月10日にアクセス確認〕.

65. *Peggy Salters v. Palmetto Health Alliance, Inc.*, 20 P.N.L.R. 153 (2005), no.PN739.

66. Peter R. Breggin, *Electroshock: Its Brain-Disabling Effects* (New York: Springer, 1979).

67. D. W. Abse, "Theory of the Rationale of Convulsion Therapy," *British Journal of Medical Psychology* 19 (1944): 262–270; および R. Good, "Some Observations on the Psychological Aspects of Cardiazol Therapy," *Journal of Mental Science* 86 (1940): 491–501.

68. E. Stainbrook, "Shock Therapy, Psychological Theory and Research," *Psychological Bulletin* 43 (1946): 21–60; T. D. Power, "Psychosomatic Regression in Therapeutic Epilepsy," *Psychosomatic Medicine* 7 (1945): 279–290; および E. P. Mosse, "Electroshock and Personality Structure," *Journal of Nervous and Mental Disease* 104 (1946): 296–302.

69. Thelma G. Alper, "An Electric Shock Patient Tells His Story," *Journal of Abnormal and Social Psychology* 43 (1948): 201–210.

70. M. Gordon, "50 Shock Therapy Theories," *Military Surgery* 103 (1958): 397–401.

71. Joseph Brady, "The Evolution of Behavioural Pharmacology," in David Healy, *The Psychopharmacologists*, vol.2 (London: Arnold, 1998), 71–92.

72. R. Good et al., "The Role of Fear in Electroconvulsive Treatment," *Journal of Nervous and Mental Disease* 136 (1963): 9–33.

73. Edgar Miller, "Psychological Theories of ECT: A Review," *British Journal of Psychiatry* 113 (1967): 301–311.

74. S. M. Corson, "The Successful Treatment of an Obsessive Compulsive Neurosis with Narcosynthesis Followed by Daily Electroshocks," *Journal of Nervous and Mental Disease* 109 (1949): 37–41.

75. C. P. Duncan, "The Retroactive Effect of Electroshock on Learning," *Journal of Comparative Physiological Psychology* 42 (1949): 32–44; および M. C. Madsen and J. L. McGaugh, "The Effects of ECS on One Trial Avoidance Learning," *Journal of Comparative Physiology* 54 (1961): 522–523.

76. D. Ewen Cameron, "The Production of Differential Amnesia as a Factor in the Treatment of Schizophrenia," *Comprehensive Psychiatry* 1 (1960): 26–34.

77. I. L. Janis, "Psychological Effects of Electric Convulsive Therapies: Post Treatment Amnesias," *Journal of Nervous and Mental Disease* 111 (1950): 359–382.

78. Bernard C. Glueck Jr., Harry Reiss, and Louis E. Bernard, "Regressive Shock Therapy," *Psychiatric Quarterly* 31 (1957): 117–136.

79. R. Thompson and W. Dean, "A Further Study of the Retroactive Effect of ECS," *Journal of Comparative and Physiological Psychology* 48 (1955): 488–491.

80. H. E. Adams and D. J. Lewis, "Electroconvulsive Shock, Retrograde Amnesia and Competing Responses," *Journal of Comparative and Physiological Psychology* 55 (1962): 299–305.

81. F. Joseph et al., "The Effect of Electroconvulsive Shock on a Conditioned Emotional Response as a Function of the Temporal Distribution of the Treatment," *Journal of Comparative and Physiological Psychology* 47 (1954): 451–457（実質的な主要著者はブラディであった.）

82. Edward Weinstein and Robert L. Kahn, *Denial of Illness* (Springfield, Ill.: Charles C. Thomas, 1955).

83. Max Fink, “Neglected Disciplines in Psychopharmacology: Electroshock Therapy and Quantitative EEG,” in Healy, *Psychopharmacologists*, 3: 431–458.
84. L. Madow, “Brain Changes in Electroshock Therapy,” *AJP* 113 (1956): 337–347.
85. たとえば Breggin, *Electroshock* を参照.
86. L. C. Epstein and Louis Lasagna, “Obtaining Informed Consent: Form or Substance?” *Archives of Internal Medicine* 123 (1969): 682–688.
87. 以下を参照. Leo Hollister, “From Hypertension to Psychopharmacology: A Serendipitous Career,” in Healy, *Psychopharmacologists*, 2: 215–236.
88. ケン・キージーからトーマス・サスへの書簡, 1963 年 2 月 28 日付, 以下のウェブ上の資料による. http://www.szasz.com/kesey.pdf. 〔2018 年 1 月 10 日現在このサイトの所在は確認できない〕
89. Harold A. Sackeim, editorial, “Memory and ECT: From Polarization to Reconciliation,” *JECT* 16 (2000): 87–96.
90. Timothy Garton-Ash, *The File: A Personal History* (New York: Vintage Books, 1998).〔今枝朝子訳『ファイル——秘密警察とぼくの同時代史』, みすず書房, 東京, 2002 年〕
91. Elizabeth Loftus, “Planting Misinformation in the Human Mind: A 30 Year Investigation of the Malleability of Memory,” *Learning & Memory* 12 (2005): 361–366.
92. Carl Elliott and Tod Chambers, *Prozac as a Way of Life* (Chapel Hill: University of North Carolina Press, 2004).
93. Bruce Stutz, “Pumphead,” *Scientific American* 289 (2003): 68–73.
94. Mark F. Newman et al., “Longitudinal Assessment of Neurocognitive Function after Coronary Artery Bypass Surgery,” *New England Journal of Medicine* 344 (2001): 395–402; Ola A. Seines and Guy M. McKhann, “Coronary-Artery Bypass Surgery and the Brain,” *New England Journal of Medicine* 344 (2001): 451–452; および D. Van Dijk et al., “Cognitive Outcome after Off-pump and On-pump Coronary Artery Bypass Graft Surgery: A Randomized Trial,” *JAMA* 287 (2002): 1405–1412.
95. Newman et al., “Longitudinal Assessment.”
96. John Geddes, U.K. ECT Review Group, “Efficacy and Safety of Electro convulsive Therapy in Depressive Disorders: A Systematic Review and Meta-analysis,” *Lancet* 361 (2003): 799–808.
97. Mind, “Mind Comment on ECT Report in the Lancet,” 2003 年 3 月, http://www.mind.org.uk/News+policy+and+campaigns/Press+archive/Mind+comment+on+ECT+report+in+the+Lancet.htm. 〔2018 年 1 月 10 日現在このサイトの所在は確認できない〕
98. Rose et al., “Patients' Perspectives on Electroconvulsive Therapy: Systematic Review.”
99. David Healy, *The Suspended Revolution: Psychiatry and Psychotherapy Reexamined* (London: Faber and Faber, 1990).
100. David Healy, “The Assessment of Outcome in Depression: Measures of Social Functioning,” Reviews in *Contemporary Pharmacotherapy* 11 (2000): 295–301.
101. David Healy, *Let Them Eat Prozac* (New York: New York University Press, 2004).〔田島治訳『抗うつ薬の功罪—— SSRI と訴訟』, みすず書房, 東京, 2005 年〕
102. Leon E. Rosenberg, “Brain Sick: A Physician's Journey to the Brink,” *Cerebrum* 4 (2002): 43–60. (ローゼンバーグは以前, イエール大学の学部長であった.)
103. Sherwin B. Nuland, *Lost in America* (New York: Knopf, 2003).
104. Norman S. Endler and E. Persad, *Electroconvulsive Therapy: The Myths and the Realities* (Toronto: Plans Huber 1988).

## 第10章　エレクトロガールと新しいECT


1. 「ニュージャージー州ライオンズ市米国退役軍人病院の患者W. S. Jr.に関して」ニュー・ジャージー州上級裁判所判例集152巻298頁，Atlantic Reporter 2nd series 377巻969頁（1977年），Lexis-Nexis Academic, LEXIS 1058. ここでのインフォームド・コンセントは，1976年の退役軍人包括医療法の命令によるものであり，ニュージャージー州によるものではない．
2. Margo L. Rosenbach et al., "Use of Electroconvulsive Therapy in the Medicare Population between 1987 and 1992," *Psychiatric Services* 48（1997）: 1537-1542.
3. Richard C. Hermann et al., "Variation in ECT Use in the United States," *AJP* 152（1995）: 869-875.
4. シュリニヴァーサ・レッディへのヘザー・ディヒター（Heather Dichter）によるインタビュー，2005年1月20日．
5. Don St. John, "Pharmacotherapcutic Approaches to Treatment-Resistant Depression," *Journal of the American Academy of Physician Assistants* 16（2003）: 32-48, p.47より引用．
6. レオンハルトは長年の間この分類を用いていたが，彼の考えが初めてまとまった形で示されたのは，Aufteilung der endogenen Psychosen（ベルリン，アカデミー・フェアラーク社，1957年）〔福田哲雄ほか監訳『内因性精神病の分類』，医学書院，東京，2003年〕である．特にp.273-274を参照．レオンハルトの考えの概略をつかむためには，以下の文献を参照．Frank Fish, "A Guide to the Leonhard Classification of Chronic Schizophrenia," *Psychiatric Quarterly* 38（1964）: 438-450.
7. Christian Astrup, "The Effects of Ataraxic Drugs on Schizophrenic Subgroups Related to Experimental Findings," *Acta Psychiatrica et Neurologica Scandinavica* 34, suppl. 136（1959）: p.388-393, p.389の表1を参照．
8. Frank Fish, "The Influence of the Tranquillisers on the Leonhard Schizophrenic Syndromes," *L'Encéphale* 53（1964）: 245-249, p.248の表1を参照．
9. Kurt Witton, "Efficacy of ECT Following Prolonged Use of Psychotropic Drugs," *AJP* 119（1962）: 79.
10. Turan M. Itil, Ali Keskiner, and Max Fink, "Therapeutic Studies in 'Therapy Resistant' Schizophrenic Patients," *Comprehensive Psychiatry* 7（1966）: 488-493.
11. マックス・フィンクへのデイヴィッド・ヒーリーによるインタビュー．1998年5月，トロントにて．
12. Ole Bratfos and John Otto Haug, "Electroconvulsive Therapy and Antidepressant Drugs in Manic-Depressive Disease," *Acta Psychiatrica et Neurologica Scandinavica* 41（1965）: 588-596.
13. ウィリアム・カーライナーの以下の論文のディスカッションにおいて，［コルベット・ヒルスマン・］シグペンが述べている．William Karliner, "Clinical Experiences with Intravenous Indoklon: A New Convulsant Drug," *Journal of Neuropsychiatry* 4（1963）: 184-187, 特にp.189を参照．
14. Alexander H. Glassman et al., "Depression, Delusions, and Drug Response," *AJP* 132（1975）: 716-719.
15. アレクサンダー・グラスマンへのエドワード・ショーターとデイヴィッド・ヒーリーによるインタビュー．2004年10月5日，ニューヨークにて．
16. Conrad M. Swartz, "The Justification for Electroconvulsive Therapy," *Behavioral and Brain Sciences* 7（1984）:37-38, p.37より引用．
17. Trevor R. P. Price, "Modern ECT: Effective and Safe," *Behavioral and Brain Sciences* 7（1984）: 31-32, p.31より引用．
18. Cathy Sherbourne et al., "Characteristics, Treatment Patterns, and Outcomes of Persistent

Depression despite Treatment in Primary Care," *General Hospital Psychiatry* 26 (2004): 106–114.
19. "Suit Filed against Anti-ECT Statute," *Psychiatric Times*, August 1987, 20.
20. "Psychiatrists Explain Medical Facts in Depression Controversy," *New York Times*, 1972年7月29日, 11.
21. Gary C. Aden, "The International Psychiatric Association for the Advancement of Electrotherapy: A Brief History," *American Journal of Social Psychiatry* 4 (1984): 9–10. 1976年のアデン対ヤンガー判決〔訳注：カリフォルニア州裁判所はECTの施行に際し，患者がECTに対して同意する能力を持つことやECTの適応があることについて，3人の医師が合意することが必要であるとした〕が引き続き有効であった.
22. フレッド・フランケルへのデイヴィッド・ヒーリーによるインタビュー. 2004年10月3日，ボストンにて.
23. 以下のフランケルのメモを参照.「1975年9月25・26日米国精神医学会ECT作業委員会の初会合の報告」，ニューヨーク州ニッセクオーグにあるマックス・フィンクの私設アーカイブ所蔵.
24. マックス・フィンクのコメントは2004年10月5日のエドワード・ショーター，デイヴィッド・ヒーリー，マックス・フィンクによるシドニー・マリッツへのインタビューでなされたものである.
25. 1977年6月6日フレッド・フランケルが作業委員会に宛てた同封書簡"Report on Electroconvulsive Therapy," p.4を参照（マックス・フィンク氏個人蔵）.
26. 1977年12月12日，レナード・キャマーからレスター・グリンスポーンに宛てた書簡（マックス・フィンク氏個人蔵）.
27. 12月9日の会議での様子. 1977年12月12日フランケルがグリンスポーンに宛てた書簡を参照（マックス・フィンク氏個人蔵）.
28. American Psychiatric Association, Report of the Task Force on Electroconvulsive Therapy, Task Force Report no.14 (Washington, D.C.: APA, 1978), 161–162.
29. 1977年11月23日，フランケルが作業委員会に宛てた書簡p.5参照（マックス・フィンク氏個人蔵）.
30. 2004年12月21日にフィンクが個人的にエドワード・ショーターに語った内容.
31. Lothar B. Kalinowsky and Paul H. Hoch, *Shock Treatments and Other Somatic Procedures in Psychiatry* (New York: Grune and Stratton, 1946). ホッへの死後，ミュンヘンのカリノフスキーとハンス・ヒピウスはこの教科書の続編を共同で示した（以下に示す）. *Pharmacological, Convulsive, and Other Treatments in Psychiatry* (New York: Grune and Stratton, 1972).
32. リチャード・エイブラムスへのデイヴィッド・ヒーリーによるインタビュー. 2003年5月20日，シカゴにて.
33. American Psychiatric Association, *Report of the Task Force*, 166.
34. Iverson O. Brownell to Henry H. Work, November 14, 1977.（マックス・フィンク氏個人蔵）
35. 病院に拠点を置く形態の外来ECTサービスは存続し，再起を果たしている. これらの施設はカーライナーが行っていた臨床の多くの特徴を組み込んでいる. しかし，ECTクリニック（診療所）は死に絶えてしまった.
36. Max Fink, "Toward a Rational Theory of Behavior," *Careers in Biological Research* 7 (1981): 2–12, p.3より引用. この書籍は当初1971年に出版（Sandoz, Career Directions）され，その後改定された.
37. Max Fink, Robert L. Kahn, and Edwin Weinstein, "Relation of Amobarbital Test to Clinical Improvement in Electroshock," *AMA Archives of Neurology and Psychiatry* 76 (1956): 23–29; 彼はその年にECTに関する論文を他に2つ出版している.

38. John P. Feighner et al., "Diagnostic Criteria for Use in Psychiatric Research," *Archives of General Psychiatry* 26 (1972): 57–63.
39. Robert L. Spitzer, Jean Endicott, and Eli Robins, "Research Diagnostic Criteria," *Archives of General Psychiatry* 35 (1978): 773–782.
40. American Psychiatric Association, *Diagnostic and Statistical Manual of Mental Disorders*, 3rd ed. (Washington, D.C.: APA,1980).
41. ロバート・レヴィンへのエドワード・ショーターによるインタビュー．2004 年 4 月 8 日，ニューヨークにて．
42. マイケル・テイラーへのマックス・フィンクによるインタビュー．2004 年 3 月 19 日，アナーバーにて．
43. Richard Abrams, *Electroconvulsive Therapy*, 4th ed. (Oxford: Oxford University Press, 2002).
44. Richard Abrams, "Daily Administration of Unilateral ECT," *AJP* 124 (1967): 384–386.
45. 詳細はエイブラムスがフィンクに宛てた日付不明の書簡を参照（マックス・フィンク氏個人蔵）.
46. ハーバート・フォックスのエドワード・ショーターによるインタビュー．2004 年 4 月 8 日，ニューヨークにて．
47. Richard Abrams and Michael A. Taylor, "Anterior Bifrontal ECT: A Clinical Trial," *British Journal of Psychiatry* 122 (1973): 587–590.
48. Max Fink and Richard Abrams, "Answers to Questions about ECT," *Seminars in Psychiatry* 4 (1972): 33–38. および Fink, "The Therapeutic Process in Induced Convulsions (ECT)," *Seminars in Psychiatry* 4 (1972): 39–46.
49. Jan Volavka, "Neurophysiology of ECT," Seminars in Psychiatry 4 (1972): 55–66. および同書の以下の章を参照．Rhea Dornbush, "Memory and Induced ECT," ibid., 47–54. また，以下の文献も参照．Jan Volavka et al., "EEG and Clinical Change after Bilateral and Unilateral Electroconvulsive Therapy," *Electroencephalography and Clinical Neurophysiology* 32 (1972): 631–639.
50. 2005 年 1 月 7 日，マックス・フィンクがエドワード・ショーターに宛てた個人的書簡．
51. Richard Abrams and Michael Alan Taylor, "Catatonia: A Prospective Clinical Study," *Archives of General Psychiatry* 33 (1976): 579–581.
52. Max Fink and Michael Alan Taylor, *Catatonia: A Clinician's Guide to Diagnosis and Treatment* (Cambridge: Cambridge University Press, 2003).
53. 2005 年 2 月 13 日，マックス・フィンクがエドワード・ショーターに宛てた個人的書簡．
54. 1971 年 1 月 4 日，トーマス・ウィリアムスが計画委員会委員長とメンバーに宛てた書簡（マックス・フィンク氏個人蔵）.
55. Max Fink et al., eds., *Psychobiology of Convulsive Therapy* (New York: Wiley, 1974).
56. ClinicalTrials.gov, http://www.clinicaltrials.gov, アクセス日：2004 年 12 月 30 日．〔訳者により 2018 年 1 月 10 日にアクセス確認〕
57. 1975 年 11 月 3 日，マーティン・カッツから ECT カンファレンス開催に向けたアドホック計画グループのメンバーにむけた書簡（マックス・フィンク氏個人蔵）.
58. 1976 年 2 月 28 日，マックス・フィンクからシーモア・ケティへの書簡．また，同日のフィンクからジョナサン・コールへの書簡も参照（マックス・フィンク氏個人蔵）.
59. 1977年11月15日，ジグモンド・レベンゾンがヘンリー・H・ワークに宛てた書簡（マックス・フィンク氏個人蔵）.
60. マシュー・ルドルファーへのマックス・フィンクによるインタビュー．2004 年 2 月 9 日，フロリダ州ボカラトンにて．

61. マックス・フィンクへのエドワード・ショーターとデイヴィッド・ヒーリーによるインタビュー．2002年10月25日，ニューヨーク州ニッセクオーグにて．
62. Jack D. Blaine and Susan M. Clark, "Report of the NIMH-NIIT Consensus Development Conference on Electroconvulsive Therapy," *Psychopharmacology Bulletin* 22 (1986): 445–502, p.452 より引用．
63. [Glen N. Peterson], "Consensus Statement," International Psychiatric Association
64. ヘザー・ディヒターへのリチャード・ワイナーによるインタビュー．2005年1月6日，ノースカロライナ州ダーラムにて．
65. 1986年12月4日，リチャード・ワイナーよりハロルド・ピンカス（Harold Pincus）への書簡（ワイナー氏個人蔵）．
66. APA Joint Reference Committee, "Specification of Charge to Task Force on Development of Safety and Performance Standards for ECT Devices," September 1987, app. 10,（リチャード・ワイナー氏個人蔵）より引用．
67. ヘザー・ディヒターへのリチャード・ワイナーによるインタビュー．於ノースカロライナ州ダーラム，2005年1月6日．
68. 1989年12月21日の APA による "News Release," を参照．p.4 より引用（リチャード・ワイナー氏個人蔵）．
69. 作業委員会報告は *"The Practice of Electroconvulsive Therapy: Recommendations for Treatment, Training, and Privileging"*（A Task Force Report of the American Psychiatric Association, Washington, D.C.: APA, 1990）として出版された．初版は完売したことが，1990年5月17日の "委員会議事録" に示されている（リチャード・ワイナー氏個人蔵）．第2版は2001年に発表されている．
70. ヘザー・ディヒターへのリチャード・ワイナーによるインタビュー．於ノースカロライナ州ダーラム，2005年1月6日．
71. "ECT Effective Says AMA House," *Psychiatric News*, April 21,1989,45.
72. Carl Salzman, editorial, "ECT, Research, and Professional Ambivalence," *AJP* 155 (1998): 1–2.
73. U.S. Department of Health and Human Services, *Mental Health: A Report of the Surgeon General, Rockville, MD* (Washington, D.C.: U.S. Department of Health and Human Services, National Institutes of Health, and National Institute of Mental Health, 1999), p.258 より引用．
74. Richard M. Glass, "Electroconvulsive Therapy: Time to Bring It out of the Shadows," *JAMA* 285 (March 14, 2001): 1346–1348.
75. World Psychiatric Association, "Position Statement on the Use and Safety of Electroconvulsive Therapy," *Science & Care: Bulletin of the WPA Scientific Sections*, no.1 (January-March, 2004): 7–11, p.10 より引用．また以下の文献も参照．John Geddes, U.K. ECT Review Group, "Efficacy and Safety of Electroconvulsive Therapy in Depressive Disorders: A Systematic Review and Meta-analysis," *Lancet* 361 (March 8, 2003): 799–808.
76. アーサー・シトリン（Arthur Zitrin）へのエドワード・ショーターによるインタビュー．2014年7月11日，ニューヨークにて．
77. Milton Greenblatt et al., "Choice of Somatic Therapies in Depression," *Current Psychiatric Therapies* 25 (1964): 134–142, p.140 の表2参照．
78. Harold Sackeim, "Memory and ECT: From Polarization to Reconciliation," *JECT* 16 (2000): 87–96, p.88 より引用．
79. ハロルド・サッカイムへのデイヴィッド・ヒーリーによるインタビュー．2004年7月10日，於ニューヨーク州チャパクアにて．

80. Joseph Zubin and S. Eugene Barrera, "Effect of Electric Convulsive Therapy on Memory," *Proceedings of the Society for Experimental Biology* 48 (1941): 596–597

81. Joseph Zubin, "Loss of Familiarity as an Explanation of Autobiographical Memory Loss," *Behavioral and Brain Sciences* 7 (1984): 41–42, p.42 より引用.

82. Russell D. Lutchman et al., "Mental Health Professionals' Attitudes to wards and Knowledge of Electroconvulsive Therapy," *Journal of Mental Health* 10 (2001): 141–150.

83. Donald I. Templer, "ECT and Brain Damage: How Much Risk Is Acceptable?" *Behavioral and Brain Sciences* 7 (1984): 39.

84. John P. J. Pinel, "After Forty-five Years ECT Is Still Controversial," *Behavioral and Brain Sciences* 7 (1984): 30–31, p.31 より引用.

85. *Doris Hogue v. State Personnel Board of Review*, opinion no.33373 (Ohio App. 1974), LexisNexis Academic, LEXIS 3141.

86. Ricks Warren, "Electroconvulsive Therapy: Ethical Considerations for Psychologists," *Corrective and Social Psychiatry* 25 (1979): 100–103, quote on 102.

87. Bruce J. Winick, *Vie Right to Refuse Mental Health Treatment* (Washington, D.C.: American Psychological Association, 1997), 91.

88. 向精神薬の処方権を獲得することを主な目的とした心理学者たちの組織的な活動が行われている間（米国のいくつかの州でその目標は達成された），今日に至るまで心理士たちの ECT に対する敵対心が維持されたことは注目に値する．心理学者は投薬が好ましいアプローチであると主張するかもしれないが，薬物療法を精神科臨床の聖杯として掲げる一方で，ECT のように明らかに効果的な治療を非難するのは矛盾している．

89. リチャード・ワイナーへのヘザー・ディヒターによるインタビュー．2005 年 1 月 6 日，ノースカロライナ州ダーラムにて．

90. Harold A. Sackeim et al., "Postictal Excitement Following Bilateral and Right-Unilateral ECT," *AJP* 140 (1983): 1367–1368.

91. ハロルド・サッカイムへのデイヴィッド・ヒーリーによるインタビュー．2004 年 7 月 10 日，ニューヨーク州チャパクアにて．

92. Harold A. Sackeim et al., "Effects of Stimulus Intensity and Electrode Placement on the Efficacy and Cognitive Effects of Electroconvulsive Therapy," *New England Journal of Medicine* 328 (March 25, 1993): 839–846; Sackeim et al., "A Prospective, Randomized, Double-Blind Comparison of Bilateral and Right Unilateral Electroconvulsive Therapy at Different Stimulus Intensities," *Archives of General Psychiatry* 57 (2000): 434.

93. マックス・フィンクはこの問題は決着しており，新しい課題に移るべきだと確信していた．Fink, "Stimulus Titration and ECT Dosing: Move On!" *JECT* 18 (2002): 11–13.

94. Lothar B. Kalinowsky, "'The New Yorker' on ECT: A Response," (APA) New York State District Branches, *Bulletin* (April-May 1975): 4–5. "What she describes is something that neither I nor several colleagues who unsuccessfully wrote to *Vie New Yorker* have ever seen" (4).

95. リチャード・ワイナーへのヘザー・ディヒターによるインタビュー．於ノースカロライナ州ダーラム，2005 年 1 月 6 日．

96. Leonard Cammer, "Presentation to the APA Task Force on ECT," May 11, 1976.（マックス・フィンク氏個人蔵）

97. リチャード・ワイナーへのヘザー・ディヒターによるインタビュー．於ノースカロライナ州ダーラム，2005 年 1 月 6 日．

98. Borje Cronholm and Jan-Otto Ottosson, "The Experience of Memory Function after Electroconvulsive Therapy," *British Journal of Psychiatry* 109 (1963): 251–258, p.258 より引用.
99. Larry R. Squire, "Opinion and Facts about ECT: Can Science Help?" *Behavioral and Brain Sciences* 7 (1984): 34–37, p.36 より引用.
100. Gina Kolata, "Experts Say Treatments Affect Recall," *New York Times*, October 19,1988, B3.
101. Lelon A. Weaver Jr., "ECT Damage: Are There More Pressing Problems?" *Behavioral and Brain Sciences* 7 (1984): 39~41, p.40 より引用.
102. ハロルド・サッカイムへのデイヴィッド・ヒーリーによるインタビュー. 2004 年 7 月 10 日, ニューヨーク州チャパクアにて.
103. James L. Levenson and Allan Brock Willett, "Milieu Reactions to ECT," *Psychiatry* 45 (1982): 298–306, p.300 より引用.
104. ジグモンド・レベンゾンのアメリカ精神医学会でのECT意見陳述会の覚書, 1911 年 5 月 11 日. (マックス・フィンク氏個人蔵)
105. Benedict Carey, "Shock Therapy and the Brain," *Los Angeles Times*, November 17, 2003, F1.
106. J・H・マズカルニン (J. H. Mazkalnins) よりグレン・N・ピーターソンへ宛てた手紙, 1986 年 1 月 7 日 (マックス・フィンク氏個人蔵). For the story, see Bob Becker, "Experts Are of 2 Minds on Shock," *Cleveland Plain Dealer*, January 5, 1986: 1.
107. この大きな調査は, 大規模データベースにスキャンされたすべての新聞の検索を可能にするProQuestサービスの助けによるところが大きい. この調査にはいくつかのカナダの新聞記事も含まれる. 2004 年 9 月に調査を行った時点で, ProQuest には 1994 年以前の新聞はわずかしか含まれていなかった.
108. Polly Morrice, review of Barbara Esstman's *Night Ride Home*, *New York Times*, December 21, 1997, BR 17.
109. Bess Liebenson, "Help for Depression Put in the Foreground," *New York Times*, October 6, 1996, CN6.
110. John Horgan, "Science Triumphant? Not So Fast," *New York Times*, January 19, 1998, A17.
111. Vanderbilt University Television News Archive, *ABC Evening News*, 1987 年 2 月 16 日. これらの参考文献についてアンドレア・トーン (Andrea Tone) に感謝する.
112. Ibid., *CBS Evening News*, 1993 年 2 月 3 日.
113. Ibid., *ABC Evening News*, 1996 年 7 月 30 日.
114. ステイシー・パメラ・パットンの体験談より:「ステイシー・パットンのパソコン画面に映る『エレクトロガール』の文字は強烈なジョークだが, 恐怖の電気ショック療法が彼女の人生を救う希望となったかもしれないということを彼女なりの勇敢な表現で示した」, *Washington Post*, 1999 年 9 月 19 日, F1. 以降の引用もこちらから出典.
115. S. V Eranti and D. M. McLoughlin, "Authors' Reply" (2003 年前半に発表された彼らの論説 (*British Journal of Psychiatry* 182: 8–9) への批判に対して), *British Journal of Psychiatry* 183 (2003): 172–173.
116. Anthony Browne, "Shock Therapy Patients to Sue," *Observer*, 2000 年 1 月 23 日.
117. Jacqui Wise, "Shock, Horror or Help? ECT Is a Barbarous Ordeal for Some Patients," *Guardian*, January 21,1997, T014.
118. National Institute for Clinical Excellence, *Guidance on the Use of Electroconvulsive Therapy, Technology Appraisal Guidance*, no.59 (London: NICE, 2003), 19–20. 英国国立医療技術評価機構 (NICE) によるECTに関するレポートでは「ECTは, 他の治療法で十分期間にわたって治療を

しても無効であったと証明される場合，ならびに急速かつ短期間で重度の症状を改善する目的にのみ使用されるべきである」とされている（5）．このレポートでは研究者グループに具体的なQOLに関する研究を行うよう提言し，他にはECT群で2週間早く改善を認めたことが報告されている．W. Vaughn McCall et al, "Quality of Life and Function after Electroconvulsive Therapy," *British Journal of Psychiatry* 185 (2004): 405–409を参照.

119. Mind, press release, 2003年3月26日.

120. "Interpellanza di Tolotti," Salute, May 6, 2002, 1. 以下の文献も参照のこと Richard Abrams, letter, "Use of ECT in Italy," *AJP* 157 (2000): 840; Bruno Simini, "Electroconvulsive Therapy Is Restricted in Italy," *Lancet* 353 (March 20, 1999): 993; Athanasios Koukopoulos, "ECT: Why So Little in Italy?" *International Journal of Practical Psychiatry and Behavioural Health* 3 (1993): 79–81.

121. Harold Bourne, "Electroconvulsive Therapy Ending Where It Began," *Psychiatric Bulletin* 23 (1999): 505.

122. "ECT Restricted in Italy," *Psychiatric Bulletin* 23 (1999): 505.

123. Christoph Lauber et al., "Can a Seizure Help? The Public's Attitude toward Electroconvulsive Therapy," *Psychiatric Research* 134 (2005): 205–209.

124. Chris Hendry, "ECT Forbidden in Slovenia," *Journal of Addiction and Mental Health* 5 (January/February 2002) p.2.

125. トム・ボルウィグへのデイヴィッド・ヒーリーによる電話インタビュー，2004年7月17日.

126. G. Gazdag et al., "Rates of Electroconvulsive Therapy Use in Hungary in 2002," *JECT* 20 (2004): 42–44.

127. Kurt Blumenthal, "Insulin, Cardiazol, and Electroshock Treatment in Palestine during the Last Five Years," *AJP* 101 (1945): 332–346. この論文は1942年4月17日にテルアビブで開かれた神経科医と精神科医の学会において最初の議題となった．ブルーメンソール（Blumenthal）がどこで訓練を受けたのかはわからない.

128. Alexander I. Nelson, *Electroconvulsive Therapy in Psychiatry, Addictive Medicine, and Neurology* (in Russian) (Moscow: BINOM, Laboratoria Znanij, 2005).

129. アタナシオス・ココッポウロスとエドワード・ショーターとの個人的なやりとりより，2006年4月2日.

130. マックス・フィンクとエドワード・ショーターとの個人的なやりとりより，2004年9月12日.

131. "Critical History—Future Trends," abstract book, First European Symposium on ECT, March 26–29, 1992, Graz, Austria.

132. P. Hofmann et al., "Austrian Psychiatrists' and Neurologists' View and Current Practice on ECT," abstract book, ibid., 113を参照.

133. T. C. Baghai et al., *Elektrokonvulsionstherapie: Klinische und wissenschaftiiche Aspekte* (Vienna: Springer, 2004).

134. A. Conca et al., "Die Elektrokrampftherapie: Theorie und Praxis," *Neuropsychiatrie* 18 (2004): 1–17.

135. Gerhard W. Eschweiler, "Elektrokrampftherapie," *Neuro-Psychiatrische Nachrichten*, November 12, 2003（オンラインニュースレター，2005年1月10日ダウンロード）. The official body was the Wissenschaftlichcr Beirat of the Bundesarztekammer.

136. Tom G. Bolwig et al., "A European Foundation for Electroconvulsive Therapy," *JECT* 22 (2006): 91.

137. アビハイ・ベッカー（Avihai Becker）のドキュメンタリー番組 "The Shocking Truth" よりバ

ーナード・レーラーへのインタビューを引用．バーナード・レーラー氏は親切にも，2003 年 8 月 3 日のメールにメッセージを添え，この記事をシェアしてくれた．http://www.haaretz.com/hasen/pages/ShArt.jhtml?itemNo=324457.〔2018 年 1 月 10 日現在このニュース記事の所在は確認できない〕

## 第 11 章　磁気刺激と埋込型装置


1. Sarah H[olly] Lisanby and Thomas E. Schlaepfer, "Magnetic Seizure Therapy of Major Depression," *Archives of General Psychiatry* 58 (2001): 303–305; Sarah H. Lisanby, "Magnetic Seizure Therapy: Development of a Novel Convulsive Technique," in Sarah Lisanby, ed., *Brain Stimulation in Psychiatric Treatment* (*Review of Psychiatry* 23 [Washington D.C.: American Psychiatric Publishing, 2004]): 67–91; トーマス・シュレーファーへのデイヴィッド・ヒーリーによる電話インタビュー，2004 年 7 月 17 日．
2. トーマス・シュレーファーへのデイヴィッド・ヒーリーによる電話インタビュー，2004 年 7 月 17 日．
3. Sarah H. Lisanby et al., "Safety and Feasibility of Magnetic Seizure Therapy (MST) in Major Depression: Randomized Within-Subject Comparison with Electroconvulsive Therapy," *Neuropsychopharmacology* 28 (2003):1852–1865.
4. Jan-Otto Ottosson, "Experimental Studies of the Motor Action of Electroconvulsive Therapy," *Acta Psychiatrica Scandinavica* 35 (1960): 1–141; J.-O. Ottosson, "Seizure Characteristics and Therapeutic Efficiency in Electro Convulsive Therapy: An Analysis of the Antidepressant Efficiency of Grand Mal and Lidocaine Modified Seizures," *Journal of Nervous and Mental Disease* 135 (1962): 239–251.
5. Anthony T Barker, "Determination of the Distribution of Conduction Velocities in Human Nerve Trunks" (Ph.D. diss., University of Sheffield, 1976); Anthony T. Barker et al., "Non-invasive Stimulation of Motor Pathways within the Brain Using Time-Varying Magnetic Fields," *Electroencephalography and Clinical Neurophysiology* 61 (1985): S245; Anthony T Barker, Reza Jalinous, and Ian L. Freeston, "Non-invasive Magnetic Stimulation of the Human Motor Cortex," *Lancet* 1 (1985): 1106–1107; Anthony T. Barker et al., "Clinical Evaluation of Conduction Time Measurements in Central Motor Pathways Using Magnetic Stimulation of the Fluman Brain," *Lancet* 1 (1986): 1325–1326.
6. Mike J. R. Poison, Anthony T. Barker, and Ian L. Freeston, "Stimulation of Nerve Trunks with Time Varying Magnetic Fields," *Medical and Biological Engineering and Computing* 20 (1982): 243–244.
7. Arsène D'Arsonval, "Dispositifs pour la mesure des courants alternatifs de toutes frequences," *Counsel of Royal Society for Biology* (Paris) 3 (1896): 450–457; Sylvanus P. Thompson, "Physiological Effect of an Alternating Magnetic Field," *Proceedings of the Royal Society, London (Biology)* 82 (1910): 396–398.
8. Patrick A. Merton and Herbert P. Morton, "Stimulation of the Cerebral Cortex in the Intact Human Subject," *Nature* 285 (1980): 227.
9. Reza Jalinous, "The Use of Time-Varying Magnetic Fields to Stimulate the Human Nervous System: Theory and Practice" (Ph.D. diss., University of Sheffield, 1988).
10. Anthony T. Barker, "History and Basic Principles of Magnetic Nerve Stimulation," in Alvaro Pascual-Leone et al., eds., *Handbook of Transcranial Magnetic Stimulation* (London: Arnold, 2002), 3–70.

11. G. Hoflich et al., "Application of Transcranial Magnetic Stimulation in Treatment of Drug Resistant Major Depression: A Report of Two Cases," *Human Psychopharmacology* 8 (1993): 361–365.
12. T. Zyss, "Deep Magnetic Brain Stimulation — The End of Psychiatric Electroshock Therapy?" *Medical Hypotheses* 43 (1994): 69–74.
13. Amos Fleischmann et al., "The Effect of Transcranial Magnetic Stimulation of Rat Brain on Behavioral Models of Depression," *Brain Research* 699 (1995): 130–132.
14. N. Grisaru et al., "Transcranial Magnetic Stimulation in Depression and Schizophrenia," *European Neuropsychopharmacology* 4 (1994): 287–288; Robert H. Belmaker and Amos Fleischmann, "Transcranial Magnetic Stimulation: A Potential New Frontier in Psychiatry," *Biological Psychiatry* 38 (1995): 419–421.
15. James C. Ballenger and Robert M. Post, "Carbamazepine (Tegretol) in Manic-Depressive Illness: A New Treatment," *AJP* 137 (1980): 782–790; Margaret Harris et al., "Mood Stabilizers: The Archaeology of the Concept," *Bipolar Disorders* 5 (2003): 446–452, with commentary by Paul Grof.
16. David Healy, Mania: *A Short History of Bipolar Disorder* (Johns Hopkins University Press, 2008).〔江口重幸監訳『双極性障害の時代——マニーからバイポーラーへ』，みすず書房，東京，2012 年〕
17. Harold A. Sackeim et al., "Seizure Threshold in ECT: Effects of Sex, Age, Electrode Placement, and Number of Treatments," *Archives of General Psychiatry* 44 (1987):355–360.
18. Susan R. Weiss, et al., "Quenching: Inhibition of Development and Expression of Amygdala Kindled Seizures with Low Frequency Stimulation," *Neuro Report* 6 (1995): 2171–2176.
19. Mark S. George, "Why Would You Ever Want To? Toward Understanding the Antidepressant Effect of Prefrontal rTMS," *Human Psychopharmacology* 13 (1998): 307–313; Mark S. George et al., "Changes in Mood and Hormone Levels after Rapid Rate Transcranial Magnetic Stimulation of the Prefrontal Cortex," *Journal of Neuropsychiatry and Clinical Neurosciences* 8 (1996): 172–180; Mark S. George et al., "Mood Improvement Following Daily Left Prefrontal Repetitive Transcranial Magnetic Stimulation in Patients with Depression: A Placebo Controlled Crossover Trial," *AJP* 154 (1997): 1752–1756.
20. Harold A. Sackeim et al., "Regional Cerebral Blood Flow in Mood Disorders: I. Comparison of Major Depressives and Normal Controls at Rest," *Archives of General Psychiatry* 47 (1990): 60–72; M. S. Nobler et al., "Regional Cerebral Blood Flow in Mood Disorders: III. Effects of Treatment and Clinical Response in Depression and Mania," *Archives of General Psychiatry* 51 (1994): 884–897.
21. Eric M. Wassermann et al., "Seizures in Healthy People with Repeated 'Safe' Trains and Transcranial Magnetic Stimuli," *Lancet* 347 (1996): 825–826; Mark S. George and Eric M. Wassermann, "Rapid Rate Transcranial Magnetic Stimulation (rTMS) and ECT," *Convulsive Therapy* 10 (1994): 251–253.
22. J. D. Martin et al., "Mood Effects of Prefrontal Repetitive High Frequency TMS in Healthy Volunteers," *CNS Spectrums* 2 (1997): 53–68.
23. Mark S. George et al., "Changes in Mood and Hormone Levels after Rapid Rate Transcranial Magnetic Stimulation (rTMS) of the Prefrontal Cortex," *Journal of Neuropsychiatry and Clinical Neuroscience* 8 (1992): 172–180.
24. マーク・S・ジョージへのデイヴィッド・ヒーリーによる電話インタビュー，2004 年 9 月 24 日.
25. 同上.
26. Mark S. George et al., "Daily Repetitive Transcranial Magnetic Stimulation (rTMS) Improves

Mood in Depression," *Neuro Report* 6 (1995): 1853-1856.

27. Alvaro Pascual-Leone et al., "Beneficial Effects of Rapid Rate Transcranial Magnetic Stimulation of the Left Dorsolateral Prefrontal Cortex in Drug Resistant Depression," Lancet 348 (1996): 233-237.

28. ハロルド・サッカイムへのデイヴィッド・ヒーリーによるインタビュー．2004年7月10日，ニューヨーク州チャパクアにて．

29. M. S. Nobler et al., "Regional Cerebral Blood Flow in Mood Disorders: III."

30. Harold A. Sackeim, "Magnetic Stimulation Therapy and ECT," *Convulsive therapy* 10 (1994): 255-258.

31. Mark S. George and Eric M. Wassermann, "Rapid-Rate Transcranial Magnetic Stimulation (rTMS) and ECT," *Convulsive Therapy* 10 (1994): 251-253.

32. こうした動きは，米国神経精神薬理学会や英国精神薬理学会などの組織において顕著だった．デイヴィッド・ヒーリーによる以下の書籍を参照．David Healy, *The Creation of Psychopharmacology* (Cambridge, Mass.: Harvard University Press, 2002)〔林建郎ほか訳『抗うつ薬の時代――うつ病治療薬の光と影』，星和書店，東京，2004年〕．

33. Harold A. Sackeim, "The Left and Right Wings of ECT," editorial submitted to JECT (2004), 2004年に*JECT*に投稿された論説であるが，後にリジェクトされた．サッカイムはインタビューの中でこの論説に言及している．

34. M. S. George et al., "Prefrontal Cortex Dysfunction in Clinical Depression," *Depression* 2 (1994): 59-72.

35. Jose H. Martin et al., "Repetitive Transcranial Magnetic Stimulation for the Treatment of Depression: Systematic Review and Meta-analysis," *British Journal of Psychiatry* 182 (2003): 480-491; Thomas E. Schlaepfer and M. Kosel, "Transcranial Magnetic Stimulation in Depression," in Lisanby, *Brain Stimulation in Psychiatric Treatment*, 1-16.

36. R. H. ベルメーカーへのデイヴィッド・ヒーリーによる電子メールでのインタビュー，2004年9月22日．

37. Timothy W. Kneeland and Carol A. Warren, *Pushbutton Psychiatry: A History of Electroshock in America* (Westport, Conn.: Praeger, 2002).

38. 米国神経精神薬理学会年次総会でのワークショップ"Repetitive Transcranial Magnetic Stimulation (rTMS): A Novel Probe of Mood"より．1996年12月9～13日，プエルトリコのカリブ・ヒルトン・サン・フアンにて．

39. Marco Bresadola, "Early Galvanism as Technique and Medical Practice," in P. Bertucci and G. Pancaldi, eds., *Electric Bodies: Episodes in the History of Medical Electricity* (Bologna: University of Bologna Press, 2001), 157-180.

40. Edwin Clarke and L. S. Jacyna, *Nineteenth-Century Origins of Neuroscientific Concepts* (Berkeley: University of California Press, 1987).

41. Margaret Rowbottom and Charles Susskind, *Electricity and Medicine: History of Their Interaction* (San Francisco: San Francisco Press, 1984), pp.19-20をはじめ，随所に見られる．

42. Richard Hunter and Ida Macalpine, "John Birch" section, in *Three Hundred Years of Psychiatry, 1535-1860* (New York: Carlisle Publishing, 1963), 535.

43. Raffaella Seligardi, "What Is Electricity? Some Chemical Answers, 1770-1815," in Bertucci and Pancaldi, *Electric Bodies*, 181-208.

44. Iwan R. Morus, "Batteries, Bodies and Belts: Making Careers in Victorian Medical Electricity," in Bertucci and Pancaldi, *Electric Bodies*, 209-238; J. Althaus, "On the Therapeutic Use of Electricity by

Induction," *Lancet* 2 (1857): 162-164,187-190.

45. Thomas K. Derry and Trevor I. Williams, *A Short History of Technology* (Oxford: Oxford University Press, 1970), 608-636.

46. Guillaume Duchenne, *De l'electrisation localisée et de son application à la physiologie et à la thérapeutique* (Paris: Baillière, 1855).

47. Emil Du Bois-Reymond, *Untersuchungen Über thierische Elektrizität* (Berlin: G. Reimer, 1848).

48. Anonymous, "An Exposure of Electrical Quackery," *Lancet* 1 (1889): 949-950; H. Lewis Jones, "The Application of Electricity in Medical and Surgical Practice," *Lancet* 1 (1900): 695-699.

49. Allan Beveridge and Edward Renvoize, "Electricity and British Psychiatry in the 19th Century," *Journal of Psychopharmacology* 4 (1900): 145-151.

50. Edward Stainbrook, "The Use of Electricity in Psychiatric Treatment during the 19th Century," *Bulletin of the History of Medicine* 22 (1948): 156-177

51. A. Robertson, "Case of Insanity of Seven Years' Duration: Treatment by Electricity," *Journal of Mental Science* 30 (1884): 54-57; Joseph Wiglesworth, "The Uses of Galvanism in the Treatment of Certain Forms of Insanity," *British Medical Journal* 2 (1887): 506-507; A. H. Newth, "The Value of Electricity in the Treatment of Insanity," *Journal of Mental Science* 24 (1884): 76-82.

52. J. Althaus, *A Treatise on Medical Electricity* (London: Longmans, Green, 1873); Wiglesworth, "The Uses of Galvanism."

53. George M. Beard, "Neurasthenia, or Nervous Exhaustion," *Boston Medical and Surgical Journal* 80 (1869): 217-221.

54. George M. Beard and A. D. Rockwell, *A Practical Treatise on the Medical and Surgical Uses of Electricity, Including Localised and Generalised Electrification* (New York: William Wood, 1871).

55. De Watteville, "Practical Remarks on the Use of Electricity in Mental Illness," *Journal of Mental Science* 30 (1885): 483-488.

56. Beard and Rockwell, *Practical Treatise.* (注 54 に同じ)

57. George M. Beard, "The Treatment of Insanity by Electricity," *Journal of Mental Science* 19 (1873): 355-360.

58. H. Lewis Jones, "The Use of General Electrification as a Means of Treatment in Certain Forms of Mental Disease," *Journal of Mental Science* 47 (1901): 245-250.

59. Hector A. Colwell, *An Essay on the History of Electrotherapy and Diagnosis* (London: Heinemann, 1922).

60. Stéphane Leduc, "Production de sommeil et de l'anesthésie générale et locale par les courants intermittents de basse tension," *Archives d'Électricité Médicale* 10 (1902): 617-621; 以下の論文も参照. James P. Morgan, "The First Reported Case of Electrical Stimulation of the Human Brain," *Journal of the History of Medicine* 37 (1982): 51-64; and Rowbottom and Susskind, *Electricity and Medicine*, 192.

61. Felipe Fregni et al., "Treatment of Depression with Transcranial Direct Current Stimulation," *British Journal of Psychiatry* 186 (2005): 446-447.

62. Ronald Melzack and Patrick D. Wall, "Pain Mechanisms: A New Theory," Science 150 (1965): 971-979; R. Melzack and P. D. Wall, *The Challenge of Pain* (Harmondsworth: Penguin, 1982).

63. アルファスティム 100 などの微小電流刺激器. こうした機器は神経系や脳の電気活動を正常化させようとするものである. ウェブサイト (http://www.alphastim.com) を参照. 〔訳者により 2018 年 1 月 10 日にアクセス確認〕

64. Melody Petersen, "Madison Avenue Plays Growing Role in Drug Research," *New York Times*, 2003 年 11 月 22 日.
65. A. C. Pandey et al., "Gabapentin in Bipolar Disorder: A Placebo-Controlled Trial of Adjunctive Therapy," *Bipolar Disorder* 2 (2000): 249–255.
66. P. Bailey and F. Bremer, "A Sensory Cortical Representation of the Vagus Nerve," *Journal of Neurophysiology* 1 (1938): 405–412; Harold A. Sackeim, "Vagus Nerve Stimulation," in Lisanby, *Brain Stimulation in Psychiatric Treatment*, 99–136.
67. Jake Zabara, "Inhibition of Experimental Seizures in Canines by Repetitive Vagal Stimulation," *Epilepsia* 33 (1992): 1005–1012.
68. J. Kiffin Penry and J. Christine Dean, "Prevention of Intractable Partial Seizures by Intermittent Vagal Stimulation in Humans: Preliminary Results," *Epilepsy* 31, suppl. (1990): S40–S43.
69. NCP (NeuroCybernetic prosthesis) パルス発生器用医師向けマニュアル，サイバロニクス社（テキサス州ヒューストン），1998 年．以下のサイトを参照（http://www.vnstherapy.com/depression/hcp/Manuals/default.aspx）〔2018 年 1 月 10 日現在このマニュアルの所在は同企業のサイト内に確認できない〕.
70. Elinor Ben-Menachem et al., "Vagus Nerve Stimulation for Treatment of Partial Seizures: A Controlled Study of Effect on Seizures," *Epilepsia* 35 (1994): 616–626; Adrian Handforth et al., "Vagus Nerve Stimulation Therapy for Partial Onset Seizures: Randomised Active Control Trial," *Neurology* 51 (1998): 48–55.
71. George L. Morris and Wade M. Mueller, "Vagus Nerve Stimulation Study Group (E01–E05): Long-Term Treatment with Vagus Nerve Stimulation in Patients with Refractory Epilepsy," *Neurology* 53 (1999): 1731–1735; Christopher M. De Giorgio et al., "Prospective Long-Term Study of Vagus Nerve Stimulation for the Treatment of Refractory Seizures," *Epilepsia* 41 (2000):1195–1200; Martin C. Salinsky et al., "Vagus Nerve Stimulation for the Treatment of Medically Intractable Seizures: Results of a One-Year Open Extension Trial," *Archives of Neurology* 53 (1996): 1176–1180.
72. Gerda Elger et al., "Vagus Nerve Stimulation Is Associated with Mood Improvements in Epilepsy Patients," *Epilepsy Research* 42 (2000): 203–210.
73. Mark S. George et al., "Vagus Nerve Stimulation: A New Tool for Brain Research and Therapy," *Biological Psychiatry* 47 (2000): 287–295.
74. A. John Rush et al., "Vagus Nerve Stimulation (VNS) for Treatment-Resistant Depression: A Multi-center Study," *Biological Psychiatry* 47 (2000): 276–286.
75. Jerrold F. Rosenbaum and George R. Heninger, "Vagus Nerve Stimulation for Treatment Resistant Depression," *Biological Psychiatry* 47 (2000): 273–275.
76. Harold S. Sackeim et al., "Vagus Nerve Stimulation (VNS) for Treatment Resistant Depression: Efficacy, Side Effects, and Predictors of Outcome," *Neuropsychopharmacology* 25 (2001): 713–728.
77. Lauren B. Marangell et al., "Vagus Nerve Stimulation (VNS) for Major Depressive Episodes: One-Year Outcomes," *Biological Psychiatry* 51 (2002): 280–287.
78. Harold A. Sackeim, "Vagus Nerve Stimulation," in Lisanby, *Brain Stimulation*, 99–153.
79. トーマス・シュレーファーへのデイヴィッド・ヒーリーによる電話インタビュー，2004 年 7 月 17 日.
80. サイバロニクス社による 2004 年 6 月 15 日および 8 月 12 日付のプレスリリース．以下のウェブサイトに掲載された（http://www.cyberonics.com）．アクセス日：2004 年 12 月 2 日．〔2018 年 1 月 10 日現在この記事の所在は同企業のサイト内に確認できない〕

81. *New York Times*, 2005 年 2 月 4 日.

82. サイバロニクス社プレスリリース「FDA 諮問委員会がサイバロニクス社製うつ病治療器の承認を勧告」, 2014 年 6 月 15 日.

83. Anthony Marson et al., "Immediate versus Deferred Antiepileptic Drug Treatment for Early Epilepsy and Single Seizures: A Randomised Controlled Trial," *Lancet* 365 (2005): 2007–2013.

84. R. Meyers, "Surgical Interruption of the Pallidofugal Fibers: Its Effect on Syndrome of Paralysis Agitans and Technical Considerations in Its Applications," *New York State Journal of Medicine* 42 (1942): 317–325.

85. Krishna Kumar, Cory Toth, and Rahul K. Nath, "Deep Brain Stimulation for Intractable Pain: A 15-Year Experience," *Neurosurgery* 40 (1997): 736–746.

86. R. G. Heath and W. A. Mickle, "Evaluation of Seven Years' Experience with Depth Electrode Studies in Human Patients," in E. R. Rameyand and D. S. O'Doherty, eds., *Electrical Studies in the Unanesthetized Brain* (New York: Hoe-ber, 1960), 214–247.

87. P. Damier, "The Stimulation of Deep Cerebral Structures in the Treatment of Parkinson's Disease," *European Neuropsychopharmacology* 8 (1998): S84; Patricia Limousin, et al., "Electrical Stimulation of the Sub-thalamic Nucleus in Advanced Parkinson's Disease," *New England Journal of Medicine* 339 (1998): 1105–1111.

88. B. P. Beijani et al., "Transient Acute Depression Induced by High Frequency Deep Brain Stimulation," *New England Journal of Medicine* 341 (1999): 1004.

89. Bart Nuttin et al., "Electrical Stimulation in the Anterior Limbs of Internal Capsules in Patients with Obsessive Compulsive Disorder," *Lancet* 354 (1999): 1526.

90. Bart Nuttin, "Brain Implants Show Promise against Obsessive Disorder," *Nature* 419 (2002): 685; Bart Nuttin, "France Wires Up to Treat Obsessive Disorder," *Nature* 417 (2002): 677; Jan Gybels, Paul Cosyns, and Bart Nuttin, "La psychochirurgie en Belgique," *Cahiers du Comité Consultatif National d'Ethique pour les Sciences dela Vie et de la Santé* 32 (2002): 18–21.

91. ジョージ・カーティスへのデイヴィッド・ヒーリーによる電話インタビュー, 2004年10月23日.

92. Bart Nuttin et al., "Electrical Stimulation of the Brain for Psychiatric Disorders," *CNS Spectrums* 5 (2000): 35–39; Bart Nuttin et al., "Long-Term Electrical Capsular Stimulation in Patients with Obsessive-Compulsive Disorder," *Neurosurgery* 52 (2003): 1263–1274.

93. Luc Mallet et al., "Compulsions, Parkinson's Disease, and Stimulation," *Lancet* 360 (2002): 1302–1304.

94. Ben D. Greenberg, D. L. Murphy, and Steve A. Rasmussen, "Neuroanatomically Based Approaches to Obsessive Compulsive Disorders: Neurosurgery and Transcranial Magnetic Stimulation," *Psychiatric Clinics of North America* 23 (2000): 671–686.

95. Bart Nuttin et al., "Deep Brain Stimulation for Psychiatric Disorders," Neurosurgery 51 (2002): 51; Ben D. Greenberg, "Deep Brain Stimulation in Psychiatry," in Lisanby, *Brain Stimulation*, 53–63.

96. J. L. Abelson et al., "Deep Brain Stimulation for the Treatment of Refractory Obsessive Compulsive Disorder (OCD)," Psychiatric Research Society における会長シンポジウム「Anxiety Disorders, New Directions, Novel Approaches」での発表. 2004 年 2 月 12 日ユタ州パークシティにて. ;S. F. Taylor et al., "Effects of Sustained Deep Brain Stimulation on Regional Glucose Uptake in Obsessive Compulsive Disorder," *Biological Psychiatry* 55 (2004): 238S.

97. Carolyn Abraham, "Electrical Brain Implants Target Deep Depression," 以下のサイトに掲載 (http://www.theglobeandmail.com/servlet/story/RTGAM.20050301.wxhdepresion01/) アクセス日：

2005年3月1日.〔2018年1月10日現在このサイトの所在は確認できない〕
98. Helen S. Mayberg et al., "Deep Brain Stimulation for Treatment-Resistant Depression," *Neuron* 45 (2005): 651–660.
99. ヘレン・メイバーグへのデイヴィッド・ヒーリーによる電話インタビュー, 2005年8月12日.
100. Alan Baumeister, "The Tulane Electrical Brain Stimulation Program: A Historical Case Study in Medical Ethics," *Journal of the History of the Neurosciences* 9 (2000): 262–278; Robert Heath, *Exploring the Mind-Brain Relationship* (Baton Rouge, La.: Moran Printing, 1996).
101. Xingbao Li et al., "Acute Left Pre-frontal Transcranial Magnetic Stimulation in Depressed Patients Is Associated with Immediately Increased Activity in Pre-frontal Cortical as Well as Subcortical Regions," *Biological Psychiatry* 55 (2004): 882–890.
102. Mark S. George et al., "Vagus Nerve Stimulation: A New Tool for Brain Research and Therapy," *Biological Psychiatry* 47 (2000): 287–295.
103. Torsten M. Madsen et al., "Increased Neurogenesis in a Model of Electroconvulsive Therapy," *Biological Psychiatry* 47 (2000): 1043–1049.
104. Joseph K. Belanoff et al., "An Open Label Trial of C-1073 (Mifepristone) for Psychotic Major Depression," *Biological Psychiatry* 52 (2002): 386–392; Philip W. Gold, Wayne C. Drevets, and Dennis S. Charney, "New Insights into the Role of Cortisol and the Glucocorticoid Receptor in Severe Depression," *Biological Psychiatry* 52 (2002): 381–385.
105. David Healy, *Let Them Eat Prozac* (New York: New York University Press, 2004).
106. Ames Delbourgo, "Electrical Humanitarianism in North America: Dr. T. Gale's Electricity or Etherial Fire Considered (1802) in Historical Context," in Bertucci and Pancaldi, *Electric Bodies*, 117–156.
107. Laurence Hirshberg, Sufen Chiu, and Jean Frazier, "Emerging Brain-Based Interventions for Children and Adolescents: Overview and Clinical Perspective," *Child and Adolescent Psychiatry Clinics of North America* 14 (2005): 1–19.

## 第12章　エピローグ

1. John C. Whitehorn, *One Hundred Years of American Psychiatry, 1844–1944* (NewYork: Columbia University Press, 1944), 188.
2. J. S. Neki, "Psychiatry in South East Asia," *British Journal of Psychiatry* 123 (1973): 257–261; N. S. Vahia, D. R. Doongaji, and Dilip, V. Jeste, "Twenty-five Years of Psychiatry in a Teaching General Hospital in India," *Indian Journal of Psychiatry* 16 (1974): 221–228; G. D. Shukla, "Electroconvulsive Therapy in a Rural Teaching General Hospital in India," *British Journal of Psychiatry* 139 (1981): 569–571.
3. Madhukar H. Trivedi et al., "Clinical Results for Patients with Major Depressive Disorder in the Texas Medication Algorithm Project," *Archives of General Psychiatry* 61 (2004): 669–680.
4. George Bush et al., "Catatonia: Rating Scale and Standardised Examination," *Acta Psychiatrica Scandinavica* 93 (1996): 129–136.
5. Sergio Starkstein et al., "Catatonia in Depression: Prevalence, Clinical Correlates and Validation of a Scale," *Journal of Neurology, Neurosurgery and Psychiatry* 60 (1996): 326–332; Patricia Rosebush et al., "Catatonic Syndrome in a General Psychiatric Inpatient Population: Frequency, Clinical Presentation, and Response to Lorazepam," *Journal of Clinical Psychiatry* 51 (1990): 357–362.

6. B. Mahendra, "Where Have All the Catatonics Gone?" *Psychological Medicine* 11 (1981): 669-671.
7. Max Fink and Michael Taylor, *Catatonia* (Cambridge: Cambridge University Press, 2003)〔鈴木一正訳『カタトニア——臨床医のための診断・治療ガイド』, 星和書店, 東京, 2007年〕; David Healy, *The Creation of Psychopharmacology* (Cambridge, Mass.: Harvard University Press, 2002).
8. David Healy et al., "Service Utilisation in 1896 and 1996: Morbidity and Mortality," *History of Psychiatry* 16 (2005): 27-41; Padmaja Chalassani, David Healy, and Richard Morris, "Incidence and Presentation of Catatonia and Related Motor Syndromes in Two Acute Psychiatric Admission Units in India and the United Kingdom," *Psychological Medicine* 35 (2005): 1667-1675.
9. William J. Bleckwenn, "Production of Sleep and Rest in Psychotic Cases," *Archives of Neurology and Psychiatry* 24 (1930): 365-375.
10. Henri Baruk, J. Launay, and J. Berges, "Experimental Catatonia and Psychopathology of Neuroleptics," *Journal of Clinical & Experimental Psychopathology* 19 (1958): 277-291.
11. Jean Delay, Pierre Pichot, and Thérèse Lemperière, "Un neuroleptique majeur non-phenothiazine et non reserpinique: L'haloperidol dans le traitement des psychoses," *Annales Médico-Psychologiques* 118 (1960): 145-152.
12. Stanley N. Caroff, "Neuroleptic Malignant Syndrome," *Journal of Clinical Psychiatry* 41 (1980): 79-83.
13. Sheldon Gelman, *Medicating Schizophrenia: A History* (New Brunswick N.J.: Rutgers University Press, 1999).
14. Gregory L. Fricchione et al., "Intravenous Lorazepam in Neuroleptic Induced Catatonia," *Journal of Clinical Psychopharmacology* 3 (1985): 338-342.
15. Fink and Taylor, *Catatonia*, 46,〔鈴木一正訳『カタトニア——臨床医のための診断・治療ガイド』, 星和書店, 東京, 2007年〕; Gregory Fricchione, "Neuroleptic Catatonia and Its Relationship to Psychogenic Catatonia," *Biological Psychiatry* 20 (1985): 304-313.
16. John Davis, Stanley Caroff, and Stephen Mann, "Treatment of Neuroleptic Malignant Syndrome," *Psychiatric Annuls* 30 (2000): 325-332.
17. 臨床単位としての緊張病の再発見は1970年代に始まった. 1991年には, フィンクとマイケル・アラン・テイラーがDSM-IVに緊張病を含めるように呼びかけた. 彼らの以下の共著を参照. "Catatonia: A Separate Category for DSM-IV?" *Integrative Psychiatry* 7 (1991): 2-10.
18. U. Osby et al., "Mortality and Causes of Death in Schizophrenia in Stockholm County, Sweden," *Schizophrenia Research* 45 (2000): 21-28; Matti Joukamaa et al., "Schizophrenia, Neuroleptic Medication and Mortality," *British Journal of Psychiatry* 188 (2006): 122-127.
19. 「脳除細動」という言葉を最初に提唱したのは, コンラッド・シュワルツだったかもしれない. ヴァージニア州セイラムのジェフェリー・H・モースらがECTと同義語として用いているのが出版されたものの中では最初である. 彼らの以下の投稿を参照. *AJP* 148 (1991): 1764. しかし, この言葉やそれに類する「神経除細動」などの用語を心に思い浮かべる人は多いだろう. この場合, この言葉自体はECTとは別の処置を指して用いられている. 著者（ヒーリー）は, 1998年の北ウェールズで, P・チェラサーニがこうした使い方をしているのを初めて耳にした.

## 著者略歴

(Edward Shorter)

トロント大学医学部・医学史教授．邦訳されている著書に『精神医学の歴史――隔離の時代から薬物治療の時代まで』（青土社 1999）『精神病性うつ病――病態の見立てと治療』（C.コンラッドとの共著 星和書店 2013）『精神医学歴史事典』（みすず書房 2016）などがある．

(David Healy)

バンガー大学精神科教授．医学博士．邦訳されている著書に『抗うつ薬の功罪――SSRI 論争と訴訟』（みすず書房 2005）『ヒーリー精神科治療薬ガイド』（みすず書房 2009）『双極性障害の時代――マニーからバイポーラーへ』みすず書房 2012）『ファルマゲドン――背信の医薬』（みすず書房 2015）などがある．

## 訳者略歴

川島啓嗣〈かわしま・ひろつぐ〉1979 年生まれ．東京大学文学部卒業．滋賀医科大学医学部卒業．京都大学医学部附属病院を経て，現在は公立豊岡病院精神科勤務．専門は電気けいれん療法．訳書にクーパー『精神医学の科学哲学』（共訳 名古屋大学出版会 2015）がある．

青木宣篤〈あおき・のぶあつ〉1982 年生まれ．東京医科大学医学部卒業．済生会滋賀県病院で初期研修後，関西医科大学精神神経科学教室および公益財団法人青樹会滋賀八幡病院勤務．現在は関西医科大学精神神経科学講座大学院生．

植野仙経〈うえの・せんけい〉1976 年生まれ．京都大学大学院人間・環境学研究科修士課程修了．岐阜大学医学部卒業．現在は京都府立洛南病院勤務．専門は精神医学，精神医学の哲学．訳書にクーパー『精神医学の科学哲学』（共訳 名古屋大学出版会 2015）同『DSM-5 を診断する』（共訳 日本評論社 2015）がある．

諏訪太朗〈すわ・たろう〉1972 年生まれ．神戸大学医学部卒業．京都大学医学部附属病院，公立小浜病院，医学研究所北野病院を経て現在は京都大学大学院脳病態生理学講座（精神医学）助教．医学博士．専門は電気けいれん療法，精神医学史．著書に『精神医学へのいざない――脳・こころ・社会のインターフェイス』（共著 創元社 2012）『精神医学のおくゆき――深化するパラダイム』（共著 創元社 2015）がある．

嶽北佳輝〈たけきた・よしてる〉1977 年生まれ．関西医科大学大学院医学研究科修了．ボローニャ大学留学を経て，現在は関西医科大学精神神経科学教室講師．医学博士．専門は精神薬理学，薬理遺伝学，電気けいれん療法．著書に『抗精神病薬プラクティカルガイド――どう選んでどう使う？』（共著 中外医学社 2013）『精神科薬物治療――こんなときどうするべきか』（共著 医学書院 2015）などがある．

エドワード・ショーター
デイヴィッド・ヒーリー
〈電気ショック〉の時代
ニューロモデュレーションの系譜
川島啓嗣
青木宣篤
植野仙経
諏訪太朗
嶽北佳輝
共訳

2018年 2月15日 第1刷発行

発行所 株式会社 みすず書房
〒113-0033 東京都文京区本郷2丁目20-7
電話 03-3814-0131(営業) 03-3815-9181(編集)
www.msz.co.jp

本文組版 キャップス
本文印刷所 理想社
扉・表紙・カバー印刷所 リヒトプランニング
製本所 誠製本


ISBN 978-4-622-08678-9
[でんきショックのじだい]